Prof. Hademar
Bankhofer mit Claudia Lenz

Meine ganz persönlichen
Gesundheitstipps

Bassermann

Impressum

1. Auflage

ISBN 978-3-8094-3197-8

© dieser Ausgabe 2013 by Bassermann Verlag, einem Unternehmen der Verlagsgruppe Random House GmbH, 81673 München.

Die Originalausgabe ist unter dem Titel „Ihre Gesundheit liegt mir am Herzen" im Südwest Verlag erschienen.

Die Verwertung der Texte und Bilder, auch auszugsweise, ist ohne Zustimmung des Verlags urheberrechtswidrig und strafbar. Dies gilt auch für Vervielfältigungen, Übersetzungen, Mikroverfilmung und für die Verarbeitung in elektronischen Systemen.

Umschlaggestaltung: Atelier Versen, Bad Aibling

Projektleitung: Dr. Harald Kämmerer, Sabine Gnan

Projektleitung dieser Ausgabe: Herta Winkler

Redaktion: Claudia Lenz, Essen

Layout: Christian Weiß, München

Bildredaktion: Tanja Nerger

Bildnachweis: siehe Seite 400

Producing: Knipping Werbung GmbH, Berg/Starnberg

Lithografie: Oliver Kneidl, JournalMedia GmbH, Poing

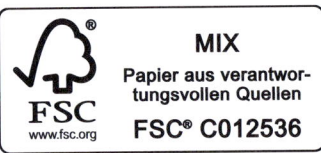

Verlagsgruppe Random House FSC®N001967

Das für dieses Buch verwendete FSC®-zertifizierte Papier *Dacobulk* liefert Berberich Papier, Deutschland.

Druck und Bindung: Druckerei Theiss, St. Stefan im Lavanttal

Printed in Austria

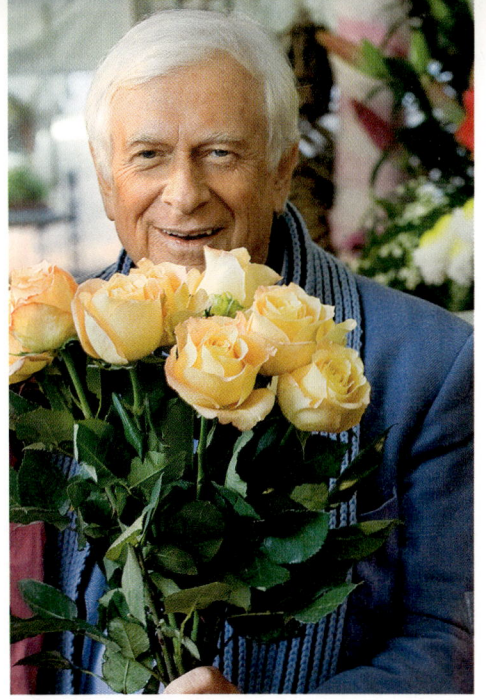

Inhalt

Ein Vorwort 7

Der Weg zum »Mr. Gesundheit«: 40 Jahre für die Naturmedizin 8
Gesundheitswissen für alle – einfach, hilfreich 10

Meine besten Hausmittel 32

Altbewährte Heilmittel aus Omas Schatzkiste 35
Heilmittel für die Hände 36
Heilmittel für die Gesichtshaut 38
Heilmittel für die Augen 40
Heilmittel für die Lippen 42
Heilmittel für die Haare 43
Heilmittel gegen Entzündungen im Mund 44
Heilmittel gegen allgemeine Erkältungsbeschwerden 45
Heilmittel gegen Heiserkeit und Halsschmerzen 47
Heilmittel gegen Schnupfen 49
Heilmittel gegen Husten 50
Heilmittel gegen Mundgeruch 52
SPECIAL Die besten Heiltees 54

Gesundheit aus der Badewanne 59
Wellness in Ihrem Badezimmer 60
Kräuter, Öle & Co. für die Badewanne 65
Die besten Badeanwendungen 71
SPECIAL Das Duschbad als Medizin 78

Genussvolle Gesundheitsrezepte – Heilmittel aus der Küche 81
Rezepturen zum Besserfühlen mit Obst, Gemüse und Kräutern 82

Gesunde Ernährung für alle 88

Nahrung, die jung und fit hält 91
Lebensmittel, die Sie vital halten 92
Weitere Elemente der Anti-Aging-Ernährung 98

Gesund trinken – ganz einfach! 105
Wasser – das Beste aus der Natur 106
Tees, Kaffee und andere Getränke 107

Inhalt

Abnehmen: So fällt's Ihnen leicht 113
Abnehmen ganz ohne Diät 114
Ideale Lebensmittel zum
    Abnehmen 117
Die besten Abnehmtipps für
    jedermann und jederzeit............. 119
Häufige Fragen zum Abnehmen ... 124
Positive Auswirkungen
    von Sport....................................... 126

SPECIAL Wie lange halten die
wichtigsten Lebensmittel? 132

Die 50 besten Lebensmittel... 135
Von Ananas bis Zwiebel –
Gesundstoffe in Hülle und Fülle... 136

Gesund durchs ganze Jahr 186

Im Frühjahr powervoll durchstarten 189
Frühlingsfitness für Körper
    und Seele 190
Frühjahrsmüdigkeit, nein danke! ... 192
Hausputz von innen
    mit Kombucha............................... 194
Frühlingsfrische für die Haut 195
Der Darmflora etwas Gutes tun 198
Frühlingsfitness durch
    den Magen..................................... 199
Bewegung muss sein 205
Lebensqualität trotz
    Pollenallergie................................. 208

SPECIAL Abnehmen im
Frühling 212

Sommer, Sonne und Urlaub richtig genießen 217
Das Immunsystem sommerfit
    machen 218
Gute Sonne – böse Sonne 220
Die Wehwehchen des
    Sommers 224
Gesunder Schlankmacher
    Gurke 232
Die Grapefruit hat es in sich 234
Ausreichend trinken
    im Sommer! 236
Grillen: So wird's ein gesunder
    Genuss.. 237
Plagegeister: Wespen,
    Mücken & Co. 239
Schön im Sommer 242
Heiße Sommertage überstehen.... 245

SPECIAL Urlaubsreisen mit
Erholungsgarantie 250

Fit und ohne Erkältung durch die Herbsttage...................... 261
Herbstkur für müde
    Sommerhaut 262
Schlankheitskur im Herbst............. 263
Gesunde Nieren, auch in der
    kühlen Jahreszeit.......................... 264
»Herbstliches Bauchsyndrom«...... 265
Herbstgastritis 266

Inhalt

Den Körper winterfit machen 267
Erkältungen ganz einfach
  verhindern 271
Kampf dem ersten Schnupfen 274
Hausmittel gegen
  Halsschmerzen 277
Zwiebelpower gegen Husten
  und Heiserkeit 279
Fieber ist gut! 281
Wellness für Körper und Seele 282

Winter: von außen gut geschützt, innen schön warm 285

Frost: Purer Stress für Haut
  und Haar 286
Besser als ihr Ruf – Winterkälte 290
Den Kreislauf auf Trab bringen 292
Winterfitness durch den Magen ... 293
Winterfit durch Saunagänge 296
Winterzeit – Erkältungszeit 297
Gesunde Heilerde 306
Mit Jojobaöl durch den Winter 307
Winternervosität 309
Hausmittel gegen Blasenkatarrh ... 310
Schutz gegen Allergien im Winter . 312
Feiertagspfunde loswerden 314
**SPECIAL Weihnachtszeit
und Silvester – ohne Reue essen
und trinken** 318

Keine Chance dem Stress 328

Abschalten und Entspannen 331

Den Stress einfach wegmeditieren. 332
Schwingende Hände besiegen
  den Stress 334
Noch mehr Entspannungstipps 336
Die heilende Kraft der Musik 338

Stressfrei in Beruf und Alltag 341

Tipps & Tricks gegen Stress 342
Ganz entspannt am Arbeitsplatz ... 346
Speiseplan für starke Nerven 348
SPECIAL Gesundes Schlafen 352

Lebensfreude ist Gesundheit pur 356

Sei glücklich, und du bist gesund! 359

Positiv denken! 360
Mit Düften gegen bad vibrations ... 363
Farben lassen die Seele lächeln..... 365
Lob tut gut 366
Auch ein Glücksfaktor: das Essen... 369
Sport ist … kein Mord! 372
Tipps gegen die
  Winterdepression 375

All you need is love 381

Flirten – der Kick für gute Laune
  und Gesundheit............................. 382
Die beste Naturmedizin: Liebe
  und Zärtlichkeit 384
Mit Liebe und Leidenschaft Stress
  bekämpfen 387
Kampf der Lustlosigkeit................... 390

Register 396

Über die Autoren / Bildnachweis .. 400

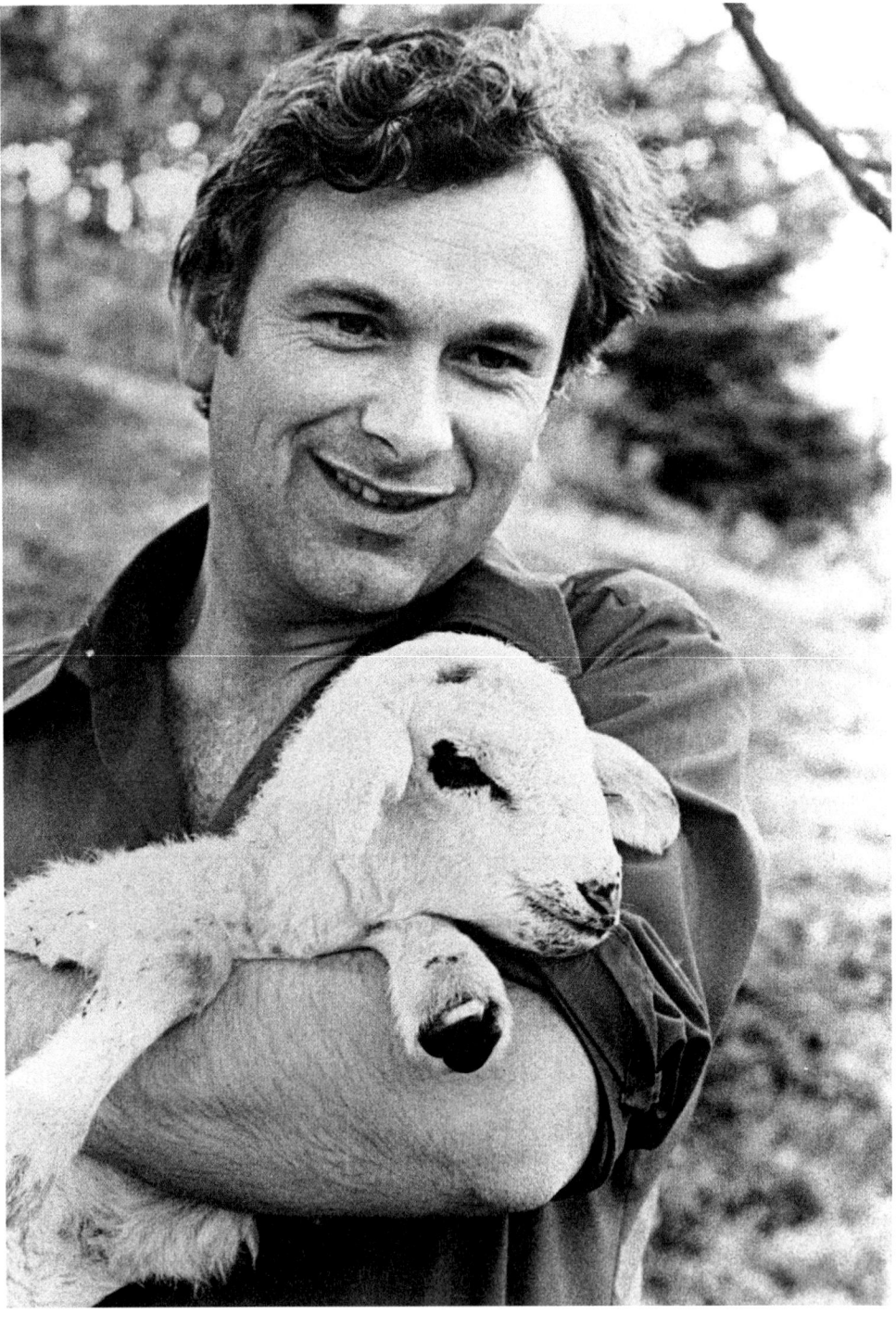

Lachen, Lieben, Laufen, Lernen: alles wichtig für Ihre Gesundheit

Ein Vorwort

Glauben Sie mir: Jeder von uns kann selbst so viel für seine Gesundheit, Fitness und Vitalität tun. Oft sind es ganz einfache Maßnahmen, die auf den ersten Blick mitunter sogar zum Schmunzeln verleiten: Avocados für starke Nerven, Tomaten für Herz und Kreislauf, Lavendelblütentee gegen Ängste, Bananen für mehr Glücksgefühle und Haferflocken für die Liebeskraft. Alles wichtige Hinweise: Die B-Vitamine in der Avocado, der rote Farbstoff Lycopin in den Tomaten, Serotonin und Katecholamin in der Banane und das Spurenelement Zink in den Haferflocken stecken hinter der Wirkung dieser Naturprodukte. Man muss diese kleinen Geheimnisse kennen und sie dann auch aktiv nutzen.

Aber es gibt noch andere, sehr wertvolle und wichtige Naturarzneien, die wir auf den ersten Blick sehr oft als solche nicht erkennen: Lachen, Lieben, Laufen, Lernen. Bei einem herzlichen Lachen werden große Mengen an Glückshormonen ausgeschüttet, wie beim Singen und Musikhören. Das geschieht auch bei Liebe und Zärtlichkeit. Wer Sport treibt, produziert Endorphine im Gehirn, die ein starkes Wohlgefühl aufbauen. Wer immerzu lernt, geistig rege bleibt, der lebt auch bewusster und gesünder. Das ist erwiesen. Und wenn man dann noch zu den richtigen Lebensmitteln greift, ist alles perfekt. Denken Sie immer an die sieben „L" im Leben, die uns lange jung und gesund erhalten: Lernen, Loslassen, Laufen, die richtigen Lebensmittel, die Lebenskraft, Lieben und Lachen.

Warum ich Ihnen das alles erzähle? Weil mir Ihre Gesundheit am Herzen liegt. Darum lege ich Ihnen auch dieses Buch ans Herz. Sie finden darin zahllose Anregungen für Ihr gesundes Leben, viele Tipps und Tricks gegen Alltagsbeschwerden und Befindlichkeitsstörungen. Und für alle jene, die schon immer wissen wollten, seit wann ich in den Medien tätig bin, habe ich meinen Werdegang aufgezeichnet, mit den wichtigsten Stationen aus über 40 Jahren im Printbereich und fast 30 Jahren im Fernsehen und Radio.

Viel Spaß beim Lesen und alles Gute für Ihre Gesundheit!

Ihr

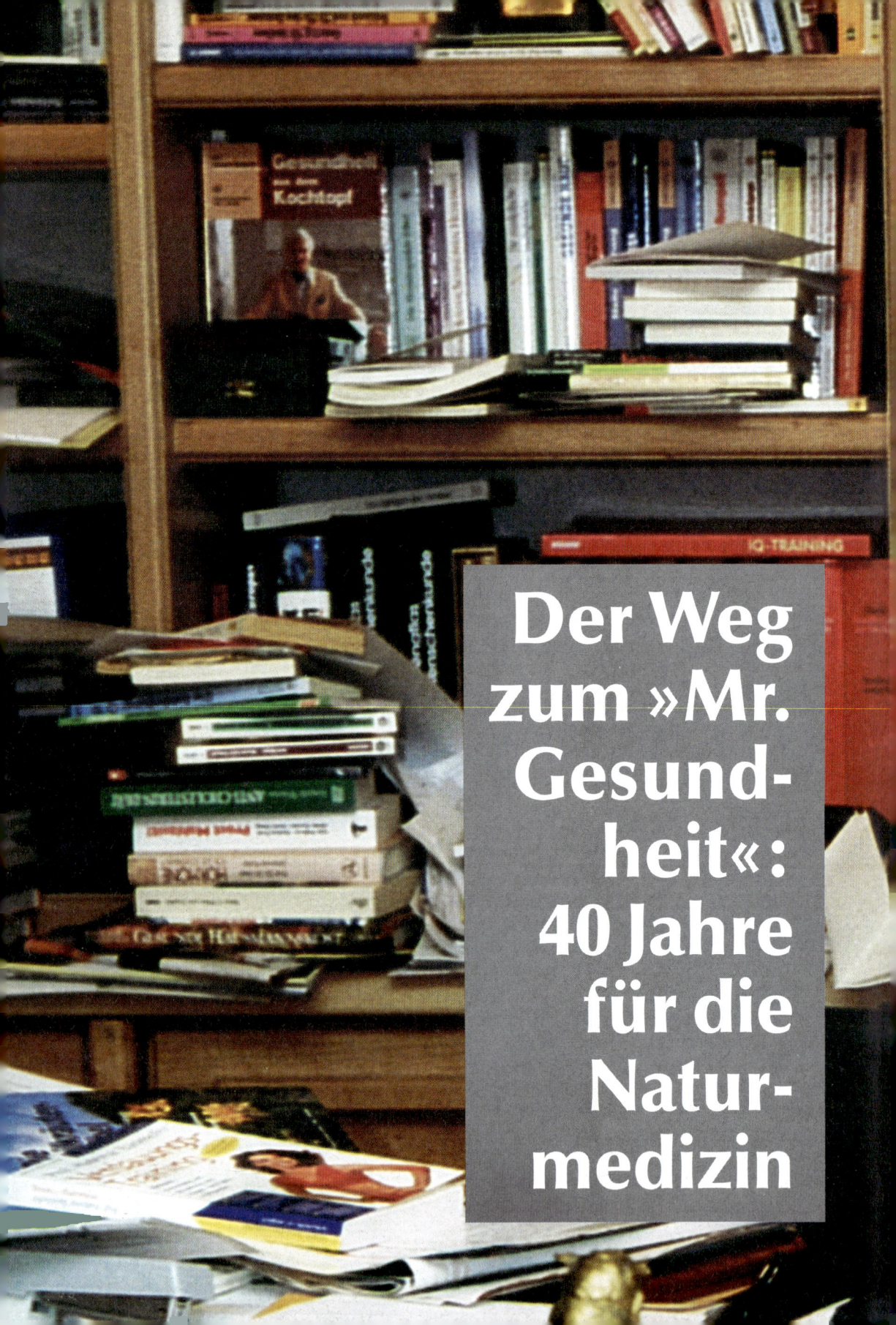

Der Weg zum »Mr. Gesundheit«: 40 Jahre für die Naturmedizin

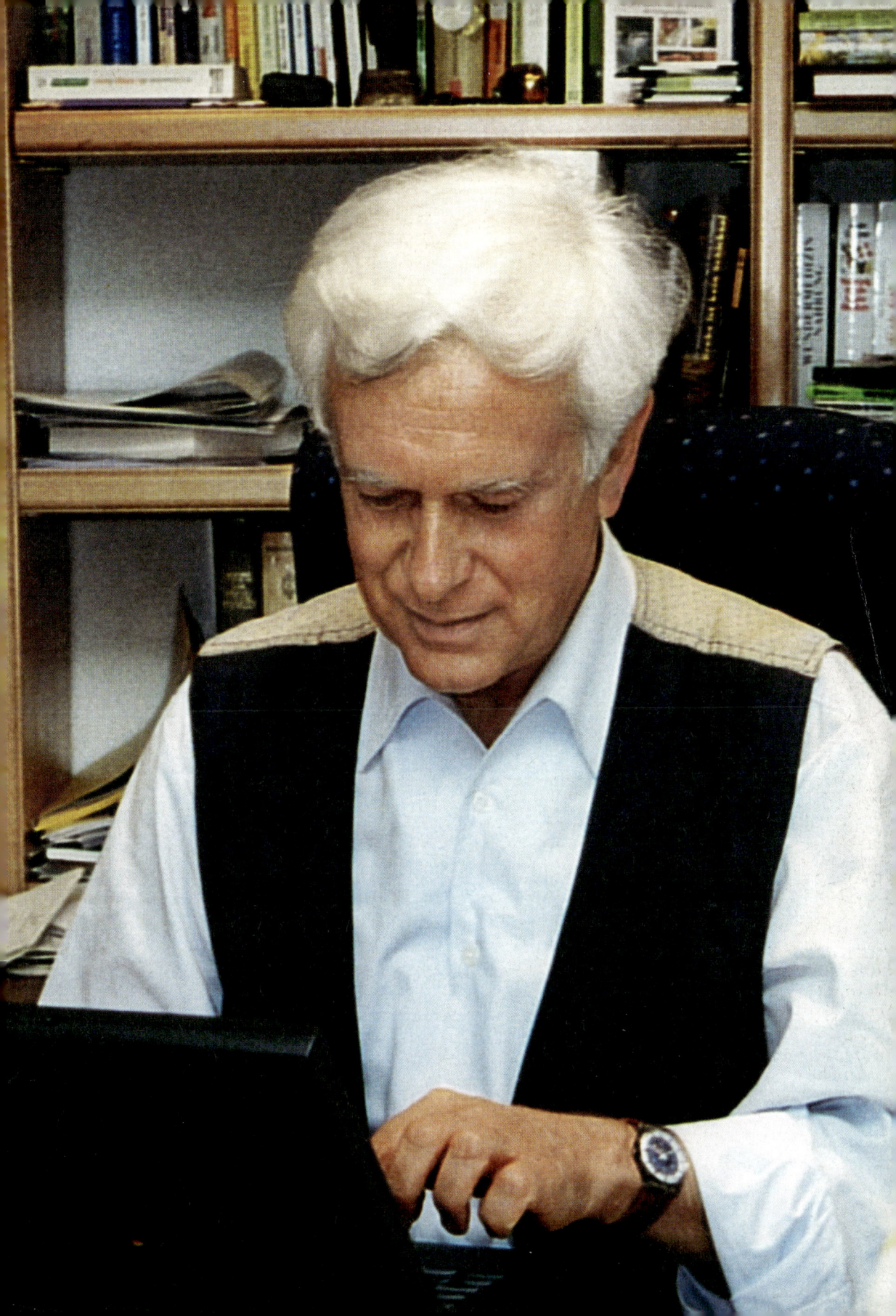

Der Weg zum »Mr. Gesundheit«: 40 Jahre für die Naturmedizin

Gesundheitswissen für alle – einfach, hilfreich

Die Lufthansa-Maschine, Flug LH 872, Abflugzeit 16:15 Uhr, von Düsseldorf nach Leipzig, hat gerade ihre Flughöhe erreicht. Da höre ich neben mir eine Männerstimme: »Sie sind doch der Bankhofer aus dem Fernsehen. Also ich kann Ihnen sagen: Ihr Tipp mit dem Kamillentee – wunderbar!« Ich blicke in das gut gelaunte Gesicht eines eleganten Herrn um die 45 und will ihn gerade fragen, was für einen Tipp er wohl meint. Doch er sagt es mir schon vorher von sich aus: »Ich habe einen sehr stressreichen Beruf. Und irgendwann hatte ich regelmäßig nach dem hastigen Essen Schmerzen im Magen. Klarer Fall: eine Gastritis. Ich wollte nicht gleich zu starken Medikamenten greifen. Und da haben Sie im Fernsehen erklärt: Es gibt die Rollkur mit Kamillentee. Ich habe geschmunzelt, habe nicht wirklich daran geglaubt. Ich dachte, das kann doch nicht funktionieren: Man trinkt einen Viertelliter starken lauwarmen Kamillentee, legt sich dann jeweils für drei bis vier Minuten auf die rechte Seite, auf den Bauch, auf die linke Seite und auf den Rücken, damit die Magenschleimhäute mit den Wirkstoffen der Kamille beruhigt werden können. Aus Vorsicht habe ich meine Ärztin für Allgemeinmedizin und Naturheilverfahren auf den Bankhofer-Tipp angesprochen. Und ich war erstaunt, als sie betonte: Das ist ein sehr gutes Rezept. Das hat sich der Bankhofer ja nicht ausgedacht. Das ist ein uraltes Hausmittel. Machen Sie das nur! Seither mache ich das, und es geht mir sehr gut. Ich habe die Gastritis voll im Griff!«

Eine Autobahnraststätte mit Tankstelle kurz vor Nürnberg. Es ist früher Abend. Ich bin auf dem Weg zu einem Vortrag auf Einladung einer Apotheker-Vereinigung. Ich hole mir nur schnell eine Flasche stilles Mineralwasser. Da spüre ich den harten Schlag einer starken Männerhand auf der linken Schulter, blicke mich um und stehe vor einem breitschultrigen Mann um die 30. Er lacht mit dröhnender Stimme: »Ja, das ist doch unser Fernseh-Professor. Hallo. Ich bin Fernfahrer und habe oft unter müden Augen gelitten, wenn ich viele Stunden unterwegs war. Ich möchte mich bei Ihnen bedanken. Sie haben im Fernsehen mehrmals erklärt, dass der blaue Farbstoff aus den wilden Heidelbeeren oder aus dem Heidelbeer-Muttersaft die Netzhaut aufbaut. Ich muss sagen: Das wirkt sensationell …!« Er lässt noch einmal freundschaftlich seine große

Gesundheitswissen für alle – einfach, hilfreich

Hand auf meine Schulter niedersausen, verabschiedet sich dann und geht zu seinem schweren Truck.

Pulsierendes Großstadtleben am Stachus in München. Ich bin zu Fuß in Richtung Fußgängerzone unterwegs. Als ich auf der Rolltreppe aus der Unterführung hochkomme, erkennt mich eine Frau um die 60. Sie eilt mir entgegen, umarmt mich und ruft erfreut: »Schön, dass ich Sie einmal persönlich treffe, Herr Hademar. Ich habe seit Jahren noch von meiner Mutter eine Wärmeflasche über der Hausapotheke an der Wand hängen, habe sie nie benutzt. Sie haben mich in einem Ihrer Bücher wieder daran erinnert. Seitdem werde ich in der kalten Jahreszeit nicht mehr krank. Ich stoppe jede Erkältung. Sie haben das ganz genau erklärt, und ich habe das auch so gemacht. Früher bin ich oft mit eisiger Kälte im Rücken nach Hause gekommen, habe nichts dagegen unternommen und war am nächsten Tag schwer erkältet. Jetzt setze ich mich vor den Fernsehapparat und lege mir die mit sehr warmem Wasser gefüllte Wärmflasche in den Rücken, so wie ich es bei Ihnen, lieber Herr Hademar, gelernt habe. Sofort durchströmt eine angenehme Wärme meinen Rücken und den ganzen Körper. Ich spüre fast, wie meine Selbstheilkräfte aktiv werden. Am nächsten Tag bin ich gesund und fit. Sie haben ja so recht. Es ist oft so einfach, etwas für die Gesundheit zu tun!«

Ein Hotel in Hamburg an der Binnenalster. Ich habe gerade an der Rezeption meinen Zimmerschlüssel entgegengenommen. Ich bleibe für zwei Tage hier, weil ich einen medizinischen Workshop moderiere. Da kommt ein elegant gekleideter Herr auf mich zu, etwa im Alter von 40 Jahren. Er fragt: »Haben Sie ein paar Minuten Zeit? Ich muss Ihnen sagen, dass ich es großartig finde, wie Sie mit einfachen, mitunter ganz alltäglichen Ratschlägen, an die sonst keiner von uns denkt, vielen Menschen helfen. Oft auch in sehr heiklen Angelegenheiten. Wissen Sie, in unserer Familie neigen alle zu Fußpilz. Jeder von uns hat panische Angst, irgendwo – in der Sauna oder im Schwimmbad – angesteckt zu werden. Früher hatte ich immer so ein dummes Gefühl, wenn ich morgens unter Zeitdruck aus der Dusche kam, mich nur ganz schnell abgetrocknet habe und dann in die Socken geschlüpft bin. Da dachte ich: Wenn die Füße noch feucht sind, gibt das in den Socken ein Treibhausklima, die beste Grundlage für die Entstehung von Fußpilz. Und dann hörte ich eines Morgens im Radio Ihren Tipp, man sollte – um dieser Gefahr zu begegnen – die Zehen mit dem Haarföhn trocknen. Schnell und effektiv. Wir alle in unserer Familie machen das seither. So einfach und so genial.«

Das sind vier Begegnungen von hunderten, die ich in den vergangenen Jahren immer wieder hatte. Sie zeigen, dass die Menschen, die mich aus dem Fernsehen, aus dem Hörfunk, aus Zeitungskolumnen und aus meinen Büchern kennen, genau verstehen, was ich mit meiner Arbeit bezwecke. Ich möchte Ihnen bewährte alte Rezepte in Erinnerung bringen. Ich möchte ganz einfache Erkenntnisse aus der Natur oder aus dem Alltag weitergeben. Und ich möchte beweisen, dass man mit ganz einfachen Maßnahmen und Möglichkeiten, aber auch mit gezielter Ernährung sehr viel dazu beitragen kann, um gesund zu bleiben und erst gar nicht krank zu werden. Und dass man mit natürlichen Kräften und gesundem Menschenverstand oft sehr erfolgreich kleine Alltagsbeschwerden und Befindlichkeits-

Der Weg zum »Mr. Gesundheit«: 40 Jahre für die Naturmedizin

störungen meistern kann. Wobei ich immer empfehle, den Arzt mit seinen Erfahrungen einzubeziehen.
Ich arbeite nunmehr seit 35 Jahren als Medizinjournalist und habe im Laufe der Zeit wertvolle Kontakte zu Wissenschaftlern, Ärzten und Universitäten aufbauen können. Vom ersten Tag an habe ich mich als Mittler zwischen der Wissenschaft, der Ärzteschaft auf der einen und dem Publikum auf der anderen Seite gesehen. Dabei bin ich aber auch nie müde geworden, altes Wissensgut zu suchen, mit Ärzten zu bewerten und wieder in die Naturmedizin zu integrieren. Dieses große Interesse an der Natur und ihren Kräften für die Gesundheit der Menschen hat bereits in meiner Kindheit eingesetzt. Und ich spüre es jeden Tag, dass dieses Interesse auch bei so vielen Menschen vorhanden ist.

Klein-Hademar wächst mit Heilkräutern auf

Es ist ein schreckliches Jahr, dieses 1941. Hitler startet seinen Kriegsfeldzug gegen Russland und schickt damit Tausende und Abertausende Menschen in den Tod. Eine Einsatzgruppe der SS erschießt in der Babi-Jar-Schlucht bei Kiew 33 771 Juden. Der japanische Luftangriff auf den amerikanischen Flottenstützpunkt Pearl Harbour zieht die USA in den Zweiten Weltkrieg. Deutschland und Italien erklären den USA den Krieg. Doch es gibt auch Positives: In Zürich wird Bert Brechts »Mutter Courage« uraufgeführt. Die Sängerin Lale Andersen wird mit dem Soldatenlied »Lili Marleen« zum Star. In der Medizin können erstmals Viren sichtbar gemacht werden.
Für mich persönlich war das Wichtigste in diesem Jahr, dass ich das Licht der Welt erblickte. Nicht im Krankenhaus. Im Haus meiner Eltern. Mithilfe einer Hebamme. Die ersten Jahre meines Lebens waren von Kriegswirren und dann endlich vom Kriegsende geprägt. Während der letzten Kriegsjahre half uns das Gemüse aus dem eigenen Garten zu überleben. Doch meine Mutter ließ es sich auch in diesen schweren Zeiten nicht nehmen, einige Beete mit Küchen- und Heilkräutern anzulegen. Und wenn sie mit mir durch den Garten ging, erklärte sie mir all diese Pflanzen. Und ich muss zugeben: Mit vier und fünf Jahren interessierte mich das schon sehr. Mit sechs Jahren hatte ich dann ein Schlüsselerlebnis, das sicher meine spätere Arbeit als Medizinpublizist beeinflusste.

1947 Die Vereinten Nationen teilen Palästina gegen den Willen der Juden und der Araber in einen jüdischen und in einen arabischen Teil. Japan erhält eine neue Verfassung. Der Kaiser hat nur mehr eine repräsentative Rolle. Der amerikanische Automobilkönig Henry Ford stirbt und hinterlässt ein Vermögen von 625 Millionen Dollar. In England wird das erste Cocktailkleid vorgestellt. Medizinische Versuche, Krebs mit Antibiotika zu bekämpfen, scheitern.
In diesem Jahr – an einem extrem heißen Sommertag – saß ich im Garten meines Elternhauses mitten in der Wiese zwischen blühenden Blumen und malte mit Pinsel und Farben Tiere und Blumen auf ein großes Stück Papier. Vermutlich verwendete ich dabei zu viel Gelb. Und diese grelle Farbe lockte Insekten an. Plötzlich schwirrte unentwegt eine Wespe um mich herum und zog immer enger werdende Kreise. Auf einmal saß das Tier auf meiner rechten Hand und stach zu. Ich schrie vor Schreck und Schmerz auf.

Gesundheitswissen für alle – einfach, hilfreich

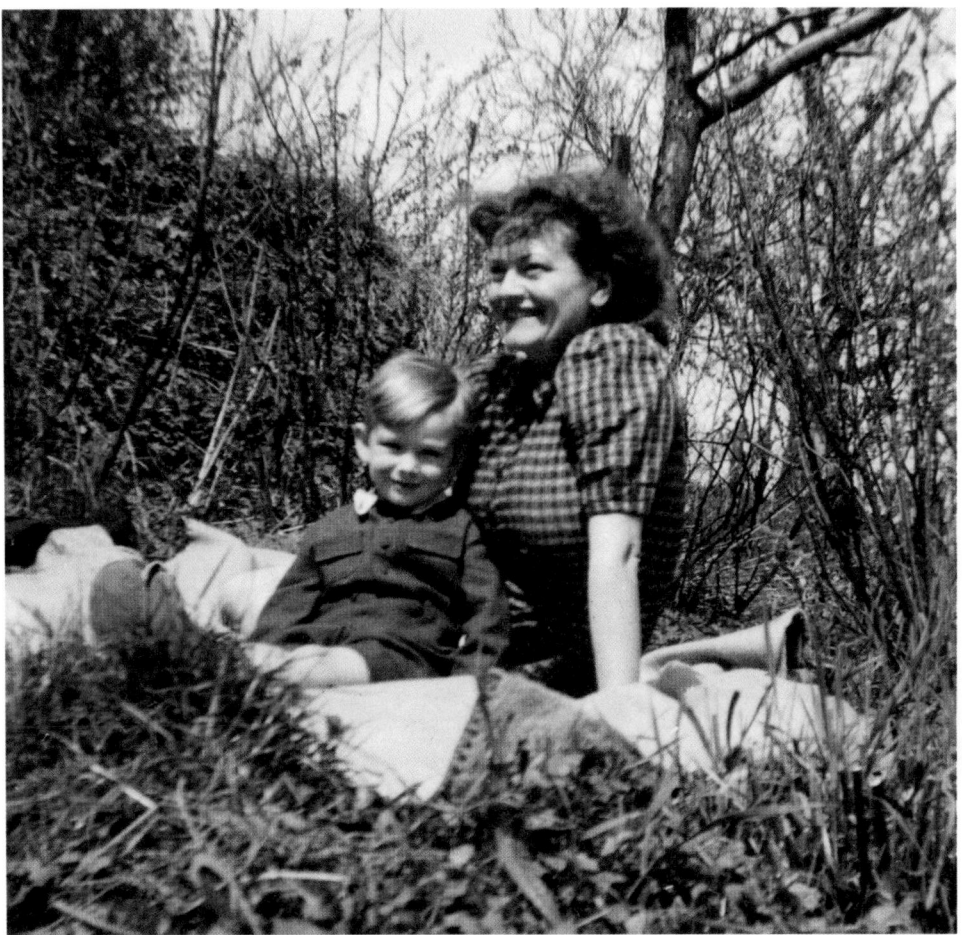

Klein-Hademar mit seiner Mutter im Grünen.

Entsetzt schaute ich auf die Wespe, die vorerst noch an mir zappelte, sich dann losriss und davonflog. Ich starrte fassungslos auf meine Hand. Rund um einen roten Punkt wurde die Haut ganz weiß und schwoll an. Ich empfand damals mit meinen sechs Jahren die Schmerzen als höllisch. Und da war meine Mutter sofort zur Stelle. Ich denke heute noch mit Bewunderung daran. Sie hat keineswegs die Nerven verloren. Sie eilte ins Haus und kam mit einem Holzbrett, einem Messer und einer Zwiebel zurück zu mir. Dann schnitt sie vor mir die Zwiebel in zwei Hälften und rieb mit den saftigen Zwiebelschnittflächen die Stichwunde ein. Dabei flüsterte sie beruhigend: »Gleich wird alles wieder gut!« Und so war es auch. Binnen weniger Minuten beruhigte sich die Stichwunde, und die Schwellung ging zurück. Die Schmerzen ließen nach. Meine Mutter hatte hervorragende Erste Hilfe mit einem alten, bewährten Hausmittel geleistet.

Der Weg zum »Mr. Gesundheit«: 40 Jahre für die Naturmedizin

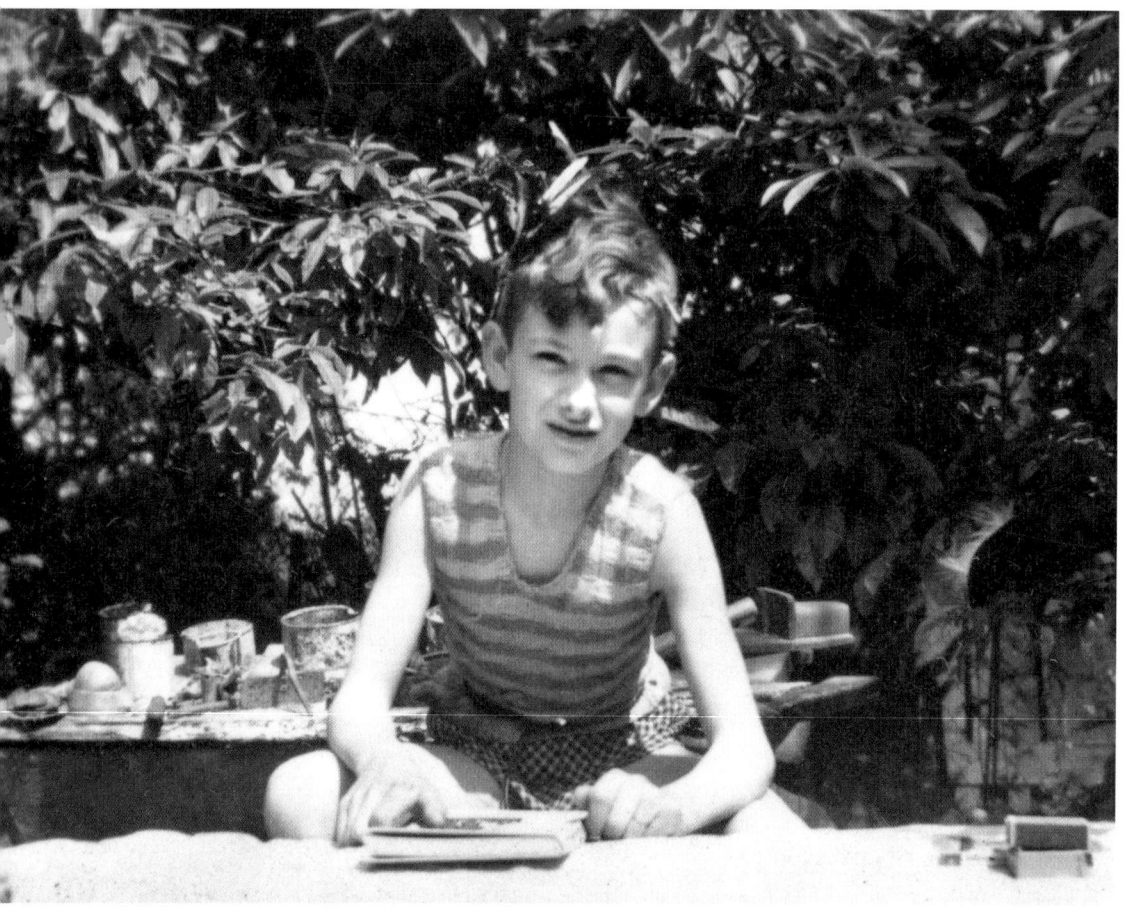

Als Schüler daheim im Garten beim Schreiben und Zeichnen.

Und so machte sie es bei allen möglichen Arten von Beschwerden. Wenn mein Vater entzündete Bronchien hatte, musste er Kamillen- und Eukalyptus-Dampf einatmen. Bei Sodbrennen und Völlegefühl rührte meine Mutter Heilerde für den inneren Gebrauch in etwas Wasser, und dieser Brei wurde dann getrunken. Wenn einer in der Familie Kopfschmerzen hatte, massierte sie Pfefferminzeöl auf dessen Stirn und Schläfen ein. Und bei Magenbeschwerden legte sie eine mit warmem Wasser gefüllte Wärmflasche auf.

Kein Wunder, dass ich schon sehr früh über Heilkräuter und Küchenkräuter Bescheid wusste. Und wenn wir in der Schule im Zeichenunterricht darstellen durften, was wir wollten, dann zeichnete und malte ich fast immer Petersilie, Melisse, Rosmarin, blühende Kamille oder blühenden Lavendel. Ich gebe allerdings zu: Im Verlauf der Schulzeit bis zum Abitur hatten andere Interessen Vorrang. Doch die Kräfte der Natur wurden nicht vergessen. Sie waren selbstverständliche Begleiter gegen Alltagsbeschwerden …

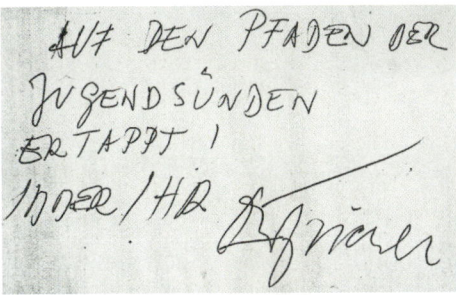

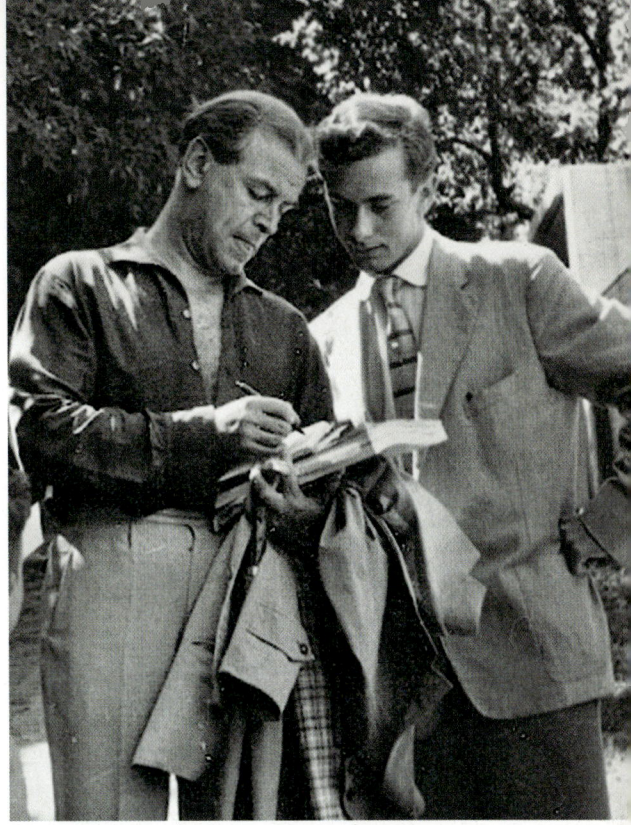

Filmstar O. W. Fischer schwärmt von der Heilkraft der Heublumen

1959 Der Regierende Bürgermeister von Berlin, Willy Brandt, unternimmt eine Weltreise, um das Verständnis für die zweigeteilte Stadt Berlin zu verstärken. Die DDR fügt in die schwarz-rot-goldene Flagge die Symbole Hammer und Zirkel ein. Charles de Gaulle räumt Algerien das Recht der Selbstbestimmung ein. Der weltberühmte nordamerikanische Tenor Mario Lanza stirbt. In der Bundesrepublik Deutschland gibt es weniger Arbeitslose als offene Stellen. Der italienische Regisseur Frederico Fellini präsentiert seinen aufsehenerregenden Film »La dolce vita«. In diesem Jahr hatte ich – kurz nach meinem Abitur – eine wunderbare Begegnung. Kino hatte damals noch eine große Bedeutung. Filmstars waren hochangesehen. Einer, der damals große Erfolge feierte, war der österreichische Schauspieler O. W. Fischer. Und eines Vormittags stand er vor mir. Mitten in der Natur des Buchberges in der sogenannten Mulde inmitten blühender Wiesenblumen in Klosterneuburg bei Wien. Ich schlenderte durchs Gras, weil ich gerade mein allererstes Buch in Gedanken konzipierte, einen Band mit Kurzgeschichten, der dann auch tatsächlich bald in einem Wiener Verlag

Ein unerwartetes Treffen mit dem Schauspieler O. W. Fischer am Buchberg bei Klosterneuburg und seine Widmung (oben links).

erschien. Ich hörte Schritte, blickte auf, und da stand er vor mir: der berühmte O. W. Fischer, der einfach einen Kurzbesuch in seiner Geburtsstadt machte und alle Orte seiner »Jugendsünden«, wie er mir gestand, sehen wollte. Unser Gespräch konzentrierte sich aber bald auf die Kräfte der Natur. Und O. W. Fischer schwärmte vom Duft der Wiesenblumen und erzählte, dass er beim Duft von Heublumen oder bei einem Heublumenbad sich am besten von den Dreharbeiten entspannen und neue Kräfte sammeln könne. Ich erzählte ihm von meinem Buchprojekt, und er meinte: »Wenn Sie die Laufbahn eines Künstlers einschlagen, müssen Sie wissen: Es ist ein harter, langer Weg. Und wenn sie Erfolg haben, dann werden Sie dabei auch von vielen Neidern begleitet werden. In späteren Jahren habe ich oft an O. W. Fischer gedacht…

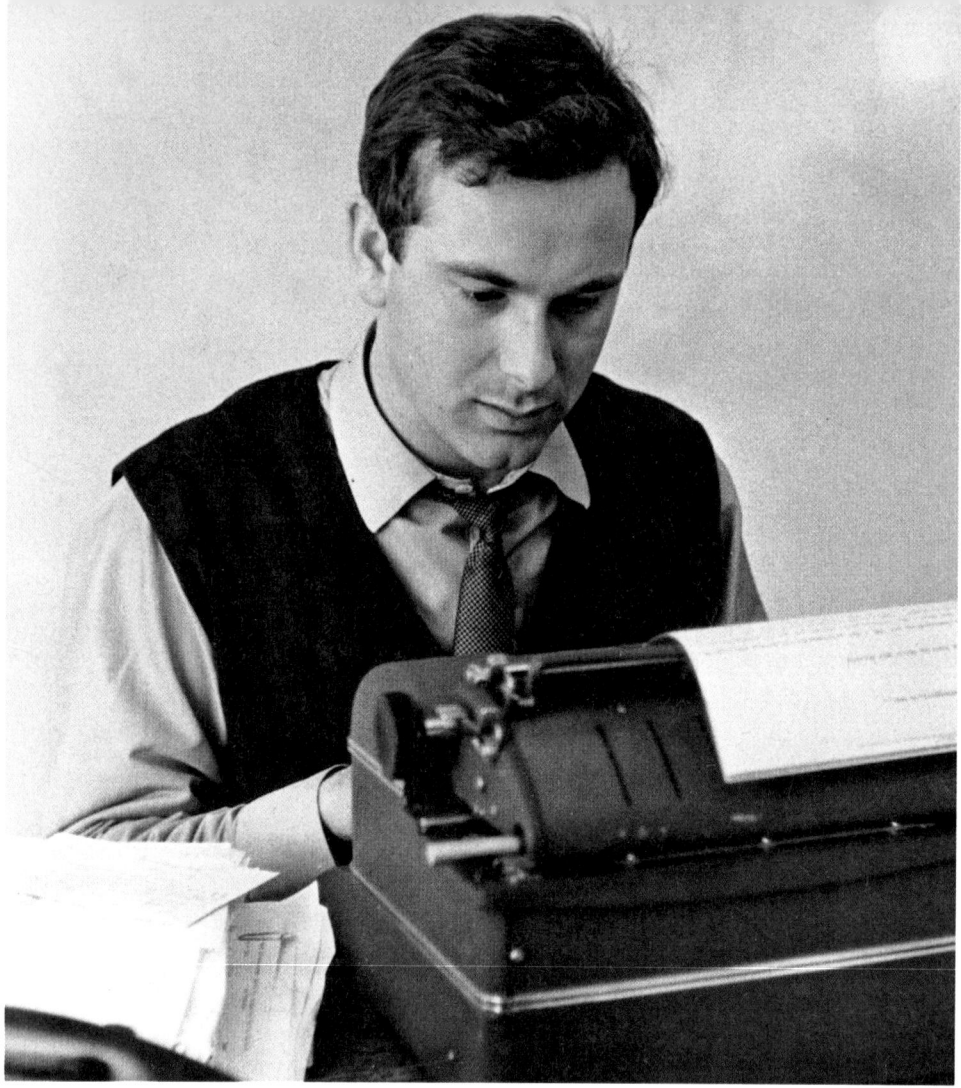
Als junger Journalist beim Schreiben.

An eine künstlerische Laufbahn war vorerst nicht zu denken. Es erschien zwar mein erstes Buch als ich 19 Jahre alt war. Doch ich hatte vor, an der Universität Wien Jura zu studieren, weil es sich meine Eltern so wünschten. Dass man sich daran hielt, war damals nichts Ungewöhnliches. Kirchenrecht und römisches Recht: Das alles fand ich ja noch spannend. Doch als es dann ans Allgemeine Bürgerliche Recht und ans Lernen der Paragraphen ging, da merkte ich, dass das doch nicht meines war. Heimlich besuchte ich Vorlesungen der Publizistik. Und da wusste ich: Genau das war es.

Ich wollte Journalist werden. Nach einer langen Aussprache mit meinem Vater war es dann so weit. Er war einverstanden und meinte, ich solle einen Beruf ergreifen, der mich glücklich macht. Und ich begann Publizistik kombiniert mit Philosophie und Germanistik, ebenfalls an der Universität in Wien, zu studieren. Ich gestehe aber auch, dass ich das Studium leider nicht abgeschlossen habe. Zu früh lockte das Angebot einer heimischen Lokalzeitung und danach die Einladung, bei einer überaus angesehenen Tageszeitung als Reporter zu beginnen. Das war das »Neue Österreich«, bei dem ich von

Gesundheitswissen für alle – einfach, hilfreich

1961 bis 1966 gearbeitet und dabei sehr viel gelernt habe. Das waren für meine journalistische Ausbildung wesentliche Jahre. In dieser Zeit verdanke ich vieles dem damaligen Chefreporter Peter Müller, dem Chef vom Dienst Dr. Herbert Schiff, dem Chefredakteur Anton Fellner und der Redakteurin Dolores Maria Bauer. Übrigens hat auch niemand Geringerer als Johannes Mario Simmel bei dieser Zeitung seine journalistische Laufbahn begonnen.
Ich habe in der Redaktion alles gemacht: lokale Berichterstattung, Betreuung der Jugendseite, aber auch Dokumentationen. Und dabei haben mich natürlich immer Themen der Gesundheit, der Schulmedizin und der Naturheilkunde brennend interessiert. So sehr, dass Dr. Herbert Schiff mich eines Tages zu sich ins Büro bat und mir erklärte: »Bankhofer, es ist ja recht schön und gut, dass Sie sich so für Gesundheit interessieren. Aber wir sind kein Gesundheitsmagazin. Wir sind eine Tageszeitung …!«

Der große Dichter Friedrich Torberg zeigt mir den Weg der Unterhaltung

Nach meiner Zeit beim »Neuen Österreich« wurde ich Redakteur in einem Verlag mit zwei Wochenzeitungen: Das waren das »Frauenblatt« und der »Samstag«. Hier durfte ich bis 1976 mit dem begnadeten Dichter und Schriftsteller Dietmar Grieser arbeiten, der aus diesen Redaktionen hervorging, der damals dort als Chefredakteur agierte und später als Literatur-Detektiv einen Bestseller nach dem anderen schrieb, was er auch heute noch tut. Er ließ mich damals schon viele Themen der Gesundheit bearbeiten und schreiben. Und wenn er auf Lese- und Signier-Tournee mit seinen Büchern war, dann hatte ich die verantwortungsvolle Aufgabe als sein Stellvertreter.
In dieser Zeit wurde ich – spät aber doch – zum Militär eingezogen, damals noch für ganze zwölf Monate, und leistete meinen Dienst als Soldat 1968 und 1969. Das ist das Jahr, in dem Helmut Kohl Ministerpräsident von Rheinland-Pfalz wird, Charles de Gaulle als französischer Staatspräsident zurücktritt und in dem der Student Jan Pallath auf dem Prager Wenzelsplatz durch Selbstverbrennung zu Tode kommt, aus Protest gegen die politische Entwicklung in der damaligen UdSSR nach dem Einmarsch der Truppen des Warschauer Paktes. 1969 war aber auch das Jahr, in dem Neil Armstrong als erster Mensch den Mond betritt und in dem der Fernsehturm am Alexanderplatz in Berlin mit 365 Meter Höhe eröffnet wird und fortan das Stadtbild beherrscht.
Und in diesem Jahr passierte während meiner Militärzeit etwas, was man als Folge meines Reporterlebens bezeichnen kann: Trotz Interesse für Gesundheit und Kräuter brach ich eines Tages zusammen und wurde in die Klinik gebracht. Diagnose: Nierensteine, und zwar Kalzium-Oxalat-Steine. Zum ersten Mal wurde mir bewusst, dass Gesundheit sehr viel mit gesunder Ernährung zu tun hat. Und da beging ich als junger Journalist viele Sünden: Ich ernährte mich hauptsächlich von Wurstbroten und eiskalten, zuckerreichen Getränken, die man damals – ganz neu – aus einem Automaten entnehmen konnte. Ich trank nahezu kein Wasser, und ich bewegte mich nicht viel. Außerdem rauchte ich Zigaretten und Pfeife. Dann als Soldat war viel Bewegung angesagt. Und da ich auch da viel zu wenig Flüssigkeit zu mir nahm, entstanden insgesamt acht Nieren-

Der Weg zum »Mr. Gesundheit«: 40 Jahre für die Naturmedizin

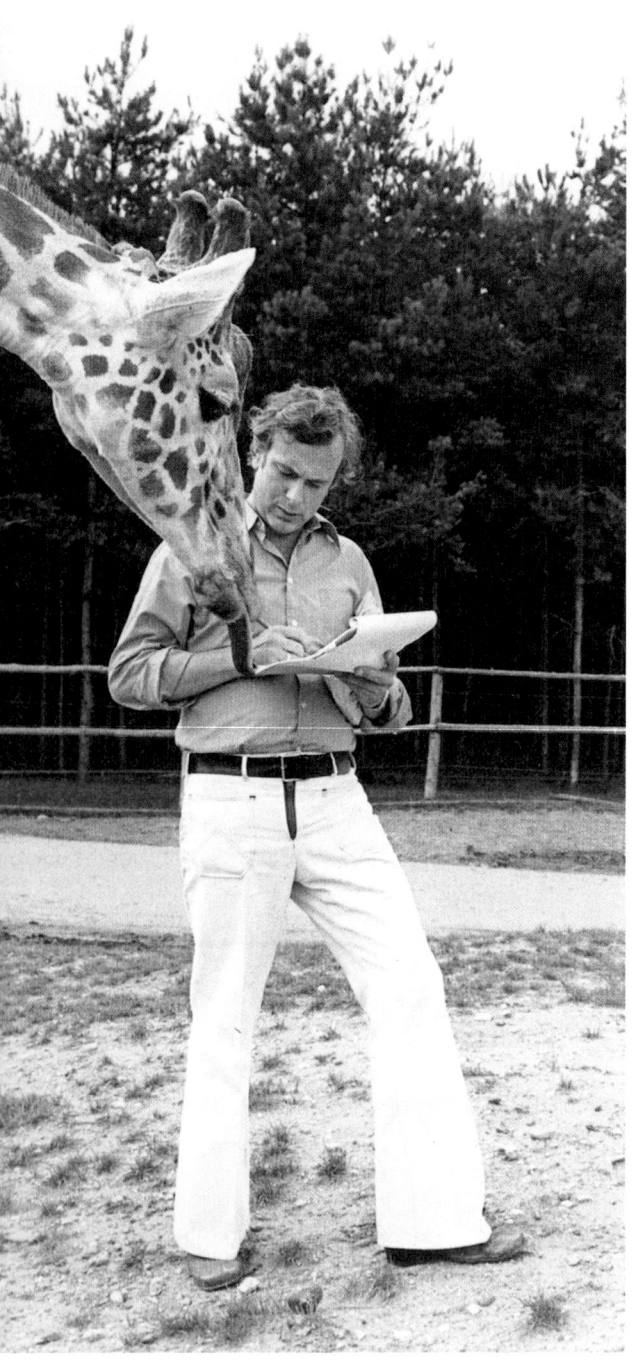

Tierbuchautor H. Bankhofer findet im Zoo Themen und Inspiration.

steine. Die furchtbaren Schmerzen durch die Steine, die entweder abgingen oder mit der Schlinge gezogen wurden, machten mich nachdenklich. Ich habe sofort das Rauchen für immer aufgegeben und mich intensiv mit gesunder Ernährung befasst, soweit man eben in diesen Jahren etwas dazu erfahren konnte. Ich wusste nun: Wasser zu trinken, ist eine wichtige Vorsorgemaßnahme gegen Nierensteine, außerdem magnesiumreiche Nahrung. Nach der Militärzeit war ich wieder Redakteur in Wien, entschloss mich aber im Jahr 1976 ,als freier Journalist, Buchautor und Drehbuchautor weiterzuarbeiten. 1976 legt die Deutsche Bahn die letzte Dampflokomotive still. In Wien stürzt die Reichsbrücke ein. Mao Tse-tung stirbt. Das Schlagerlied »Ein Bett im Kornfeld« stürmt die Hitparaden.

Ich habe damals aber noch keine Bücher über Gesundheit geschrieben. Doch ich habe überall gesunde Ernährung, Naturmedizin und Umweltschutz in meine Arbeit eingebunden. Zuerst machte ich mir mit Tierbüchern einen Namen. Und als mein Sohn, der 1971 geboren wurde, zur Schule kam und ich Kontakt mit seinen Freunden hatte, da fand ich großen Spaß daran, Kinder- und Jugendbücher zu schreiben, in denen Tiere, Umwelt und Gesundheit eine bedeutende Rolle spielten. So entstanden sechs Bände »Wildfohlen Blizzard«, zehn Bände »Burg Gruselstein«, das Buch »Fauni & Flori«, zu dem es dann später auch eine Fernseh-Puppenserie beim ORF gab.

Heute noch stehen oft leicht errötet junge Frauen bei Autogrammstunden vor mir und gestehen, dass sie die Freude am Lesen bei meinen Jugendbüchern gefunden haben – weil es so fröhliche und gleichzeitig spannende Geschichten waren, die ich da fabriziert hatte.

Gesundheitswissen für alle – einfach, hilfreich

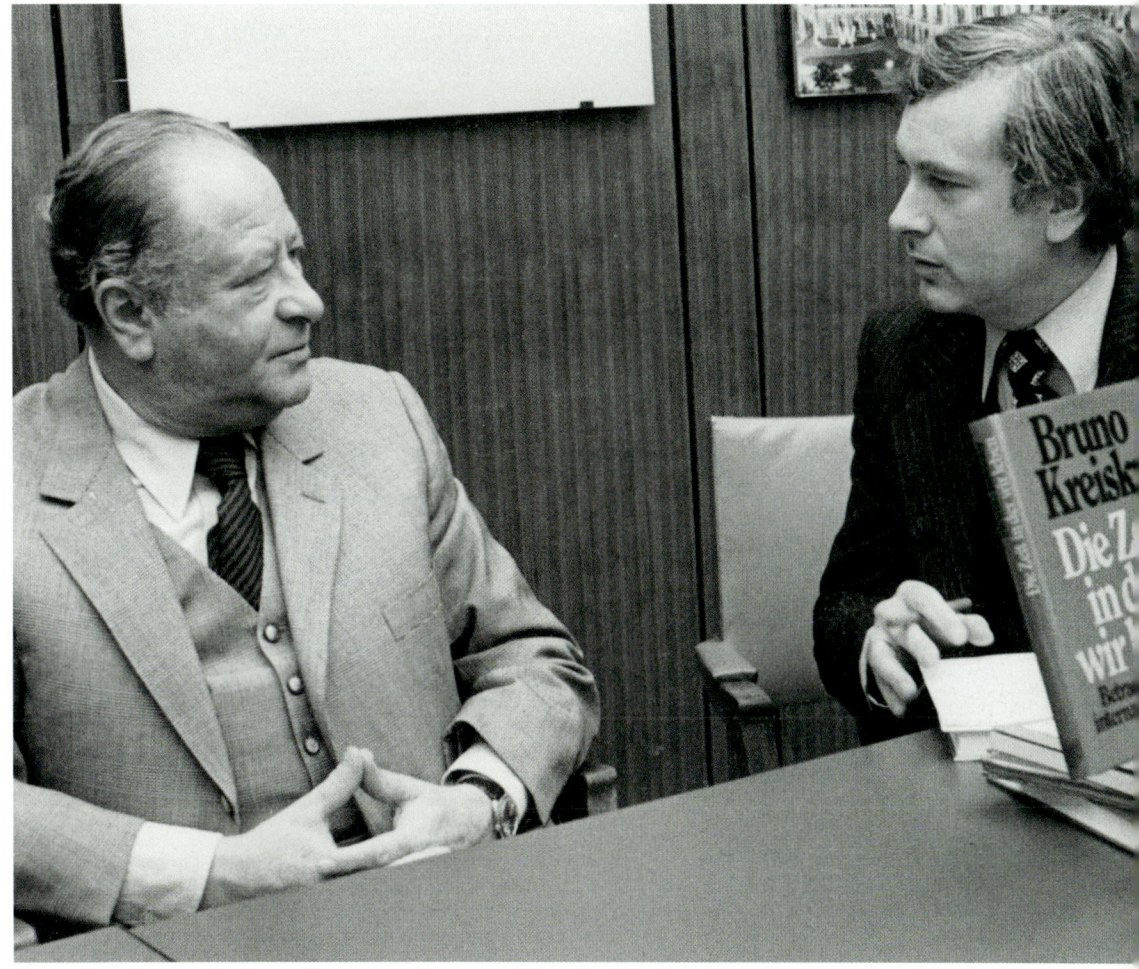

Gesprächspartner ist Österreichs ehemaliger Bundeskanzler Bruno Kreisky.

Freier Autor und Journalist

Das war eine spannende Zeit, in der ich sehr viele Prominente kennenlernen durfte. Und viele davon haben mein Interesse an Themen der Gesundheit noch gefördert.
- Johannes Heesters präsentierte in Wien sein Buch »Es kommt auf die Sekunde an«. In einem Gespräch verriet er mir damals, wie er es erreichen wollte, sehr alt zu werden. Sein Geheimnis: Knoblauch und Gymnastik. Ich habe mich daran erinnert, als er 100 wurde.
- Ich lernte den damaligen österreichischen Bundeskanzler Dr. Bruno Kreisky kennen, einen der großen Staatsmänner Europas. Er sagte damals im Presseclub Concordia in Wien zu mir, dass es eine wichtige journalistische Aufgabe sei, Menschen über mögliche Maßnahmen, wie man gesund bleiben kann, zu informieren.

Der Weg zum »Mr. Gesundheit«: 40 Jahre für die Naturmedizin

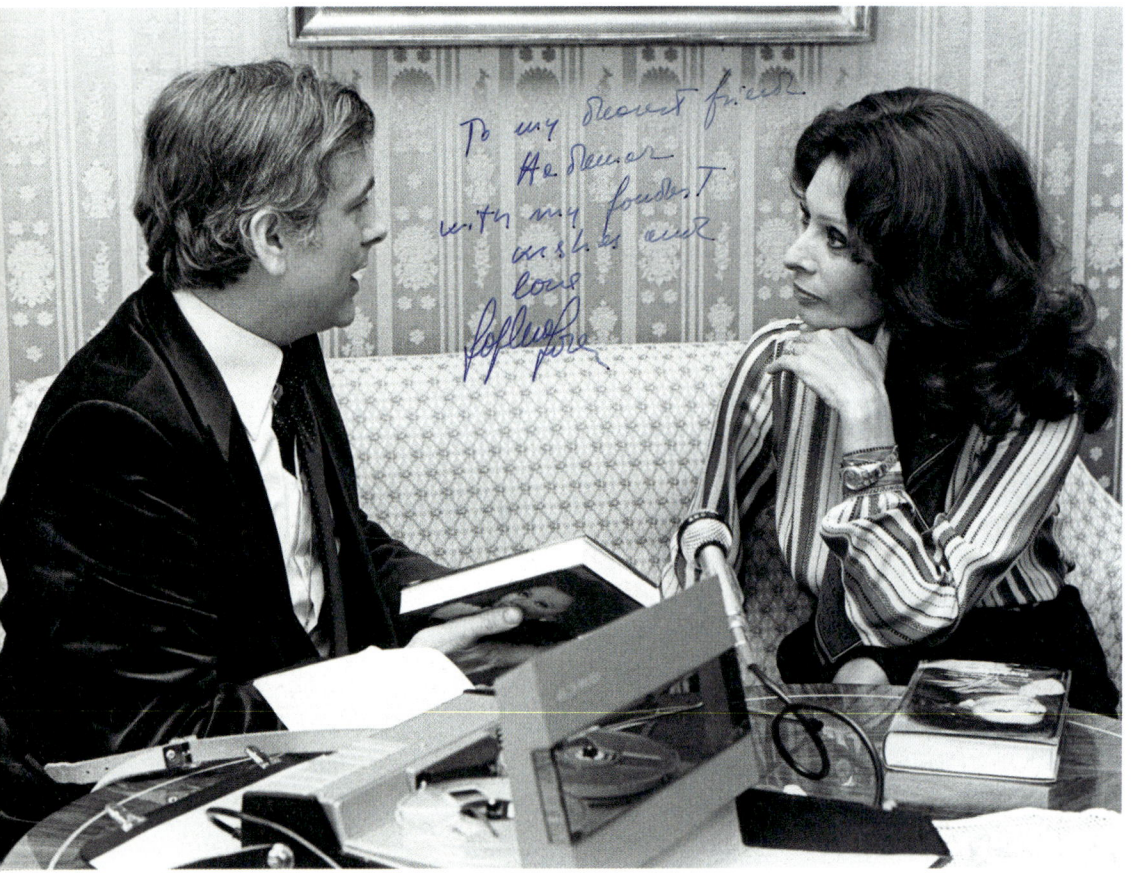

H. Bankhofer und die Schauspielerin Sophia Loren.

- Die weltberühmte Schauspielerin Lilly Palmer kam nach Wien und hatte Zeit für ein Interview. Als Tochter eines Arztes interessierte sie sich sehr für vorbeugende Gesundheitsmaßnahmen und hatte bereits eine konkrete Vorstellung von Anti-Aging, lange bevor es diese medizinische Disziplin gab. Und sie sah ja auch wirklich hervorragend aus.
- Ein großes Erlebnis für mich war die Begegnung mit Sophia Loren, mit der ich im Wiener Hotel Bristol mehr als eine Stunde lang ein Gespräch unter vier Augen führen durfte. Wir sprachen über Rezepte, die dazu verhelfen, lange jung, schön und vital zu bleiben. Und damals sagte die italienische Schauspielerin etwas, was wir alle heute mehr beherzigen sollten: »Wir müssen viel mehr in unseren Körper hineinhorchen. Dann können wir gesundheitliche Gefahren rechtzeitig erkennen und gemeinsam mit unseren Ärzten bekämpfen.«

Ich bewahre heute noch das Foto mit ihrer Widmung auf: »Für meinen lieben Freund Hademar mit den besten Wünschen und viel Liebe Sophia«.

Gesundheitswissen für alle – einfach, hilfreich

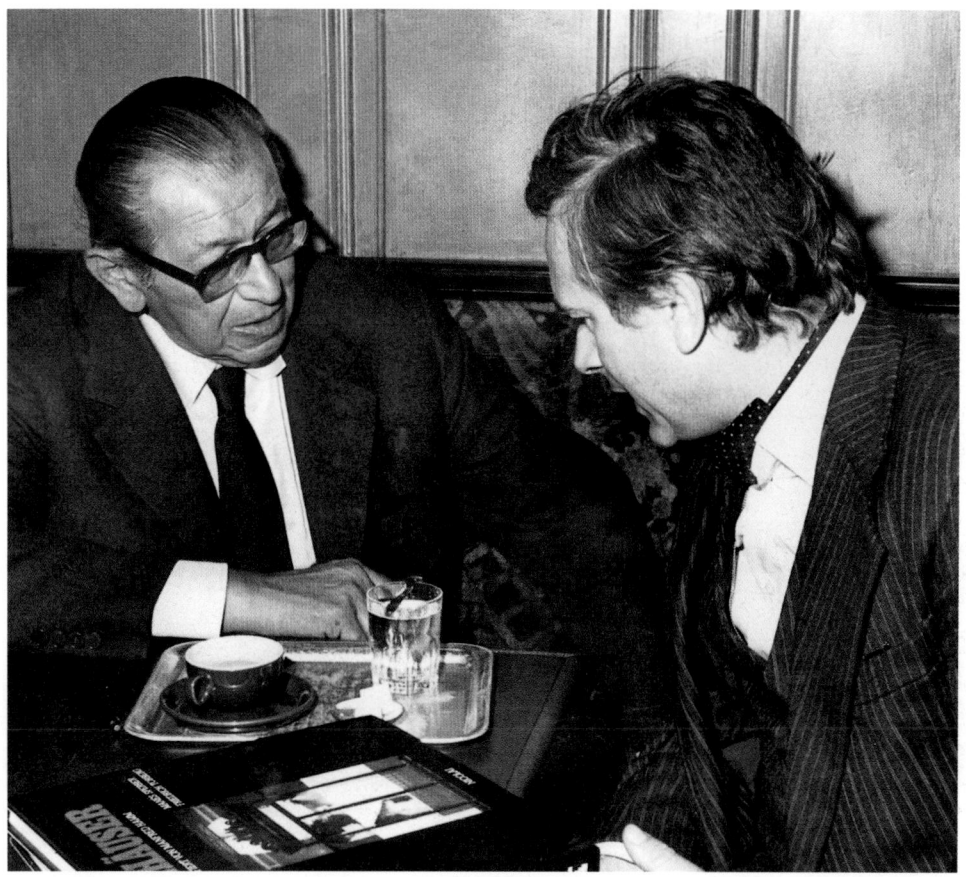

Der Dichter Friedrich Torberg ist ein geschätztes Vorbild.

● In diese Zeit fiel auch eine Begegnung mit dem großen Dichter und Schriftsteller Friedrich Torberg, der im November 1979 starb. Er wurde durch seinen Roman »Der Schüler Gerber« und durch seine Anekdotensammlung »Tante Jolesch« berühmt. Da ich ihn immer schon sehr verehrt habe, konnte ich das Glück nicht fassen, dass ich ihn persönlich kennenlernen durfte. Für meine spätere Arbeit wurde ein Zusammentreffen mit ihm im Wiener Cafe Sperl wichtig, von dem ich auch ein Erinnerungsfoto habe. Damals sagte Friedrich Torberg zu mir: »Junger Mann, wenn Sie eine Botschaft haben, die Sie an viele Menschen weitergeben möchten, dann tun Sie es unterhaltsam und amüsant. Dann wird man Ihnen gerne zuhören!« Dieser Satz hat mich geprägt. Denn ich wurde später der Erste im deutschsprachigen Raum, der sich traute, Themen der Gesundheit – vor allem der Prävention – leichtfüßig und unterhaltsam weiterzugeben, um zu beweisen, dass es Spaß machen kann, etwas für Vitalität, Fitness und Gesundheit zu tun.

Der Weg zum »Mr. Gesundheit«: 40 Jahre für die Naturmedizin

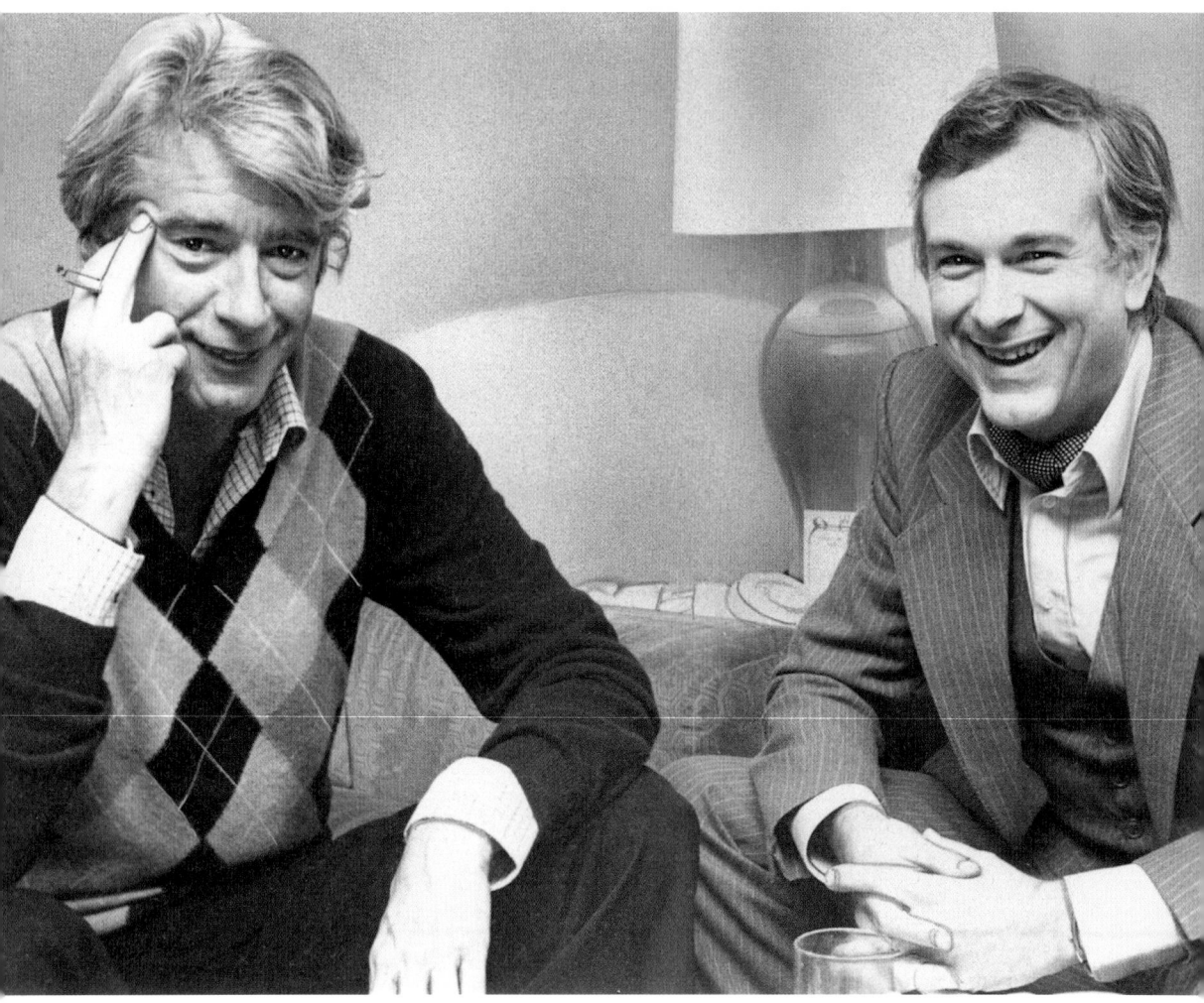

Eine anregende, fröhliche Unterhaltung mit Showmaster Rudi Carell...

● Hierin hat mich ein paar Jahre nach dem Treffen mit Friedrich Torberg ein prominenter Show-König bestärkt. Ich traf ihn im Wiener Hotel Hilton. Es war Rudi Carell, der mir mit anderen Worten Mut machte: »In den USA geht man mit dem Thema Gesundheit sogar in Unterhaltungsshows!« Das war der Grund, warum ich gerne Einladungen zu Frank Elstner, Alfred Biolek, Johannes B. Kerner, Bettina Tietjen, Dibaba, Gunther Emmerlich, Florian Silbereisen, Jörg Pilawa und vielen anderen angenommen habe. Und das war auch der Grund, warum ich begeistert zusagte, als mir Petra Theisen 2007 beim HR die Moderation für »Das große Gesundheits-Quiz« anbot, von dem insgesamt 20 Folgen produziert wurden. So konnte ich kleine,

Gesundheitswissen für alle – einfach, hilfreich

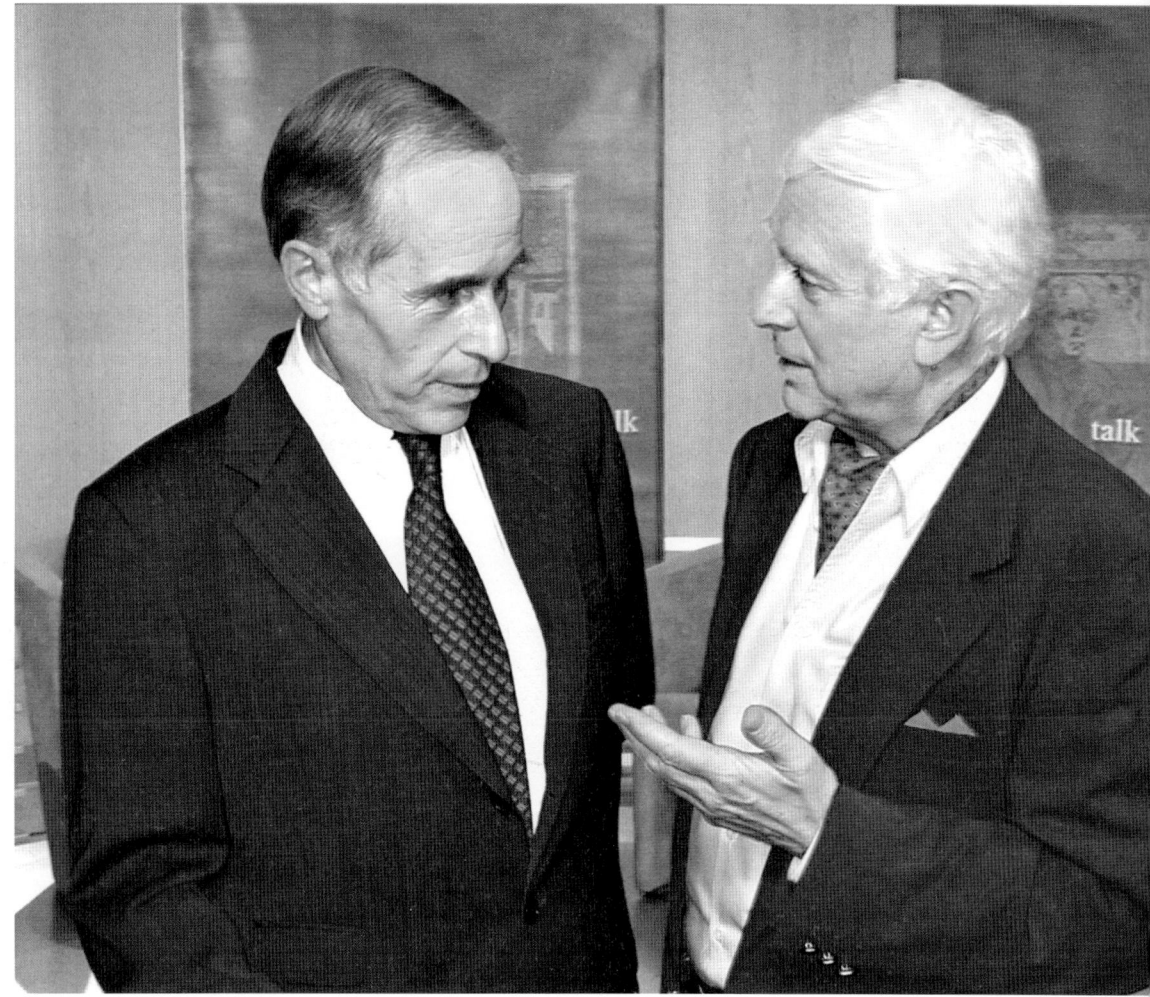

... und ernsthafte Gespräche mit dem Professor Dr. Kunze.

einfache Botschaften zum Thema gesunde Ernährung an ein Millionenpublikum weitergeben, konnte alle daran erinnern, dass auch Singen, Musizieren und Lachen wertvolle Beiträge zur Gesundheit sind, weil dadurch die Immunkraft gestärkt wird und Glückshormone produziert werden.
- Prof. Dr. Michael Kunze, der Leiter des Institutes für Sozialmedizin an der Universität Wien, mit dem ich seit mehr als 20 Jahren zusammenarbeiten darf, hat meine Arbeit wunderbar dargestellt. Denn er hat gesagt: »Es gibt in der Musik die E-Musik und die U-Musik, die ernste Musik und die Unterhaltungsmusik. Es gibt die ernste Literatur und die Unterhaltungsliteratur. Die U-Medizin hat Bankhofer erfunden!«

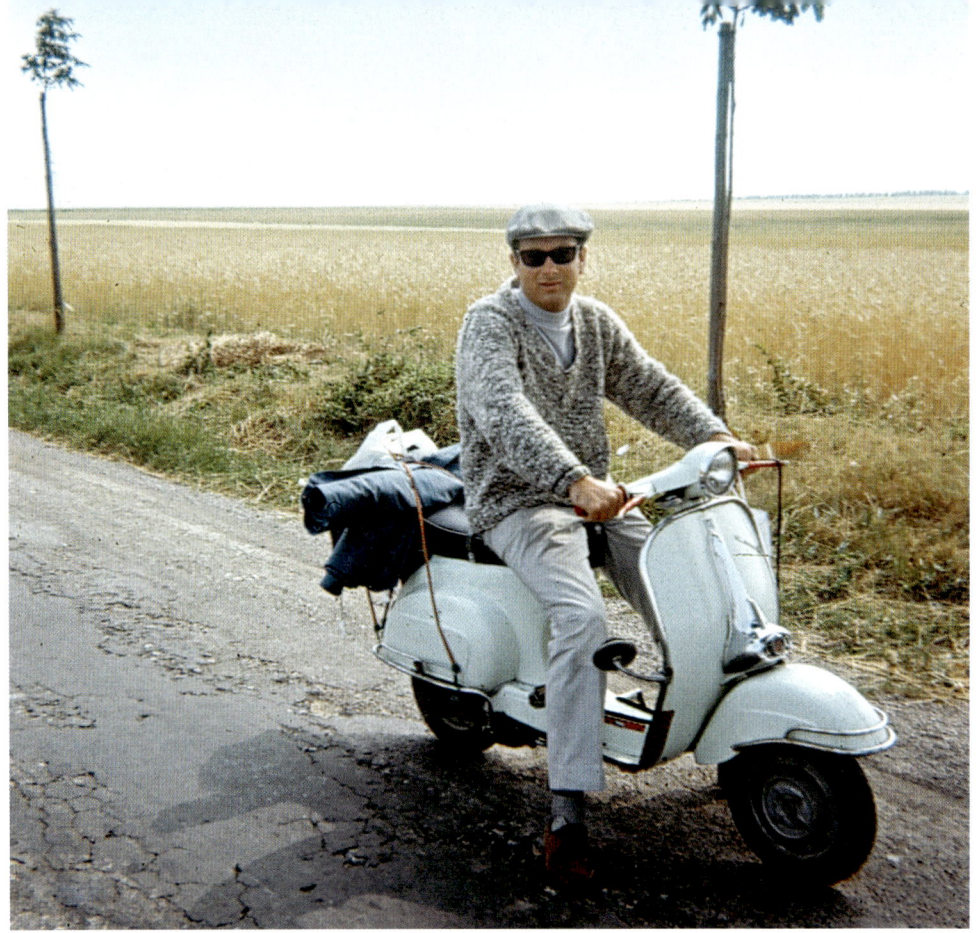

Mit der Vespa auf Dienstfahrt.

Mit der Vespa unterwegs auf der Suche nach alten Rezepten

1979 Die katholische Ordensschwester Mutter Teresa, die in den Slums von Kalkutta aufopfernd wirkt, erhält den Friedensnobelpreis. Franz-Josef Strauß wird Ministerpräsident von Bayern. Bruno Kreisky und Willy Brandt treffen in Wien den PLO-Führer Arafat, was von Israel scharf verurteilt wird. Sechs DDR-Bürger fliehen in einem selbst gebauten Heißluftballon in die BRD.

In diesem Jahr hatte ich ein Erlebnis, das mir klargemacht hat: Man muss verhindern, dass alte Hausmittel und Rezepte aus der Bevölkerung in Vergessenheit geraten. Ich besuchte mit meiner Frau Lizzy und meinem damals achtjährigen Sohn, der auch den Vornamen Hademar trägt, einen Bauernhof in Niederösterreich. Wir wollten direkt ab Hof Kartoffeln und Fleisch kaufen. Natürlich waren wir von der Landwirtsfamilie zum Essen eingeladen. Und wie wir da so um den großen Tisch saßen, kam die Rede auf die häufigen Schlafstörungen vieler Menschen, welche dann einfach zu starken, nebenwirkungsreichen Schlaftabletten greifen, die den Körper ja nur betäuben und keinen erholsamen Schlaf bringen. Und da sagte plötzlich die 80 Jahre alte Bäuerin an meiner linken Seite: »Dabei gibt es so wunderbare einfache und harmlose Hausmittel, die einen gesunden Schlaf liefern …«.

Ich wollte so ein Rezept aus ihrem Mund hören. Und da schilderte sie: »Man bringt in einem niedrigen Küchentopf einen

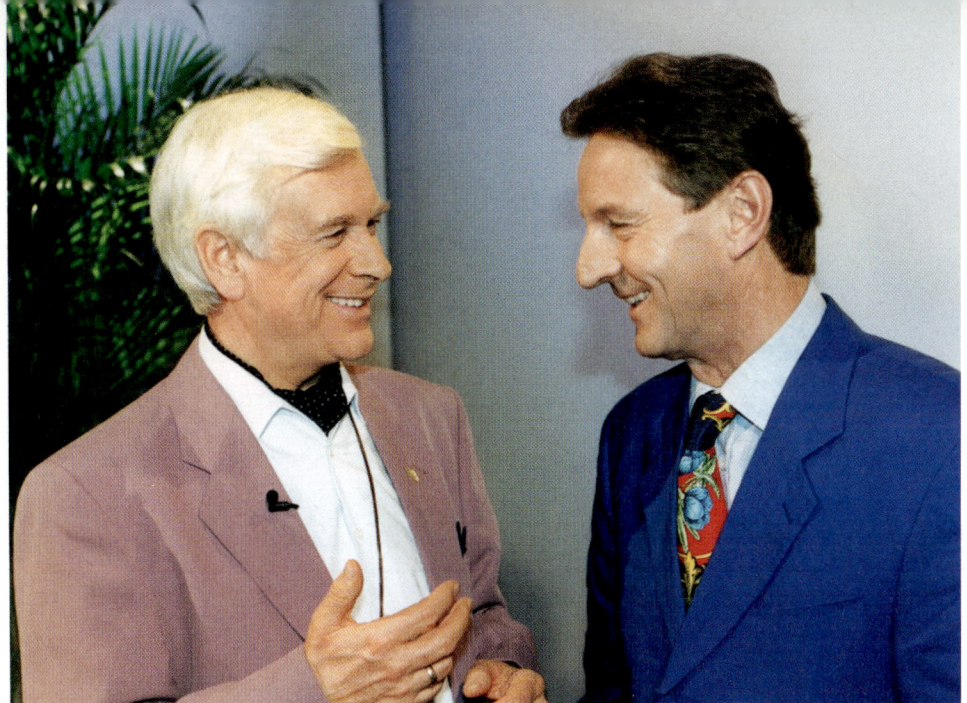

Der steirische Arzt Dr. Winfried Wagner als Ratgeber.

Viertelliter Milch zum Ziehen, nicht zum Kochen. Dann schält man eine große Zwiebel, schneidet sie so in zwei Hälften, dass man deutlich die Zwiebelringe erkennen kann, denn zwischen diesen Ringen sitzen die ätherischen Öle der Zwiebel. Dann legt man die Zwiebelhälften mit den Schnittflächen nach unten in die Milch im Topf, setzt einen Deckel darauf und lässt das Ganze nun 15 Minuten ziehen. Es darf nicht kochen, weil sonst die ätherischen Öle der Zwiebel kaputtgehen. Danach die Zwiebelhälften aus der Milch nehmen, die Milch in eine Tasse gießen, mit etwas Honig süßen und eine halbe Stunde vor dem Zubettgehen trinken.«
Und dann schmunzelte die alte Bäuerin und fügte hinzu: »Im Grunde genommen war das in früheren Zeiten ein böses Rezept. Wenn der junge Bauer mit seiner Frau den Hof vom alten Landwirt-Ehepaar übernommen hatte, dann durften die Alten bis an ihr Lebensende wohnen bleiben. Damit man das Frühstück sparte, gab man abends den alten Leutchen die Zwiebelmilch zu trinken. Dann schliefen sie bis mittags…«.

Als ich das so hörte, fuhr mir blitzartig ein Gedanke durch den Kopf: All diese Rezepte alter Leute und die dazugehörigen Geschichten gehen alle verloren, wenn sie keiner sammelt und aufschreibt. Damit stand mein Plan fest. Ich hatte damals als Fahrzeug eine nilgrüne Vespa. Wann immer ich Zeit hatte, schwang ich mich auf den Sattel meines zweirädrigen Gefährtes und besuchte kreuz und quer in vielen Teilen Österreichs und in den angrenzenden Gebieten Bayerns Bauernhöfe, Pfarreien, Bibliotheken und die ältesten Bewohner etlicher Dörfer.
In Gesprächen bat ich um Rezepte fürs Gesundbleiben und gegen viele Alltagsbeschwerden. Ich machte Notizen. Ich ließ ein Tonband mitlaufen. Das alles sammelte ich und bat befreundete Ärzte, mit mir die Rezepte zu prüfen. Vieles war für die heutige Zeit aus medizinischer Sicht nicht mehr denkbar. Vieles aber fand das Okay der Fachleute. Großen Dank muss ich da einem lieben Freund, dem steirischen Arzt Dr. Winfried Wagner, sagen, der mir in vielen Fällen als Ratgeber zur Seite stand.

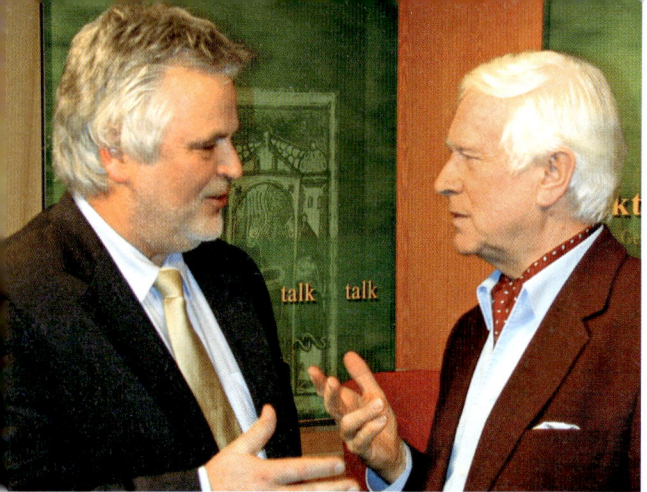

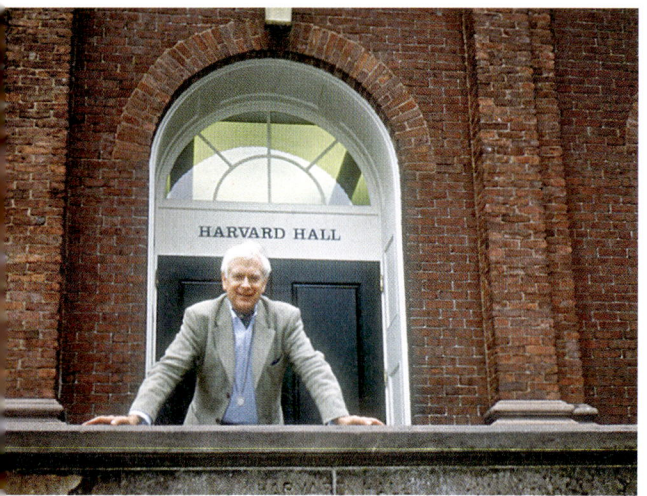

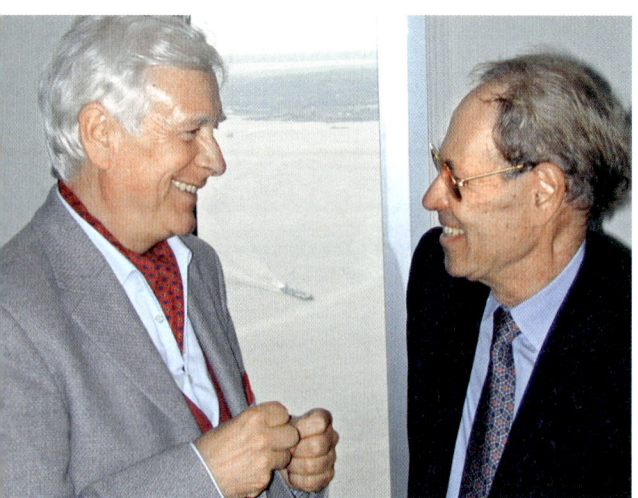

Prof. H. Bankhofer mit Apotheker Dr. Reimann (oben), Besuch der Harvard-Universität (Mitte), im Gespräch mit Professor Dr. Packer von der Berkeley-Universität (unten).

Ich werde heute oft gefragt: »Wo haben Sie all diese einfachen Naturrezepte her?« Ich habe sie vor dem Vergessenwerden gerettet. Und darum, denke ich, war es wichtig, einmal diese Geschichte zu erzählen.

Doch meine Arbeit befasst sich nicht nur mit alten Rezepten. Ich trage auch viele wissenschaftliche Erkenntnisse zusammen. Dabei sind für mich Kontakte zu amerikanischen Universitäten wertvoll. Das verdanke ich zu einem Großteil dem Münchner Wissenschaftler und Apotheker Dr. Jürgen Reimann, der mir den Zugang zur weltberühmten Harvard-Universität und Kontakt zur ebenfalls in Boston, USA, befindlichen Tufts-Universität mit ihrem Chef Prof. Dr. Jeffrey Blumberg verschaffte und der es auch ermöglichte, dass ich in Harvard ein internationales Medizin-Symposium moderieren durfte. Ihm verdanke ich aber auch den Kontakt zu Prof. Dr. Lester Packer, dem »Antioxidanzien-Papst« von der Berkeley-Universität in Kalifornien, mit dem ich seinerzeit im World Trade Center einen internationalen Kongress zum Thema »Haut und Vitamine« moderieren durfte. Dr. Jürgen Reimann war es auch, der mit mir eine Studienreise nach Japan unternahm und mir Zugang zu vielen japanischen Gesundheitsrezepten und wissenschaftlichen Studien, vor allem was Soja und Omega-3-Fettsäuren betrifft, verschaffte.

All diese Kontakte sind für mich seit Jahren wertvolle Quellen für neueste Studien und Erkenntnisse. Und der Wiener Kommunikations-Experte Dr. Walter Holiczki brachte mich mit Prof. Dr. Steven Zeisel, dem Leiter des Instituts für Ernährungswissenschaften an der Universität von North Carolina, zusammen, mit dem ich dann im Jahr 2000 das »Internationale Lecithin-Forum« gründete.

Gesundheitswissen für alle – einfach, hilfreich

Mein großer Lehrer in Sachen gesunde Ernährung: Ferry Dusika

1981 Erich Honecker wird vom zehnten Parteitag der SED als Erster ZK-Sekretär wiedergewählt. Griechenland wird zehntes Mitglied der EG. Die Roten Brigaden entführen in Italien den US-NATO-General Dozier, der aber später befreit werden kann. Prinz Charles heiratet Lady Diana Spencer. US-Präsident Ronald Reagan tritt sein Amt an, es wird ihm bei einem Attentat in die Brust geschossen, er ist aber nach einer Operation bald wieder gesund. Auf der Insel Sylt setzt der Massentourismus ein. Der deutsche Filmregisseur Fritz Umgelter stirbt.

Und in diesem Jahr habe ich mein größtes Erlebnis, das für meine Arbeit als Buchautor und für meine Arbeit im Dienste der gesunden Ernährung von enormer Bedeutung ist. Ich kannte Prof. Dr. Helmut Zilk aus der Zeit, in der er Fernsehdirektor beim ORF war und ich fallweise beim Fernsehen und im Radio zu tun hatte. 1979 wurde er Stadtrat für Kultur und Bürgerdienste im Wiener Rathaus. Und da meldete er sich bei mir und meinte: »Da gibt es den vierfachen Weltmeister im Radfahren, den Ferry Dusika. Er ist ein Experte für gesunde Ernährung, stellt für Österreichs junge Radfahr-Sportler die Ernährung zusammen und macht auch die Ess- und Trinkpläne für das 4-Tage-Rennen in Paris. Dieser Mann weiß so viel. Aber er kann nicht schreiben. Ich möchte Euch beide zusammenbringen. Ich wünsche mir, dass Ihr beide miteinander ein Buch macht!«

Bei Helmut Zilk ging alles immer sehr rasch. Wenige Tage später kannte ich Ferry Dusika, der damals auch regelmäßig in der erfolgreichen ORF-Fernsehserie »Senioren-Club« Ratschläge für gesunde Ernährung gab. Wir verstanden uns sofort prächtig. Und ich war fasziniert von dem enormen Wissen, das er hatte. Er zeigte mir seine große Fachbibliothek über Ernährung. Und er als Radprofi lud mich, den begeisterten Radfahrer, ein, mit ihm einen Test zu machen. Wir fuhren Radtouren, wobei einer von uns herkömmliche Lebensmittel konsumierte, der andere aber Vollkornprodukte, Kräutertee, Müsli. Dann wechselten wir. Am Ende kam immer heraus: Die gesunde Ernährung lohnte. Immer war der am schnellsten am Ziel und hatte mehr Durchhaltekraft, der sich gesund ernährte.

Und Helmut Zilks Wunsch wurde wahr. Nachdem ich nächtelang über viele Monate mit Ferry Dusika gesprochen hatte, schrieb ich als Ghostwriter das Buch »Dicke essen zu wenig«. Es wurde in Österreich eine erfolgreiche Serie in der »Kronen Zeitung« und gleichzeitig ein Bestseller auf dem Buchmarkt. Ich reiste mit Ferry Dusika in die Schweiz zu Ralph Bircher, dem Nachkommen von Maximilian Bircher-Benner, dem Vater des Müslis. Ich erfuhr die Bedeutung von Vitaminen, Mineralstoffen und Spurenelementen. Eine spannende Welt tat sich mir auf. Und Ferry Dusika fordert mich auf: »Du musst nun auch von Dir aus Bücher über gesunde Ernährung schreiben. Die Menschen müssen viel mehr über den Zusammenhang von Gesundheit und Ernährung erfahren.« So entstand mein erstes Ratgeberbuch für Ernährung »Essen ohne Gift«. Zuvor hatte ich ja schon einen Bestseller über Hausmittel herausgebracht: »Hexenschuss & Heiserkeit – 999 beste Tipps für Ihre Gesundheit«, das ich irgendwann einmal überarbeiten, unserer Zeit anpassen und neu herausbringen möchte.

Der Weg zum »Mr. Gesundheit«: 40 Jahre für die Naturmedizin

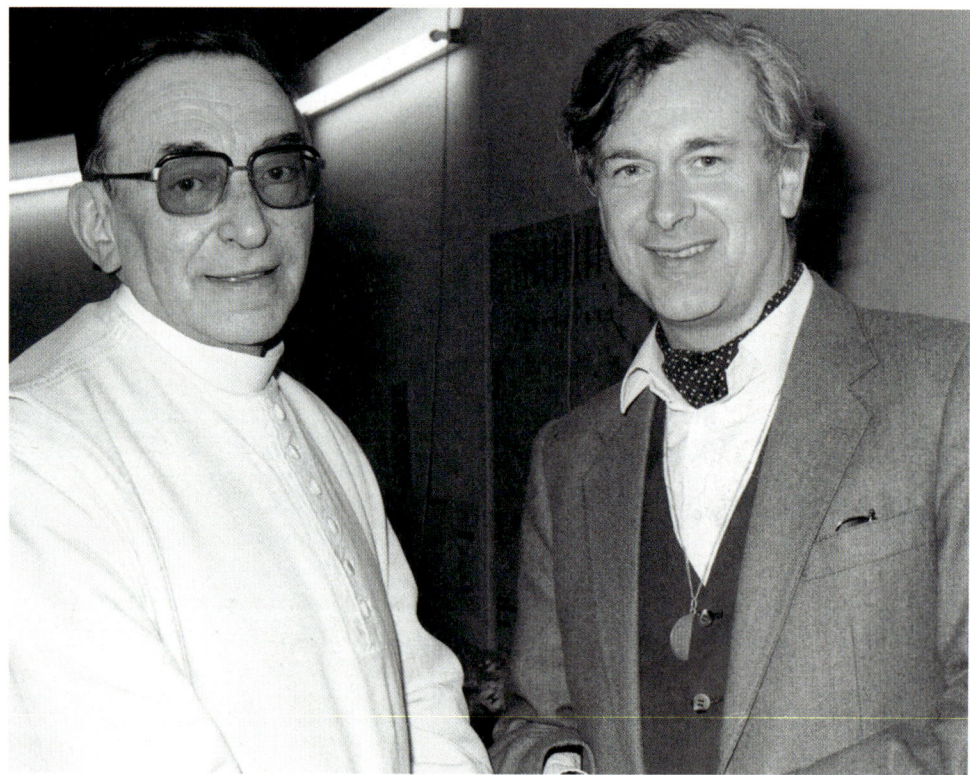

Der legendäre Kräuterpfarrer Hermann Josef Weidinger.

Ferry Dusika starb 1984. Er erlebte nicht mehr unser geplantes gemeinsames Werk »Hilf Deinem Arzt«. Ich werde meinen großen Lehrer in Sachen gesunder Ernährung nie vergessen. Ich werde ja auch täglich an ihn erinnert, weil er mir seine Bibliothek anvertraut hat. Ich habe ihm – als kleines posthumes Dankeschön – auch einige meiner Bücher gewidmet.

Radio Luxemburg ruft, und ich kriege einen Agenten

1985 Oskar Lafontaine wird Ministerpräsident des Saarlandes. Der österreichische Weinexport bricht wegen des Glykol-Skandals zusammen. Der deutsche Zeitungsverleger Axel Springer stirbt. Das private TV-Programm SAT1 geht auf Sendung. Der Filmregisseur und Schauspieler Orson Welles stirbt. In Dresden wird die wiederaufgebaute Semperoper mit »Freischütz« eröffnet.

Dieses Jahr brachte eine ganz neue Wendung und eröffnete für mich Möglichkeiten, in Deutschland arbeiten zu dürfen. Gleichzeitig bekam ich in Österreich beim ORF eine eigene TV-Sendung. An einem eiskalten Januartag des Jahres 1985 moderierte ich aufgeregt meine erste Folge der Service-Sendung »Wir vital«, die dann zehn Jahre mit großem Erfolg lief. Ich versuchte darin natürlich, viele praktische Rezepte fürs Gesund-

Gesundheitswissen für alle – einfach, hilfreich

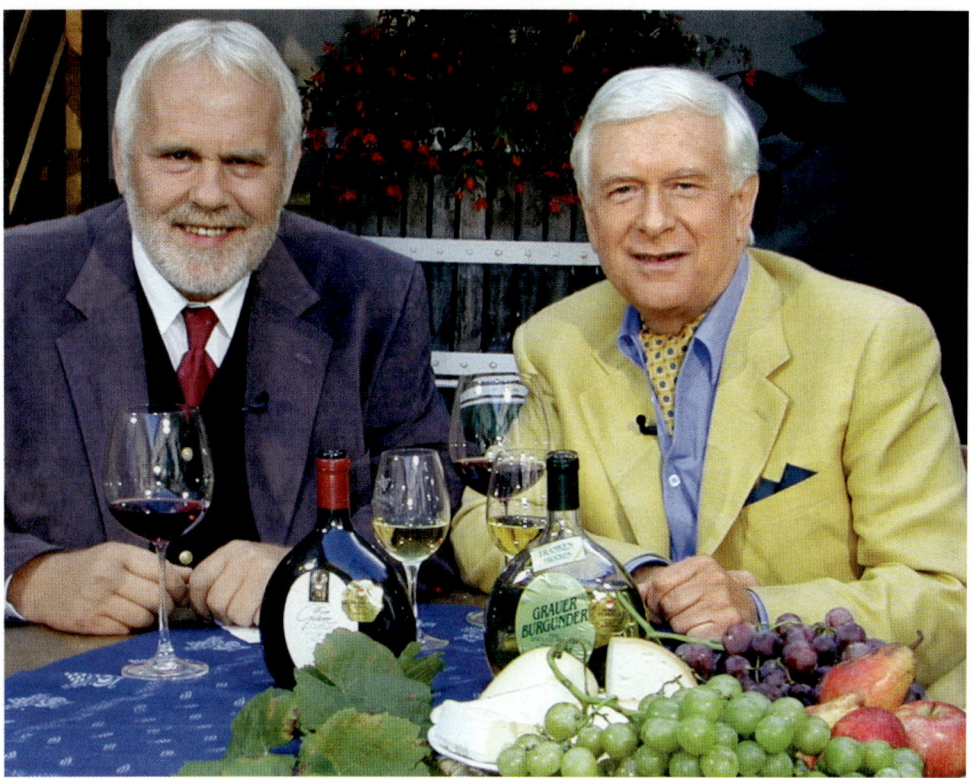

Prof. H. Bankhofer mit Entertainer Gunther Emmerlich.

bleiben und Gesundwerden vorzustellen. Dazu holte ich mir namhafte Ärzte aus ganz Österreich vor die Kamera, aber auch Vertreter der Naturheilkunde wie zum Beispiel den legendären Kräuterpfarrer Hermann Josef Weidinger, der heute noch – Jahre nach seinem Tod – von Millionen Menschen verehrt wird.

Ich denke gern zurück an die vielen wunderbaren Sendungen mit ihm. Das war auch die Zeit, wo ich im ORF begonnen habe, Gesundheitstipps im Radio zu geben, unter anderem beim Pop-Sender Ö3. Der damalige Starmoderator der Morgensendung, Harry Raithofer, der die Sendung wie kein anderer geprägt hat, verpasste mir einen wunderbaren Beinamen, der dann von vielen im In- und Ausland übernommen wurde. Er, der nicht nur ein Supermoderator ist, sondern auch ein ausgebildeter Flugpilot für Passagiermaschinen, nannte mich das »Halstuch der Nation«, weil ich doch damals bereits seit Jahren keine Krawatten, sondern ausschließlich Krawattentücher getragen habe – was ich auch heute noch tue. Das Tuch ist sozusagen zu meinem Markenzeichen geworden. Und es ist auch viel bequemer als eine Krawatte. Zwei amerikanische Ärztinnen von der Cornell-Universität haben mir das auf einem Kongress in New York erklärt: Männer, die ihre Krawatte zu fest binden, was sehr oft der Fall ist, stören die Blutzufuhr durch

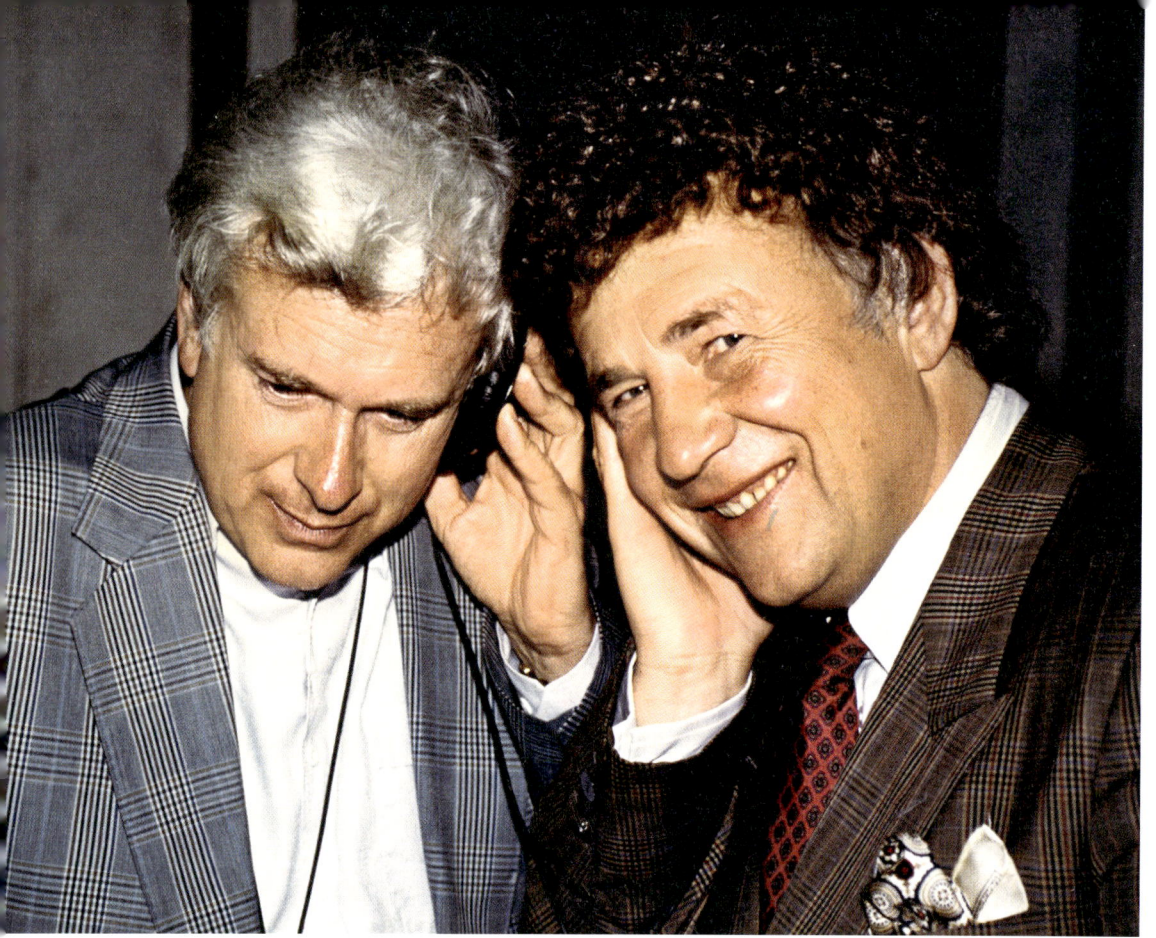
Ein guter Freund und der wichtigste Agent in meinem Leben: Andreas v. Ferenczy.

die Hauptschlagader zum Gehirn und zu den Augen. Die Folge: Sie machen Fehler beim Rechnen und bei der Arbeit am Computer. Sie haben ein mangelhaftes Reaktionsvermögen am Steuer eines Fahrzeuges. Und sie sind abends im Bett absolut nicht gut. Ab dieser Information hatte ich eine Erklärung dafür, warum ich lieber Krawattentücher trage.

Kaum hatte ich meine ersten Fernseh- und Radiosendungen im ORF hinter mir, da meldete sich – zweifelsohne im Auftrag von Dr. Helmut Thoma – ein gewisser Gerd Paulus bei mir und fragte mich, ob ich denn in der viel gehörten Morgensendung »Guten Morgen Deutschland«, moderiert von Björn Schimpff, bei Radio Luxemburg die Gesundheits-Schiene aufbauen möchte. Ich sagte begeistert zu und hatte dann täglich einige Minuten für die Aktion »Der Gesundheit auf der Spur«, die ein großer Hörererfolg wurde. Programmchef Hugo Göke forcierte den Ausbau des Themas Gesundheit im Programm von Radio Luxemburg. Ich moderierte in der Folge auch eine Gesundheits-Radio-Show.

Und dann bekam ich von Dr. Helmut Thoma das Angebot, beim Fernseh-Versuchsprogramm RTL plus mit einer eigenen Gesundheitssendung mitzumachen. Zunächst gab es 150 Folgen von »Wie geht's?«, danach – bereits beim regulären Sender RTL plus aus Köln – 50 Ausgaben meines Medizin-Magazins »Gut geht's!« Nach der letzten Folge 1991 startete ich bei RTL Bayern mein Magazin »Spektrum Gesundheit«, das ich 18 Jahre lang – jeden Sonntag – moderierte.

Gesundheitswissen für alle – einfach, hilfreich

Noch aber hatte ich 1985 keine Möglichkeit, in deutschen Zeitungen und Zeitschriften Gesundheitsrezepte und Tipps zu veröffentlichen. Das es dazu kam, verdanke ich einem Mann, der dann im Jahr 1996 im Alter von 52 Jahren viel zu früh starb. Er wurde nicht nur mein Agent, sondern auch zu einem lieben, aufrichtigen Freund: Andreas von Ferenczy, Sohn des Medienmoguls Josef von Ferenczy. Man muss wissen: Ferenczy war damals ein ganz großer Name in der Medienlandschaft. Es handelte sich um die größte europäische Medienagentur.

Meine Begegnung mit Andreas von Ferenczy war kurios. Er war auf mich aufmerksam geworden und wollte mich schon lange kontaktieren. Und ich träumte davon, ihn kennenzulernen. Und eines Tages, als ich gerade im ORF-Zentrum meine Sendung vorbereitete, raunte man sich zu: Der große Ferenczy ist im Haus. Hastig öffnete ich die Türe unserer Redaktion – und trat einem sympathischen Mann auf den rechten Fuß. Es war Andreas von Ferenczy. Er wurde mein Schicksal. Er brachte mich mit dem berühmten Naturheilexperten Dr. Manfred Köhnlechner zusammen, mit dem ich gemeinsam eine Forschungsreise zum Thema Knoblauch nach Spanien unternahm. Er machte für mich eine Gesundheitssendung bei »Klassik Radio« möglich, die ich vier Jahre moderieren durfte. Wir produzierten gemeinsam mit dem Medienfachmann Peter Lanz Gesundheitssendungen für Puls TV, für 1A Berlin und für den damaligen Frauensender tm3. Die Sendung hieß »Bankhofer – So bleiben Sie gesund.« Und ich schrieb zahllose Kolumnen in verschiedenen Zeitungen, was ich auch heute noch mache.

Als Andreas von Ferenczy im Jahr 1996 plötzlich am Herztod starb, brach eine Welt für mich zusammen. Ich dachte: Jetzt ist meine Arbeit in Deutschland zu Ende. Doch ich war bereits bekannt. Und so hatte ich die Chance, weiter als Medizinpublizist Ratschläge, Tipps und Studienergebnisse zum Thema Prävention, gesunde Ernährung und Medizin zu vermitteln: 12 Jahre als TV-Gesundheitsexperte im ARD-Morgenmagazin, in verschiedenen Sendungen des SWR, des HR, der MDR und RBB, aber auch des BR. 13 Jahre als Gesundheitsexperte im ORF-Vorabendmagazin »Willkommen Österreich«. – Eine wunderbare Ergänzung zu all diesen Medienauftritten war neun Jahre lang meine Tätigkeit als Lehrbeauftragter an der Universität Leipzig, von 2000 bis 2008. Im Jahr 2009 habe ich gemeinsam mit Rudolf Weinberger, dem Kurdirektor von Bad Füssing, das internationale Bankhofer-Zentrum an der Akademie für medizinische Kommunikation aufgebaut, in dem laufend viele Veranstaltungen und TV-Produktionen stattfinden. Über 40 Jahre arbeite ich nun als Medizinjournalist im Dienste der Gesundheit mit Schwerpunkt Prävention. Ich habe dafür viele Preise bekommen und erhielt im Jahr 1991 auf Vorschlag der Universität Wien vom Wissenschaftsministerium den Berufstitel Professor. Doch das Wichtigste ist für mich, dass die Menschen durch meine Anregungen lernen, selbst ihre Gesundheit in die Hand zu nehmen, selbst etwas dafür zu tun. Und zwar zuerst immer unter Einbeziehung einer vernünftigen, ausgewogenen, gesunden Ernährung, natürlicher Rezepte und sportlicher Betätigung. Und dabei ist mir so wichtig, dass alle daran Freude haben, gerne etwas für ihre Gesundheit tun. Das möchte ich mit meinen Fernsehauftritten, Hörfunktipps, mit meinen Zeitungskolumnen, Büchern, CDs, DVDs, Vorträgen und Seminaren erreichen. Dafür sind die vielen, vielen Tipps, Rezepte und Anregungen in diesem Buch gedacht.

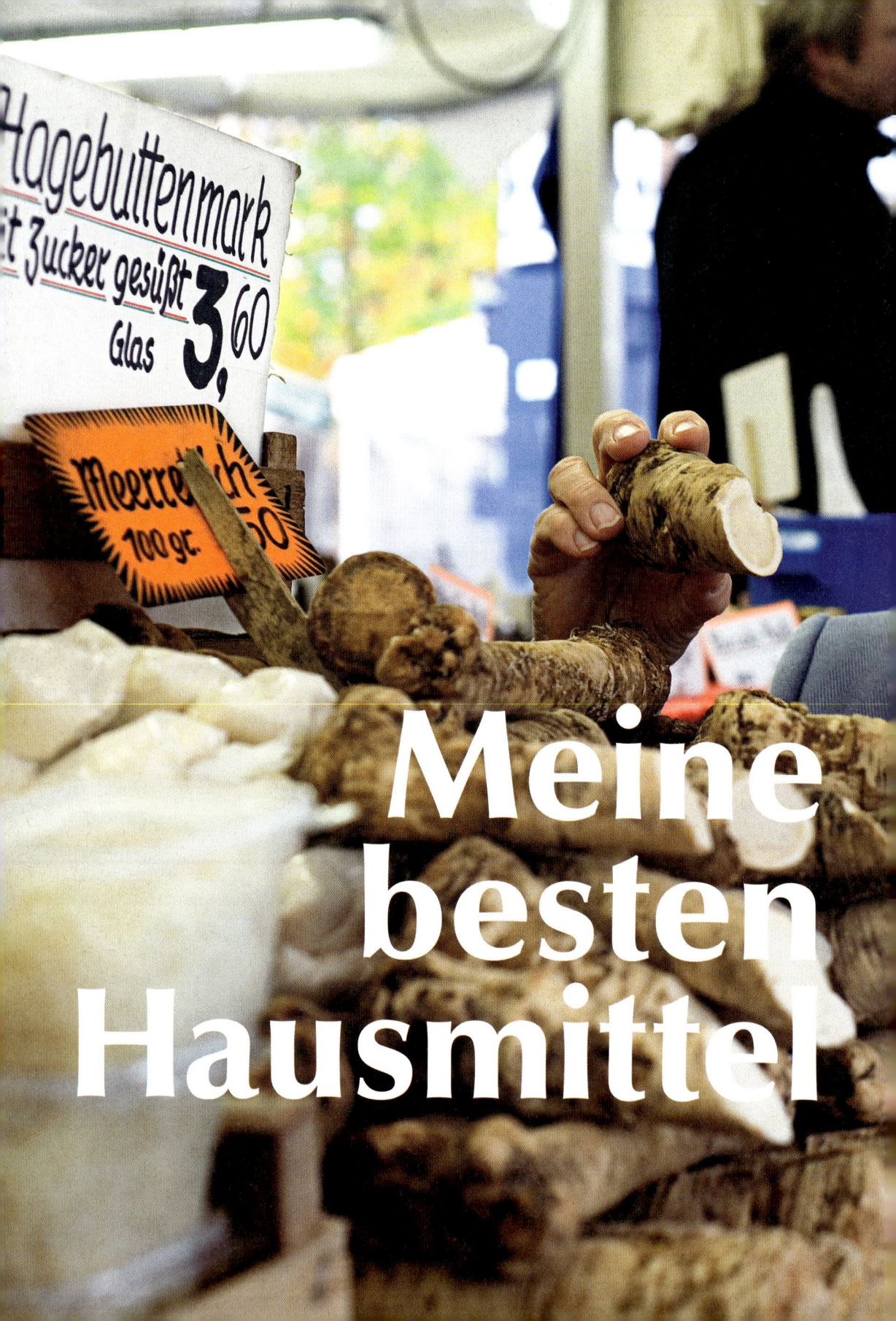

Meine besten Hausmittel

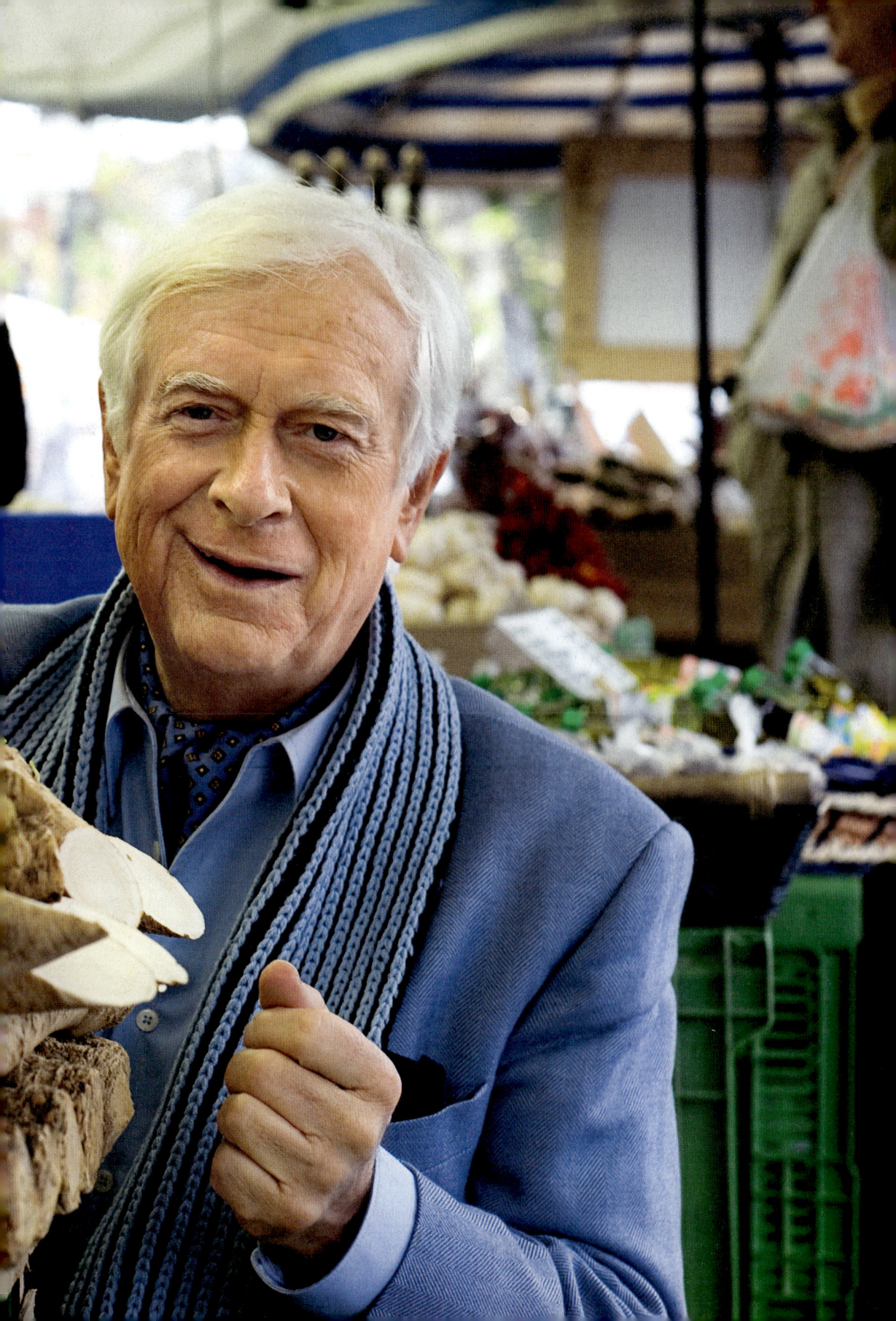

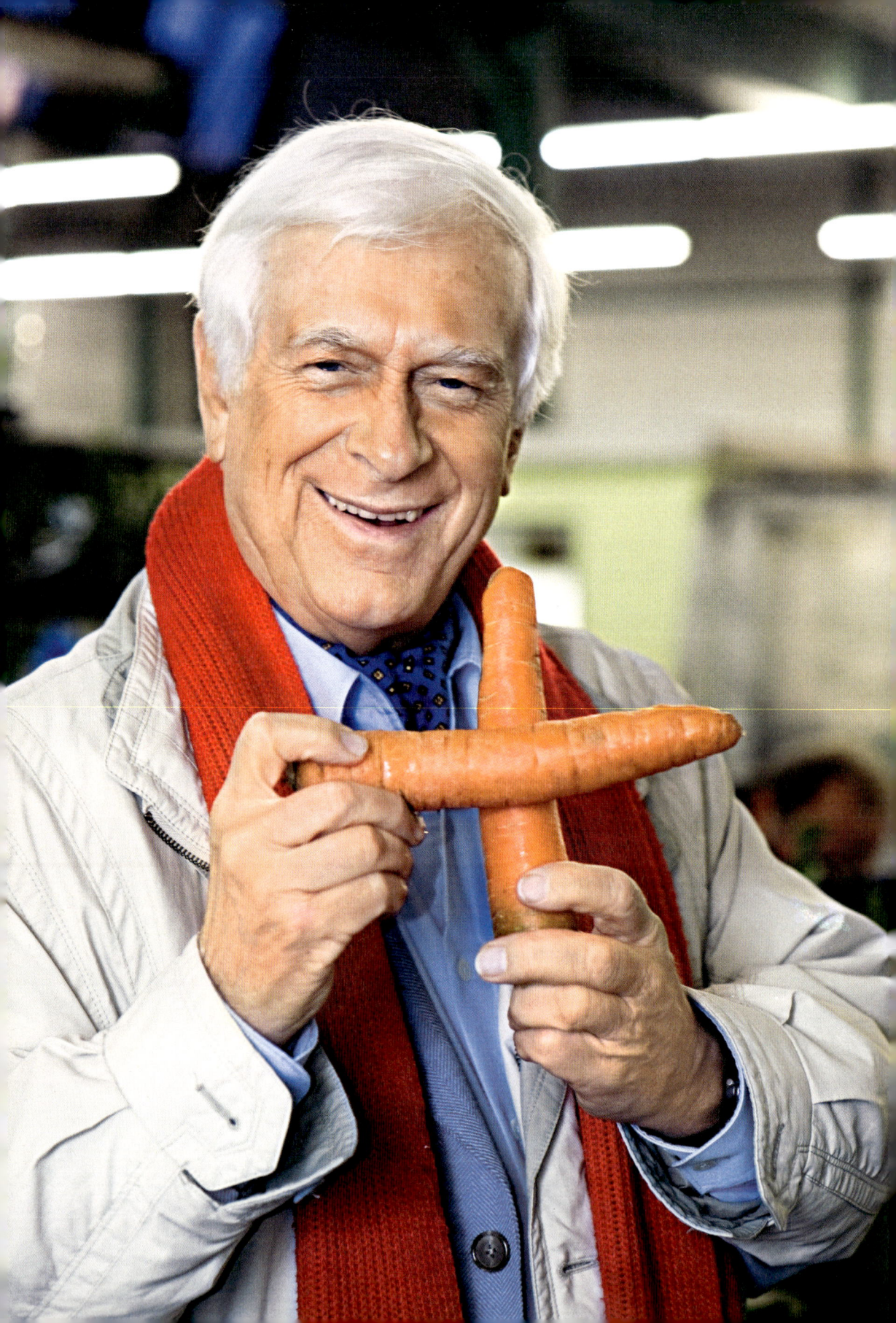

Altbewährte Heilmittel aus Omas Schatzkiste

Wer kennt sie nicht, die beruhigende Wirkung eines Kamillentees für den Magen oder seinen heilenden Effekt bei einer Halsentzündung? Wer schätzt nicht das Gesundheitsplus des Honigs oder die Linderung mit Zwiebelsaft bei einem quälenden Husten? Und ab jetzt werden Sie vielleicht auch Gurken bei trockener Haut und Buttermilch für eine weiche Gesichtshaut verwenden – alles ganz unkompliziert. Gepflegte Hände und Füße sind inzwischen auch eine Selbstverständlichkeit in der Hygiene. Im Übrigen gelten solche Tipps heutzutage auch für die Männerwelt.

Meine besten Hausmittel

Heilmittel für die Hände

Eichenrinde gegen gerötete Hände

Wenn Sie unter stark geröteten Händen leiden, dann bereiten Sie Eichenrindentee und legen die Hände 15 Minuten in die lauwarme Flüssigkeit. Dann abtrocknen, ganz dick Kampfersalbe (Apotheke) auftragen und über Nacht einwirken lassen.

Kalmuswurzel gegen Frostbeulen

An sehr kalten Wintertagen kann man sich Frostbeulen an den Händen einhandeln. Bereiten Sie einen Tee aus Kalmuswurzeln oder aus Eichenrinde (Apotheke), und legen Sie die Hände 15 Minuten lang in dieses lauwarme – nicht zu heiße – Bad. Nun die Hände 30 Sekunden lang in kaltes Wasser tauchen, gut abtrocknen. Danach mit Propolis-Salbe aus dem Bienenstock (Apotheke) einreiben.

Mandelpaste gegen raue Hände

Mischen Sie 1 Esslöffel Puderzucker mit ein paar Tropfen Mandelöl (Apotheke). Damit reiben Sie nun mehrmals am Tag die Hände ein.

Massage bei geschwollenen Händen

Verrühren Sie abends 5 Tropfen Zitronenöl in 250 Milliliter kalter Milch, tauchen Sie ein Tuch ein, wringen Sie es aus, und schlagen Sie 10 Minuten lang die Hände darin ein. Massieren Sie die Hände dann immer wieder sanft von den Fingerspitzen bis zum Arm.

Möhenbrei gegen schuppige Hände

Kälte macht die Hände oft trocken und schuppig. Da hilft ein altes Hausmittel aus Großmutters Zeiten: Raffeln Sie 7 Möhren ganz fein, verrühren Sie sie mit etwas Olivenöl zu einem Brei, und legen Sie diesen auf die Hände auf. 10 Minuten lang einwirken lassen. Dann abwaschen.

Altbewährte Heilmittel aus Omas Schatzkiste

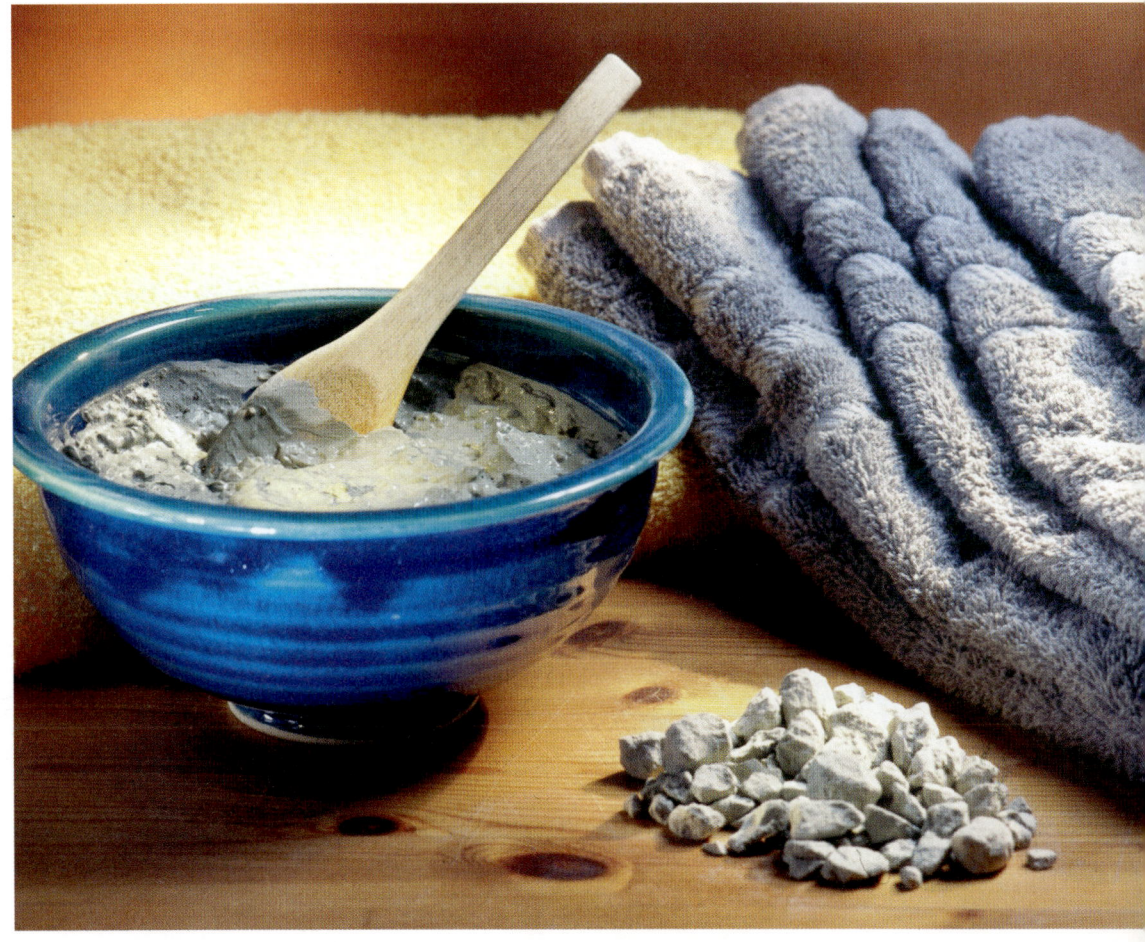

Molke gegen raue Hände

Gießen Sie 1 Liter leicht angewärmte Molke ins Waschbecken, und baden Sie darin die Hände etwa 5 Minuten lang.

Tonerde gegen schmerzende rote Hände

Besorgen Sie sich Tonerde (Apotheke), vermischen Sie diese mit Ihrer Handcreme zu einem Brei, und reiben Sie damit die Hände ein. 4 Minuten einwirken lassen, dann mit Kamillentee abwaschen.

Wechselbad gegen eiskalte Hände

Bereiten Sie zwei Schüsseln vor. In die eine gießen Sie sehr warmes, in die andere kaltes Wasser. Nun legen Sie die Hände 5 Minuten lang in das warme Wasser, danach 30 bis 40 Sekunden in das kalte Wasser. Gut abtrocknen.
Verrühren Sie in einer Schale 3 Tropfen Rosmarinöl mit 1 Teelöffel Arnikaöl, und massieren Sie damit die Hände ein. Über Nacht wirken lassen.

Meine besten Hausmittel

Heilmittel für die Gesichtshaut

Avocado gegen strapazierte Gesichtshaut

Das Fruchtfleisch einer Avocado zusammen mit 1 Teelöffel Sonnenblumenöl und 1 Teelöffel Joghurt pürieren, auftragen. 15 Minuten einwirken lassen, mit lauwarmem Wasser abwaschen.

Bananen für einen schönen Teint

Pürieren Sie 1 zerdrückte Banane mit 1 Esslöffel Quark und einem Teelöffel Jojobaöl. Tragen Sie den Brei als Maske auf, lassen Sie ihn 20 Minuten einwirken.

Erdbeeren gegen eine rote Nase

Zerdrücken Sie ein paar frische Erdbeeren oder aufgetaute Tiefkühlfrüchte, und legen Sie den Brei auf die Nase. 1 Stunde einwirken lassen.

Gurken gegen trockene Haut

Kaufen Sie eine überreife Gurke, die schon etwas gelb wird. Fein raffeln und durchkneten. Mit dieser Masse das ganze Gesicht einreiben und den Gurkenbrei 20 Minuten einwirken lassen. Danach nur abtrocknen, nicht abwaschen.

Gurkenwasser gegen Damenbart

Lästige Haare im Gesicht werden ganz hell und nicht so sichtbar, wenn Sie die Haut regelmäßig mit frischem Gurkenwasser oder frisch gepresstem Apfelsaft oder mit Zitronensaft einreiben.

Hamameliscreme gegen unreine Haut

5 Gramm weißes Wachs werden über einem heißen Wasserbad geschmolzen. Dann kommt 1 gehäufter Teelöffel Lanolin dazu. Gut umrühren. 40 Gramm Traubenkernöl hinzufügen und alles auf 60 °C erwärmen. Gesondert 40 Gramm Hama-

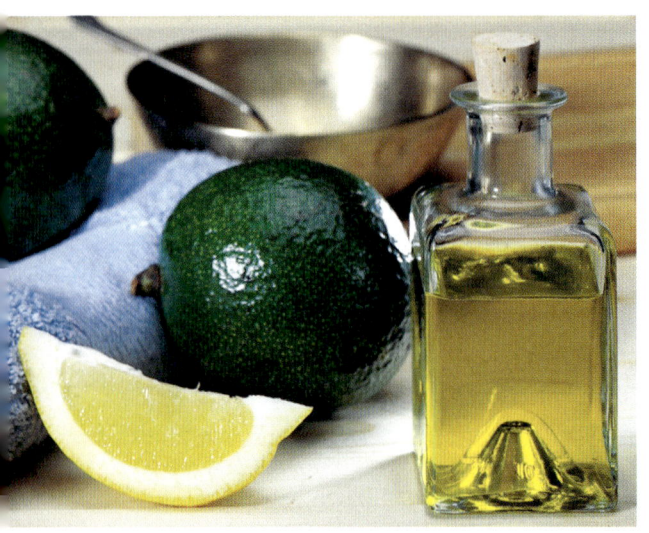

Altbewährte Heilmittel aus Omas Schatzkiste

meliswasser ebenfalls auf 60 °C erwärmen. Die Traubenkernölmasse von der Kochstelle nehmen und das Hamameliswasser mit dem Mixstab einrühren. Danach 2 Tropfen Pfefferminzöl einrühren, bis die Creme kalt ist. In ein Cremetöpfchen abfüllen.

Hautschutz an Regentagen

Mischen Sie 6 Teelöffel Mandelöl, 2 Teelöffel Weizenkeimöl, 1 Teelöffel Kamillenöl, 3 Tropfen Sandelholzöl, 2 Tropfen Rosmarinöl und 2 Tropfen Anisöl. Massieren Sie die Mischung 30 Minuten, bevor Sie aus der Wohnung gehen, in die Haut.

Heilerde gegen Pickel

Geben Sie nach Bedarf das trockene Heilerdepulver in eine Schüssel, und gießen Sie Wasser dazu. Rühren Sie einen Brei an. Diesen Brei tragen Sie nun bei Pickeln und Akne direkt auf die Gesichtshaut auf und lassen ihn 20 Minuten einwirken. Dann mit warmem Wasser abspülen.

Knoblauch gegen Warzen

Schneiden Sie 1 Knoblauchzehe in dünne Scheiben, legen Sie diese auf die Warze und kleben ein Heftpflaster darüber. Geben Sie jeden Tag neue Knoblauchscheiben auf die Warze.

Lavendelöl gegen Pickel

Tränken Sie mehrmals am Tag ein Wattestäbchen mit Lavendelöl, und betupfen Sie damit die betroffenen Hautstellen. Das wirkt desinfizierend und leitet die Heilung ein.

Meerrettichmilch gegen unreine Haut

Kochen Sie 100 Gramm Meerrettich mit 500 Milliliter Milch auf. Anschließend durchseihen und abkühlen lassen. Dann die Milch in die Haut einreiben.

Milch für weiche Haut

Reiben Sie ihre Haut mit Buttermilch ein, oder vermischen Sie etwas Molke mit Quark zu einem Brei. Tragen Sie diesen auf die Gesichtshaut auf. Nach 20 Minuten mit lauwarmem Wasser abspülen.

Möhren und Sahne gegen Akne

Reiben Sie 1 Möhre, und rühren Sie etwas saure Sahne dazu. Damit die Aknehaut einreiben. 2 Stunden einwirken lassen.

Molke für geschmeidige Gesichtshaut

Vermischen Sie etwas Molke mit Quark zu einem Brei. Tragen Sie die Masse auf die Gesichtshaut auf, und lassen Sie sie 20 Minuten einwirken. Dann mit lauwarmem Wasser abwaschen.

Ringelblumensalbe gegen gereizte Haut

Im Wasserbad 60 Gramm Bienenwachs, 90 Gramm Schweineschmalz und etwas Ringelblumenöl schmelzen. 1 gehäufte Handvoll Ringelblumenblüten zugeben, alles aufkochen und durchseihen. 90 Milliliter Mandelöl zugießen und rühren, bis die Mischung abgekühlt ist. In verschließbaren Gläsern kühl und dunkel lagern.

Weizenkeimöl gegen Hautjucken

Massieren Sie die Haut mit Weizenkeimöl (Reformhaus) ein. Und trinken Sie täglich unterstützend 250 Milliliter Milch.

Meine besten Hausmittel

Heilmittel für die Augen

Augentrost
gegen trockene Augen

Übergießen Sie 1 Teelöffel Augentrost (Apotheke) mit 1 Tasse kochendem Wasser. Den Tee 8 Minuten ziehen lassen, dann durchseihen. In den lauwarmen Tee einen Wattebausch tauchen und für 10 Minuten auf die geschlossenen Augen auflegen. Verwenden Sie nie Kamillentee. Er trocknet das Auge noch mehr aus. Wenn es in erster Linie darum geht, ein entzündetes Auge zu beruhigen, dann bewähren sich auch Auflagen mit lauwarmem Salbeitee oder Eichenrindentee.

Bratäpfel
gegen gerötete Augen

Wenn die Augen durch Zigarettenrauch oder zu wenig Schlaf gerötet und leicht entzündet sind: Legen Sie das warme Fruchtfleisch eines Bratapfels auf die geschlossenen Augen. Nach dem Auskühlen behutsam abwaschen.

Kamillendampf
gegen fernsehmüde Augen

Übergießen Sie 4 Esslöffel Kamillenblüten mit 1 Liter kochendem Wasser, 10 Minuten ziehen lassen, dann 15 Minuten lang den aufsteigenden Dampf auf die geschlossenen Augen einwirken lassen.

Nusskompresse
gegen verklebte Augen

30 Gramm Walnussblätter 8 bis 10 Minuten in 1 Liter Wasser kochen, durchseihen. In die lauwarme Brühe ein Leinentuch eintauchen, auswringen und wieder für 10 Minuten auf die geschlossenen Augen auflegen.

Quark-Honig-Kur
gegen verklebte Augen

Legen Sie zimmerwarmen Quark auf die geschlossenen Augen, und lassen Sie ihn 15 Minuten einwirken. Dann waschen Sie den Quark mit folgender Flüssigkeit ab: 1 Esslöffel Honig mit 2 Tassen Wasser aufkochen lassen, den Schaum abschöpfen, einen Wattebausch in die lauwarme Flüssigkeit tauchen und die Augenlider damit säubern.

Quarkmaske
gegen Tränensäcke

Verrühren Sie 2 Esslöffel Quark mit 1 Esslöffel Joghurt, 1 Esslöffel Honig sowie 1 Teelöffel Zitronensaft. Mit dieser Masse bestreichen Sie die Partien um die Augen sowie die Stirn und die Wangen. Dann 20 Minuten einwirken lassen. Danach die Quarkmaske mit lauwarmem Kamillentee abwaschen.

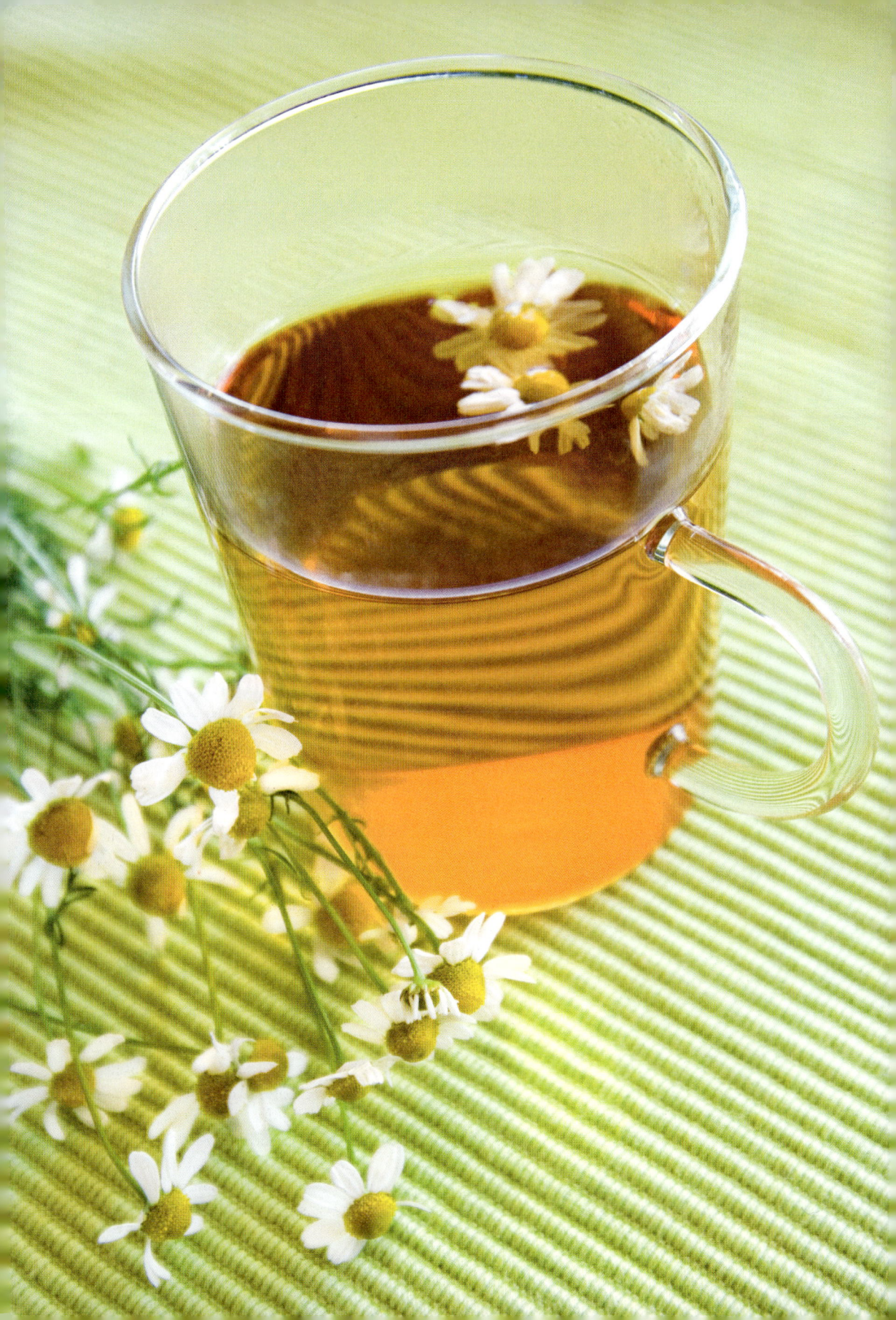

Meine besten Hausmittel

Heilmittel für die Lippen

Aloe-vera-Saft gegen Lippenbläschen

Wenn Sie nach intensiven Sonnenbädern ein Jucken, Ziehen und Brennen an den Lippen verspüren, weil sich eine Fieberblase ankündigt, dann betupfen Sie die betroffenen Stellen mit Aloe-vera-Saft.

Gurke gegen trockene Lippen

Trockene Lippen kann man herrlich auffrischen, wenn man eine Gurke für Salat in Scheiben schneidet und mit einigen davon die Lippenhaut einmassiert.

Honig gegen rissige Lippen

Wenn die Lippen allzu spröde sind und bald wieder samtig werden sollen, dann reiben Sie sie jeden Abend vor dem Zubettgehen mit etwas Honig ein und lassen diesen über Nacht einwirken.

Kakaobutter gegen raue Lippen

Wenn die Lippen besonders rau sind, dann kann man dieses Problem wunderbar mit dem Einreiben der Lippen mit Kakaobutter, frischer Sahne oder mit Butter beseitigen.

Propolis-Tinktur gegen Fieberbläschen

Die betreffende Hautstelle immer wieder fest mit Propolis-Tinktur einreiben. Dann bekommt man das lästige und schmerzhafte Problem rasch in den Griff.

Quark gegen raue Lippen

Schneiden Sie eine rohe Kartoffel in Scheiben, und streichen Sie damit mehrmals über die Lippen. Danach tragen Sie dünn ungesalzenen Quark auf die Lippen auf, lassen ihn 20 Minuten einwirken und waschen ihn dann mit lauwarmem Wasser ab.

Teebaumöl gegen Herpes

Bei ersten Anzeichen eines Herpes- oder Fieberbläschens: Betupfen Sie die Hautstellen mit Teebaumöl. Dieses Öl hat starke natürliche antibiotische und antivirale Kräfte.

Zwiebel und Knoblauch gegen rissige Lippen

Schneiden Sie 1 Zwiebel oder 1 Knoblauchzehe in dünne Scheiben, und reiben Sie damit die betroffenen Stellen an den Lippen ein. Da das nicht allzu gut riecht, sollten Sie diese Lippenkur nur dann anwenden, wenn Sie mehrere Stunden lang allein zu Hause sind.

Altbewährte Heilmittel aus Omas Schatzkiste

Heilmittel für die Haare

Bier für vollere Haarpracht

Gießen Sie 1/2 Flasche Bier in das Wasser zum Haarespülen. Machen Sie das nach jeder Haarwäsche.

Brennnessel gegen Haarausfall

Reiben Sie die Kopfhaut regelmäßig mit Brennnesseltee ein.

Cognac gegen sprödes Haar

Mixen Sie 1 Eigelb mit 1 großen Glas Cognac, reiben Sie damit die Haare ein. 20 Minuten einwirken lassen. Mit lauwarmem Wasser, vermischt mit dem Saft einer Zitrone, spülen.

Ei mit Rum gegen Haarausfall

Verrühren Sie 1 Eigelb mit 5 Esslöffeln Olivenöl und 10 Esslöffeln Rum (40 %). Reiben Sie die Kopfhaut abends damit ein. Erst am nächsten Morgen abwaschen.

Honig für gestresste Haare

Mischen Sie 1 Teelöffel Honig, 2 Eigelbe, 1 Eiweiß, ein paar Tropfen Olivenöl und den Saft 1 Zitrone. Massieren Sie diese Mischung ins Haar, und lassen Sie sie 5 Minuten einwirken. Lauwarm ausspülen.

Klettenwurzelöl gegen Schuppen

Verrühren Sie 25 Gramm Klettenwurzelöl mit 1 Eigelb und 1 Teelöffel Zitronensaft. Massieren Sie die Mischung in die Kopfhaut ein. Über Nacht einwirken lassen mit lauwarmem Wasser auswaschen.

Olivenöl gegen Haarausfall

1 Eigelb mit 5 Esslöffeln Olivenöl und 10 Esslöffeln Rum (40 %) verquirlen. Reiben Sie abends die Kopfhaut damit ein. Erst am nächsten Morgen auswaschen.

Zwiebel für mehr Haare

Schneiden Sie 1 große, rohe Zwiebel in dünne Scheiben. Legen Sie diese ins Haar, binden Sie ein Leinentuch darüber. Diese Packung lassen Sie einmal die Woche über Nacht einwirken.

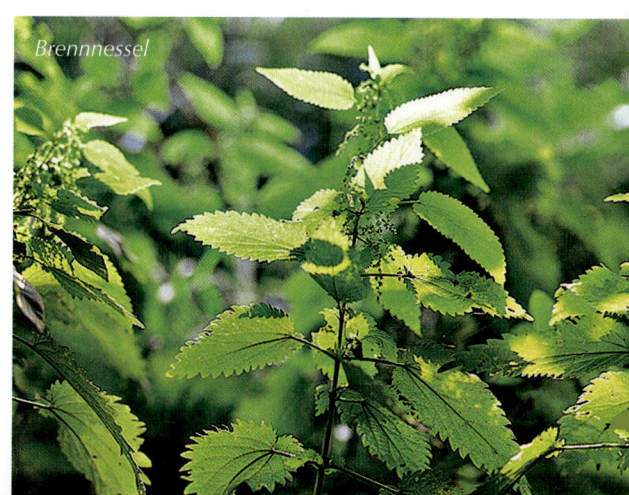
Brennnessel

Meine besten Hausmittel

Heilmittel gegen Entzündungen im Mund

Eibischtee
2 Esslöffel Eibischblätter und -blüten (Apotheke) mit 1 Tasse kaltem Wasser übergießen, zum Kochen bringen, 15 Minuten ziehen lassen, durchseihen.

Heidelbeeren
Bringen Sie 1 Esslöffel getrocknete Heidelbeeren (Apotheke) mit 1 Tasse kaltem Wasser zum Kochen, 10 Minuten sieden lassen, durchseihen. Jede Stunde den Mund damit spülen.

Myrrhetinktur
Pinseln Sie den Mund mit verdünnter Myrrhetinktur (Apotheke) aus.

Salbeitee
Spülen Sie den Mund mehrmals täglich mit Salbeitee aus: 1 Teelöffel Salbeiblätter mit 1 Tasse kochendem Wasser übergießen, 10 Minuten ziehen lassen, durchseihen, lauwarm verwenden. Oder geben Sie 3 Tropfen Salbeiöl in 1 Glas warmes Wasser, gut verrühren. Spülen Sie damit den Mund. Ebenso geeignet dafür sind Propolis-Tropfen aus der Apotheke.

Zitrone
Rühren Sie den Saft 1/2 Zitrone in ein Glas Wasser. Süßen Sie mit etwas Honig. Trinken Sie täglich 1 Glas, und spülen Sie mehrmals am Tag mit einem weiteren Glas Zitronenwasser den Mund.

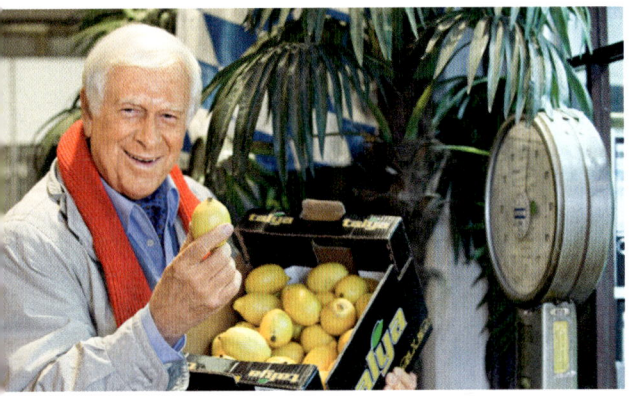

Cholin und Beta-Karotin
Die Substanz Cholin sowie das Provitamin A, Beta-Karotin helfen, eine Entzündung im Mund zu bekämpfen. Der Körper kann Cholin selbst produzieren, wenn wir regelmäßig Fisch und grünes Blattgemüse essen. Viel Beta-Karotin liefern Möhren, Spinat und Papayafrüchte.

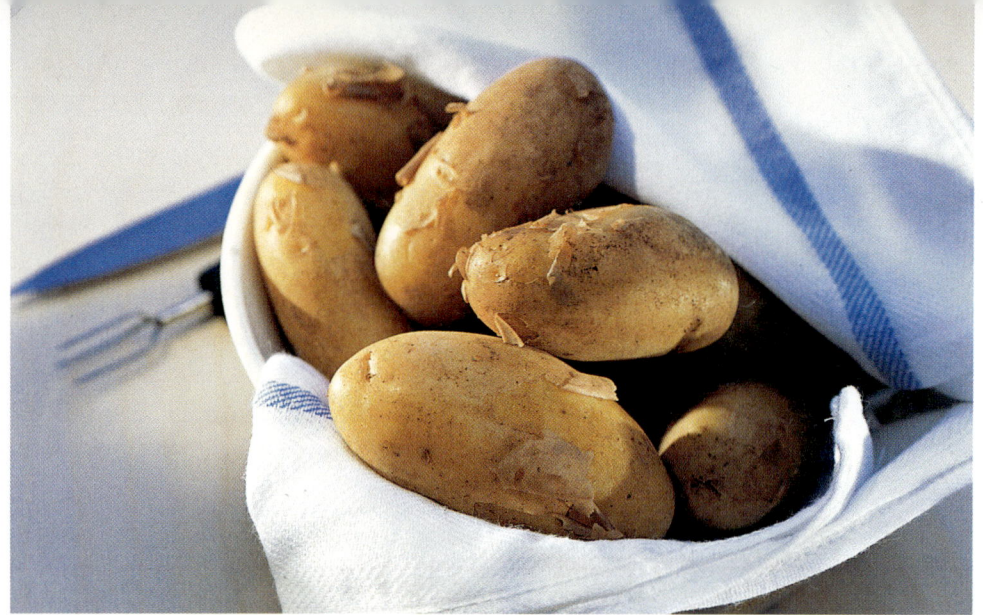

Heilmittel gegen allgemeine Erkältungsbeschwerden

Kartoffelauflage gegen Erkältungs-Kopfschmerzen

Garen Sie 500 Gramm Pellkartoffeln, und zerdrücken Sie die heißen Kartoffeln, ohne sie zu schälen. Wickeln Sie den Brei dann in ein Leinentuch. Ein solches Kartoffeltuch legen Sie drei- bis viermal am Tag auf die Stirn.

Lavendelöl gegen Atemwegsentzündungen

Geben Sie 10 Tropfen Lavendelöl in einen Topf mit heißem Wasser, und atmen Sie 10 Minuten lang die aufsteigenden Dämpfe ein.

Melissengeist gegen Erkältungen

250 Milliliter warme Milch mit 2 Esslöffeln Honig und 2 Teelöffeln Melissengeist (alkoholhaltig!) mischen – ein Rezept der legendären Klosterfrau Maria Clementine Martin, Naturheilerin aus Köln.

Ölmischung gegen Trigeminus-Schmerz

2 Tropfen Nelkenöl, 1 Tropfen Basilikumöl, 1 Tropfen Eukalyptusöl und 5 Tropfen kalt gepresstes Olivenöl verrühren. Mit dieser Mischung reiben Sie mehrmals am Tag die schmerzenden Stellen ein.

Meine besten Hausmittel

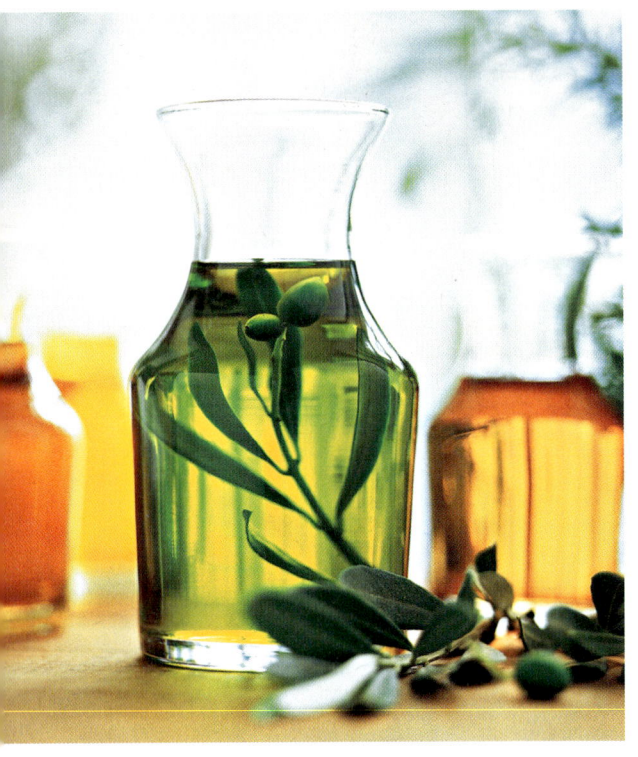

Ölziehkur zur Virenabwehr

1 Esslöffel Sonnenblumenöl 15 Minuten im Mund behalten und zwischen den Zähnen hin und her ziehen, dann ausspucken. Das Öl sollte beim Ausspucken weiß sein. Ist es gelb, war die Prozedur zu kurz. Nach dem Ausspucken die Mundhöhle mit Wasser ausspülen, Zähne mit der Zahnbürste, aber ohne Zahnpasta putzen. Die Mundhöhle ist wieder frei von Krankheitserregern.

Zwiebelsäckchen gegen Erkältung bei Kindern

Schneiden Sie 1 Zwiebel in Scheiben und erhitzen Sie diese in kochendem Wasser. Wickeln Sie die warmen Zwiebelstücke in 2 Stofftücher ein, befestigen Sie das Säckchen mit Mullbinden an den Füßen des Kindes, und ziehen Sie Wollsocken darüber. Die ätherischen Öle werden von der Haut an den Füßen rasch aufgenommen.

Öle für alle Fälle

Johanniskrautöl – auch Johannisöl genannt – wirkt gegen Rheumabeschwerden, Venenentzündungen und Wechseljahrebeschwerden. Eukalyptusöl massiert man gegen Durchblutungsstörungen ein – einem jähen Kältegefühl am Anfang der Massage folgt ein herrlich warm durchflutendes Gefühl. Kamillenöl hält die Haut geschmeidig und fördert den Hautstoffwechsel, und Minzöl belebt und erwärmt die Haut. Ringelblumenöl bekämpft Hautunreinheiten und erfrischt. Oliven-, Sesam-, Erdnuss- und Mandelöle, die im Handel angeboten werden, sind zum Teil auch mit Kräuterextrakten versehen. Sie haben in erster Linie die Aufgabe, die Durchblutung des Körpers und den Stoffwechsel nach der Wasserbehandlung zu fördern.
Bei einer Massage trägt man das Öl unmittelbar nach dem Bad oder der Dusche auf, wenn der Körper noch stark erwärmt ist und die Poren der Haut weit geöffnet und empfänglich sind. Man kann aber die Ölmassage auch ausführen, wenn man nach der Ruhepause bettwarm aufsteht. Tauchen Sie drei Finger in das Gefäß mit dem Heilbadeöl, tragen Sie das Öl auf den betreffenden Körperteil auf. Beginnen Sie nun, mit der ganzen Handfläche im Kreis zu reiben, bis die Haut alles aufgesaugt hat. Wenden Sie aber nicht zu viel Kraft an, sonst werden feinste Blutgefäße gesprengt.

Altbewährte Heilmittel aus Omas Schatzkiste

Heilmittel gegen Heiserkeit und Halsschmerzen

Apfelessig gegen Halsschmerzen

Wer heiser ist oder Halsschmerzen hat, der verrührt 4 Teelöffel Apfelessig in 1 Glas lauwarmes Wasser und gurgelt damit jede Stunde.

Apfelessigwickel gegen Halsschmerzen

Ebenso wirkt ein Wickel mit Apfelessig. Legen Sie dazu über Nacht ein in Apfelessig getauchtes Leinentuch um den Hals. Mit einem Wollschal umwickeln.

Gurgellösung gegen Halsschmerzen

Gießen Sie 250 Milliliter lauwarmes Wasser in ein Glas, lösen Sie 1 Teelöffel Kochsalz darin auf, und gurgeln Sie damit. Sie können auch mit Salbeitee oder Kamillentee gurgeln.

Johannisbeersaft gegen Halsschmerzen

Mixen Sie 4 Esslöffel schwarzen Johannisbeersaft, 1 Esslöffel Bienenhonig und 2 Esslöffel frisch gepressten Zitronensaft. Trinken Sie einmal am Tag diesen Sirup in kleinen Schlucken.

Lavendelöl gegen Halsschmerzen

Geben Sie 4 Tropfen Lavendelöl in ein Glas lauwarmes Wasser, und gurgeln Sie damit mehrmals am Tag 1 Minute.

Milchbrei gegen Heiserkeit

Kochen Sie 2 weiße Brötchen in 250 Milliliter Milch zu einem dicken Brei. Diesen tragen Sie auf Brust und Hals auf und lassen ihn 20 Minuten einwirken.

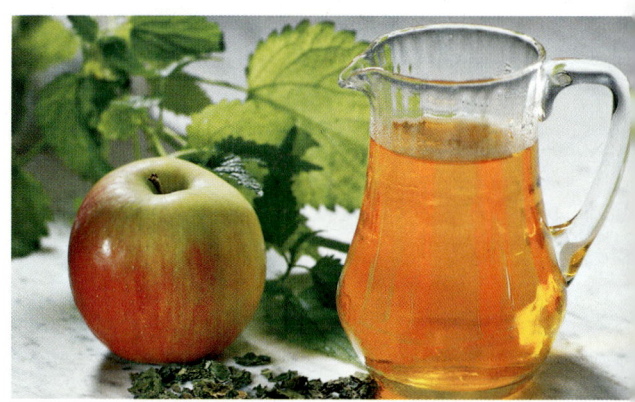

Meine besten Hausmittel

Olivenöl gegen Heiserkeit

Ein Taschentuch mit Olivenöl tränken, über Nacht an den Kehlkopf binden.

Pfeffer gegen Halsschmerzen

Mischen Sie 4 Teelöffel Wasser, 4 Teelöffel Apfelessig, 4 Teelöffel Honig und 1/2 Teelöffel Cayennepfeffer. Von diesem Sirup lassen Sie zweimal am Tag 1 Teelöffel langsam im Mund zergehen. Das wirkt antiviral und antibakteriell.

Propolis-Tinktur bei Halsschmerzen und Heiserkeit

20 Tropfen Propolis-Tinktur in etwas lauwarmes Wasser geben, damit gurgeln und etwas davon trinken.

Quarkwickel gegen Halsschmerzen

Streichen Sie 250 Gramm zimmerwarmen Quark fingerdick auf ein Tuch. Den Quark mit dem Tuch an den Hals legen. Binden Sie einen Wollschal darüber, und lassen Sie die Mischung 3 Stunden einwirken. Die Inhaltsstoffe des Quarks ziehen Gifte aus der Haut und fördern die Durchblutung des Rachenraumes.

Teebaumöl gegen Heiserkeit

Gurgeln Sie bei Heiserkeit mit 250 Milliliter lauwarmem Wasser und 10 Tropfen Teebaumöl.

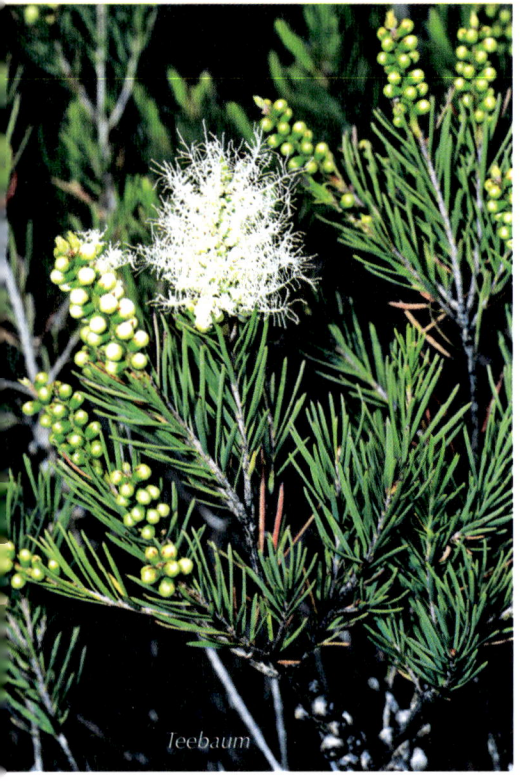

Teebaum

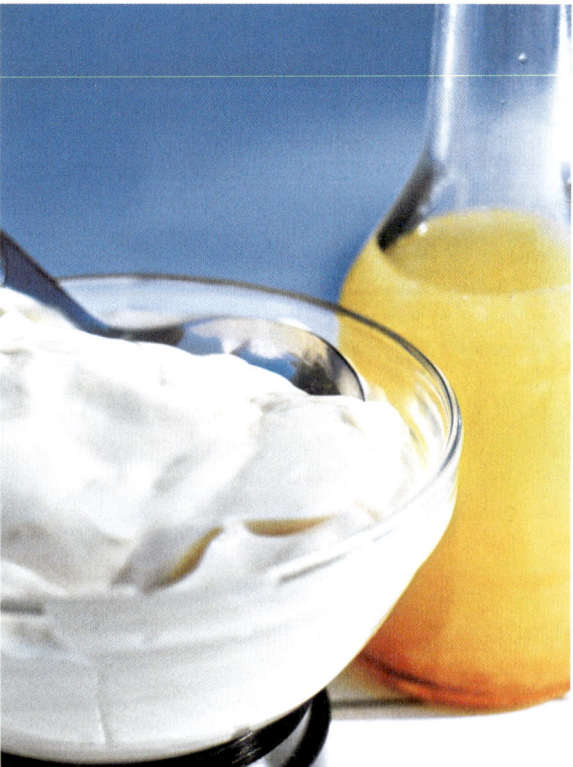

Altbewährte Heilmittel aus Omas Schatzkiste

Heilmittel gegen Schnupfen

Essigdampf gegen Schnupfen

Gießen Sie in einen Topf 250 Milliliter Apfelessig und 125 Milliliter Wasser. Erhitzen Sie diese Mischung, und atmen Sie 15 Minuten lang die aufsteigenden Essigdämpfe ein.

Eukalyptus gegen Schnupfen

Eukalyptusöl und Teebaumöl beruhigen und desinfizieren die Nasenschleimhäute. Geben Sie 20 Tropfen in ein Stofftaschentuch, und schnuppern Sie immer wieder daran.

Fenchel und Dill gegen Schnupfen

Vermischen Sie 20 Gramm Fenchel und 80 Gramm getrocknete Dillspitzen. Streuen Sie 1 Esslöffel davon auf ein Backblech, erhitzen Sie die Mischung kurz bei 250 °C. Öffnen Sie dann die Backröhre, nehmen Sie das Backblech heraus, und atmen Sie die Gewürzdämpfe ein.

Holunderdrink gegen Schnupfen

Mischen Sie 125 Milliliter Holundersaft mit 125 Milliliter heißem Wasser. Rühren Sie 1 Teelöffel Honig ein, und geben Sie 2 Gewürznelken dazu. Erhitzen Sie das Ganze noch einmal kurz. Dann in kleinen Schlucken trinken.

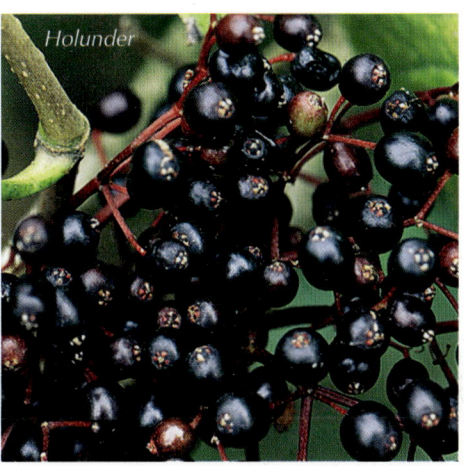
Holunder

Leinsamen gegen Stirnhöhlenentzündung

500 Gramm goldgelben Leinsamen mit wenig Wasser kochen und als heißen Brei in einen Leinenbeutel füllen. Diesen Beutel legen Sie 5 Minuten lang auf die schmerzenden Stellen. Die Auflage muss mehrmals am Tag wiederholt werden.

Meerrettichwurzel gegen Schnupfen

2 Esslöffel frisch geriebene Meerrettichwurzel werden mit etwas Zwiebelsaft und Honig verrührt. Von dieser Mischung nimmt man alle 2 bis 3 Stunden 1 Teelöffel. Man kann auch Meerrettichsaft aus dem Reformhaus einsetzen.

Meine besten Hausmittel

Heilmittel gegen Husten

Eukalyptus gegen Husten

Wenn Sie von einem hartnäckigen Husten geplagt werden: Reiben Sie abends Brust und Rücken mit Eukalyptusöl ein.

Holundersaft für starke Bronchien

Besorgen Sie sich aus dem Reformhaus Holundersaft, und trinken Sie einige Zeit jeden Tag 250 Milliliter. Die Farbstoffe im Holunder stärken die Bronchien.

Ölfleck gegen Bronchitis

Erwärmen Sie etwas Olivenöl. Aber Vorsicht: Es darf nicht heiß werden! Dann tauchen Sie ein Leinentuch ein, wringen es etwas aus und legen es auf die Brust. Darüber kommen ein trockenes Leinentuch und ein Wolltuch. Lassen Sie den Ölfleck über Nacht einwirken.

Olivenöl und Lavendel gegen Husten

Bei Husten hilft es, ein Tuch mit warmem Olivenöl zu tränken und über Nacht auf die Brust zu legen. Eine beruhigende Wirkung auf die Bronchien hat auch das Einreiben der Brust mit einigen Tropfen 10-prozentigem Lavendelöl.

Sanddorn-Honig-Mischung gegen Husten

Sanddornbeeren werden bei mäßiger Hitze unter ständigem Umrühren weich gedämpft und dann durch ein Haarsieb gedrückt. Das Fruchtmark wird mit derselben Menge Blütenhonig fest verrührt. Bei Husten und zum Schutz vor Erkältungen lassen Sie mehrmals am Tag 1 Teelöffel davon im Mund zergehen.

Schwarzkümmel gegen Bronchitis

Geben Sie 25 Tropfen Schwarzkümmelöl in 2 Liter kochendes Wasser, und inhalieren Sie den Dampf 15 Minuten lang.

Was wenige wissen: Vitamine vertreiben Husten

Wer unter Husten leidet, der braucht reichlich Vitamin C und das Provitamin A, Beta-Karotin, damit die Genesung schnell vorangeht. Vitamin C liefern Sauerkraut, Paprikaschoten, Orangen, Mandarinen, Grapefruits. Beta-Karotin holt man sich aus Spinat, Möhren und Brokkoli.

Altbewährte Heilmittel aus Omas Schatzkiste

Senfpulver gegen Husten

Besorgen Sie sich Senfpulver aus der Apotheke oder Drogerie. Rühren Sie es mit heißem Wasser zu einem Brei an, und machen Sie damit eine Auflage auf die Brust: Tragen Sie den Senfbrei fingerdick auf die Haut auf, und geben Sie ein Leinentuch darüber. Über Nacht einwirken lassen.

Spitzwegerichsirup für Kinder

50 Gramm getrocknete Spitzwegerichblätter werden mit 1 Liter kochendem Wasser übergossen. 30 Minuten zugedeckt ziehen lassen. Durchseihen, die Heilkräutermasse in einem Tuch fest ausdrücken. Dann den Aufguss so lange erhitzen, bis nur mehr die halbe Menge der Flüssigkeit übrig ist. Nun rührt man 300 Gramm Honig dazu, füllt die Flüssigkeit in dunkle Flaschen und nimmt davon nach jeder Mahlzeit 3 bis 4 Teelöffel Sirup.

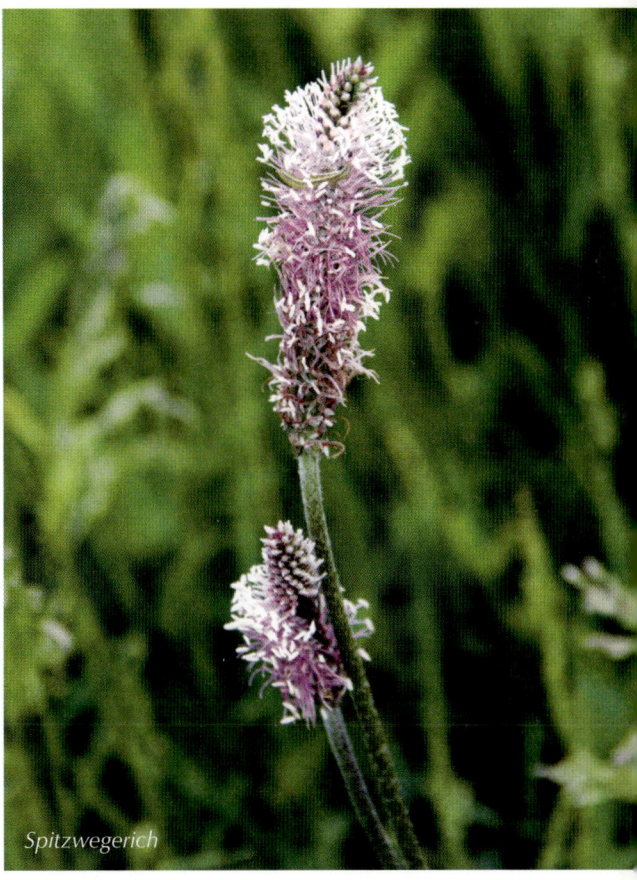

Spitzwegerich

Spitzwegerichsaft gegen Husten

50 Gramm Spitzwegerichblätter in einem Mörser zerstoßen, mit etwas Wasser zum Kochen bringen, etwas Honig dazugeben, 1 Stunde stehen lassen, dann durchseihen. Jede Stunde 1 Teelöffel davon langsam im Mund zergehen lassen.

Thymiantee gegen Husten

1 Teelöffel Thymian wird mit 1 Tasse kochendem Wasser übergossen. Den Tee 10 Minuten ziehen lassen, durchseihen. 3 Tassen täglich trinken.

Zwiebelsirup gegen Husten

1 Zwiebel schälen, klein hacken und mit 5 Esslöffeln Honig verrühren. Mit 125 Milliliter Wasser aufgießen, einige Minuten kochen und 3 Stunden stehen lassen. Dann auspressen. Von diesem Sirup nimmt man fünfmal täglich 1 Teelöffel ein.
Oder 1 große Zwiebel schälen und ganz klein hacken. Bedecken Sie die Stücke in einer Schüssel fingerdick mit Honig. Lassen Sie das Ganze zugedeckt 12 bis 24 Stunden stehen. Von dem Sirup, der dabei entsteht, nehmen Sie jede Stunde 1 Teelöffel ein.

Meine besten Hausmittel

Heilmittel gegen Mundgeruch

Äpfel und Bonbons
Mitunter genügt der Verzehr eines Apfels, und schon ist der Mundgeruch weg. Oder Sie lutschen erfrischende Bonbons bzw. Pastillen, am besten mit Eukalyptus.

Brottrunk
Wunderbar eignet sich Brottrunk aus dem Reformhaus. Die Brotsäurebakterien, besonders starke Milchsäurebakterien, bekämpfen Mundgeruch sehr effektiv.

Heidelbeertee
Manchen hilft es, wenn sie 3 Wochen lang jeden Tag 3 Tassen Heidelbeertee aus der Apotheke trinken. Oder Sie spülen den Mund regelmäßig mit warmem Salbeitee aus.

Kaugummi
Zuweilen genügt es, einen Kaugummi zu kauen. Das hilft, wie jüngste Studien ergeben haben, obendrein, die Konzentration zu stärken. Apropos Kauen: Versuchen Sie es auch mal mit ein paar Kaffeebohnen.

Kümmel
Übergießen Sie 2 Teelöffel zerdrückte Kümmelsamen mit 250 Milliliter kochendem Wasser. Lassen Sie den Aufguss 10 Minuten ziehen, dann seihen Sie ihn durch. Trinken Sie diesen Kümmeltee lauwarm in kleinen Schlucken zu den Mahlzeiten.

Oder geben Sie 1/2 Teelöffel Anissamen und 1/2 Teelöffel Kümmel in 250 Milliliter Milch. Bringen Sie das Ganze für 5 Minuten zum Kochen, dann durchseihen. Trinken Sie die Mischung lauwarm in kleinen Schlucken.

Leinsamen
Ändern Sie für einige Zeit Ihre Essgewohnheiten am Morgen. Kochen Sie 1 Woche lang jeden Tag 250 Milliliter Milch mit 1 Esslöffel goldgelben Leinsamen (Reformhaus) einmal kräftig auf. Essen Sie den Brei auf nüchternen Magen: Er bringt Ihre Verdauung und die Darmflora wieder in Ordnung.

Milch
Manche Menschen haben Glück. Sie trinken einfach ein Glas Milch und sind ihren Mundgeruch dann schnell wieder los. Die einen reagieren besser auf kalte, andere auf warme Milch.

Mundwasser
Verwenden Sie mehrmals am Tag ein Mundwasser. Es gibt der Mundhöhle eine frische Duftausstrahlung. Aber Vorsicht: Zu scharfe Mundwässer können die Mundschleimhaut reizen.

Obst und Gemüse
Essen Sie einige Zeit kein Fleisch, nur Obst und Gemüse, möglichst oft roh und

Altbewährte Heilmittel aus Omas Schatzkiste

möglichst solches, das reichlich Vitamin C enthält: Orangen, Mandarinen, Kiwis, Grapefruits, Paprikaschoten und Sauerkraut. Zitrusfrüchte verhelfen nicht nur zu Atemfrische, sie stärken gleichzeitig auch das Immunsystem. Trinken Sie jeden Tag mindestens 2 Liter hochwertiges Wasser oder auch ungesüßte Kräutertees.

Petersilie und mehr

Kauen Sie ein paar Esslöffel rohe, klein gehackte Petersilie oder aber frische Salbei- bzw. Pfefferminzblätter. Sehr bewährt haben sich auch folgende Kräuter: Thymian, Majoran, Fenchel, Anis oder Dill.

Propolis

Machen Sie eine Kur mit Propolis. Besorgen Sie sich in der Apotheke Propolis-Tinktur, geben Sie 20 Tropfen davon in lauwarmes Wasser. Gurgeln Sie damit, und trinken Sie den Rest. Es gibt Propolis auch als Kapseln. Die Kur ist allerdings nur dann sinnvoll, wenn der Mundgeruch durch eine Verdauungsstörung im Magen verursacht ist.

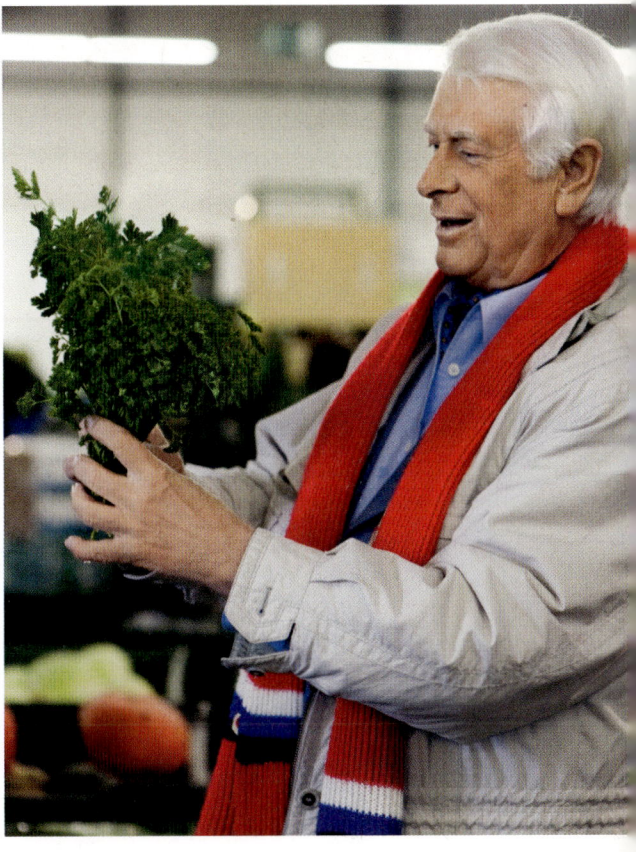

Ein besonderes Mittelchen: das Gerstengraspulver

Lösen Sie jeden Tag 1 Teelöffel von dem Pulver in 100 Milliliter Wasser auf, spülen Sie damit den Mundraum aus; gurgeln Sie morgens und abends. Das Pulver darf niemals in heißem oder warmem Wasser aufgelöst werden. Da verlören Vitamine, und Enzyme ihre Wirkung. Außerdem kann man einen Vitaldrink aus Gerstengraspulver zubereiten. Für einen Erwachsenen gilt folgendes Rezept: 1 Teelöffel Gerstengraspulver wird in 200 Milliliter Wasser verrührt und getrunken. Am besten zwei- bis dreimal am Tag, 25 Minuten vor den Mahlzeiten. Man muss nur beachten: Da das Chlorophyll rasch vom Körper aufgenommen wird, kann es zu Wechselwirkungen mit Medikamenten kommen. Man sollte daher zwischen der Einnahme von Medikamenten und dem Gerstengrasdrink mindestens 4 Stunden vergehen lassen. Gerstengraspulver duftet übrigens mild und schmeckt auch gut. Das Gerstengras muss aus biologischem Anbau kommen, es wird bei 40 °C schonend getrocknet und löst sich bestens auf.

Die besten Heiltees

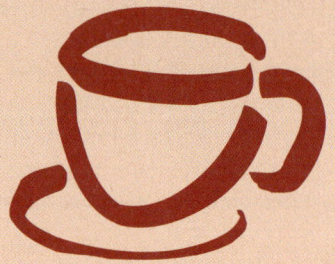

Apfeltee für starke Nerven

Schneiden Sie 1 Apfel mitsamt Schale in kleine Stücke, und übergießen Sie diese in einem Topf mit 500 Milliliter kochendem Wasser. 1 bis 2 Stunden zugedeckt ziehen lassen. Diesen »Apfeltee« trinken Sie dann – mit Honig gesüßt – über den Tag verteilt.

Fencheltee gegen Bauchschmerzen

Überbrühen Sie 1 Teelöffel Fenchelsamen mit 250 Milliliter kochendem Wasser, und lassen Sie den Tee 10 Minuten ziehen. Anschließend durchseihen und lauwarm vor den Mahlzeiten trinken. Das Rezept hat sich auch bei Kindern bewährt.

Gurkenkerntee für Niere und Blase

Wenn Sie im Herbst die letzten heimischen Gurken konsumieren, sollten Sie die Kerne des Gemüses aufbewahren und trocknen. 1 Teelöffel voll wird in einem Mörser in kleine Stücke gerieben, in einer Tasse mit 250 Milliliter kochendem Wasser übergossen. Das Ganze 15 Minuten ziehen lassen, anschließend durchseihen und abkühlen lassen. Lauwarm trinken.

Honig für einen gesunden, tiefen Schlaf

In 1 Glas warmes Wasser 4 Esslöffel Honig, 2 Teelöffel Blütenpollen und 3 Teelöffel Apfelessig einrühren. Langsam trinken.

Kräutertee für die Gallenblase

Pfefferminzblätter und Kamillenblüten werden zu gleichen Teilen gemischt. 2 Teelöffel davon mit 2 Tassen kochendem Wasser übergießen, 10 Minuten zugedeckt ziehen lassen, durchseihen. Beide Tassen schluckweise trinken. Entkrampft die Gallenblase

Honig im Tee, das Gesundheitsplus

Wenn Kräutertees gesüßt getrunken werden dürfen, ausschließlich Honig verwenden, weil er heilende Substanzen anliefert. Aber: Erst in den Tee geben, wenn dieser unter 40 °C hat, sonst gehen die Vitalstoffe des Honigs zugrunde.

Die besten Heiltees

Lindenblütentee gegen Erkältung

Übergießen Sie 2 Teelöffel Lindenblüten mit 500 Milliliter kochendem Wasser, 10 Minuten ziehen lassen, durchseihen. 2 Esslöffel Honig und 2 Teelöffel Melissengeist einrühren. Schluckweise trinken. Dann ab ins Bett, warm einpacken und ordentlich schwitzen.

Löwenzahntee für die Galle

Graben Sie ein paar Wurzeln aus, diese waschen und klein hacken. Sie können aber auch getrocknete Löwenzahnwurzeln nehmen. 3 Esslöffel dieser Wurzeln werden mit 1 Liter kaltem Wasser übergossen. Das Ganze 1 Stunde stehen lassen, aufkochen und 15 Minuten köcheln lassen, anschließend durchseihen. Über den Tag verteilt trinken.

Malventee bei Magen- und Darmproblemen

2 Teelöffel Malventee (Käsepappeltee) mit 1 Tasse kochendem Wasser aufgießen, 10 Minuten ziehen lassen, durchseihen und ungesüßt trinken. Dann je 5 Minuten auf den Rücken, auf die rechte Seite, auf den Bauch und auf die linke Seite legen: die Käsepappelrollkur.

Malventee bei Mandelentzündung

2 Teelöffel Malventee mit 1 Tasse kochendem Wasser aufgießen, 10 Minuten ziehen lassen, durchseihen. Gegen eitrige Mandeln und entzündetes Zahnfleisch mehrmals am Tag gurgeln.

Mariendisteltee nach zu üppigem Essen

Dreimal täglich 1 Tasse Mariendisteltee: 1 Teelöffel Mariendistelfrüchte (Apotheke) mit 1 Tasse kochendem Wasser überbrühen, 10 Minuten ziehen lassen, ungesüßt oder mit wenig Honig trinken.

Melissentee gegen Nervosität

1 Tasse Melissentee in langsamen Schlucken trinken: 1 Teelöffel Melissenblätter (Apotheke) mit 1 Tasse kochendem Wasser überbrühen, 8 Minuten ziehen lassen, durchseihen. Den Tee mit etwas Honig gesüßt trinken.

Misteltee für den Blutdruck

6 Teelöffel Mistelkraut mit 3 Tassen kaltem Wasser ansetzen. Über Nacht stehen lassen. Am nächsten Morgen durchseihen, leicht erwärmen und lauwarm in kleinen Schlucken trinken. 3 Wochen lang täglich 2 Tassen trinken. Die Mistel reguliert den Blutdruck: zu hoher wird gesenkt, zu niedriger angehoben.

Pfefferminze gegen Magen-Darm-Verstimmung

2 Teelöffel getrocknete Pfefferminzblätter mit 250 Milliliter kochendem Wasser übergießen und zugedeckt 10 Minuten

Meine besten Hausmittel

ziehen lassen. Anschließend durchseihen und abkühlen lassen. Lauwarm in kleinen Schlucken trinken.

Salbeitee gegen Bronchitis

2 bis 3 gehäufte Esslöffel Salbeiblätter in 1 Liter kaltes Wasser einrühren, zum Kochen bringen und 3 Minuten kochen lassen, dann durchseihen und abkühlen lassen. Die ganze Menge ungesüßt über den Tag verteilt trinken.

Salbeitee gegen Husten und Heiserkeit

2 bis 3 gehäufte Esslöffel Salbeiblätter mit kaltem Wasser ansetzen, zum Kochen bringen und 3 Minuten kochen. Dann durchseihen, abkühlen lassen und ungesüßt über den Tag verteilt trinken.

Salbeitee gegen Mund- und Rachenentzündungen

1 Teelöffel Salbeiblätter (Apotheke, Drogerie) mit 250 Milliliter kochendem Wasser überbrühen, 8 Minuten ziehen lassen, durchseihen. Mehrmals täglich mit dem Sud gurgeln.

Schlehentee gegen Sodbrennen

Trinken Sie zur Anregung der Verdauung jede Stunde 1 Glas mildes Mineralwasser oder 1 Tasse Schlehentee. Dafür 1 Esslöffel Schlehenblüten (Apotheke, Drogerie) mit 500 Milliliter kochendem Wasser übergießen, 10 Minuten zugedeckt ziehen lassen, durchseihen.

Spitzwegerichtee für die Atemwege

2 Teelöffel getrocknete Spitzwegerichblätter werden mit 1 Tasse kochendem Wasser übergossen. Dann zugedeckt 10 Minuten ziehen lassen, durchseihen. Man trinkt täglich 3 bis 4 Tassen, lauwarm mit etwas Honig gesüßt.

Tannennadeltee gegen Einschlafprobleme

Holen Sie sich beim Blumenhändler oder aus dem eigenen Garten 1 Handvoll Tannennadeln. Sie müssen sehr gut gewaschen werden. Dann zerdrücken Sie sie unter einem Nudelbrett. 1 gehäufter Teelöffel Tannennadeln wird mit 1 Tasse kochendem Wasser übergossen. 1 bis 2 Minuten ziehen lassen, dann abseihen. Etwa 30 Minuten vor dem Zubettgehen lauwarm mit etwas Honig gesüßt trinken.

Thymiantee gegen Husten

1 Teelöffel Thymian mit einer Tasse kochendem Wasser übergießen, 10 Minuten ziehen lassen, durchseihen.

Zwiebelmilch für schnelles Einschlafen

Erwärmen Sie 1 Tasse Milch in einem Topf. Nicht kochen! Schälen Sie 1 große Zwiebel, halbieren Sie sie, und legen Sie die Hälften mit den Schnittflächen nach unten in die Milch. Zugedeckt 15 Minuten ziehen lassen. Dann die Zwiebelhälften herausnehmen, die Milch in eine Tasse gießen, mit Honig süßen und vor dem Zubettgehen schluckweise einnehmen.

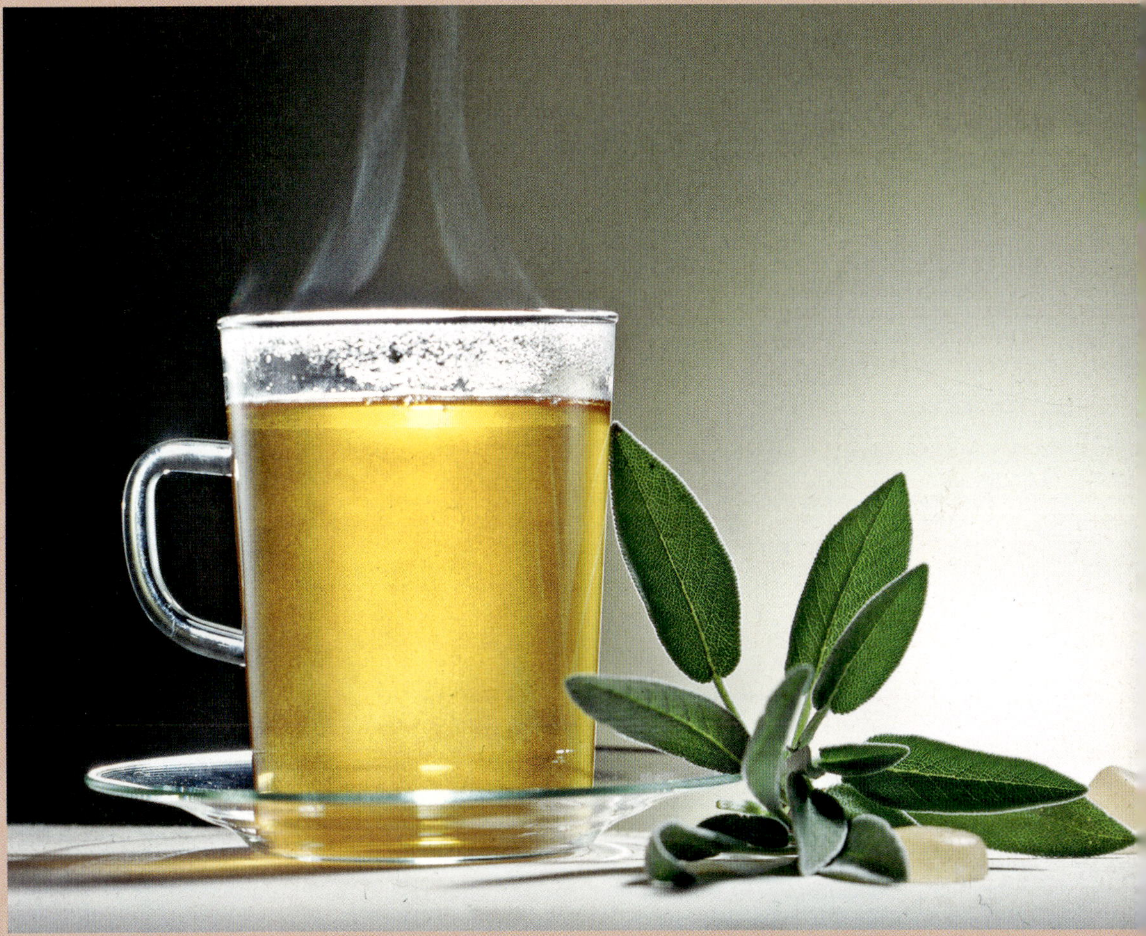

Die besten Heiltees

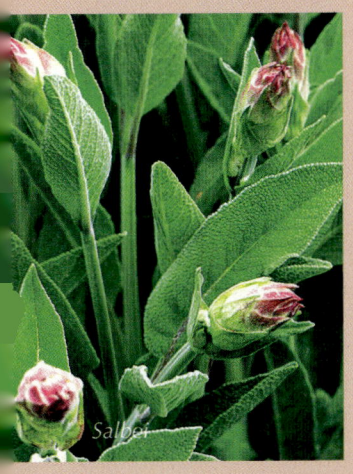
Salbei

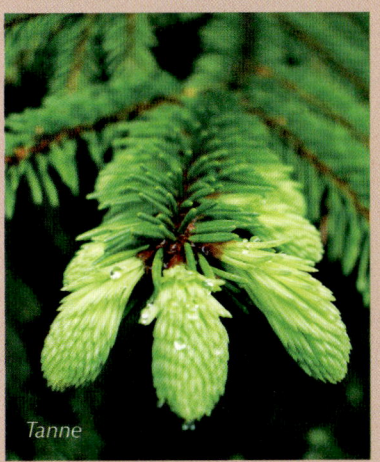
Tanne

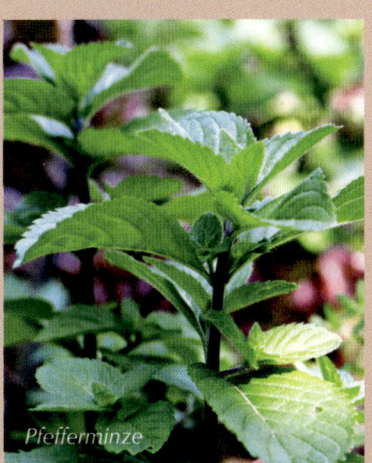
Pfefferminze

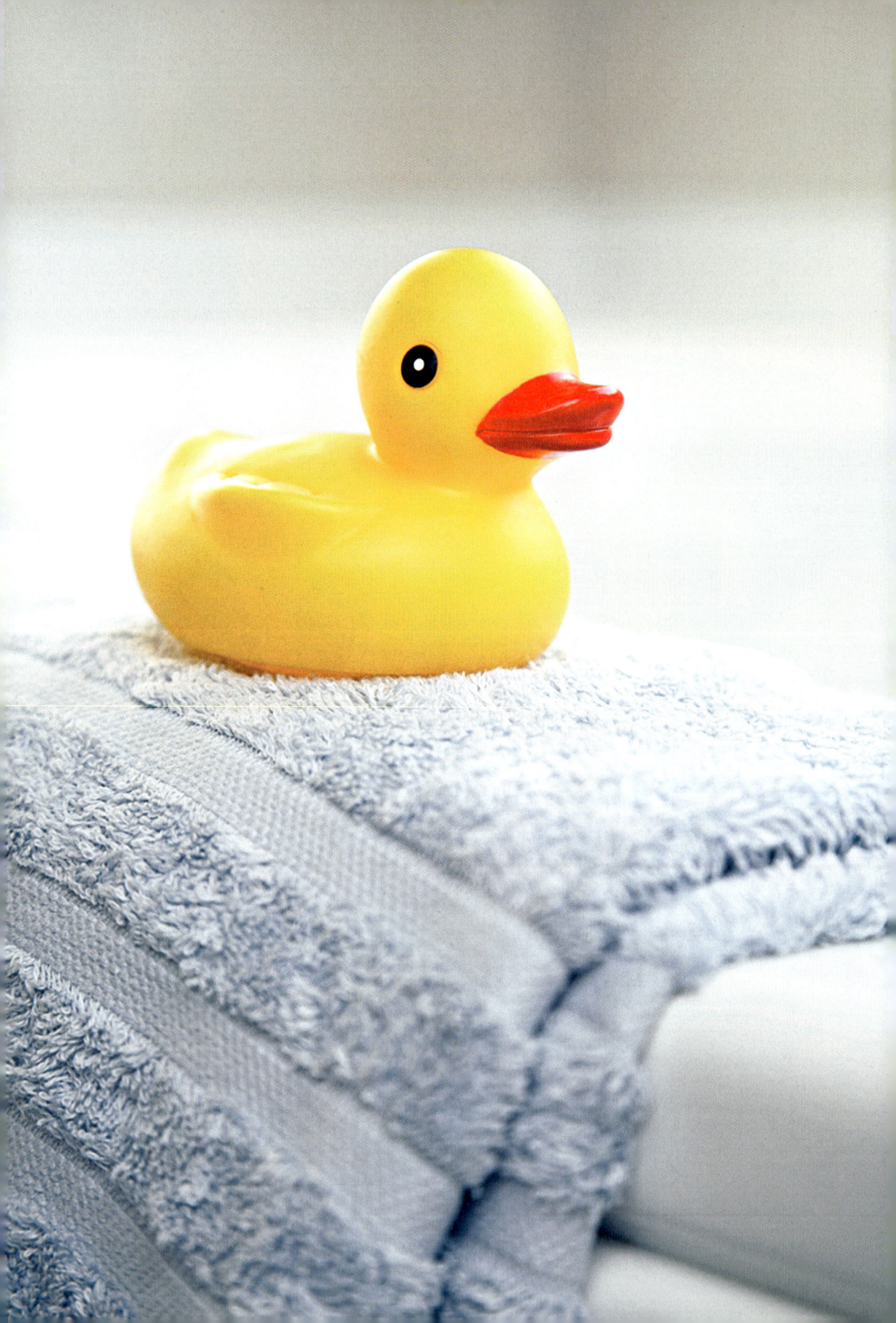

Gesundheit aus der Badewanne

__Schon Paracelsus__ und lange nach ihm unser Pfarrer Kneipp wussten um die Heilkraft der Wasseranwendungen. Neben Moorbädern gibt es viele Zusätze für Wanne und Dusche, sei es ein Sud mit Heublumen oder ein fein duftendes Mandelöl. Zum weiteren Wohlbefinden kann man sich danach mit Bürstenmassagen verwöhnen. Wichtig ist vor allem, dass Sie zuerst von den Sorgen und der Hast des Alltags abschalten und sich nach der Behandlung für eine längere Ruhephase Zeit nehmen, damit das Gesundheitsbad auf den gesamten Organismus wirken kann.

Meine besten Hausmittel

Wellness in Ihrem Badezimmer

Ihr Badezimmer ist nicht bloß ein Ort, in dem Sie der Sauberkeit frönen können. Das Badezimmer ist vielmehr eine Oase der Ruhe und Entspannung, ein wertvolles und praktisches Kurzentrum, in dem Sie eine Reihe von Therapien ganz selbständig durchführen können. Aber nur wenn Sie gewisse Spielregeln im Umgang mit dem Wasser einhalten. Wer nicht krank ist und ein Bad nimmt, der leistet sehr viel für die Abwehr von Krankheiten. Jeder von uns hat Bakterien, Bazillen und Viren in sich. Es kommt nur auf die Konstitution des Körpers an, ob sie zuschlagen können oder nicht. Wenn durch regelmäßige heilende Wannenbäder die angelieferten Krankheitserreger gleich abgetötet werden, dann ist die Gefahr für eine Infektion viel geringer. Auch derjenige, der sich kränklich fühlt und etwa eine Erkältung in sich aufziehen spürt, der kann mit einem heilenden Bad schlagartig den Krankheitsprozess unterbrechen oder im Keim ersticken.

Grundregeln für die Bade-Meister

Im Mittelpunkt der Heilbehandlung daheim steht zweifelsohne das Wannenbad, das Gesundheit und Erholung in einem bietet. Es darf aber nicht ziellos durchgeführt werden, man muss es nach bestimmten medizinischen und naturheilkundlichen Vorschriften vorbereiten und genießen. Dann erst bringt es vollen Erfolg. Mit ein paar guten Tipps und ein bisschen Übung werden Sie bald Ihr eigener Bademeister.

Sie werden sehen: Es ist alles ganz einfach und macht Spaß! Der erste entscheidende Punkt ist: Wenn Sie ein Wannenbad vorbereiten, und ehe Sie in die Wanne steigen, dürfen Sie auf keinen Fall frieren.

Der Körper soll gut erwärmt sein. Vor allem müssen die Füße gut durchblutet sein. Nur dann ist der Organismus aufnahmebereit für den heilenden Einfluss des Wassers. Und nur dann verträgt der Badende das Verweilen im warmen oder heißen Wasser ohne Komplikationen. Wer also unterkühlt ist, sollte vor dem Wannenbad Bewegungen machen oder den ganzen Körper mit einem Frotteetuch oder einer Bürste kräftig massieren. Vergessen Sie dabei die Füße nicht. Eine ideale Zeit zum Baden ist der Morgen unmittelbar nach dem Aufstehen, denn da hat der Körper eine gleichmäßige Bettwärme und ist dem Wasser besonders aufgeschlossen. Wer es sich zur Gewohnheit macht und einmal in der Woche ein Bad nimmt, sollte dies an einem Sonntagmorgen tun, wenn er nicht gehetzt ist und sich der Wasserkur daheim richtig widmen kann. Wer schlecht einschläft oder überhaupt Schlafstörungen hat, der kann das Wan-

Gesundheit aus der Badewanne

nenbad allerdings auch abends nehmen. Das fördert die Einschlafbereitschaft. Achten Sie in diesem Fall aber darauf, dass Sie sich nach dem Bad nicht zu stark frottieren, weil dann die Sinne zu sehr erregt sind und die schöne einschläfernde Wirkung des Bades verloren geht.

Wohlige Wärme

Es ist überaus wichtig, dass der Raum, in dem das heilende Wannenbad durchgeführt wird, warm ist und der Aufenthalt darin vom Badenden als angenehm empfunden werden kann. Das Badezimmer sollte beim Wannenbad mindestens 20 °C aufweisen. Während des Wannenbades soll das Fenster des Badezimmers nicht geöffnet und nicht gekippt, sondern verschlossen sein. Einströmende Kaltluft von außen irritiert den Organismus und kann zu Erkältungen und rheumatischen Beschwerden führen. Allerdings muss das Badezimmer zu Beginn des Wannenbades ganz frisch durchlüftet sein. Es darf sich keine abgestandene Luft darin befinden.

Streng verboten!

Steigen Sie niemals kurz nach einer Mahlzeit in die Wanne. Das kann lebensgefährlich sein. Warten Sie zwei Stunden lang. Sie sollten auch unmittelbar vor einem Wannenbad nicht zu viel Flüssigkeit zu sich nehmen. Trinken Sie dann lieber bei Durstgefühl während des Wannenbades etwas. Ganz strikt verboten ist es, vor einem heilenden Wannenbad Alkohol zu trinken. Sie sollten bis zu einer Stunde nach einem Wannenbad nichts essen, höchstens Flüssigkeit in Schlucken zu sich nehmen. Auch nach dieser Stunde ist es nicht angebracht, im Übermaß zu essen. Durch die Wassertemperatur können schwächliche Personen Schwindelzustände erleiden, oder es kann Übelkeit aufkommen. Das kann in der Wanne zu verhängnisvollen Unfällen führen. Wenn beim Wannenbad plötzlich Übelkeit aufkommt und Sie sich nicht wohl fühlen, dann müssen Sie die Badekur daheim sofort unterbrechen, sich abtrocknen, fest einwickeln und ins Bett legen, bis Sie sich wieder gut fühlen. Und niemals darf man nach einem Wannenbad unmittelbar ein zweites nehmen.

Die Vorbereitung für das heilende Wannenbad

Nicht nur das Wannenbad selbst ist so wichtig für unsere Gesundheit – egal ob als Vorbeugung oder zur Heilung. Allein schon die Vorbereitung dafür ist entscheidend für den Heilerfolg. Sie stellt einen wesentlichen Teil der Therapie im Badezimmer dar, denn sowohl Seele als auch Körper müssen für den nachfolgenden Badevorgang in der Wanne langsam und intensiv vorbereitet werden.

Legen Sie sich Badesachen bereit: Handtücher, Badetuch, Seife, Bürste, Luffahandschuh. Sorgen Sie dafür, dass Sie ein heilendes Wannenbad mit vollkommen sauberer, neuer Badewäsche beginnen: mit frischen Handtüchern, einem frischen Badetuch und einem sauberen Waschlappen. Vor allem der Waschlappen muss jedes Mal gewechselt werden. Dieser »Luxus« ist vom hygienischen Standpunkt aus wichtig. Ein einmal gebrauchter Waschlappen ist voller Bakterien, Seifen-, Schmutz- und Hornzellenreste.

Gewinnen Sie vor dem Wannenbad Abstand zur Hast und zu den Sorgen des Alltags. Das heilende Wannenbad darf niemals zwischendurch tagsüber absolviert werden. Also niemals schnell-schnell in einer Mittagspause zwischen Nachhausekommen und Fortgehen. Auch nicht,

Meine besten Hausmittel

wenn Sie Besuch erwarten oder noch ausgehen wollen. Legen Sie vor dem Wannenbad einen Ruhetermin ein. Hetzen Sie nicht bis zum letzten Augenblick in der Wohnung hin und her. Stellen Sie die Türglocke und das Telefon ab, damit Sie ungestört sind. Der Organismus nimmt außerdem morgens und abends Badezusätze besser auf als tagsüber. Zuletzt müssen Sie sich in einer angenehmen, vorfreudigen Entspannung befinden und können dann ans Werk gehen. Dem heilenden Wannenbad, das eine echte Kurtherapie daheim darstellt, steht somit nichts mehr im Wege.

Die Badewasser-Temperatur

Die meisten von uns drehen vor einem Bad den Hahn mit dem heißen Wasser auf, mixen dann mit dem kalten Wasser, rein nach Gefühl, und lassen einfach die Wanne voll laufen. Das ist eine ganz große Sünde wider die Badekultur. Es ist nicht gut, wenn das Wasser in irgendeiner Temperatur in die Wanne läuft und dann beim Baden so belassen wird.
Steigen Sie auch niemals in die voll mit heißem Wasser eingelassene Wanne. Es ist besser, nur zu einem Drittel warmes Wasser einzulassen, dann hineinzusteigen und die Wanne erst dann volllaufen zu lassen. Das bringt den Organismus langsam in eine Heilphase und schockt ihn nicht.
Zunächst gilt es, die Temperatur des einlaufenden Wassers ganz genau zu bestimmen und zu kontrollieren. Das Wasser sollte zum Start des Bades mit 36,5 oder 37 °C in die Wanne laufen. Nur dann empfindet man das Nass nämlich beim Hineinsteigen als optimal und angenehm. Der Körper passt sich dann blitzschnell dem Wasser an, braucht überhaupt keine Umstellzeit und muss keinen Schock überwinden. In beiden Fällen wird nämlich sonst sehr viel Energie verschwendet, die für den Heilungsprozess besser eingesetzt werden kann. Halten Sie das Fieberthermometer, das Sie vorher verwendet haben, unter den rinnenden Wasserstrahl, und mischen Sie heiß und kalt so lange, bis Sie auf die gewünschte Temperatur kommen. Nehmen Sie kein Badethermometer. Dieses ist meist ungenau und zeigt mitunter ein bis zwei Grad zu wenig oder zu viel an. Beim Fieberthermometer gehen Sie auf Nummer sicher.
Lassen Sie von nun ab die Temperatur des Wassers in der Wanne nicht tiefer als auf 37 °C absinken, und füllen Sie sofort wieder heißes Wasser nach. In den 20 bis 25 Minuten, in denen Sie in der Wanne sitzen, sollten Sie die Temperatur des Wassers bis 38,5 °C oder bis 39 °C steigern. Bei dieser Temperatur ist das Bad bereits ein Heilbad daheim, denn da sterben die meisten Bakterien und Viren ab. Wichtig ist, dass die gewünschte Wassertemperatur bis zur letzten Minute des Bades erhalten bleibt. Der Badende muss aus dem heißen Wasser heraussteigen. Nur dann ist die Gewähr gegeben, dass sich alle inneren Organe auch wirklich entsprechend erhitzt haben.

Der Aufenthalt in der Wanne

Wenn es nicht anders vorgeschrieben wird, sollte ein Wannenbad zwischen 20 und 30 Minuten andauern. Der Badende sollte anfangs in der Wanne sitzen und sich dann hinlegen und die Beine von sich strecken. Bleiben Sie niemals regungslos in der Wanne liegen. Bewegen Sie ununterbrochen leicht die Beine, die Arme und Hände, aber auch die einzelnen Zehen. Das ist wichtig für den Blutkreislauf. Von großer Bedeutung ist, dass der Badende die aufsteigenden Wasser-

Gesundheit aus der Badewanne

dämpfe nützt und zügig und fest atmet. Damit bringt er auch gesunde Feuchtigkeit in Lungen und Bronchien. Bleiben Sie die ganze Badezeit über entspannt. Machen Sie es wie viele: Singen Sie ein Lied, nutzen Sie die besondere Akustik des Badezimmers! Das heiße Bad wirkt anregend auf das Nervensystem, beschleunigt die Herztätigkeit und Atmung, aber auch den Stoffwechsel. Jeder spürt selbst, wann er genug davon hat. Manchen tut es gut, wenn sie sich zwischendurch einmal in der Wanne aufrichten, Luft an die Hautoberfläche lassen und dann wieder ins Wasser setzen.

Teegenuss für zwischendurch

Für den Fall, dass Sie Durst haben, stellen Sie sich am Badewannenrand oder auf einem Stuhl daneben eine Tasse mit Kräutertee bereit, den Sie dann langsam, genussvoll und schluckweise trinken. Das Wannenbad wird für Sie ein größerer Genuss sein, wenn Sie sich während des Bades das Gesicht immer wieder mit dem heißen Badewasser abwischen oder wenn Sie sich sogar einen heißen Kopfumschlag mit einem Handtuch machen. Wenn Sie zu schwitzen beginnen und sich auf Stirn und Kopf Schweißperlen bilden, dann greifen Sie zum ausgewrungenen Waschlappen und wischen sich trocken.

Das harmonische Ende des Wannenbades

Nach einem heilenden warmen oder heißen Bad müssen Sie unbedingt kühl oder kalt – je nach Verträglichkeit – duschen, sonst wird Ihr Körper nicht entsprechend abgehärtet und baut zu wenig Abwehrstoffe gegen Krankheiten in sich auf. Lassen Sie das Badewasser aus, während Sie noch in der Wanne sitzen. Wenn noch ein Drittel des heißen Wassers darin ist, stehen Sie auf und duschen sich langsam von den Füßen her nach oben mit kaltem oder lauwarmem Wasser ab. Das hängt davon ab, wie man es verträgt und als angenehm empfindet. Dann streifen Sie mit bloßen Händen die Wasserreste von der Haut ab. Frottieren Sie sich leicht trocken, steigen Sie aus der Wanne und schlüpfen am besten gleich in einen Bademantel. Setzen Sie eine Leinen- oder eine Wollmütze auf. Begeben Sie sich dann zu Bett, und decken Sie sich fest zu. Am besten ist es, wenn man nach einem heilenden Wannenbad nicht nur im Bett nachschwitzt, sondern wenn man eine Stunde schlafen kann. Da regeneriert sich der Körper am allerbesten.

Ehe Sie aus dem Bad – in einen Bademantel oder ein Badetuch gehüllt – ins Schlafzimmer kommen, sollte dieser Raum frisch gelüftet werden, damit er möglichst viel sauerstoffreiche Luft aufweist. Während des Nachdampfens und Ruhens im Bett allerdings muss das Fenster geschlossen sein.

Während Sie mit dem Bademantel unter der Decke nachdunsten, sollten Sie kein Kopfkissen unterlegen, sondern den Nacken mit einer Nackenrolle abstützen, vielleicht auch ein kleines Kissen unter die Knie legen. Dann haben Sie nämlich die Gewähr, dass Ihr Körper, der sich durch die Wasserbehandlung in einer Heilphase befindet, in einer optimalen Lage seine Wirbelsäule besonders schont. Nach einer Weile sich rasch abdecken, aufstehen, den nassen Bademantel ablegen, abtrocknen, warm anziehen und ohne Decke ein wenig hinlegen oder Bewegungen machen. Sollten Sie bereits angekleidet sein und noch nachschwitzen, dann müssen Sie unbedingt noch einmal die Kleider wechseln.

Meine besten Hausmittel

Und vergessen Sie nicht: Wenn Sie nach dem heilenden Wannenbad sehr stark geschwitzt haben, dann müssen Sie in den darauf folgenden Stunden dafür sorgen, dass Ihrem Körper ausreichend neue Flüssigkeit, idealerweise in Form von Kräutertees oder Mineralwasser, zugeführt wird.

Das Überwärmungsbad

ist ein heißes Wannenbad, das oft und lang vorgenommen wird, um den Körper in ein künstliches Fieber zu versetzen. Es kann bei sehr vielen Leiden eingesetzt werden, wie zum Beispiel gegen Arteriosklerose, Arthrosen, Asthma, Blähungen, Blasenleiden, Bronchitis, Depressionen, Darmbeschwerden, Furunkel, Fußleiden, Gallenbeschwerden, Gelenksleiden, Gicht, Grippe, Hämorrhoiden, Hüftgelenksleiden, Hysterie, Ischias, Magen- und Darmstörungen, Magengeschwüre, Muskelrheuma, Nierenleiden, Rachenkatarrh, Schlaflosigkeit, Trigeminusentzündung, Unterleibsbeschwerden, Verdauungsstörungen, Verstopfung.

Man sorgt dafür, dass durch das nachfließende Wasser die Temperatur in der Wanne binnen 20 Minuten auf 38,5 °C steigt und bleibt eine Stunde in der Wanne. Der Hinterkopf muss auch unter Wasser sein. Zwischendurch sollte der ganze Körper abgebürstet werden. Jeden Tag oder jeden zweiten Tag folgt ein weiteres Bad. Aber Achtung: Führen Sie ein heißes Wannenbad niemals ohne Absprache mit Ihrem Arzt durch, und lassen Sie sich genaue Anweisungen geben!

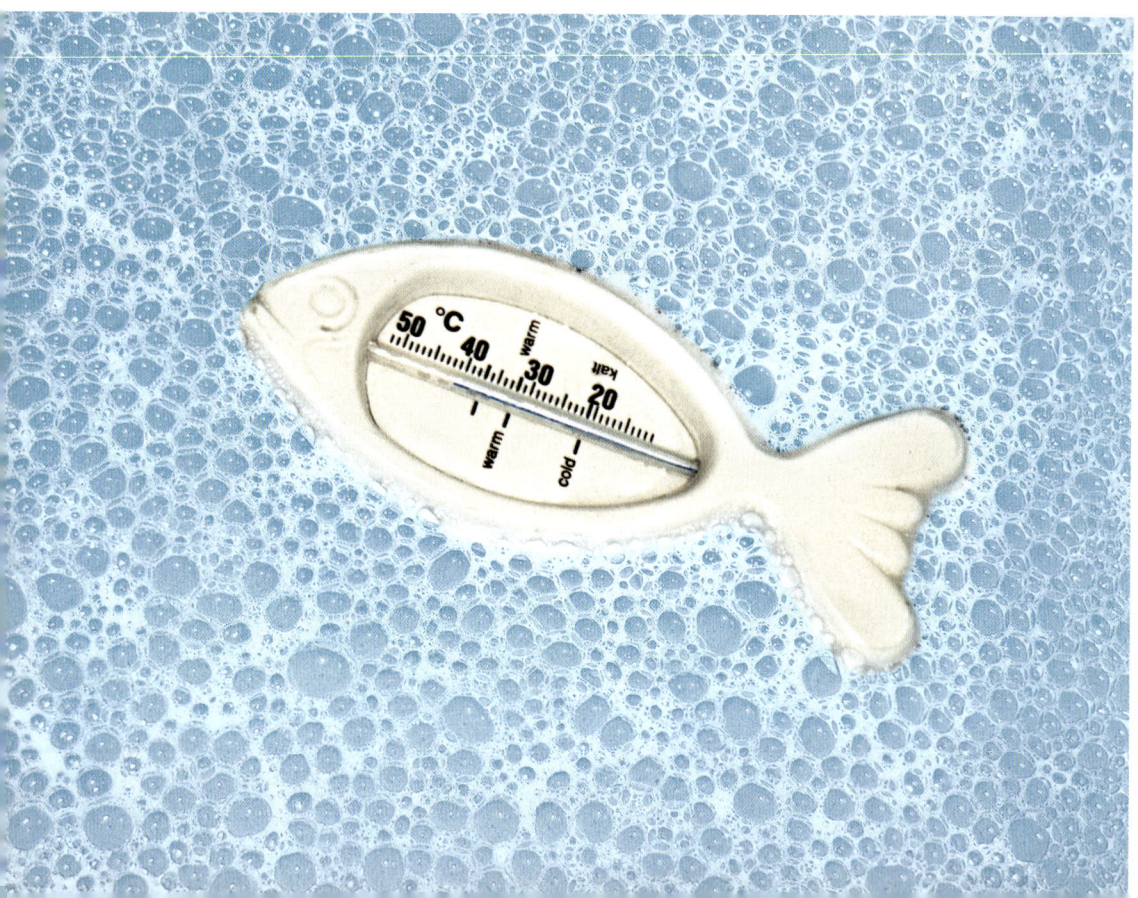

Gesundheit aus der Badewanne

Kräuter, Öle & Co. für die Badewanne

Wasser, auf die richtige Weise angewandt, ist für den Menschen allein schon Medizin. Wenn man diesem Wasser noch ganz bestimmte Stoffe beigibt, dann kann man damit die heilende und lindernde Wirkung erheblich verbessern und ein Bad zum doppelten Genuss machen. Man muss nur wissen, bei welcher Gelegenheit und mit welchem Ziel man bei der Wasserbehandlung welchen Badezusatz verwendet.

Der wohl älteste Badezusatz sind Kräuter. Suchen Sie sich aus dem reichen Angebot der Natur jene Kräuter für Ihr Bad aus, die Ihnen am angenehmsten sind und bei denen Sie eine deutliche Besserung Ihres Allgemeinbefindens verspüren. Probieren Sie einfach in einem längeren Zeitabstand verschiedene Kräuter für Ihren Badespaß durch. Und Sie werden dann bald wissen, für welche »Stammkräuter« Sie sich entscheiden.

Algen aus dem Meer

sind reich an Vitamin B und C und geben wertvolle Aminosäuren ab. Ein Algenbad belebt und kann dazu beitragen, Fettpölsterchen am Körper abzubauen.
Kaufen Sie in der Apotheke oder in der Drogerie flüssigen Algenextrakt, und geben Sie davon die genau angegebene Menge ins Badewasser. Rühren Sie mit der Hand kräftig um, ehe Sie in die Wanne steigen.

Angelika

– auch Brustwurz oder Engelwurz genannt – lindert Krämpfe, fördert mangelnden Magensaft, stärkt den Magen und schafft Hilfe bei Koliken. Ideal bei Rheuma und Rückenschmerzen.
Geben Sie 250 Gramm Angelika in einen großen Topf. Schütten Sie kochendes Wasser darüber, und lassen Sie das Kraut bei kleiner Hitze 15 Minuten ziehen. Rühren Sie dabei hin und wieder um. Dann seihen Sie die Flüssigkeit durch und schütten den Absud in das eingelassene Badewasser.

Aprikosen

sind reich an Vitamin A, erfrischen die Haut und fördern die allgemeine Durchblutung.
Pressen Sie so viele Aprikosen aus, dass Sie genau 1 Liter Saft bekommen. Diesen schütten Sie dann in die leere Badewanne und lassen das heiße Wasser dazulaufen. Kräftig umrühren.

Baldrian

wirkt beruhigend auf Nerven und Magen, bekämpft Blähungen, Migräne und Schlaflosigkeit, aber auch Krämpfe im Unterleib.
Kochen Sie 2 Liter Baldriantee (aus der Apotheke) genau nach Mengenangabe auf der Packung, und geben Sie den Tee ins Badewasser.

Meine besten Hausmittel

Beinwell

enthält ätherische Öle und das heilende Allantoin. Es wirkt gegen entzündete Haut. Ein Beinwell-Wannenbad ist ein Labsal bei starkem Sonnenbrand.
10 Teelöffel Beinwellwurzeln werden in 1 Liter Wasser aufgekocht und müssen dann eine Viertelstunde ziehen. Anschließend abseihen. Dieser Beinwellsud wird mit 1 Liter schwarzem Tee gemischt und ins Badewasser geschüttet.

Birkenblätter

wirken hautdesinfizierend, bekämpfen zu fette und unreine Haut und führen ihr zusätzlich Vitamin C zu. Eine wohltuende Wirkung entfalten Birkenblätter auch bei rheumatischen Erkrankungen.
2 Handvoll Birkenblätter werden in 2 Liter Wasser 10 Minuten lang gekocht. Abseihen und ins Badewasser schütten.

Birkenrinde

fördert die Arbeit der Nieren und die Atmung der Haut. 1 Handvoll Birkenrinde wird 10 Minuten lang in 2 Liter Wasser aufgekocht. Dann seihen Sie die Flüssigkeit ab und schütten sie ins Badewasser. Bei der Birkenrinde muss unbedingt ein ansteigendes Bad von 37 °C bis 40 oder 41 °C genommen werden.

Brennnesseln

im Bad erfrischen und fördern die Durchblutung. Man pflückt frische Brennnesseln und lässt sie in der Sonne trocknen. Man bekommt aber auch getrocknete Brennnesseln in der Apotheke oder Drogerie.
250 bis 300 Gramm werden in einem Topf mit 2 Liter kochendem Wasser überbrüht. Bei kleiner Hitze 15 Minuten ziehen lassen. Durchseihen und den Sud in die Wanne schütten. Das Wasser sollte in diesem Fall nicht heißer als 35 °C sein.

Brombeerblätter

machen eine glatte und reine Haut aufgrund ihrer Gerbstoffe.
1/2 Liter Wasser zum Kochen bringen und 2 Handvoll getrocknete Brombeerblätter dazugeben. Bei kleiner Hitze zugedeckt 30 Minuten lang ziehen lassen. Abseihen und 1 Tasse Bienenhonig dazurühren. Dann ins Badewasser schütten und umrühren.

Eichenrinde

beeinflusst positiv den Magen und den Darm, aber auch die Atemwege und steuert die Schweißabsonderung. Eichenrinde stoppt darüber hinaus Durchfall und wirkt bei geschwollenen Drüsen. Sie ist ideal auch bei Wundsein und Frostbeulen sowie bei Brandwunden.
4 Handvoll getrocknete Eichenrinde 15 Minuten lang kochen, abseihen und den Sud ins Badewasser schütten.

Erle

wird zur intensiven Pflege von fettiger und unreiner Haut mit Erfolg im Wasser eingesetzt.
1 Handvoll frische oder getrocknete Erlenblätter mit 2 Liter kochendem Wasser überschütten, 15 Minuten ziehen lassen, abseihen und den Absud dem Badewasser zufügen.

Eukalyptus

bekämpft im Bad Erkältungen und fördert die gestörte Atmung, aber auch die gute Durchblutung der Haut.
Kaufen Sie in der Apotheke Eukalyptus-Extrakt, und geben Sie etwa 15 Tropfen davon direkt in die Badewanne. Gut umrühren und sofort baden. Oder – noch besser – die Eukalyptus-Tropfen erst ins Wasser mischen, wenn Sie schon in der Wanne sitzen.

Gesundheit aus der Badewanne

Fichtennadeln

im Bad beruhigen und kräftigen die Nerven und beleben den gesamten Organismus.
1 Kilo Fichtennadeln aus dem Wald, am besten auch mit etwas Harz vom Baum, werden in 3 Liter Wasser gekocht, idealerweise 15 Minuten lang. Dann die Mischung 15 Minuten ziehen lassen, durchseihen und den Sud in die Badewanne schütten. Bei 37 oder 38 °C 20 Minuten im Wasser liegen bleiben. Baden Sie pro Woche höchstens zweimal mit Fichtennadeln. Vorsicht: Das Terpentin, das sie enthalten, könnte eine empfindliche Haut stark reizen.

Haferstroh und Hafermehl

führt der Haut das wichtige Vitamin A zu. Es wirkt gegen Hautunreinheiten und Hühneraugen.
Auch Hafermehl wirkt verfeinernd auf die Haut und hemmt Entzündungen. 1/2 Kilogramm Hafermehl – Vollkornmehl muss es sein! – wird in einen kleinen Stoffsack eingenäht. Der Sack wird unter das heiße, einlaufende Badewasser gelegt.

Heidekraut

– auch Erika genannt – hemmt Bakterien auf der Haut und lindert Entzündungen. Es wirkt auch gegen Sommersprossen und fördert den Harnfluss.
4 Handvoll Heidekraut werden mit 1 1/2 Liter kochendem Wasser übergossen und müssen 30 Minuten ziehen. Abseihen und ins Badewasser gießen.

Heublumen

helfen bei rheumatischen Beschwerden in Muskeln und Nerven, gegen Schwellungen und Gelenkschmerzen, bei Koliken, Krämpfen und allgemeinen Schmerzzuständen. Sie verbessern die Blutzirkulation und fördern den Lymphabfluss. Außerdem regen sie den Stoffwechsel an und unterstützen die Schweißentwicklung. Deshalb werden Heublumenbäder auch fälschlich als »Schlankheitsbäder« propagiert. Tatsächlich tritt nur aufgrund der Schweißabsonderung ein kleiner Gewichtsverlust auf. Dieser wird allerdings bei der nächsten großen Flüssigkeitsaufnahme wieder ausgeglichen.
2 Handvoll Heublumen werden in 2 Liter Wasser kurz aufgekocht und müssen 15 Minuten ziehen. Durchseihen und den Abguss in die Wanne schütten. Kräftig umrühren.

Johanniskraut

beruhigt die Nerven, bekämpft Wechseljahrebeschwerden, pflegt die Haut und hilft bei Kopfschmerzen und Gicht. Ein halbes Kilo Johanniskraut wird mit 2 Liter kochendem Wasser übergossen und soll

---

Das Geheimnis der wohltuenden Düfte

Badeöle helfen zu heilen. Schon in der antiken Badekultur wusste man um den Wert von köstlichen Badeölen nach einem Bad. Sowohl nach einem Wannenbad als auch nach einem Duschbad ist der Körper entspannt, sind die Poren der Haut weit geöffnet und können optimal Naturstoffe aufnehmen, die den Organismus sowohl aktivieren, verjüngen, fit halten als auch gegen gewisse Erkrankungen lindernd und vorbeugend wirken. Werden die Öle nicht nur auf die Haut aufgetragen, sondern richtig einmassiert, profitieren zusätzlich auch die Muskeln davon.

Meine besten Hausmittel

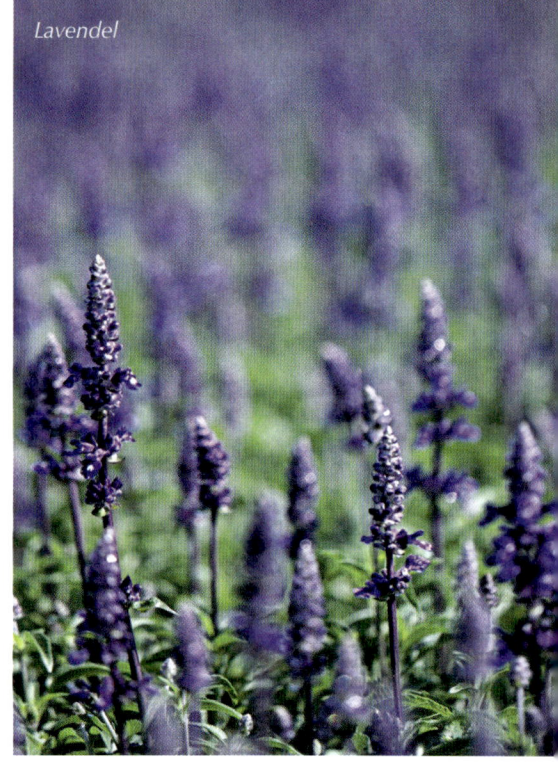
Lavendel

nun 30 Minuten ziehen. Dann abseihen und den Sud in die Badewanne schütten. Sie können aber auch 20 bis 30 Tropfen Johanniskrautöl (aus der Apotheke) direkt in das Badewasser rühren.

Kamille
verschönt die Haut, wirkt beruhigend, krampflösend und fördert die Durchblutung. Ein Kamillenbad hilft bei Erkältungen, Aufregungen, Magenkrämpfen und rheumatischen Beschwerden. 4 Handvoll Kamillenblüten werden mit 1 Liter kochendem Wasser übergossen und müssen 30 Minuten ziehen. Dann durch ein Tuch pressen und ins Badewasser schütten. Sie können aber auch dieselbe Menge Kamillenblüten in einen Nylonstrumpf oder in ein Baumwollsäckchen füllen und unter das einlaufende, heiße Badewasser hängen.

Kiefernnadeln
erfrischen im Badewasser, stärken den Organismus und fördern die Atmung. 4 Handvoll Kiefernnadeln mit 2 Liter Wasser 10 Minuten lang kochen lassen, 15 Minuten ziehen lassen und abseihen. In 38 oder 39 °C heißes Wasser gießen und 20 Minuten darin baden.

Latschenkiefernöl
bekämpft Fußschweiß und fördert die Hautatmung an den Füßen, es wird nicht für ein Wannenbad verwendet. Besorgen Sie sich Latschenkiefernöl in der Apotheke oder Drogerie, und geben Sie einige Spritzer davon ins Fußbad.

Lavendel
im Wannenbad wirkt beruhigend, herzstärkend, normalisiert Kreislauf und Nerven, bringt einen gesunden Schlaf und lindert Schmerzen.
1 Handvoll getrocknete Lavendelblüten wird in einen Nylonstrumpf gefüllt, und dieser wird dann ins Badewasser gehängt, am besten bereits unter das einlaufende heiße Wasser.

Liebstöckel
im Badewasser fördert die Durchblutung, spendet dem Körper mehr Wärme und garantiert für starke Schweißabsonderung. Er reinigt die Haut kräftig.
2 Handvoll Liebstöckelblätter in getrocknetem Zustand werden in einen Nylonstrumpf gefüllt, und diesen hängen Sie dann unter das einlaufende heiße Badewasser.

Lindenblüten
im Badewasser beruhigen den gesamten Organismus, fördern die Einschlafbereitschaft, bekämpfen Erkältungskrankheiten und reinigen die Haut porentief.
5 Handvoll Lindenblüten werden mit kochendem Wasser übergossen, sodass die Blüten gerade davon bedeckt sind. Das Ganze muss nun 30 Minuten lang

Gesundheit aus der Badewanne

bei kleiner Hitze kochen. Anschließend durchseihen und den Sud ins Badewasser schütten. Nach dem Lindenblütenbad muss der schwitzende Patient sofort ins Bett gehen, um dort eine gute Stunde nachzuschwitzen.

Mandelöl

ist besonders reich an den Vitaminen A und B sowie Ölsäure. Es kann zur Spezialpflege von trockener und rauer Haut verwendet werden. Die Haut wird wieder weich und glatt, und es entsteht ein wohliges Allgemeinbefinden.
Besorgen Sie sich süßes Mandelöl aus der Apotheke oder aus der Drogerie, und geben Sie einen kräftigen Schuss aus der Flasche ins Badewasser.

Melisse

im Badewasser wirkt entspannend und krampflösend bei nervöser und körperlicher Überbelastung. Sie fördert die harmonische Ausgeglichenheit von Gemüt und Stimmung und lindert darüber hinaus rheumatische Beschwerden.
250 Gramm Melissenblätter werden in einen Topf geschüttet und mit 1 Liter kochendem Wasser überbrüht. Das Ganze muss dann 15 Minuten bei kleiner Hitze ziehen und wird schließlich durchgeseiht. Der Sud kommt ins Badewasser, das nicht zu heiß sein sollte.

Pfefferminze

im Badewasser schafft vor allem an heißen Sommertagen enorme Erfrischung. Bereiten Sie mit Pfefferminz-Teebeuteln einen starken Tee zu, am besten 2 Liter mit 6 Teebeuteln, und gießen Sie den Tee in die Wanne. Sie können alternativ auch die Pfefferminz-Teebeutel direkt unter das in die Wanne einfließende heiße Wasser hängen.

Rosenblätter

in der Badewanne sind gut für jemanden, der einmal ganz besonders duftig baden möchte und seiner Haut Gutes tun will.
1 Handvoll duftende getrocknete Rosenblätter aus dem eigenen Garten oder aus der Apotheke werden in einen Nylonstrumpf gefüllt, und dieser wird unter das heiße einfließende Wasser gehängt.

Rosmarin

wirkt gegen Erkältungen, rheumatische Erkrankungen, fördert die Durchblutung und regt das Herz an. Auch Blähungen und Menstruationsbeschwerden werden wirksam bekämpft.
2 Handvoll Rosmarinnadeln werden mit 500 Milliliter kochendem Wasser überbrüht und müssen 15 Minuten ziehen. Dann durch ein Tuch pressen und den Absud ins Badewasser schütten. Man kann auch Rosmarin in ein Leinensäckchen geben und sich vor und beim Wannenbad damit einreiben. Zuvor aber muss man das Säckchen mit Rosmarin unter das einlaufende heiße Wasser halten.

Salbei

stärkt Magen und Nerven und dient auch zur Reinigung und Pflege der Haut. Die im Salbei enthaltenen ätherischen Öle sind besonders bei Erkältungskrankheiten wirksam. Außerdem hilft Salbei gegen Schweißfüße.
4 Esslöffel Salbei werden in 1 Liter Wasser aufgekocht, müssen 10 Minuten ziehen, werden dann durch einen Filter oder durch ein Teesieb geseiht. Die Flüssigkeit kommt ins Badewasser.

Sauerkraut

bekämpft raue Haut und macht sie geschmeidig. Es wirkt gleichzeitig aber auch durchblutungsfördernd.

Meine besten Hausmittel

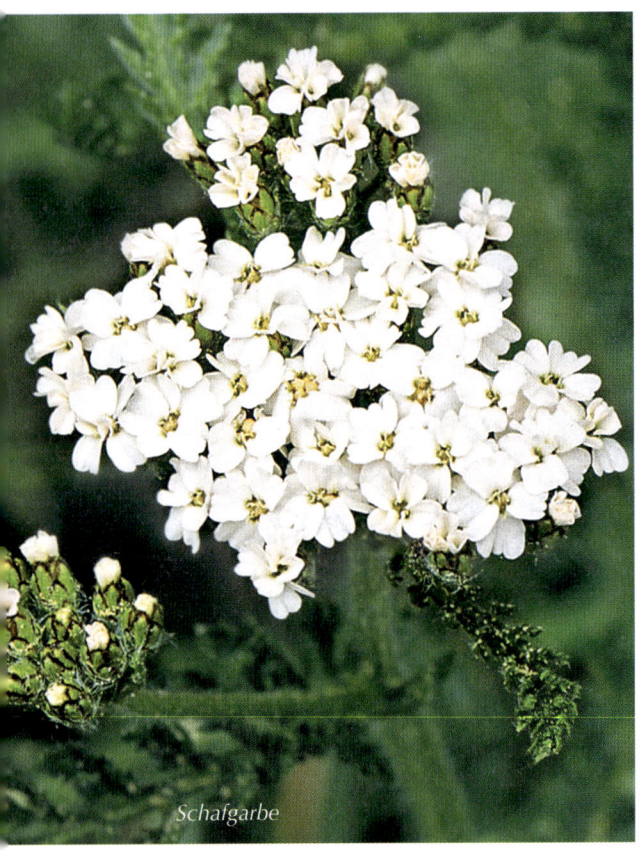
Schafgarbe

Schütten Sie 1 Liter Saft von gepresstem rohem Sauerkraut ins Badewasser, und rühren Sie gut um.

Schafgarbe
wirkt beruhigend auf den Magen, versorgt die Haut mit dem Schönheitsvitamin A und bekämpft Hautentzündungen.
1 Handvoll Schafgarbenblüten wird in einen Nylonstrumpf gefüllt und unter das heiße einfließende Badewasser gehängt.

Schlüsselblumen
im Wannenbad wirken schweißtreibend, helfen bei Brustkatarrhen und beugen bei Erkältungen und einer Grippe vor.
5 Handvoll Schlüsselblumenblüten in einen Leinensack einfüllen. Dieser wird dann einfach unter das einfließende Wasser in die Wanne gelegt.

Wacholder
im Badewasser wirkt gegen Gicht und beruhigt den Magen. Nierenleidende und schwangere Frauen dürfen jedoch keine Wacholderbäder nehmen.
2 Handvoll Wacholderbeeren aus der Drogerie oder Apotheke müssen 10 Minuten in 1 Liter Wasser kochen. Abkühlen lassen, durchseihen und ins Badewasser schütten.

Weizenkleie
im Wannenbad wirkt gegen Hautentzündungen, Hautreizungen und macht die Haut besonders geschmeidig.
250 Gramm Weizenkleie mit 3 Liter Milch bei kleiner Hitze zum Kochen bringen. 15 Minuten kochen und durch ein Tuch pressen. Die Flüssigkeit ins Badewasser schütten.

Zinnkraut
– auch Schachtelhalm genannt – hilft gegen Gicht und Rheumatismus sowie Harn- und Verdauungsbeschwerden.
3 Handvoll Zinnkraut werden mit 2 Liter kochendem Wasser übergossen und müssen wieder abkühlen. Dann durchseihen und den Sud ins Badewasser schütten.

Zitrone
im Badewasser macht die Haut besonders weich und bekämpft Hautentzündungen. Kaufen Sie 6 ungespritzte Zitronen, schneiden Sie sie mit der Schale in dünne Scheiben, und legen Sie diese in einen Topf mit Wasser. Nach 6 Stunden seihen Sie das Zitronenwasser ab und schütten es zum Badewasser.

Gesundheit aus der Badewanne

Die besten Badeanwendungen

Beanspruchte Gelenke brauchen ein Schwefelbad

Wer unter Degenerationserscheinungen und Veränderungen der Gelenke leidet, wer etwas für seine Wirbelsäule tun will und außerdem seine unreine und fettige Haut bekämpfen möchte, der bereitet sich daheim in der Wanne ein heilendes Schwefelbad.

Kaufen Sie in der Apotheke eine Packung Schwefelbad-Extrakt, und geben Sie die auf der Packung genau angegebene Menge in das Badewasser. Halten Sie sich auch streng an die Badezeit. Das hat seinen besonderen Grund. Die Verwendung von Schwefel bei Heimbadekuren ist nicht unproblematisch, wenn man unvorsichtig ist. Zu lange Badezeiten sind für den Patienten ungesund. Die Temperatur sollte bei 36 bis 39 °C liegen.

Noch wirksamer sind Schwefelwasserstoffbäder gegen Rheumatismus, wobei der Heileffekt auch teilweise durch das Einatmen der Schwefeldämpfe zustande kommt. Diese Bäder kann man allerdings nur in einem Kurbetrieb nehmen.

Senf ist nicht nur auf dem Brot gesund

Gegen Grippe und Rheumatismus, für Atmung und Herz wurden in früheren Zeiten sehr häufig Senfbäder verordnet. Es handelt sich dabei um sehr stark hautreizende Bäder, die daher nicht länger als 10 Minuten dauern dürfen. 200 Gramm Senfmehl werden mit lauwarmem Wasser zu einem dünnen Brei verrührt. Der Brei muss 30 Minuten stehen und darf dann erst in die Wanne geschüttet werden, in der das Wasser nicht mehr als 37 °C haben. Nach dem Bad muss kräftig geduscht werden, damit die Haut ganz sauber wird.

Baden in Vulkanschlamm

Bei Entzündungen, Rheumabeschwerden und Stoffwechselstörungen eignet sich Fango ideal in der Wanne. Das ist vulkanischer Mineralschlamm. Original-Fango, den man in der Apotheke oder Drogerie kaufen kann, wird in der Gegend zwischen Padua und Vicenza gewonnen, wo es heiße Quellen und vulkanischen Boden gibt. Man kann aber auch vulkanischen Schlamm – sprich Fango –, der aus der Tschechoslowakei und aus der Eifel kommt kaufen. Auf den Packungen ist die genaue Dosierung des Fango-Schlammes für die verschiedenen Erkrankungen angegeben. Halten Sie sich genau daran.

Ein Moorbad – besonders gut für Frauen

Schon Paracelsus wusste von der enormen Heilwirkung des Moores. Die moderne

Meine besten Hausmittel

Naturheilkunde und Medizin nennt die heilenden Substanzen, die durch geologische Vorgänge entstanden sind, Peloide. Besonders wirken Moorbäder bei Frauen. Neueste Forschungen haben gezeigt, dass im Moor Pflanzenhormone vorhanden sind, die den weiblichen Geschlechtshormonen nahe stehen. Daraus erklärt man den besonders günstigen Einfluss des Moors auf Frauenleiden.

Grundsätzlich aber wirken Moorbäder bei rheumatischen Erkrankungen der Muskeln, Nerven und Gelenke, bei Nervenschmerzen, chronischen Hautkrankheiten, Hüftbeschwerden, Entzündungen und Bewegungsbehinderungen.

Moor kann man in Apotheken, Drogerien und Reformhäusern kaufen, um daheim eine Badekur durchzuführen. Man muss sich nur ganz genau an die angegebene Dosierung halten. Wer sich daheim ein Moorbad anrichtet, der verbessert und fördert damit auch als gesunder Mensch den Stoffwechsel und den Abtransport der Schlacken. Das bewirken die Bestandteile Huminsäure und Salizylsäure.

Heilerde und Lehm in der Badewanne

Gegen Verstopfung, Hautleiden, Stoffwechselerkrankungen, Nervenschwäche, Unterleibserkrankungen, Durchblutungsstörungen, Erschöpfungszustände, Schlafstörungen, Bandscheibenschäden, Fettsucht, Rheumatismus und Erkrankungen der Atmungsorgane wirken Heilerde- und Lehmbäder ausgezeichnet. Heilerde ist gereinigter Ton oder Lehm, der keimfrei gemacht wurde.

Man kann Heilerde oder Lehm in Apotheken, Drogerien und Reformhäusern in Pulverform kaufen. Rühren Sie das Pulver genau nach Anleitung in einem Gefäß mit Wasser zu einem dünnen Brei an, lassen Sie diesen Brei 1/2 Stunde stehen und schütten Sie ihn dann ins Badewasser. Manche Ärzte schreiben den Patienten vor, sich mit dem Lehm- oder Heilerdebrei einzureiben, ihn einwirken zu lassen und dann erst in die Badewanne zu legen. Nach einem Lehmbad müssen Sie sich mindestens 1 Stunde zum Ruhen ins Bett legen. Dasselbe gilt auch für alle Moorbäder. Meistens besteht eine Heilerde- oder Lehmbadekur sowie eine Moorbad-Kur aus 10 oder 12 Bädern.

Erholen Sie sich in Bienenhonig

Bienenhonig im Badewasser wirkt verschönernd auf die Haut, beruhigt die Hautnerven, bekämpft Schlaflosigkeit, Rheumatismus und Halsentzündungen. Honig ist daher eine ideale Zugabe für ein heilendes Wannenbad. Honig ist nicht nur ein gesundes Nahrungsmittel, sondern auch ein altes, beliebtes Volksheilmittel. Schon Kleopatra kannte die wohltuende und pflegende Wirkung von Milch und Honig.

Und so wird das Honigbad vorbereitet: Erwärmen Sie 1 Tasse Bienenhonig im Wasserbad, sodass der Honig ganz flüssig wird, und rühren Sie diese Menge in erwärmte Milch. Das Ganze schütten Sie dann ins Badewasser und rühren kräftig um. Je nach Vorliebe können Sie einige Tropfen ätherische Öle, zum Beispiel Orange oder Zitrone, zugeben. Baden Sie 20 bis 30 Minuten bei 39 oder 39,5 °C, und legen Sie sich nachher ins Bett.

Baden Sie weicher mit Borax

Borax – ein spezielles Mineralgemisch – ist ein feines, weißes Kristallpulver, das man in Apotheken und Drogerien kaufen

Gesundheit aus der Badewanne

kann. Es ist überaus hautfreundlich und macht hartes, kalkhaltiges Wasser weich. Wer besonders empfindliche Haut hat, sollte Borax beim Wannenbaden verwenden. Setzen Sie dem Wasser der Badewanne – schon während des Einlaufens des Wassers – einige Prisen Borax zu. Genaue Mengenangaben finden Sie auf der Packung.

Einmal pro Woche ein Buttermilchbad

Buttermilch enthält viel Eiweiß und Fett, wirkt schonend und entzündungshemmend auf die Haut und hilft im Badewasser außerdem gegen Nervosität, bei Unterleibsbeschwerden, Stoffwechselstörungen und Schlaflosigkeit. Ein Buttermilchbad gibt neue Lebenskraft. Einmal in der Woche sollten Sie sich – vor allem Frauen zur Schönheitspflege – ein Buttermilchbad leisten. Gießen Sie 3 Liter frische Buttermilch in die Wanne, in der das Wasser nur 35 °C haben darf. Baden Sie 10 bis 15 Minuten, dann flüchtig abtrocknen, in ein Badetuch wickeln und 30 Minuten im Bett ruhen.

Gesund und schön mit einem Milchbad

Milch enthält viel Vitamin A, das unserer Haut besonders gut tut und sie besonders glatt und geschmeidig macht. Darum haben die Frauen des Altertums bereits in Milch gebadet. Diesen Brauch sollte man heute nicht vergessen. Milch im Badewasser beruhigt auch die Nerven, schafft Entspannung, baut Verkrampfungen ab und hilft bei aufkommender Erkältung. Verrühren Sie 125 Gramm Weizenkleie aus dem Reformhaus oder aus der Apotheke in 3 Liter warmer Milch. Lassen Sie beides 15 Minuten kochen. Pressen Sie alles durch ein Tuch, und schütten Sie die Milch in die Badewanne. Das Wasser sollte beim Milchbad nicht mehr als 36 oder 37 °C haben. Nach dem Bad 30 Minuten im Bett ruhen.

Molkebäder gegen Allergien

Molke ist ein Restprodukt der Milchverarbeitung und eignet sich hervorragend zu medizinischen und kosmetischen Zwecken. Molkebäder helfen gegen Hautallergien und Sonnenbrand. In der Apotheke kann man Molkepräparate in Pulverform kaufen. Man löst sie nach Vorschrift in Wasser auf, rührt sie gut durch und schüttet das Ganze ins Badewasser.

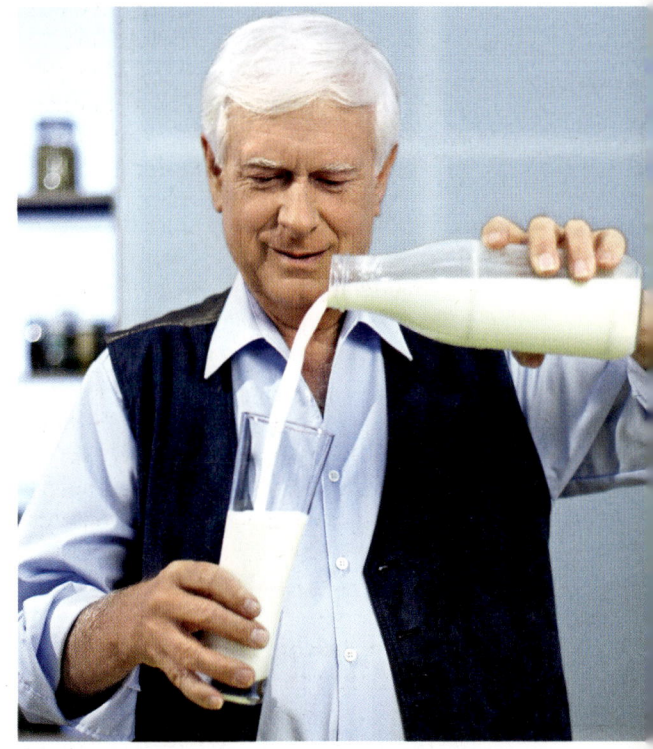

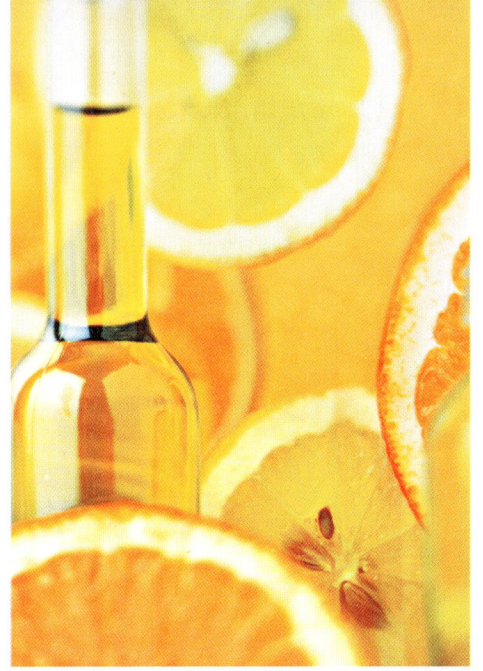

Muntermacher angeblich Chinesen: Am chinesischen Kaiserhof war es üblich, die Wannenbäder mit Orangen aufzuwerten. Pressen Sie 5 Orangen aus, und sammeln Sie den Saft in einem Gefäß. Separat zerschneiden Sie die Orangenschalen und lassen sie 2 Stunden in etwas Essigwasser stehen. Dann pressen Sie die Flüssigkeit durch ein Tuch, mischen sie mit dem Orangensaft und schütten die Mixtur ins Badewasser. Baden Sie nicht länger als 15 Minuten, sonst trocknet die Haut zu sehr aus.

Ein Essigbad gibt neue Kraft

Wenn Sie unter Nervosität leiden, anhaltende rheumatische Beschwerden haben und sich abhärten wollen, dann sollten Sie sich hin und wieder ein Essigbad gönnen. Dazu ist aber wichtig, dass Sie unbedingt nur natürlichen Apfel- oder Obstessig verwenden, wie Sie ihn etwa im Reformhaus kaufen können. Nur dieser Essig hat medizinische Wirkung.
Schütten Sie 500 Milliliter Obst- oder Apfelessig in das Badewasser, und rühren Sie kräftig um. Es gibt auch noch ein Spezialrezept für ein Essigbad, mit dem Sie besonders Ihre Haut pflegen, weil sie dadurch zart und seidig wird: 3 ungespritzte Zitronen werden in kleine Stücke geschnitten, mit 500 Milliliter Obstessig übergossen und 2 Stunden stehen gelassen. Dann wird die Flüssigkeit durchgeseiht und ins Badewasser gegeben.

Genießen Sie ein Orangenbad

Orangen enthalten ätherische Öle, die der Atmung besonders gut tun. Sie beleben die Sinne, erfrischen und wecken neue Lebensgeister. Entdeckt haben diesen

Wie wär's mit einem »Körndlbad«?

Wenn Sie ein Anhänger der Vollwertkost sind und gerne und regelmäßig Getreide – also »Körndl« – essen, dann sollten Sie sich auch für ein »Körndlbad,« ein Vollkornbad entscheiden. Es macht das Wasser in der Wanne besonders weich und pflegt die Haut optimal. Außerdem wird damit der Kreislauf bestens angeregt. Und zusätzlich wird die Herztätigkeit gestärkt. 3 Esslöffel Vollkorn-Hafermehl, 1 Esslöffel Haferkleie, 1 Esslöffel Weizenkleie und 2 Esslöffel Vollkorn-Weizenmehl sowie 1 Esslöffel geriebene Mandeln werden in einem Glas gemischt und ein wenig nach Ihrem persönlichen Geschmack parfümiert. Jedes Mal, wenn Sie sich nun eine Wanne voll Wasser für ein Bad vorbereiten, geben Sie davon 1 gehäuften Esslöffel in das einlaufende Wasser.

Hefebäder stärken das Herz

Wer Probleme mit dem Herzen hat, vor allem unter einem schwachen Herzen leidet, dem tun Hefebäder gut. Lassen Sie die Wanne mit 39 bis 40 °C heißem Wasser volllaufen. Lösen Sie in 5 Liter Wasser 5 Päckchen Bäckerhefe auf oder

Gesundheit aus der Badewanne

die entsprechende Menge Hefepulver, und gießen Sie die Lösung in die Wanne. Warten Sie nun etwa 40 Minuten, bis das Wasser eine Gärung zeigt und 35 bis 36 °C warm ist. Jetzt können Sie 20 Minuten darin baden. Wenn Ihnen das Bad unangenehm wird, sofort aus der Wanne steigen und ruhen.

Auch Mehl ist ein Badezusatz

Vollkornmehl – am besten Weizen und ganz fein gemahlen – ist ein wunderbarer Badezusatz, der als preiswertes Schönheitsmittel für eine reine und glatte Haut viel mehr Frauen bekannt sein müsste. Füllen Sie 250 Gramm Vollkorn-Weizenmehl in einen Nylonstrumpf, binden Sie ihn zu, und legen Sie ihn in die Badewanne, am besten unter das frisch einlaufende heiße Wasser. Wenn Sie dann in der Wanne sitzen, müssen Sie den Strumpf fest ausdrücken, damit alle wertvollen Bestandteile des Mehls ins Wasser und über die geöffneten Poren in Ihren Organismus gelangen.

Salz im Badewasser bringt Heilung

Es ist medizinisch schon seit langer Zeit erwiesen: Salz im Badewasser hilft gegen schlechte Durchblutung, Gewebserschlaffung, Müdigkeit, Energieverlust, Rheumabeschwerden, Stoffwechselstörungen und Frauenkrankheiten. Grundsätzlich sollte man aber auch vor Salzbädern daheim mit dem Arzt darüber sprechen.
Welches Salz auch immer man zum Baden verwendet, man löst für ein Wannenbad – wenn nicht anders vorgeschrieben – etwa 1 Kilo Salz in einem Eimer mit warmem Wasser auf und rührt so lange um, bis kein Rückstand mehr vorhanden ist. Man muss deshalb acht- bis zehnmal so viel Wasser als Salz nehmen, damit es sich ganz auflöst. Dann erst schüttet man die Lösung ins Badewasser.
In Salzwasser sollte man nie länger als 10 bis 15 Minuten baden. Duschen Sie sich nach dem Salzbad unbedingt immer gut ab. Nachher braucht der Körper Erholung. Legen Sie sich daher mindestens für 30 Minuten ins Bett zum Nachruhen.

Das praktische Solebad daheim

Sie können sich das wertvolle Solebad, wie Sie es in Kuranstalten verordnet bekommen, auch daheim zubereiten, müssen jedoch mit dem Arzt vorher darüber sprechen. Besorgen Sie sich aus der Apotheke am besten das medizinisches Badesalz, es ist von geprüfter Qualität und Zusammensetzung. Dieses Badesalz fördert die Durchblutung des Körpers, entspannt und vertreibt jegliche seelische und körperliche Zerschlagenheit. 1 Kilogramm Badesalz wird in einem Eimer mit warmem Wasser aufgelöst und dann in die Wanne geschüttet. Die günstigste Wirkung wird bei einer Badetemperatur von 35 bis 36 °C erzielt. Das Salz wirkt am besten, wenn man 20 Minuten badet. Länger sollte die Sole-Badekur nicht dauern.
Nach dem Bad tritt eine natürliche Erschöpfung ein. Man muss den Körper frottieren und so lange im Bett ruhen, bis das Schwitzen aufhört. Dann wird der Körper noch einmal abgerieben. Anschließend warm anziehen.
Bei einer Heimkur gegen Erschöpfungszustände oder Durchblutungsstörungen sollten 12 Salzbäder in einem beliebigem Abstand genommen werden. Legen Sie

Meine besten Hausmittel

zwischen zwei Wannenbädern aber nie länger als 3 Tage Pause ein. Eine neue 12-Bäder-Kur sollte erst wieder nach 3 bis 6 Monaten durchgeführt werden.

Wohlbefinden aus dem Toten Meer

Früher rankten sich Wundergeschichten um übernatürliche Heilungen im Toten Meer. Heute weiß man, dass das Salz aus diesem Meer eine ganz besondere Heilkraft hat, weil es viel Kalium und Magnesium enthält. Deshalb sollte man sich bei Unwohlsein, Müdigkeit, Depressionen, aber auch bei Hautkrankheiten – besonders bei Schuppenflechte – Badesalz aus dem Toten Meer besorgen. Apotheken und Drogerien führen es. Vor allem die Heilungen bei der Schuppenflechte – auch Psoriasis genannt – haben in den letzten Jahren aufhorchen lassen. Kaufen Sie sich in der Drogerie oder Apotheke eine Packung mit Badesalz aus dem Toten Meer, und halten Sie sich genau an die auf der Packung angegebene Dosierung für ein Wannenbad.

Holen Sie sich das Meer in die Wanne

Sehr bekömmlich und heilend ist aber auch das natürliche Salz aus anderen Meeren, im Handel (Apotheken, Drogerien) als Meerbadesalz bekannt. Es wirkt gegen Nervosität, Kreislaufbeschwerden, Durchblutungsstörungen, Hautkrankheiten und Frauenleiden.
Kaufen Sie eine Packung Meersalz zum Baden, und halten Sie sich ganz genau an die angegebene Dosierung. Meist werden 1 bis 2 Kilo Meersalz für eine Wanne aufgelöst und verrührt. Der Original-Salzgehalt des Meerwassers von 3 % würde für eine Wanne etwa 8 Kilo Meersalz bedeuten. Das ist aber für eine heilende Badekur nicht notwendig.

Auch Kochsalz ist Medizin

Es muss nicht immer Salz von weither sein, wenn man sich ein heilendes Wannenbad bereitet. Ganz normales Kochsalz verfügt ebenfalls über eine deutliche medizinische Wirkung. Viele Ärzte verschreiben Kochsalz-Wannenbäder gegen Ermüdungserscheinungen, Frauenleiden, Kreislaufschwäche, Hautkrankheiten, Nervosität, Cellulitis und für eine glattere Haut. Auch Kochsalzbäder dürfen nur nach Absprache mit dem Arzt durchgeführt werden. Sie sind nämlich sehr anstrengend und für Patienten mit schwachem Herzen nicht ungefährlich.
Lösen Sie 1 bis 1,5 Kilogramm Kochsalz in einem Eimer mit warmem Wasser auf, und gießen Sie die Lösung in die Wanne zum Badewasser. Nach dem Bad muss man sich sofort zum Schwitzen ins Bett begeben. Bereiten Sie sich ein duftendes Badesalz selbst zu: Schütten Sie in eine flache Schüssel 500 Gramm Kochsalz. Mischen Sie 20 Gramm 70-prozentigen Alkohol mit 2 Teelöffeln Parfümöl (beides aus der Apotheke). Diese Flüssigkeit rühren Sie vorsichtig und in ganz kleinen Portionen in das Salz ein. Das persönliche Badesalz ist fertig. Man füllt es in ein verschließbares Glas und verwendet für ein Wannenbad 100 Gramm.
Ein anderes Rezept für ein selbst gemachtes Badesalz: 4 Teetassen Waschsoda werden mit 2 Esslöffeln Kaliumkarbonat aus der Apotheke vermischt und mit einigen Tropfen Lavendelöl oder Kiefernöl veredelt. Die Mischung, die sehr erfrischend in der Wanne wirkt, füllt man in ein verschließbares Gefäß und gibt jedes Mal in eine Wanne 1 Esslöffel davon.

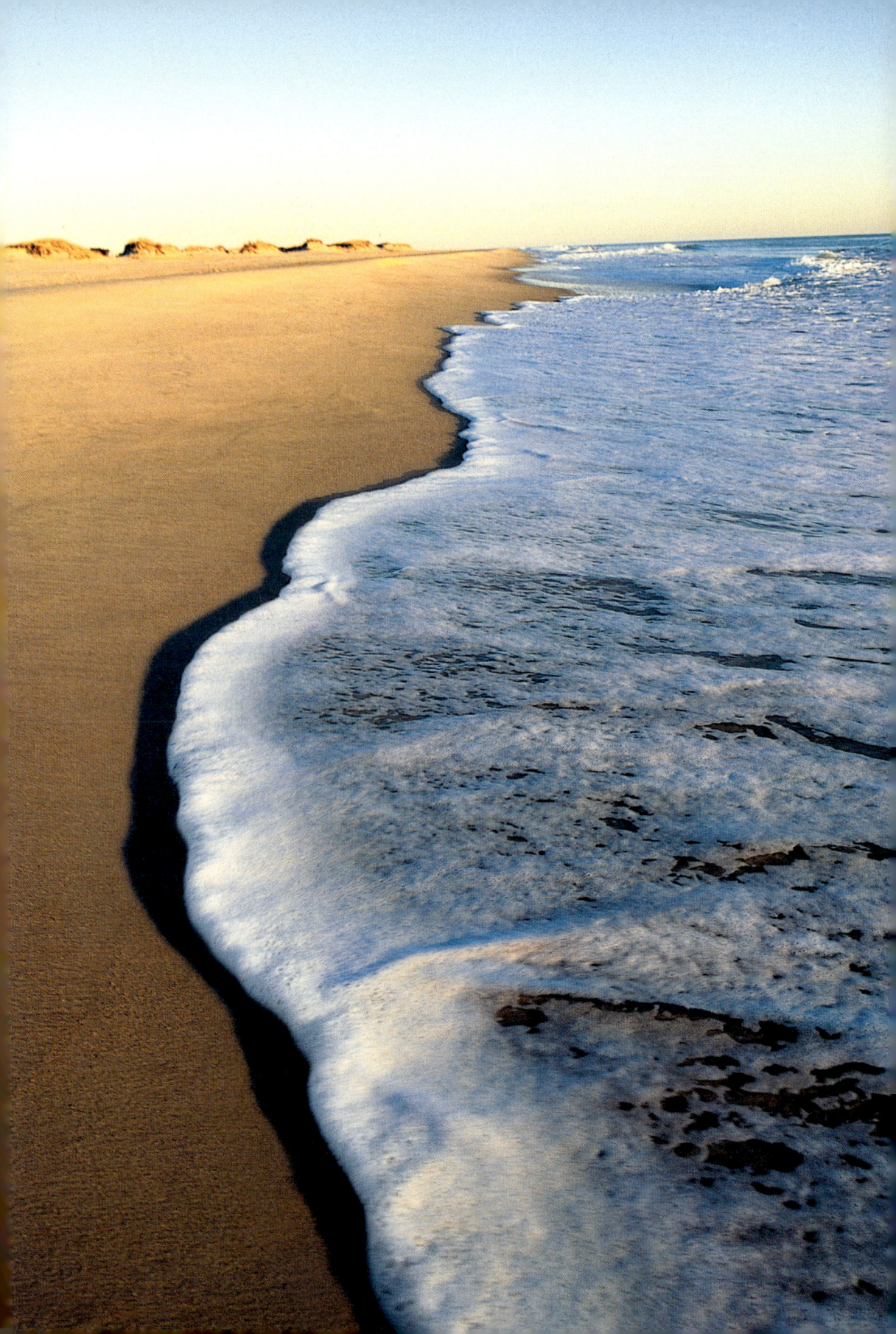

Das Duschbad als Medizin

Viele haben keine Badewanne bei sich zu Hause, sondern verfügen über eine praktische Duschkabine oder Duschnische. Das hindert aber nicht, das Wasser für eine gesundheitliche Behandlung einzusetzen. Es gibt auch ein heilendes Duschbad.

Täglich einmal duschen ist bereits ein bedeutender Schritt zur Gesundheit. Die Dusche ist ein wesentlicher Teil der Wasserbehandlung, weil damit die Haut nicht nur dem Nass ausgesetzt, sondern auch mit mechanischen Reizen bearbeitet und durchblutet wird. Der Vorteil der Dusche: Man kann damit ideal nach Verträglichkeit und Vorschrift dem Körper die Wechselwirkung von kalt und warm zukommen lassen. Der Wasserstrahl lässt sich während des Duschvorganges entsprechend verändern. Die ideale gesunde Wechseldusche wird folgendermaßen durchgeführt: Zuerst lässt man auf die Hautoberfläche 30 Sekunden warmes oder heißes Wasser, dann 3 Sekunden kaltes oder lauwarmes Wasser einwirken. Diesen Wechsel wiederholt man mehrmals. Der Kopf sollte jedoch keiner Wechseldusche ausgesetzt werden. Man kann beim Installieren einer Dusche zwischen einer Strahl- und einer Regendusche – auch Brause genannt – wählen. Den größeren Einfluss auf die Gesundheitsbehandlung mit Wasser haben die stärkeren Strahlduschen. Bei Wechselduschen haben überhaupt nur Strahlduschen einen Sinn.

Ansteigende und absteigende Duschbäder

Es gibt ansteigende Duschen, bei denen man die Dusche mit 35 °C beginnt und dann die Wassertemperatur binnen 7 bis 10 Minuten auf 45 °C steigert. Man kann aber auch die absteigende Gesundheitsdusche anwenden, die mit 35 °C beginnt und nach 10 Minuten mit 28 °C endet. In beiden Fällen sollte man nach dem Duschvorgang eine halbe Stunde bis eine Stunde im Bett ruhen.
Die an- und absteigenden Duschen sind schonender für den Organismus als ansteigende und absteigende Bäder. Es ist im Prinzip egal, ob man am Morgen oder am Abend duscht. Man muss dann nur

Das Duschbad als Medizin

gewisse Duschgewohnheiten annehmen, damit man das Beste daraus macht. Wer morgens duscht, muss den Vorgang unbedingt mit einer kurzen Kaltdusche beenden, damit er frisch und fit für den ganzen Tag ist. Wer abends duscht und nicht mehr ausgeht, der sollte mit einer lauwarmen Dusche enden, sich sanft abtrocknen und sofort zu Bett gehen. Dann wird er gut schlafen.

Richtig duschen für die optimale Wirkung

Damit das Wasser richtig auf Haut und Organe wirken kann, beziehungsweise überhaupt eine Wirkung hat, muss der Wasserstrahl nach ganz bestimmten medizinischen Regeln geführt werden. Jeder Duschvorgang beginnt immer von rechts unten und erfolgt nach links oben. Zuerst führt man den Wasserstrahl vom rechten Fuß über das rechte Bein bis zum rechten Schenkel hoch, und zwar zuerst innen und dann außen. Dann kommt das linke Bein dran. Jetzt nimmt man den rechten Arm vor und führt den Wasserstrahl von der rechten Hand über den Arm bis zur Schulter, wieder zuerst innen, dann außen. Danach widmet man sich dem linken Arm. Als nächstes ist der vordere Rumpf von der Scham aufwärts bis zum Hals dran. Dabei wird der Duschstrahl in kleinen Kreisen nach oben geführt. Nun duscht man in kleinen Kreisen vom rechten Schenkel bis unter die rechte Achsel an der Körperseite. Dann vom linken Schenkel bis zur linken Achselhöhle. Weiter führt man den Duschstrahl vom Po so hoch hinauf, wie es geht. Dann lässt man den Strahl auf Hals und Nacken kreisen und geht damit hinunter zum Rücken, so weit es geht. Nun kreist der Wasserstrahl

übers Gesicht. Anschließend behandelt man die Fußsohlen. Zum Abschluss stellt man sich noch einmal ganz unter den Duschstrahl, sodass das Wasser etwaige Seifenreste mitnimmt.

So soll die Dusche beschaffen sein

Wer regelmäßig zu medizinischen Zwecken duscht, sollte darauf achten, dass sich in der Duschwanne eine Gummimatte befindet, damit man nicht ausrutschen und stürzen kann. An der Wand sollte sich ein Haltegriff befindet, falls man vom Duschen und von der Bewegung unter der Dusche ermüdet oder von einem Schwindelgefühl erfasst wird. Praktisch ist eine schmale Sitzbank, die seitlich angebracht wird, sodass sich der Patient während der Gesundheitsdusche ausruhen kann. Seife, Waschlappen und Badetuch sollten griffbereit liegen oder hängen.

Zum Abschluss eine Bürstenmassage

Gerade unter der Dusche lässt sich herrlich eine gesunde Bürstenmassage durchführen. Duschen Sie zuerst in der vorgeschriebenen Weise, dann setzen Sie genau in derselben Reihenfolge der Körperteile auf die nasse Haut eine Bürste an und schrubben in Kreisen. Selbstverständlich wird das Gesicht nicht gebürstet. Da nimmt man einen Waschlappen aus Frottee. Nach solch einer Bürstenmassage ist der Körper so erwärmt, dass er kaltes Wasser als abschließende und abhärtende Dusche bestens verträgt. Danach abtrocknen und für eine halbe Stunde ins Bett legen.

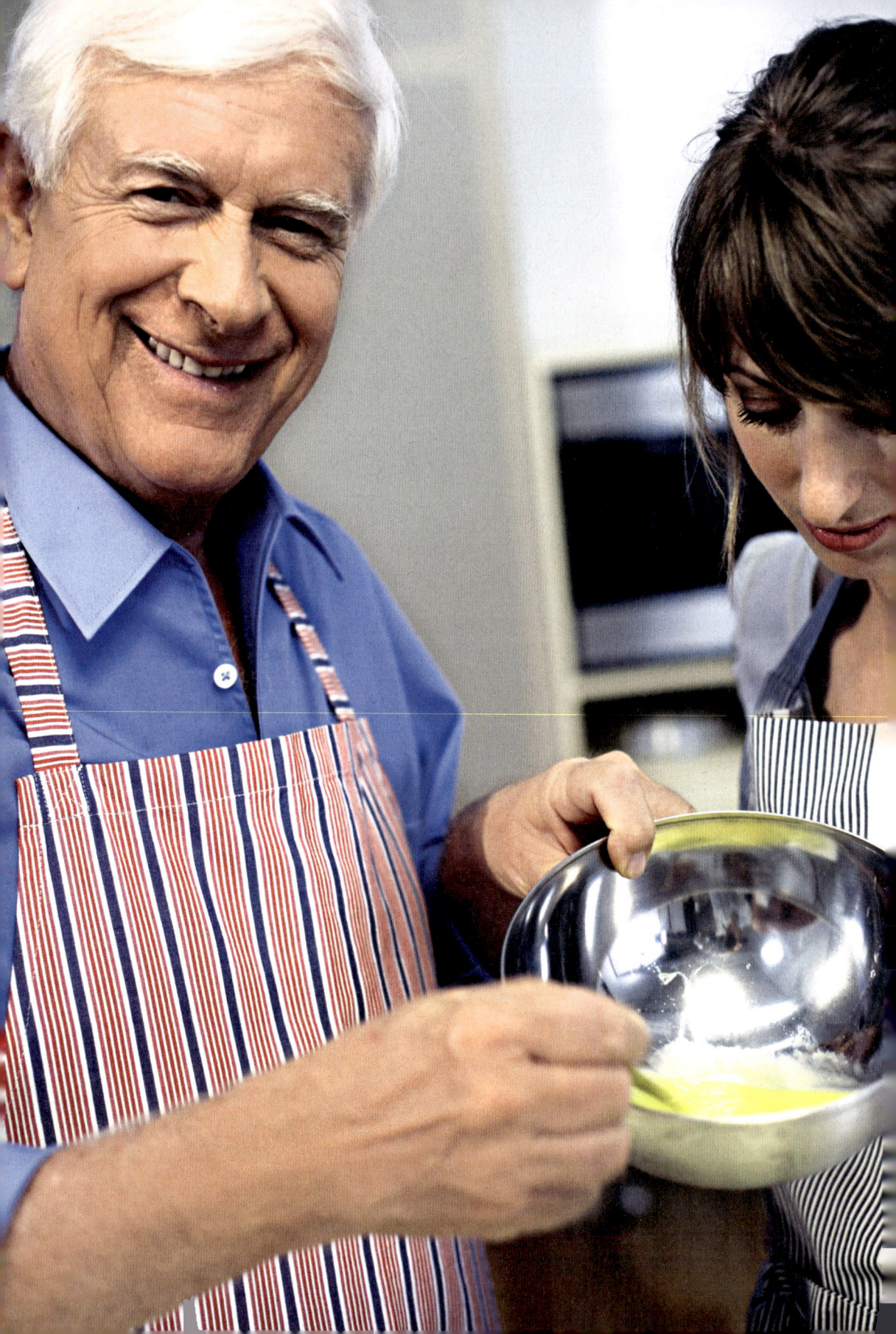

Genussvolle Gesundheitsrezepte – Heilmittel aus der Küche

Ein Gemüsecocktail ist ideal für die Stärkung des Organismus und für Ihre gute Laune. Wer unter Befindlichkeitsstörungen leidet, sollte versuchen mit Vitaminen, Mineralstoffen und Spurenelementen wieder fit zu werden. Gestärkte Abwehrkräfte, eine bessere Konzentration und schließlich mehr Aktivität können damit wieder erlangt werden. Mit gezielter Behandlung und etwas Ausdauer kann viel erreicht werden, sodass Sie bald mit neuer Energie den Alltag meistern werden.

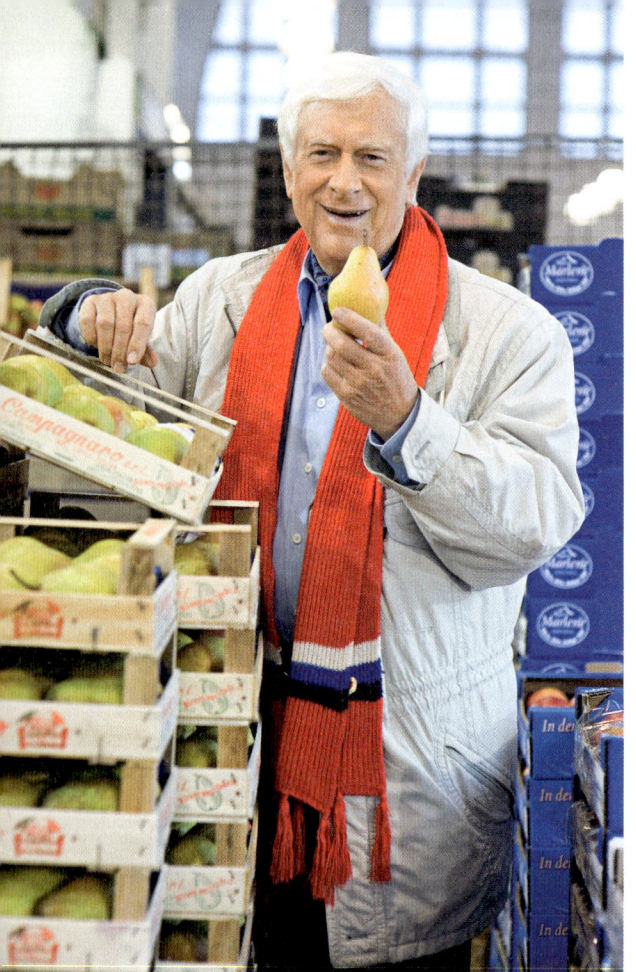

Gemüsecocktail gegen Migräne

Trinken Sie 250 Milliliter Gemüsesaft aus Rote-Bete-Saft, Sauerkraut-, Möhren- und/oder Kartoffelsaft.

Gurke für Nieren und Blase

Eine Salatgurke in dünne Räder schneiden. 1 Becher Crème fraîche mit 1 Esslöffel gehacktem Dillkraut mischen, mit Kräutersalz würzen und über die Gurkenstücke gießen.

Kartoffeln zum Abnehmen

250 Gramm Kartoffeln mit Schale waschen, halbieren. Mit der Schnittfläche nach oben auf ein Backblech legen, mit Olivenöl bestreichen, mit Kümmel bestreuen, goldbraun backen. Jede Kartoffelhälfte mit 1 Esslöffel Kräuterquark genießen.

Avocado gegen Aggressionen

Schneiden Sie 1 reife Avocado in zwei Hälften, entfernen Sie den Kern, holen Sie das Fruchtfleisch aus der Schale, zerdrücken Sie es mit einer Gabel und würzen es mit fein gehackter Zwiebel, etwas Knoblauch, Zitronensaft und Kräutersalz. Dann als Brotaufstrich genießen.

Kartoffelwasser zum Schleimlösen

Lassen Sie 50 Gramm braunen Kandiszucker in 1 Tasse Kartoffelwasser, das Sie nach dem Garen von Salzkartoffeln aufbewahrt haben, einmal aufkochen. Dann trinken Sie die Flüssigkeit in kleinen Schlucken. Machen Sie das einige Tage lang.

Birnen fürs Gehirn

Hier ein gesundes, sehr schmackhaftes Birnenrezept für 2 Personen: 4 süße Birnen schälen, von Kernen und Gehäuse befreien, in kleine Würfel schneiden, in einer Schüssel mit 2 Esslöffeln Zitronensaft und 2 Esslöffeln Honig mischen. Zum Schluss 1/2 Becher Sauerrahm oder Joghurt darübergießen.

Knoblauch gegen Adernverkalkung

500 Gramm Spaghetti in Salzwasser mit einem Schuss Olivenöl garen. Abtropfen lassen, in eine Schüssel geben. 6 frische Knoblauchzehen schälen, ganz klein schneiden, in 8 Esslöffeln mäßig heißem Olivenöl goldgelb dünsten, nicht bräunen. Knoblauch und einen Teil des Öls

Genussvolle Gesundheitsrezepte – Heilmittel aus der Küche

über die Spaghetti geben. 1 rote Paprika, fein gehackt, dazumischen. Sehr warm essen. (für 4 Personen)

Kohlsuppe als Schlankmacher

1 großen Kopf Weißkohl, 150 Gramm Zwiebeln, 5 Möhren, 200 Gramm Lauch und 1 Bund Staudensellerie klein schneiden und alles mit 2 Gemüsebrühwürfeln in 1 1/2 Liter Wasser gar kochen. Mit Sojasauce würzen. Essen Sie davon morgens, mittags und abends so viel Sie wollen. In vier Tagen sind Sie fünf Pfund los.

Kombucha zum Entschlacken

Die Kombucha-Kur dauert 4 Wochen. Einfach jeden Tag zweimal 250 Milliliter Kombucha (Apotheke, Reformhaus) in kleinen Schlucken trinken. In dieser Zeit sollte man überwiegend Obst, Gemüse und Fisch essen und den Konsum von Fleisch, tierischen Fetten sowie Zucker reduzieren.

Löwenzahn für Galle und Leber

Schneiden Sie frische, junge Löwenzahnblätter, und bereiten Sie daraus einen Salat. Essen Sie vier Wochen lang jeden dritten Tag eine Portion davon, jeweils frisch zubereitet. Hier das Rezept für 1 Person: 70 Gramm Löwenzahnblätter klein schneiden. Eine Marinade anrühren aus 1 Esslöffel Distelöl, 1 Esslöffel Apfelessig, einem Schuss Zitronensaft, etwas Honig, Pfeffer, Kräutersalz, 1 Esslöffel Jogurt und dem Saft von 2 zerdrückten Knoblauchzehen. Marinade, Löwenzahnblätter und 1 Esslöffel angebratene Speckwürfel verrühren.
Wenn Sie keinen frischen Löwenzahn bekommen, besorgen Sie sich aus der Apotheke Löwenzahnwurzeltee. Und

Apfelessigkur gegen vielerlei Beschwerden

Ein Klassiker der Naturmedizin ist der Apfelessig, mit dem man viele Alltagsbeschwerden und Befindlichkeitsstörungen wie Kreislaufschwäche, eine träge Verdauung und Heiserkeit erfolgreich bekämpfen kann. Sein Geheimnis liegt in dem besonderen Zusammenspiel von Vitaminen, Mineralstoffen, Spurenelementen und Essigsäure. Hier ein paar Rezeptbeispiele, die jeder ganz einfach anwenden kann:

- *Macht morgens munter: Auf nüchternen Magen 250 Milliliter Wasser mit 2 Teelöffeln Apfelessig und 2 Teelöffeln Honig trinken.*
- *Sagt erhöhten Cholesterinwerten den Kampf an: Einige Zeit jeden Morgen ein Glas Wasser mit 2 Teelöffeln Apfelessig, diesmal ohne Honig, trinken.*
- *Bei Heiserkeit oder Halsschmerzen: 4 Teelöffel Apfelessig in ein Glas lauwarmes Wasser einrühren und damit jede Stunde gurgeln.*
- *Bei Schluckauf: 10 Tropfen Apfelessig auf 1 Stück Würfelzucker geben und dieses langsam im Mund zergehen lassen.*

Aber der Apfelessig kann noch viel mehr – er ist die perfekte Hilfe zum Abnehmen. Wie, das verrät Ihnen unser Special: Abnehmen im Frühling (vgl. S. 212).

Meine besten Hausmittel

Energie-Kicks

- *2 Esslöffel Hagebuttenmark in 250 Milliliter Milch verrühren. Gleich morgens zum Frühstück genießen.*
- *1 Liter Wasser, je nach Geschmack 2 bis 3 Esslöffel Honig einrühren, dazu den Saft 1 Zitrone.*
- *1 Esslöffel Schlehdornsaft in einem Glas Wasser macht auch wieder fit.*
- *2 Esslöffel Hagebuttenmark mit 250 Milliliter Milch verrühren und dieses Getränk gleich morgens genießen.*
- *Verrühren Sie 1 Esslöffel Zucker und 1 Prise Salz in etwas heißem Wasser. Dann geben Sie 1 Esslöffel Orangensaft und 2 Esslöffel Zitronensaft dazu. Das Ganze gießen Sie nun mit kaltem Wasser auf 250 Milliliter auf.*
- *100 Gramm Mango pürieren, mit dem Saft 1 ganzen Orange und 2 Teelöffeln Zitronensaft verrühren. Mit etwas Mineralwasser aufgießen, mit einer Orangenscheibe dekoriert im Glas servieren. Gibt neue Kraft.*
- *250 Milliliter Milch mit 3 Esslöffeln Sanddornsaft verrühren und genießen.*
- *125 Milliliter Orangensaft, 125 Milliliter Möhrensaft, 1 Esslöffel Birnendicksaft.*
- *3 gehäufte Esslöffel Hagebutten-Hibiskustee-Mischung und 1 Zimtstange mit 1 Liter kochendem Wasser übergießen, 5 Minuten ziehen lassen. Den Saft von 1 bis 2 Zitronen zugeben, nach Geschmack süßen.*
- *Ein uraltes indisches Hausmittel: Kochen Sie 250 Milliliter Wasser einmal auf, und trinken Sie es dann sehr warm in kleinen Schlucken. Flüssigkeit und Wärme geben neue Energie.*
- *125 Milliliter kalte Milch, 125 Milliliter Tomatensaft, 1 Esslöffel klein gehackte Petersilie, 1 Esslöffel Molke und 2 Teelöffel Honig im Mixer verquirlen.*
- *250 Milliliter Molke mit dem Saft von 1/2 Orange, 1 Teelöffel Zitronensaft, 1 Teelöffel Honig und 1 Prise Zimt vermischen.*
- *250 Milliliter Molke mit 2 Esslöffeln Sanddornsaft und etwas Honig verrühren und mit einer Messerspitze Naturvanillepulver würzen. Dieses Getränk macht schnell fit, wenn man müde ist.*

trinken Sie drei Wochen lang täglich 3 Tassen. Oder Sie besorgen sich aus dem Reformhaus Löwenzahnsaft und nehmen vier Wochen lang dreimal täglich je 2 Esslöffel davon mit etwas Wasser verrührt zu sich. Am besten vor den Mahlzeiten. Auch sehr schmackhaft, wenn Sie frische Löwenzahnblätter in der Natur gefunden haben: Hacken Sie die Blätter klein, und streuen Sie sie auf eine Schnitte Vollkornbrot, die mit etwas Butter bestrichen ist.

Melone für die Blutbildung

1 Zuckermelone (Winter-, Netz- oder Cantaloupe-Melone) halbieren und die Kerne mit einem Esslöffel entfernen. Jede Melonenhälfte in 4 bis 5 Spalten schneiden und die Schale wegschneiden. Die Melonenspalten auf einem Teller anrichten, jeweils 50 Gramm Parmaschinken, fein aufgeschnitten, dazulegen, frische Kräuter nach Geschmack darüberstreuen. (für 2 Personen)

Genussvolle Gesundheitsrezepte – Heilmittel aus der Küche

Molkekur zum Abnehmen

Trinken Sie 14 Tage lang jeden Tag 1 Liter Molke, zusätzlich 2 Liter Wasser oder ungesüßten Kräutertee. Meiden Sie in dieser Zeit fette, panierte und frittierte Speisen. Wenn in den ersten Tagen Völlegefühl und Blähungen auftreten, sollten Sie die Molkekur nicht stoppen. Das ist ein Beweis, dass die Molke schädliche Bakterien im Darm eliminiert und positive Bakterien fördert.

Müsli für mehr Aktivität

Am besten kaufen Sie Fünfkornflocken aus Weizen, Gerste, Hafer, Hirse und Roggen – keimfähiges Vollkorn aus biologischem Anbau. Da ist alles drin. Sie können die Flocken in einer Tasse mit Wasser über Nacht aufweichen. Kaufen Sie die Zutaten einzeln, in Fertigmüslis ist oft Zucker enthalten, und mischen Sie ganz nach persönlichem Geschmack, z. B. mit frischen Früchten der Saison, am besten in kleine Stücke geschnitten.

Gesüßt wird mit klein gehackten Datteln, Feigen, ungeschwefelten Rosinen und Honig. Mischen Sie auch gehackte Walnüsse und Haselnüsse als Gehirnnahrung dazu und pro Person 1 Teelöffel Weizenkeimöl für Herz und Kreislauf.
Richten Sie nicht zu viel Müsli an. Diesen Fehler machen viele Anfänger und werden davon dick. 3 bis 4 Esslöffel Müsli-Vollkornflocken genügen. Die meisten gießen ein Müsli mit Milch auf. Man kann aber auch Buttermilch, Joghurt, Kefir, Molke oder Fruchtsäfte nehmen.

Obstsalat für mehr Konzentration

2 Äpfel, 2 Bananen, 4 saftige Birnen, 2 geschälte Orangen und 2 Mandarinen in kleine Stücke schneiden, in eine Schüssel geben. 2 Esslöffel Rosinen, den Saft von 1 Zitrone, 2 Esslöffel Honig, 4 gehäufte Esslöffel gehackte Walnüsse und 2 Esslöffel Naturlecithin dazurühren.

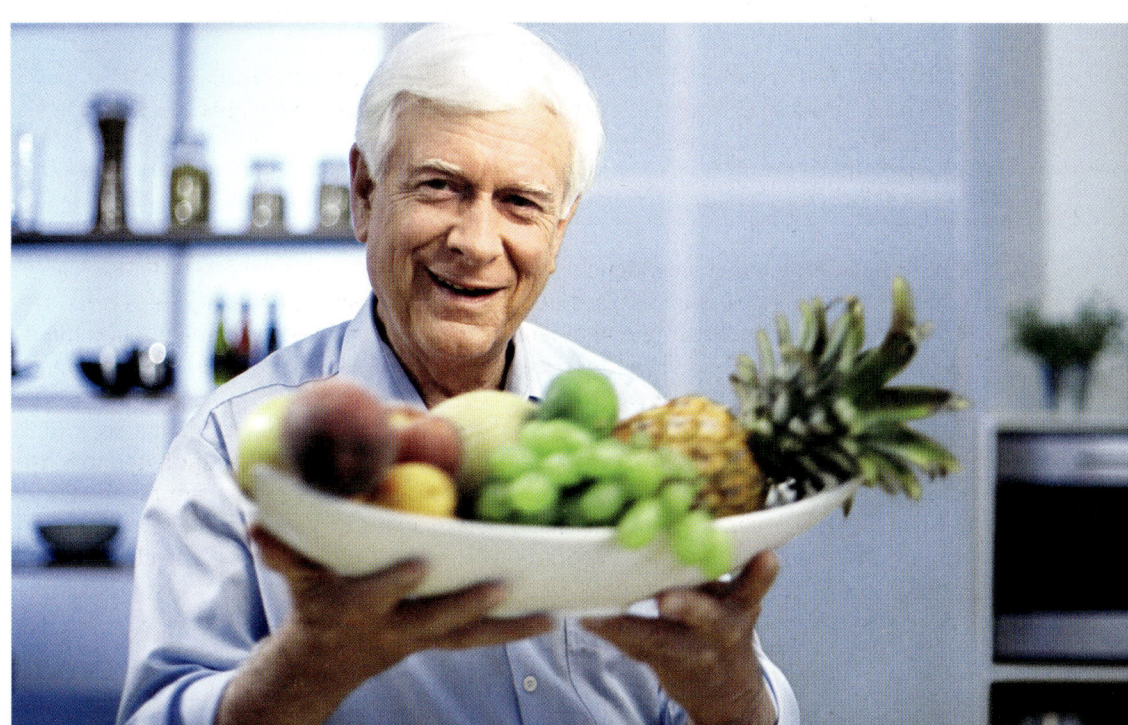

Meine besten Hausmittel

Ein Mango-Cocktail gibt neue Vitalität: 100 Gramm Mangofruchtfleisch pürieren, in ein Longdrinkglas gießen. Dazu den Saft 1 Orange und 2 Teelöffel Zitronensaft rühren. Mit kaltem Mineralwasser aufgießen. (für 2 Personen)

Orangencocktail stärkt das Immunsystem

2 Orangen schälen, in Stücke schneiden, Kerne herauslösen. Mit 1 Esslöffel Orangenmarmelade, 1 Esslöffel Sanddornsaft und 500 Milliliter Buttermilch in den Mixer geben. Am besten morgens trinken. (für 2 Personen)

Paprika für die Augen

Je 1 grüne, rote und gelbe Paprikaschote in dünne Streifen schneiden. Mit 1 klein gehackten Zwiebel mischen, mit Marinade aus 3 Esslöffeln Olivenöl, 1 Esslöffel Zitronensaft, Salz und Pfeffer übergießen. 100 Gramm Schaf- oder Ziegenkäse in Würfel geschnitten darüberstreuen. (für 2 Personen)

Salatdressing für Energie

Saft von 1/2 Zitrone, 3 klein gehackte Radieschen, 4 Esslöffel gehackten Dill oder Schnittlauch, 2 Esslöffel gehackte Petersilie, 4 Esslöffel Distelöl, 2 Esslöffel Honig, etwas Salz und Pfeffer zu einer Marinade verrühren. Die gewaschenen Blätter von 2 Salatköpfen untermischen, 1 Becher Bio-Joghurt darübergießen.

Sanddorn für gute Laune im Winter

Mischen Sie Sanddornsirup im Verhältnis 1 zu 6 mit Wasser, und trinken Sie den Saft, der enorm viel Vitamin C liefert, in kleinen Schlucken nach dem Frühstück.

Sauerkrautsalat für die Abwehrkräfte

500 Gramm Sauerkraut klein schneiden, mit etwas Kümmel und Wacholderbeeren würzen. Dann 2 geraffelte Äpfel und 1 Esslöffel geriebenen Meerrettich dazurühren. Mit etwas Zitronensaft, gehackten Kräutern wie Dill, Kerbel und Bohnenkraut würzen. In einer kleinen Dessertschale mit einem Klacks Sauerrahm und ein paar geriebenen Walnüssen servieren. Man isst dazu 1 Scheibe Vollkornbrot mit ganz wenig Butter. (für 2 Personen)

Trauben zum Entschlacken

Essen Sie jeweils am Samstag und Sonntag 1 bis 1,5 Kilogramm süße, reife Trauben über den Tag verteilt. An jedem Tag zusätzlich 2 bis 3 Liter stilles Mineralwasser trinken. Dazu morgens 1 Tasse Kaffee oder Tee, 1 Scheibe Knäckebrot mit 3 Esslöffeln Quark. Mittags bei großem Hunger zusätzlich 2 gedämpfte Kartoffeln.

Traubensaftkur zur Stärkung des Organismus

14 Tage lang täglich einmal statt einer Mahlzeit 250 bis 500 Milliliter Traubensaft zu trinken; das stärkt den gesamten Organismus, entschlackt, bekämpft Verstopfung, wirkt sich positiv auf Gicht, Ischias, Rheuma sowie Gallensteinleiden aus und regt zudem die Leberzellen an. Dadurch kann das zentrale Labor unseres Körpers besser arbeiten, was wieder für den Kreislauf, den Stoffwechsel, die Haut und die allgemeine Spannkraft förderlich ist. Roter Traubensaft enthält zusätzlich den antibakteriellen Farbstoff Oenin, der Darminfektionen vorbeugen kann.

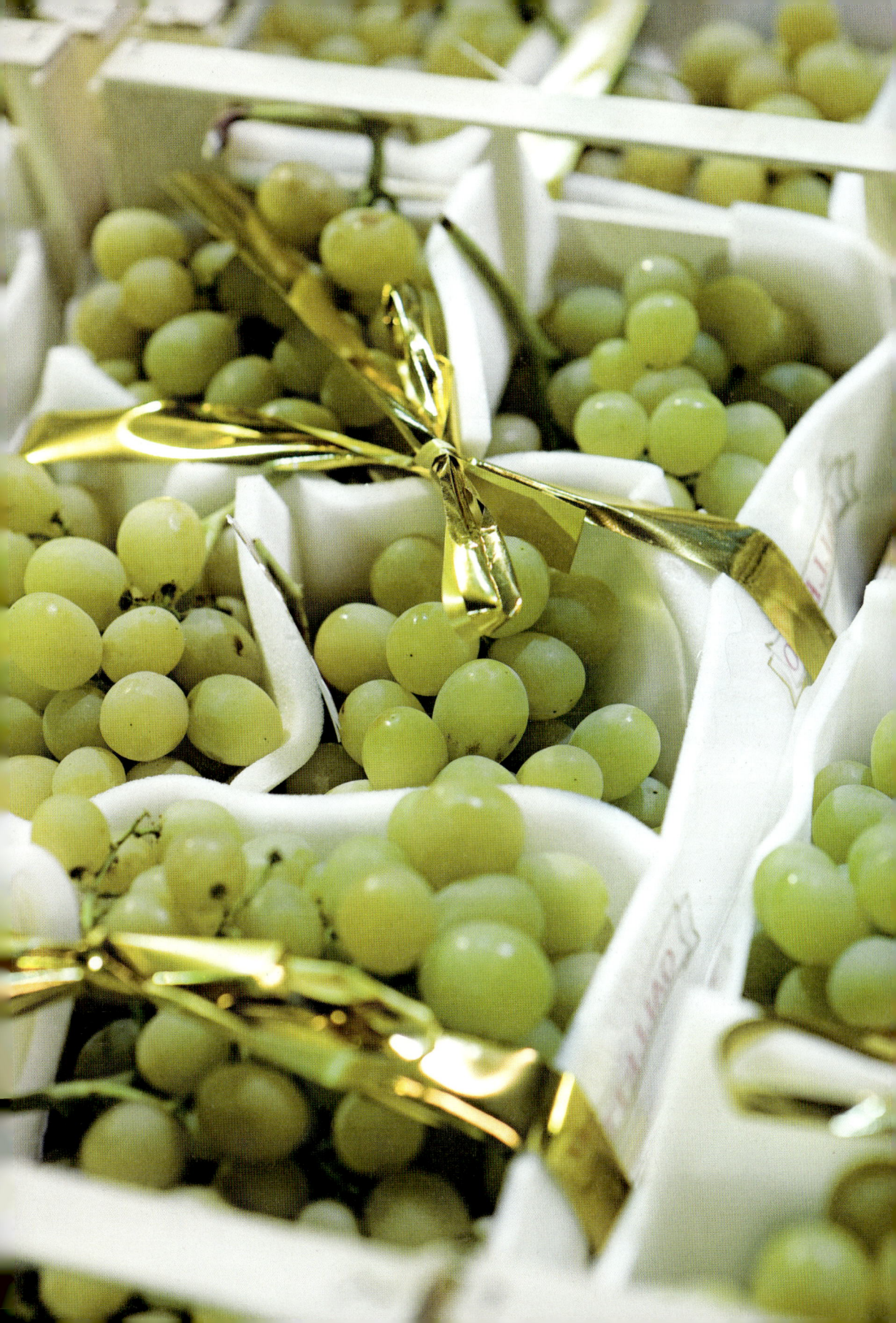

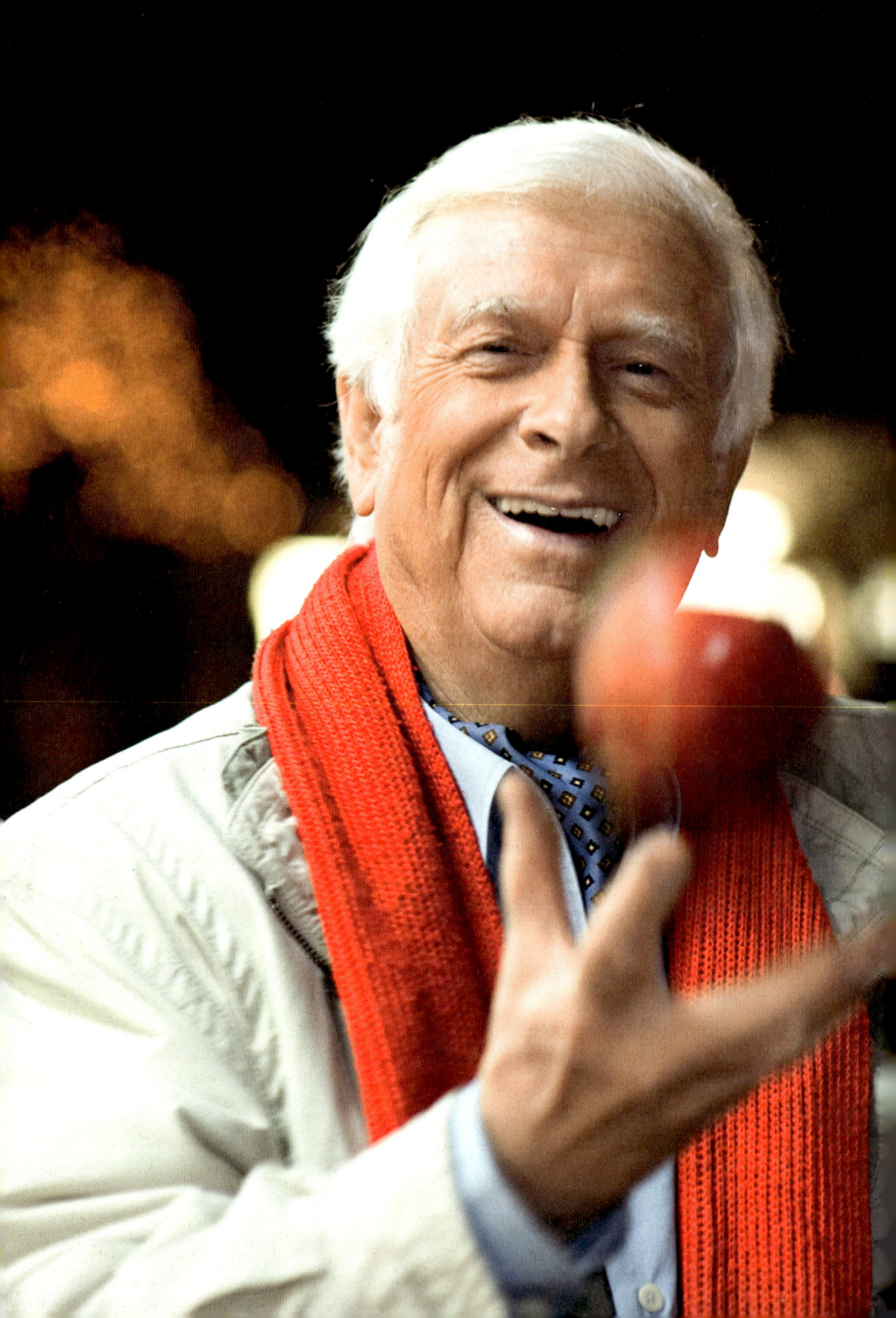

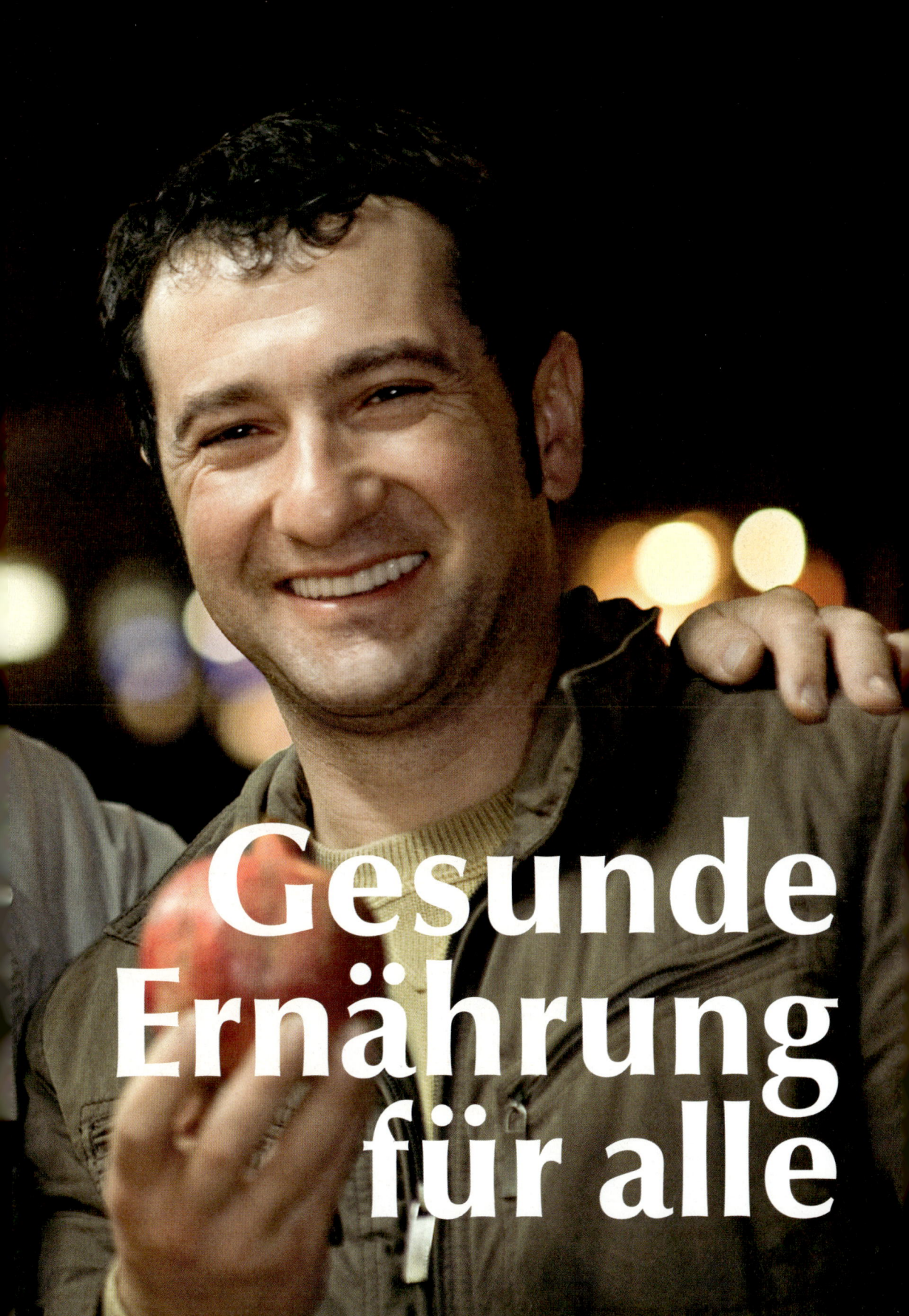

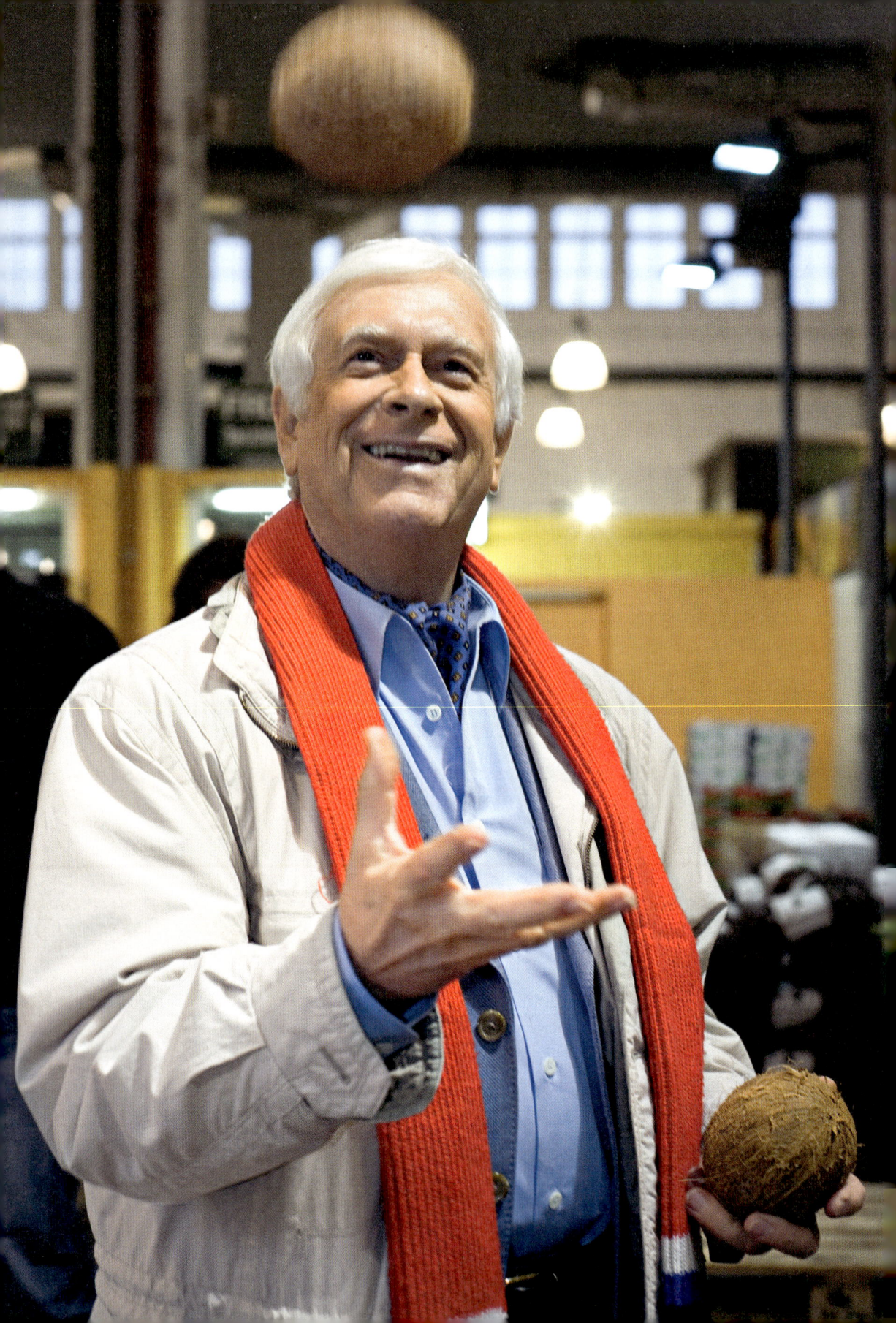

Nahrung, die jung und fit hält

Es ist ein ewiger Traum des Menschen, lange zu leben und dabei gesund und vital zu bleiben. Doch kann man tatsächlich etwas tun, um fit zu bleiben? Und: Kann man in der Küche etwas dafür tun? In jüngster Zeit befassen sich Ernährungswissenschaftler und Mediziner intensiv mit dem Thema. Namhafte Forscher haben inzwischen festgestellt: Es gibt eine Reihe von Möglichkeiten, etwas fürs Jungbleiben zu tun. So kann man durchaus Anti-Aging mit Messer und Gabel betreiben – unter dem Motto: »So essen Sie sich jung, fit und gesund!«.

Gesunde Ernährung für alle

Lebensmittel, die Sie vital halten

Zunächst muss man berücksichtigen: Dauernder Stress macht krank und alt. Machen Sie sich also stressfest. Sie brauchen dazu die Mineralstoffe Magnesium und Kalium. Bauen Sie also Vollkornprodukte, Hülsenfrüchte, Nüsse und Mineralwässer mit diesen Mineralien in den Speiseplan ein.

- Eine wichtige Aufgabe fürs Vitalbleiben erfüllen die Omega-3-Fettsäuren. Sie erweitern die Gefäße, senken zu hohe Blutdruck- und Cholesterinwerte. Sie bremsen eine frühzeitige Arteriosklerose, wirken im ganzen Körper entzündungshemmend, stärken das Gehirn und verbessern die Stimmung. Die besten und meisten Omega-3-Fettsäuren liefern mit ihrem Fischfett Makrele, Hering, Lachs, Thunfisch und Sardine.
- Freie Radikale, hochaggressive Moleküle aus Umweltschadstoffen und aus körpereigenem Stoffwechselgeschehen, greifen unsere Zellen an, lassen sie früher altern und machen sie krank. Das Team der drei Vitamine A, C und E sowie die Spurenelemente Zink und Selen schützen uns vor diesen freien Radikalen. Man nennt sie daher auch Radikalfänger oder Antioxidanzien. Vitamin A liefern uns Möhren, Melonen, weiße Bohnen, Vollmilch, Grünkohl, Emmentaler Käse, Weizenvollkornmehl. Vitamin C tanken wir aus Erdbeeren, Paprikaschoten, Petersilie, Kiwis, Sauerkraut und Zitrusfrüchten. Vitamin E holen wir uns aus Vollkornprodukten, Nüssen und Weizenkeimöl. Und so vereinen Sie alle drei Vitamine in einem Anti-Aging-Cocktail: 250 Milliliter frisch gepresster Orangensaft (Vitamin C), 125 Milliliter Möhrensaft (Vitamin A) und 2 Teelöffel Weizenkeimöl (Vitamin E). Sie können noch 1 Teelöffel Honig und 125 Milliliter Rote-Bete-Saft dazugeben.
Ein weiteres Rezept: 250 Milliliter Orangensaft, 5 Esslöffel Feigensirup (Reformhaus) und 2 bis 3 Esslöffel flüssiges Naturlecithin aus der Sojabohne (Apotheke).
- Essen Sie viel frisches Obst. Besonders wichtig fürs Fitbleiben: Äpfel und Trauben. Sie liefern reichlich Schutzstoffe gegen freie Radikale. Der wichtigste Schutzstoff ist das Polyphenol Resveratrol aus der Traube. Es stärkt Herz und Kreislauf, wirkt der Adernverkalkung entgegen. Die besten Früchte werden übrigens in der Region geerntet, saftig und reif, und nicht tagelang auf dem Lkw kreuz und quer durch Europa gekarrt. Sie schmecken fruchtig und sind randvoll mit lebenswichtigen Vitalstoffen. Ihre Vitamine, Mineralstoffe, Enzyme, Spurenelemente und Bioaktivstoffe sind voll entwickelt und geben diesen Früchten ein vollkommenes Aroma. Sie schmecken aber nicht nur

Nahrung, die jung und fit hält

gut, sondern sind Naturarzneien aus dem Obstgarten. Ich will damit nicht die vielen wunderbaren exotischen Früchte ablehnen. Sie haben in der gesunden Küche auch einen wichtigen Platz. Doch wir sollten überlegen, ob wir nicht in der schönen Jahreszeit die heimischen Früchte viel mehr nutzen sollten und dann, wenn es sie nicht gibt, Früchte aus anderen Kontinenten in die Küche holen.

- Grundsätzlich gilt als Jungbrunnen-Kur über das Essen der Konsum von Obst und Gemüse in allen Farben und fünfmal am Tag. Eine Portion ist so viel, wie in eine Hand geht. Wenn man diese Strategie verfolgt, nimmt man jeden Tag etwa 10 000 Bioaktivstoffe auf, die massiv den Alterungsprozess bremsen.
- Sehr wichtig für alle, die lange aktiv bleiben wollen: Essen Sie regelmäßig Tomaten und Brokkoli. Das Sulphoraphan im Brokkoli und das Lycopin in den Tomaten senken das Krebsrisiko, weil sie Substanzen, die krebserregend wirken, neutralisieren und ausschalten.
- In diesem Sinn gehört auch das regelmäßige Trinken von grünem oder schwarzem Tee zur Jungbrunnen-Strategie. Beide Teesorten beugen Krebs vor und stärken das Immunsystem.
- Auch Sojaprodukte schützen vor dem Alt- und Krankwerden, weil sie uns mit Vitamin E und mit pflanzlichen Hormonen versorgen. Ein Beispiel: Das Genistein aus der Sojabohne schützt die Frau vor Brustkrebs, den Mann vor Prostatakrebs.
- Auch wenn manche seinen Geruch nicht leiden können: Knoblauch ist ein Super-Gesundheits-Gewürz. Am Institut für Herz-Kreislauf-Forschung in Mainz hat Prof. Dr. Gustav Belz nachgewiesen: Wer lange Zeit regelmäßig Knoblauch isst, der hat um zehn Jahre jüngere Blutgefäße. Außerdem kann Knoblauch zu hohe Blutdruck- und Blutfettwerte senken.
- Ebenso gefährlich wie zu hohe Cholesterinwerte sind zu hohe Homocysteinwerte. Sie entstehen, wenn jemand zu wenig Obst und Gemüse und zu viel Fleisch isst. Eine hervorragende Waffe gegen zu viel Homocystein sind Folsäure sowie die Vitamine B_6 und B_{12}. Damit kann man dazu beitragen, einen Schlaganfall oder Herzinfarkt zu verhindern, sofern diese durch zu viel Homocystein ausgelöst werden. All diese Vitamine tankt man aus Wurzel- und grünem Blattgemüse.
- Ein wesentliches Element zum Jungbleiben ist Wasser. Wer nicht genügend Wasser trinkt, altert schneller. Der Mangel an Wasser im Körper führt zu verstärkter Faltenbildung, zu einer Blockierung bei der Gedächtnisleistung, zu depressiven Verstimmungen, aber auch zu Nierenproblemen. Nicht zu unterschätzen: Wassertrinken hält das Bindegewebe straff und ist daher eine einfache natürliche Waffe gegen Cellulite. Viel trinken ist wichtig, weil Giftstoffe, die in unserem Organismus entstehen und die uns alt und krank machen, durch die Flüssigkeit abtransportiert werden.
- Eine Altersbremse speziell für Frauen stellt der reife Granatapfel dar. Er enthält viele pflanzliche Hormone und kann daher insbesondere in den Wechseljahren Hilfe bringen. 1 Granatapfel täglich genügt.
- Sehr sinnvoll ist es auch, nur geringe Mengen an tierischen Fetten, dafür aber hochwertige Pflanzenöle zur Zubereitung der Speisen einzusetzen. In der Liste der gesunden Öle ganz

Gesunde Ernährung für alle

oben stehen das Olivenöl sowie das in Mitteleuropa heimische Rapsöl.

- Wer jung bleiben will, braucht starke Knochen. Dafür ist die Aufnahme von Kalzium und Vitamin D_3 sehr wichtig. Kalzium liefert in für unseren Körper ideal verwertbarer Form die Milch, und zwar etwa ein dreiviertel Liter am Tag, zusätzlich Joghurt und Käse. Vitamin D bildet unser Körper in der Haut selbst, wenn Sonne daraufscheint. An sonnenlosen Tagen tankt man das Vitamin D aus Seefisch oder Pilzen.

Brainfood: richtig essen gegen das Vergessen

Wer geistig lange fit bleiben will, muss dafür einiges tun. Mit dazu gehört auch die richtige Ernährung. Man spricht heute von Brainfood: Futter fürs Gehirn. Denn es gibt bestimmte Substanzen, die benötigt unsere Denkzentrale, damit wir uns gut konzentrieren, erinnern und rasch reagieren können.

- Unsere grauen Zellen brauchen Vitamin C. Es hält wach und fördert erfrischende und belebende Gedanken. Ideal: Vitamin C aus Äpfeln, Erdbeeren, Zitrusfrüchten.
- Die Banane hat einen positiven Effekt auf viele Botenstoffe im Gehirn. Mit den B-Vitaminen, mit Magnesium und Kalium wirkt sie außerdem beruhigend, schafft die Basis für ein überlegtes Entscheiden und Denken.
- Fürs schnelle, konzentrierte Lernen eignen sich Mahlzeiten mit Brokkoli. Die Glucosinolate, Karotinoide sowie Eisen und Kalzium helfen dabei.
- Unser Gehirn braucht die ständige Zufuhr von Lecithin. Davon wird das Gehirn mit Cholin versorgt. Und daraus wiederum produziert das Gehirn selbst Acetylcholin, den wichtigsten Botenstoff fürs Denken. In interessanten Mengen ist Lecithin in Eiern und in Sojaprodukten enthalten, aber auch in Milchprodukten.
- Fürs Langzeitgedächtnis sind Walnüsse ganz besonders wertvolle Helfer aufgrund ihrer wertvollen Fette und Spurenelemente.
- Meeresfische wie Lachs, Makrele, Thunfisch und Hering fördern die Konzentration. Das ist auf die Omega-3-Fettsäuren zurückzuführen, welche diese Fische liefern.
- Die Karotinoide in Paprikaschoten regen das Denken an. Dazu genügt es schon, wenn man eine Paprikaschote in Stücke schneidet, mit der Zunge die Schnittstellen ableckt und dabei den Saft aufnimmt.
- Grüne Salate, Spinat und Kohlgemüse beliefern das Gehirn mit dem Bioaktivstoff Chlorophyll. Und dieser sorgt dafür, dass der eingeatmete Sauerstoff länger in den Gehirnzellen verweilt und dadurch für geistige Arbeit besser genutzt werden kann.
- Weizenkeime sind reich an wertvollen Fettsäuren, an Vitamin E, Magnesium, Kalium und B-Vitaminen. Sie steigern die Konzentration.
- Wer das kreative Denken aktivieren will, der sollte Linsen, Erbsen, Sojabohnen, Milchprodukte und Hühnerfleisch konsumieren. Im Eiweiß befindet sich die Aminosäure Tryptophan. Sie ist ein wichtiger Grundstoff zur Produktion des Gute-Laune-Hormons Serotonin. Dadurch hat man schneller neue Ideen, kann besser kombinieren und auch Phantasien realisieren.
- Wer am Arbeitsplatz und am Steuer des Autos auf mehr Konzentration achten muss, der sollte seine Nahrungsaufnah-

Nahrung, die jung und fit hält

me gut planen: Drei Mahlzeiten am Tag, regelmäßig eingenommen, und dazwischen immer wieder eine kleine Power-Zufuhr. Für eine bessere Konzentration eignen sich wunderbar Trockenfrüchte wie Datteln, Feigen, Dörrpflaumen, Rosinen, Haselnüsse, Walnüsse. So ist das »Studentenfutter« entstanden. Sehr sinnvoll ist auch ein Vollkornbrötchen mit Käse.

- Für geistiges Munterwerden am Morgen eignen sich ein Apfel und eine Scheibe Vollkornbrot mit Quark und Weintrauben.
- Und wenn Sie nach anstrengender geistiger Arbeit Ihr Gehirn entspannen wollen, dann sollten Sie ein Glas Milch mit Honig langsam in kleinen Schlucken trinken.
- Sehr wichtig für ein aktives, gesundes Gehirn ist das regelmäßige Wassertrinken. Unser Gehirn besteht zu 70 % aus Flüssigkeit. Wer zu wenig Wasser trinkt, kann nicht klar denken, kann depressiv oder aggressiv werden. Deshalb mindestens sechs große Gläser Wasser über den Tag verteilt trinken.

Neue Studie: Mittelmeerkost als Waffe gegen Alzheimer

Die Mediterrane Küche, auch Mittelmeer-Kost genannt, die viele von uns im Urlaub so schätzen und lieben, ist seit Jahrzehnten Gegenstand wissenschaftlicher Untersuchungen. Es ist längst erwiesen, dass man mit den Naturprodukten der Mittelmeer-Küche Herz und Kreislauf stärken und eine frühzeitige Arteriosklerose bremsen kann. Das hat natürlich in der täglichen Ernährung dem Obst und Gemüse, dem Fisch, dem Olivenöl, dem Ziegenkäse und dem Rotwein einen sehr guten Ruf eingebracht.

Und nun kommt von der Universität New York eine sensationelle Meldung: Eine mehrjährige Studie mit 2258 Probanden hat ergeben: Man kann mit der Mittelmeer-Kost auch das Risiko für die gefürchtete Demenz-Erkrankung Alzheimer senken. Die Zutaten der Mittelmeer-Diät können den für Alzheimer typischen Abbau der geistigen Funktionen verlangsamen. Diese Wirkung geht zum Teil auch auf den positiven Einfluss von Vitamin C und E, von zahllosen Flavonoiden und ungesättigten Fettsäuren, von Omega-3-Fettsäuren aus dem Fisch und dem mäßi-

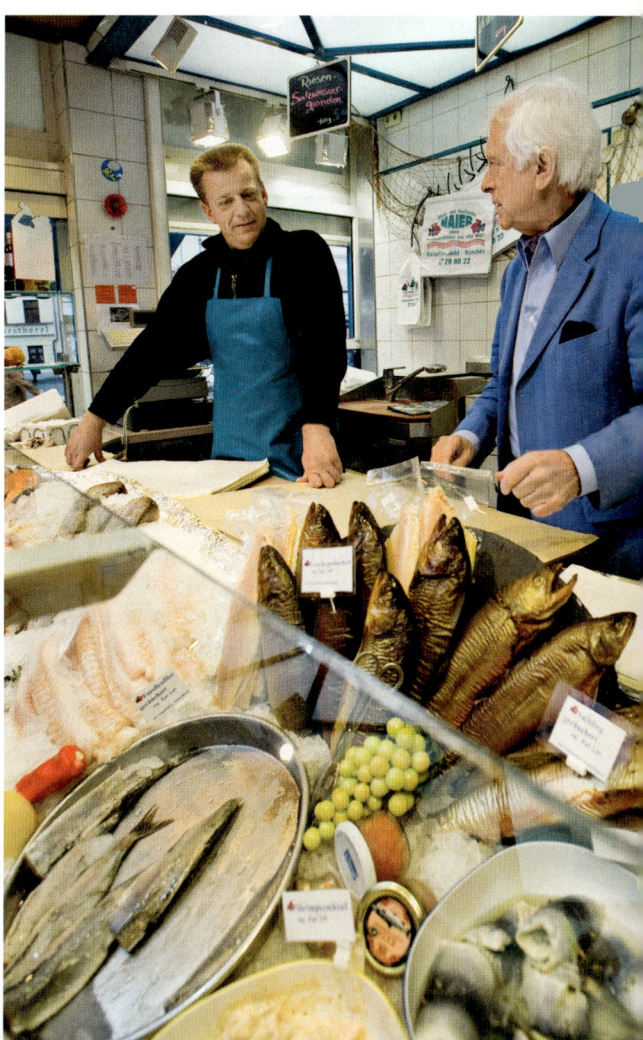

Gesunde Ernährung für alle

Wandern und Lecithin für fitte Gehirnzellen

Ärzte der amerikanischen Alzheimer-Gesellschaft haben beobachtet: Wer täglich etwa 3 Kilometer wandert, kann das Risiko für die Alzheimer-Krankheit sowie andere Formen von geistiger Demenz um 40 % reduzieren. Das Wandern fördert die Durchblutung des Gehirns und aktiviert Hormone, die neue Nerven und Gehirnzellen produzieren. Außerdem wird die Bildung jener Eiweißstoffe gebremst, die das Gehirn von Alzheimer-Patienten blockieren. Der österreichische Neurologe Doz. Dr. Udo Zifko hat die Beobachtung gemacht, dass es neben der sportlichen Bewegung sehr wichtig ist, den fettähnlichen Stoff Lecithin zuzuführen, weil der Botenstoff Lecithin nicht nur das Denken fördert, sondern auch die Gehirnzellen gegen aggressive Umweltschadstoffe stark macht. Lecithin ist in Hülsenfrüchten, besonders in der Sojabohne, zudem auch in Milch und Eiern enthalten. Man kann aber auch 1 Esslöffel Lecithin-Granulat (Reformhaus, Apotheke) in 1 Becher Joghurt verrührt konsumieren.

eingebaut haben, wobei die Milchprodukte hauptsächlich in Form von Joghurt und Käse konsumiert wurden.
Die Studie zeigte: Je intensiver die Probanden sich an die mediterrane Ernährung hielten, desto mehr konnten sie sich vor der Alzheimer-Gefahr schützen. Man schätzt, dass man mit ständiger Mittelmeer-Kost das Risiko für Alzheimer um bis zu 40 % senken kann. Dieser Erfolg hängt natürlich mit vielen anderen Lebensfaktoren zusammen: Zu üppiges Essen, zu viel Alkohol, Tabakkonsum, aber auch das fortgeschrittene Alter können den Erfolg erheblich vermindern.
Doch eines zeigt diese Studie: Es ist wieder ein neuer Beweis erbracht worden, wie gesundheitsfördernd es ist, sich à la Mittelmeer zu ernähren.

Kalzium-Räuber schwächen unsere Knochen

Durch eine entsprechende Aufklärung durch Ernährungsexperten und Ärzte in den letzten Jahren wissen wir, wie wichtig in der täglichen Ernährung die Zufuhr von Kalzium und Vitamin D_3 ist, damit unsere Knochen stark bleiben und vor der gefürchteten Osteoporose geschützt werden können. Doch der Arzt Dr. Christian Günther vom deutschen Kuratorium Knochengesundheit e. V. betont, dass es genau so wichtig ist, die Kalzium-Räuber in unserem Speiseplan zu beachten, sie zu meiden oder zumindest sparsam mit ihnen umzugehen.

- Übermäßig und regelmäßig genossen hat Alkohol einen schädigenden Einfluss auf unseren Knochenstoffwechsel. Der Abbau der Knochen wird angeregt, der Aufbau wird gehemmt.
- Kaffee und Schwarztee in extrem großen Mengen erhöhen die Kalzium-Aus-

gen Genuss von Alkohol zurück. All diese Naturkräfte liefert die Mittelmeer-Kost in klassischer Weise.
Interessant ist ein Detail-Ergebnis der Studie. Daraus geht hervor, dass die Schutzfunktion gegenüber Alzheimer zum Teil darauf zurückzuführen ist, dass die Probanden reichlich Fisch und mageres Fleisch, reichlich Olivenöl und sehr bescheiden Milchprodukte in den Speiseplan

Nahrung, die jung und fit hält

scheidungen über die Nieren. Das führt zu einer negativen Kalzium-Bilanz. Bei bis zu 3 oder 4 Tassen am Tag ist das Risiko jedoch noch nicht gegeben.

- Auch eine hohe Aufnahme von Kochsalz führt zu einer erhöhten Kalzium-Ausscheidung über die Nieren. Wir sollten täglich nicht mehr als 6 Gramm Kochsalz konsumieren, empfehlen Ernährungswissenschaftler. Die meisten Deutschen nehmen täglich zwischen 12 und 20 Gramm Salz auf – vor allem deshalb, weil sie neben dem Salz, das sie zum Würzen verwenden, auch viel verstecktes Salz in Wurst, Käse, Brot und Fertiggerichten verzehren.
- Die Oxalsäure im Spinat, Mangold, Rhabarber, in der Roten Bete sowie im Kakao bindet ebenfalls Kalzium, das dann vom Körper nicht mehr aufgenommen werden kann.
- Neben dem Kalzium ist das Phosphat ein Hauptbestandteil des mineralischen Knochengerüstes. Damit dieser Mineralstoff im Körper ausreichend zur Verfügung steht, sollten wir täglich 1500 Milligramm Phosphat aufnehmen. Durch den Konsum von Fleisch, Wurst, Schmelzkäse (Streich- oder Scheibenkäse), Quark, Süßigkeiten, Fertiggerichten und zuckerhaltigen Limos wird zu viel Phosphat zugeführt. Dadurch verschiebt sich das Gleichgewicht mit dem Kalzium. Und das hat eine negative Auswirkung auf die Knochengesundheit.
- Auch allzu große Mengen an rohen Getreideflocken sind zu vermeiden. Die darin enthaltene Phytinsäure bindet Kalzium, das dann vom Darm nicht aufgenommen wird. Beim Erhitzen (Getreidebrei) und bei Gärvorgängen (Brotbacken) wird die Phytinsäure abgebaut. Für ein Müsli sollte man daher nie mehr als 2 bis 3 Esslöffel Getreideflocken verwenden.

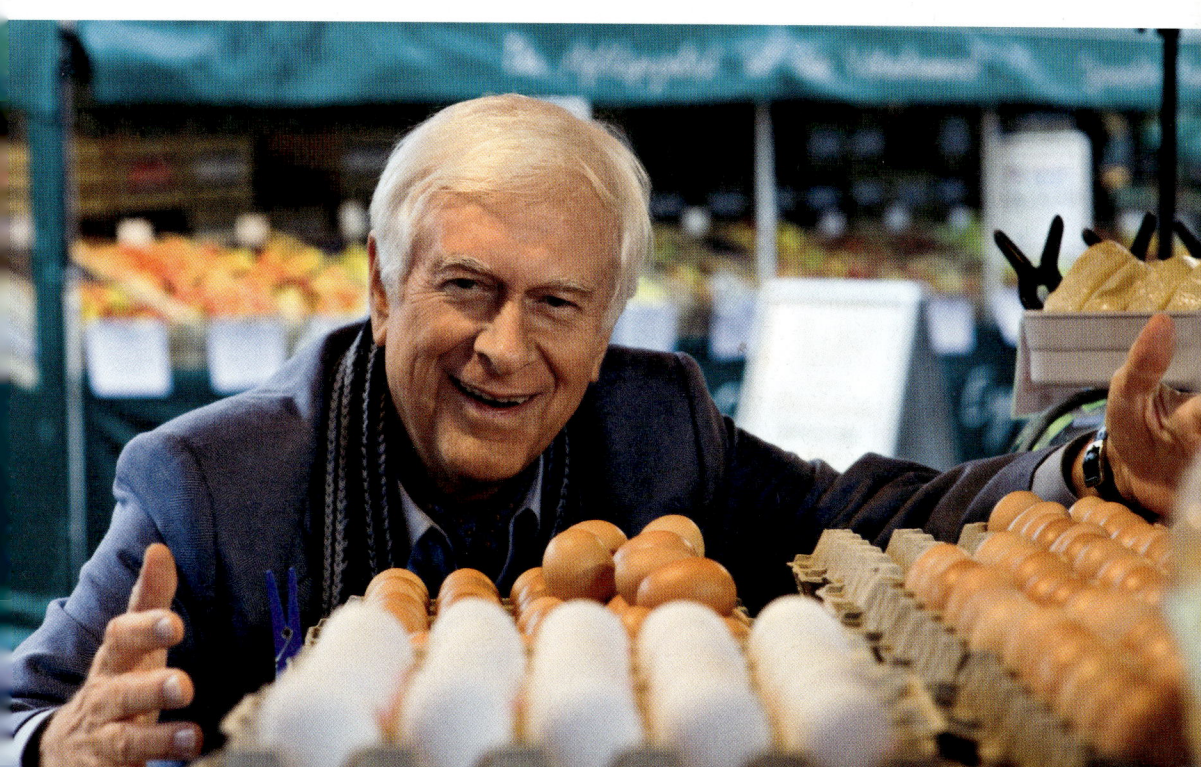

Gesunde Ernährung für alle

Weitere Elemente der Anti-Aging-Ernährung

Essgewohnheiten, die einen jung erhalten

Es ist aber nicht nur wichtig, was man isst, um lange vital zu bleiben, sondern es ist auch wichtig, wie viel und wann man isst. Man kann viele Jahre seines Lebens dazugewinnen, wenn man sich mit der Idee des »Dinner Cancellings« anfreundet. Das bedeutet: Jeden Tag – oder zumindest zweimal die Woche – um 16:00 Uhr die letzte Mahlzeit einzunehmen und auf ein Abendessen zu verzichten. Man darf nur ungesüßte Kräutertees trinken. Das Weglassen des Abendessens bringt viele Vorteile: Es wird die Produktion speziell jener Hormone aktiviert, die unseren biologischen Alterungsprozess aufhalten. Das sind die Hormone Somatropin und Melatonin. Sie stärken unser Immunsystem und senken die Körpertemperatur. Der Körper arbeitet auf Sparflamme. Das ist wichtig für einen verjüngenden Schlaf sowie für die nächtliche Regeneration aller Organe. Eine Super-Jungbrunnen-Kur für die Haut: Trinken Sie 1 Woche täglich über den Tag verteilt 1 Liter Ziegenmilch (Supermarkt). Man kann im Spiegel selbst kontrollieren und sehen, wie die Haut straffer und frischer wird. Ich weiß, wovon ich rede: Zu meinem Leben gehören drei zahme Ziegen mit Namen Marie, Sophie und Stefanie, die meine Frau und mich mit »Jungbrunnen-Milch« versorgen.

Was kann man tun, wenn die Befindlichkeit gestört ist? Oftmals steckt einfach ein falscher oder ungesunder Lebensstil dahinter: zu wenig Bewegung, zu viel Stress, Sorgen, schlechter Schlaf oder eine falsche Ernährung.
Schlecht gelaunt, energielos oder müde? Unser Gehirn ist für die gute Laune zuständig. Durch Botenstoffe, auch Neurotransmitter genannt, werden gute oder schlechte Laune, Glück oder Ängste gesteuert. Diese Botenstoffe können wir durch die Ernährung anregen und beeinflussen. Hier die bekanntesten Botenstoffe, die bei uns für gute Laune sorgen:
- Serotonin und Norepinephrin beruhigen und fördern das Wohlbefinden. Die Banane liefert uns reichlich von beiden Stoffen.
- Katecholamine fördern die Wachsamkeit, machen uns stressfest und halten Ängste von uns fern. Sie wirken stimmungsaufhellend. Enthalten sind sie in Milchprodukten und anderen leicht verdaulichen Eiweißmahlzeiten.

Nahrung, die j

- Acetylcholin hilft uns, klare Gedanken zu fassen, objektiv und positiv zu denken. Die beste Quelle ist das Lecithin aus der Sojabohne.
- Endorphine wirken schmerzstillend und machen uns euphorisch, sie wirken depressiven Stimmungen entgegen. Viele Vollkornarten, besonders Hirse und Dinkel, enthalten Endorphine.

Unter den Nahrungsmitteln, die uns zur guten Laune und damit auch zu mehr Energie verhelfen, weil sie die Produktion der dazu notwendigen Botenstoffe anregen, unterscheidet man vier Gruppen:

- Anregend: Joghurt, Nüsse, Gewürznelken, Vanille, Zimt, Orange, Grapefruit und Bohnen
- Beruhigend: Anis, Fisch, Hirse, Kartoffeln, Kopfsalat, Bananen, Ananas, Feigen, Mandarinen
- Ausgleichend: Apfel, Granatapfel, Datteln, Paprika, Möhren, Knoblauch, Tomaten
- Glücklich machend: Kakao in Schokolade und Trinkschokolade

Im Folgenden habe ich noch einige kleine Tipps für einen Energieschub, der zum Beispiel auch Morgenmuffeln schnell auf die Beine hilft.

- Ein indisches Rezept, um Energie zu tanken: Kochen Sie 250 Milliliter Wasser, und trinken Sie es so heiß wie möglich langsam in kleinen Schlucken.
- Folgende Gerüche geben Ihnen ebenso Energie für den Tag: 20 Tropfen Rosmarinöl, Rosenöl oder Bergamotteöl aus der Apotheke oder dem Reformhaus in ein Taschentuch geben und immer wieder daran schnuppern.
- Hier noch etwas, das den Kreislauf in Schwung bringt: 250 Milliliter stilles Mineralwasser, 2 Esslöffel Apfelessig und 2 Teelöffel Honig mis kleinen Schlucken gleich nach dem Aufstehen trinken.
- Essen Sie zum Frühstück Obst. Ideal sind Äpfel oder Birnen. Bananen sollten Sie meiden, diese beruhigen und machen müde.
- Oder essen Sie eine Paprikaschote. Die Inhaltsstoffe der Paprika regen im Gehirn die Ausschüttung von Hormonen an, die das positive Denken, die Konzentration und das Glücksgefühl fördern.
- Ein Tipp gegen geschwollene Augen: Übergießen Sie 2 Beutel Schwarztee mit heißem Wasser und lassen Sie sie 2 Minuten ziehen. Legen Sie die lauwarmen Beutel für einige Minuten auf die geschlossenen Augen.
- Treiben Sie etwas Frühsport. Dabei sollten Sie sich einen Sport aussuchen, der Ihnen wirklich Spaß macht.

Das Säure-Basen-Gleichgewicht erhalten

Oftmals rätselt man lange, was die Ursache sein könnte, dass man sich gesundheitlich nicht wohl fühlt. Sie ist der Grund für viele Krankheiten: die Übersäuerung des Organismus.

Dazu muss man zunächst wissen: In einem gesunden Organismus befindet sich das Stoffwechselgeschehen der Zellen und Organe in einem natürlichen Gleichgewicht zwischen Säuren und Basen. Das ideale Verhältnis: 80 % Basen zu 20 % Säuren. Falsche, einseitige Ernährung mit zu viel an Säure bildenden oder sauren Lebensmitteln und Getränken, ständig übermäßiger Stress sowie Schadstoffe aus der Umwelt stören auf Dauer dieses Verhältnis. Solange die Basen im Körper überwiegen, können die Säuren

Fitness fürs Gehirn

Was braucht unser Gehirn, um fit zu sein, um sich konzentrieren zu können und um leistungsstark zu sein?

- *Sauerstoff:* Das Gehirn macht zwar nur 2 % unseres Körpergewichts aus, beansprucht jedoch 40 % unseres eingeatmeten Sauerstoffs. Bei sportlicher Betätigung, die übrigens auch sehr wichtig fürs Gehirn ist, braucht es noch mehr.
- *Flüssigkeit:* Trinken Sie über den Tag verteilt 2 Liter Mineralwasser. Unser Gehirn besteht zu 70 % aus Wasser, kann also nur im feuchten Milieu aktiv sein. Wer beim Lernen zu wenig trinkt, wird denkfaul, kann sich nichts merken. Ein ideales Getränk ist die Apfelschorle: Apfelsaft und Mineralwasser im Verhältnis 1 zu 1 mischen. Damit bekommt das Gehirn genau jene Menge an Mineralstoffen, die es zum Arbeiten braucht.
- *Schlaf:* Unser Gehirn benötigt etwa acht Stunden Schlaf pro Tag.
- *Nahrung:* Zusätzlich müssen Sie Ihrem Gehirn auch Kraft durch Nahrung geben. Essen Sie sich klug! Und dafür sollten Sie viel Grünes essen: Salat, Spinat, Kräuter. Der darin enthaltene grüne Farbstoff bewirkt, dass der eingeatmete Sauerstoff möglichst lange im Gehirn bleibt. Tomaten sind ebenfalls gut für die geistige Fitness. Sie enthalten eine Substanz, die das Gedächtnis verbessert. Darüber hinaus wird auch die Schüchternheit besiegt. Untersuchungen in den USA haben ergeben: Das ideale Essen zur Prüfungszeit ist Mozzarella mit Tomaten und Basilikum. Mozzarella liefert Cholin, das ist Sprit fürs Denken. Und Tomate und Basilikum kurbeln unser Gedächtnis ganz besonders an. Ein speziell wirksamer Kraftstoff ist auch das Naturlecithin aus der Sojabohne mit seinem hohen Cholingehalt.

Treiben Sie zusätzlich täglich Gehirnjogging. Hier einige Tipps:

- Lassen Sie den Einkaufszettel zu Hause, und vergleichen Sie danach, ob Sie etwas vergessen haben.
- Lernen Sie eine Fremdsprache.
- Lernen Sie Gedichte und Lieder auswendig.
- Weichen Sie neuen geistigen Herausforderungen – etwa dem Umgang mit einem Computer oder dem Videorecorder – nicht aus.
- Rechnen Sie mehr im Kopf. Greifen Sie nicht gleich zum Taschenrechner.
- Lösen Sie Kreuzworträtsel, Sudoku und andere Rätselspiele.
- Spielen Sie mal wieder, zum Beispiel »Stadt, Land, Fluss« oder »Memory«.

von ihnen neutralisiert werden. Wenn nun die Säuren in zu großen Mengen vorhanden sind, dann setzen sie sich im Bindegewebe ab. Sie blockieren den Abtransport von Schlacken und Giftstoffen. Die Folge: Körperzellen ersticken förmlich im Stoffwechselmüll und können ihre Aufgaben nicht mehr erfüllen. Vor allem reagieren Enzyme und Hormone sehr empfindlich auf eine Übersäuerung. Eine Übersäuerung des Körpers kann die Ursache für folgende Beschwerden sein:

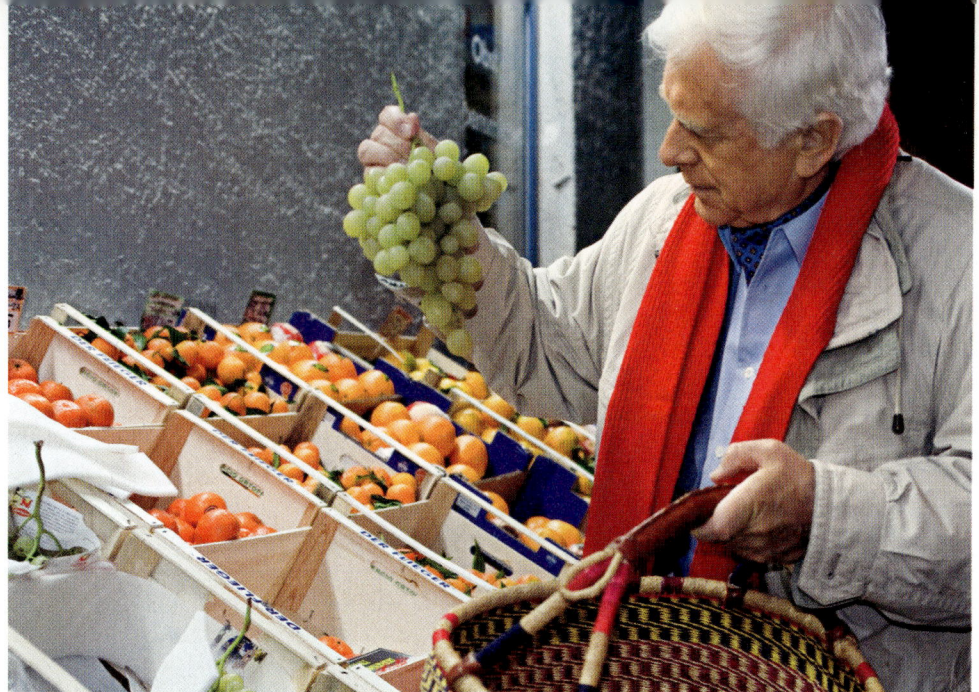

verstärkte Infektanfälligkeit, entzündetes Zahnfleisch, trockene und rissige Haut, Haarausfall, Migräne, depressive Zustände, erhöhte Leberwerte, Blähungen und Völlegefühl, Gelenkbeschwerden, Osteoporose, nächtliche Muskelkrämpfe, glanzloses Haar, Haarausfall, Müdigkeit, schlechter Atem.

Um einer Übersäuerung entgegenzuwirken, bedarf es einer Umstellung der bisherigen Ernährungsgewohnheiten. Wer viel Säure bildende Lebensmittel zu sich nimmt wie Fleisch, Innereien, Produkte aus Weißmehl, Zucker, Süßigkeiten, Fertiggerichte, Erdnüsse, Essig und Senf ist gefährdet. Er sollte folgende Lebensmittel in seinen Speiseplan aufnehmen: Vollkornprodukte, Obst und Gemüse, Kartoffeln, kohlensäurearme Mineralwässer, Milch, Gewürz- und Wildkräuter. Der Fleischkonsum sollte reduziert werden, und auf Kaffee und Alkohol verzichtet man am besten ganz.

Kurzfristig ist es sinnvoll, auch Basenpulver aus natürlichen Mikronährstoffen einzunehmen. Wissenschaftler der österreichischen Ökopharm-Forschung haben nachgewiesen: Mit den Mikronährstoffen, die das Säure-Basen-Gleichgewicht halten, kann man einen gestörten Gesundheitszustand sehr oft wieder beheben. Wer wissen will, ob er übersäuert ist, kann das mit einem pH-Teststreifen aus der Apotheke in Form eines Speicheltests messen.

Eine Traubenkur liefert Energie und hält jung

Viele nützen die Traubenzeit für eine Traubenkur, wollen in erster Linie damit abnehmen und entschlacken. Doch so eine Traubenkur bringt noch eine ganz andere, weitaus bessere Wirkung: Sie versorgt uns mit Spitzenenergie und hilft uns beim Jungbleiben.

Das trifft vor allem auf die dunklen Trauben zu. Sie sind reich an dem Bioaktivstoff Resveratrol, der Herz und Kreislauf stärkt und einer frühzeitigen Arteriosklerose vorbeugt. Prof. Dr. David Sinclair von der Medical School der Harvard-Universität in Boston, USA, einer der Forscher, die das Resveratrol entdeckt haben, betont: »Der Bioaktivstoff aktiviert das Enzym STR 2. Dieses Enzym schützt das Erbgut der Zellen wie ein magisches Schutzschild. Das Resveratrol kann das

Gesunde Ernährung für alle

Gen für ein langes Leben im Menschen aktivieren.« Das hat auch Prof. Dr. Mitchell von der amerikanischen Life Extension Foundation mit folgenden Worten bestätigt: »Resveratrol ist bisher die einzige Substanz, die das kann.«

Damit sind dunkle Trauben ein Jungbrunnen. Und sie machen vital. Man kann das selbst testen, wenn man morgens zum Frühstück Trauben genießt. Man tankt damit spürbare Energie. Man kann die Trauben pur essen, aber auch ins Joghurt oder ins Müsli mischen. Und wenn die Traubenzeit vorbei ist, dann finden wir diese Eigenschaften auch in den Rosinen und Sultaninen.

Wer im Herbst eine Traubenkur machen möchte, sollte wissen: Man genießt morgens und am späten Nachmittag anstelle einer Mahlzeit je 500 bis 750 Gramm Trauben. Bitte die Schale und die Kerne mitessen. Da steckt eine große Menge der Wirkstoffe drinnen. Mittags essen Sie einen Teller Salat mit Fisch oder Geflügel. Und trinken Sie über den Tag verteilt entweder Wasser, einen ungesüßten Kräutertee oder 50 zu 50 mit Wasser verdünnten dunklen Traubensaft. Ideal ist, wenn man Bio-Trauben kauft. Andernfalls ist es wichtig, dass man die Trauben vor dem Essen gründlich mit sehr warmem Wasser wäscht. Die Dauer so einer Traubenkur im Herbst: 7 oder 14 Tage.

Das Immunsystem stärken

Damit es gar nicht erst zu einem Infekt kommt, brauchen wir ein starkes Immunsystem. Hierbei spielt die Ernährung eine ganz ausschlaggebende Rolle:

- Eine gesunde Darmflora ist entscheidend für ein starkes Immunsystem. Sie können diese unterstützen, indem Sie probiotische Joghurts trinken. Oder Sie essen täglich eine Gabel rohes Sauerkraut, das enthält gesundheitsfördernde Milchsäurebakterien. Wichtig für eine gesunde Darmflora ist auch eine ballaststoffreiche Kost. Greifen Sie deshalb auf Vollkornprodukte, Gemüse und Obst zurück.
- Eine gute Vitaminversorgung gehört ebenso dazu. Wichtig sind alle Vitamine, besonders aber Vitamin A, das Provitamin Beta-Karotin, Vitamin C und E. Ein Salat aus Tomaten, Möhren, Paprika, Petersilie und Weizenkeimöl versorgt Sie mit all diesen Vitaminen.
- Damit der Organismus Schadstoffe und Stoffwechselmüll gut ausscheiden kann, benötigt er genügend Flüssigkeit. Trinken Sie zwei bis drei Liter Wasser oder Kräutertees pro Tag.
- Essen Sie 4 Zehen Knoblauch am Tag. Damit wird die Vitaminaufnahme in den Organismus verbessert.
- In stressigen Zeiten sollten Sie Lebensmittel konsumieren, die reich an Magnesium und B-Vitaminen sind. Dazu zählen Nüsse, Vollkornprodukte und Naturreis.

Neben der Ernährung stärken auch die folgenden Dinge unser Immunsystem:

- Betreiben Sie viel Sport, am besten im Freien. Ideal sind Wandern, Joggen und Radfahren.
- Achten Sie auf einen ausreichenden, ungestörten Schlaf. Diese Regenerationsphase ist wichtig für den Organismus. Sieben bis acht Stunden Schlaf täglich wären ideal.
- Lachen Sie aus vollem Herzen, und das mindestens einmal am Tag. Sie werden sehen, das steckt auch andere an.
- Lassen Sie mal ruhig den Fernseher und die Stereoanlage aus, und genießen Sie in aller Ruhe ein Buch, eine Zeitschrift oder ein Rätselheft.

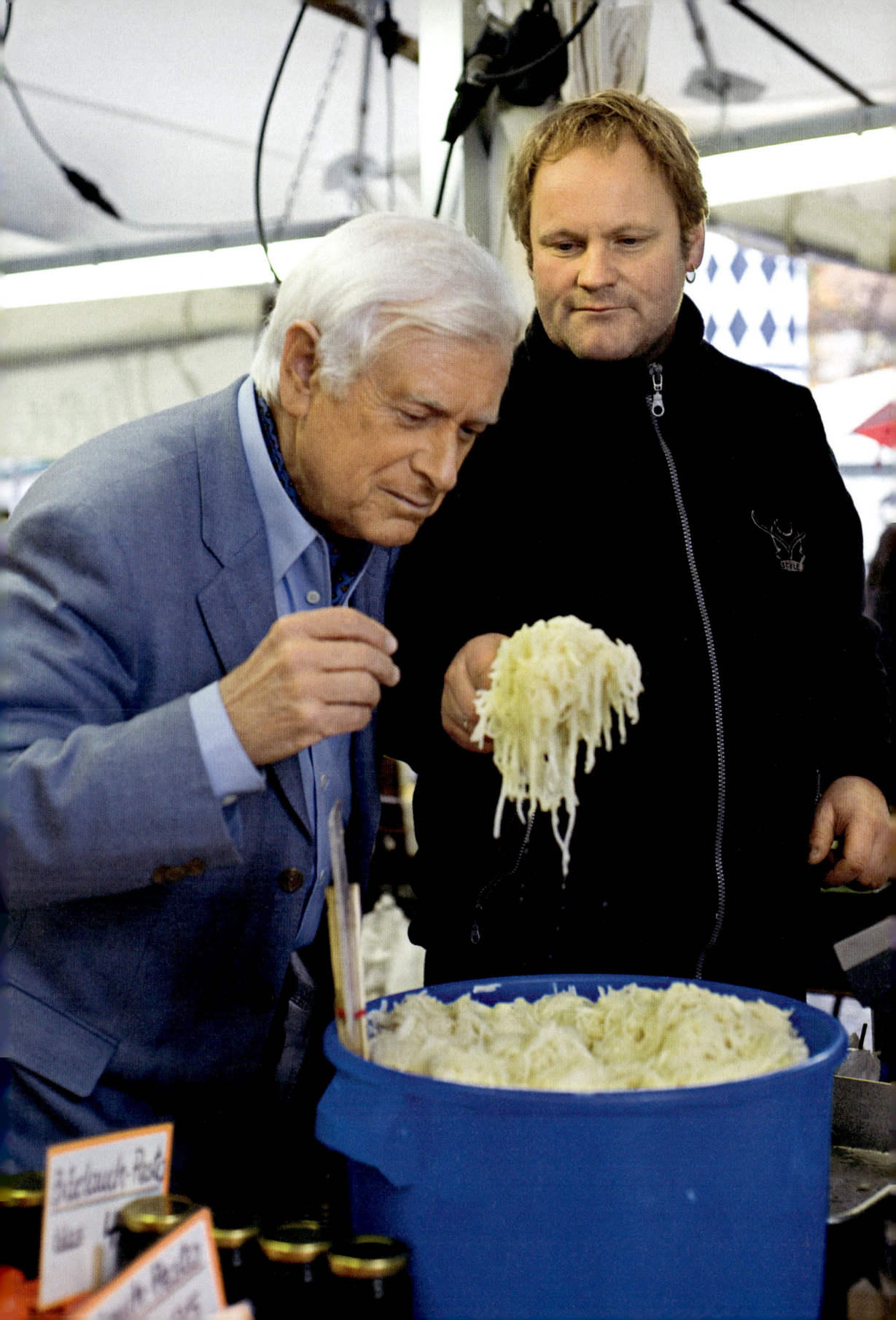

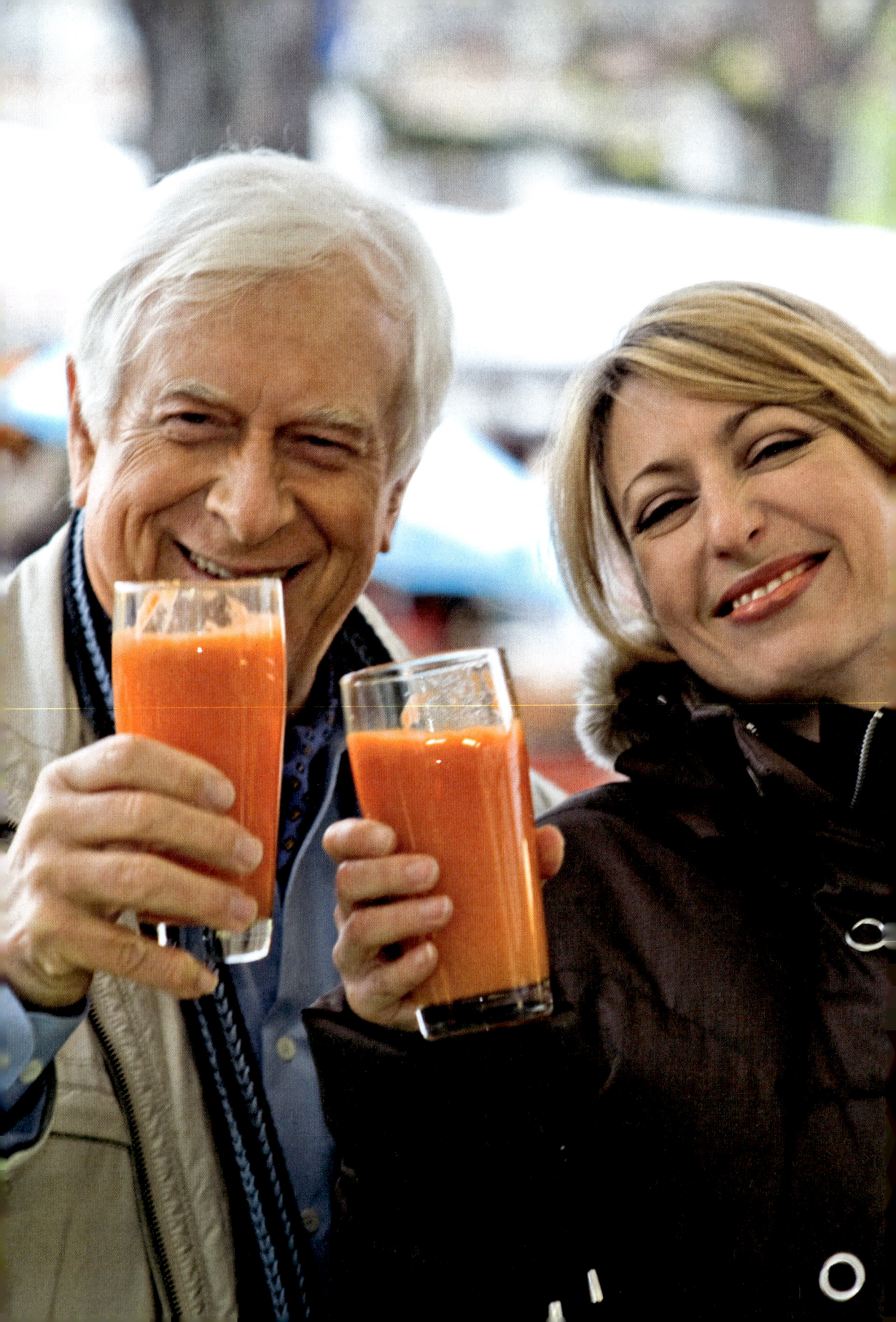

Gesund trinken – ganz einfach!

»Wasser ist zum Waschen da«, *so hieß es einstmals in einem Schlager – heutzutage lautet das Motto »Wasser ist zum Trinken da«, und zwar sowohl pur als auch gemischt mit Säften aller Art. Auch die Auswahl an Kaffee- und Teesorten lässt keine Wünsche offen. Vielleicht kreieren Sie einmal selbst ein Fitmacher-Getränk und geben ihm einen »süffigen« Namen.*

Gesunde Ernährung für alle

Wasser – das Beste aus der Natur

Ohne Wasser wäre unser Leben gar nicht möglich. Denn der menschliche Körper besteht zu zwei Dritteln aus Wasser. Es ist somit nichts Geringeres als sein Grundelement. Wir brauchen Wasser, damit unser Organismus in Schwung bleibt und seine Funktionen erfüllen kann, damit Stoffwechselabfallprodukte und Gifte aus dem Körper abtransportiert werden können.

Ein erwachsener Mensch gibt in der warmen Jahreszeit täglich mit Harn und Schweiß sowie über die Ausatemluft etwa drei Liter Flüssigkeit ab. Bei extremen Temperaturen und viel Bewegung kann das sogar noch weit mehr sein. Wenn nicht kurzfristig diesen Flüssigkeitsverlusten entsprechende Mengen an Flüssigkeit nachgeliefert werden, kommt es zu Kreislaufversagen sowie zu Störungen der Herz- und Bronchientätigkeit. Auch Blut und Haut leiden darunter. Denken Sie daher insbesondere an warmen Tagen daran, immer ausreichend zu trinken dabeizuhaben.

Fazit: Im Sommer sollte jeder täglich drei Liter Flüssigkeit zu sich nehmen. Das optimale Getränk ist und bleibt das Wasser. Es hat zum einen keine Kalorien und wirkt sich somit nicht auf das Körpergewicht aus. Zum anderen führt es uns noch wertvolle Mineralstoffe und Spurenelemente zu. Darüber hinaus wirkt es in vielen Fällen auch als Medizin.

Im Folgenden – über den Durst hinaus – einige Beispiele dafür, wann Sie nicht die Hausapotheke brauchen, sondern einfach zu einem Glas Wasser greifen können:

- Übelkeit und leichter Schwindel: Trinken Sie 250 Milliliter kaltes Wasser in ganz kleinen Schlucken. Dazwischen tief ein- und ausatmen.
- Kraftlos an heißen Tagen: Lassen Sie 250 Milliliter Wasser einmal aufkochen, und trinken Sie es dann in kleinen Schlucken so heiß, wie Sie es vertragen können. Das ist ein altes indisches Rezept für mehr Vitalität an heißen Tagen.
- Verstopfung: Gießen Sie am Abend 250 Milliliter Wasser in ein Trinkglas, und lassen Sie dieses zugedeckt im Zimmer stehen. Am nächsten Morgen trinken Sie das abgestandene Wasser mit Zimmertemperatur in langsamen, kleinen Schlucken. Das bringt die Verdauung eine Stunde danach so richtig in Schwung.
- Stressbelastung: Wer beruflich oder privat in Stresssituationen gerät, der belastet damit Herz und Kreislauf. 250 Milliliter Mineralwasser, das hohe Mengen des Mineralstoffs Magnesium enthält, kann hier Abhilfe schaffen. Das Magnesium stärkt die Nervenzellen gegen die Stresshormone Adrenalin und Noradrenalin.

Gesund trinken – ganz einf...

Tees, Kaffee und andere Getränke

Schwarzer und grüner Tee

Dieser Tee hat in den letzten Jahren enorm an Bedeutung in der gesunden Ernährung gewonnen. Zahllose Studien haben ergeben, dass die schützenden Phenolsubstanzen unsere Gefäße elastisch erhalten. Außerdem ist Schwarztee ein kalorienfreies Getränk – wenn man ihn nicht süßt –, das uns mit den Vitaminen B_1 und B_2 für starke Nerven und gegen Stress, mit Fluor für die Zähne zum Schutz vor Karies, mit Mangan für gute Laune und Kalium für Herz und Muskeln versorgt. Die Gerbstoffe im Schwarztee beruhigen Magen und Darm.

Die Teeblätter des grünen Tees enthalten große Mengen an Vitamin C gegen Erkältungen und Stress, Fluor zum Stärken der Zähne, das Spurenelement Mangan zur Vorbeugung von Osteoporose sowie Bitterstoffe und vor allem Polyphenole. Sie sind das Wichtigste im grünen Tee. Es gibt zwei Arten von Polyphenolen: Gerbstoffe und EGCG-Substanzen. Die Gerbstoffe beruhigen Magen und Darm, schalten schädliche Bakterien aus und beugen damit entzündlichen Magen- und Darmstörungen vor. Sie machen auch die Haut widerstandsfähiger. Die EGCG-Stoffe haben krebshemmende und blutverdünnende Eigenschaften. Man hat in vielen Studien beobachtet: Wer regelmäßig grünen Tee trinkt, senkt das Risiko für Leber-, Lungen- und Darmkrebs.

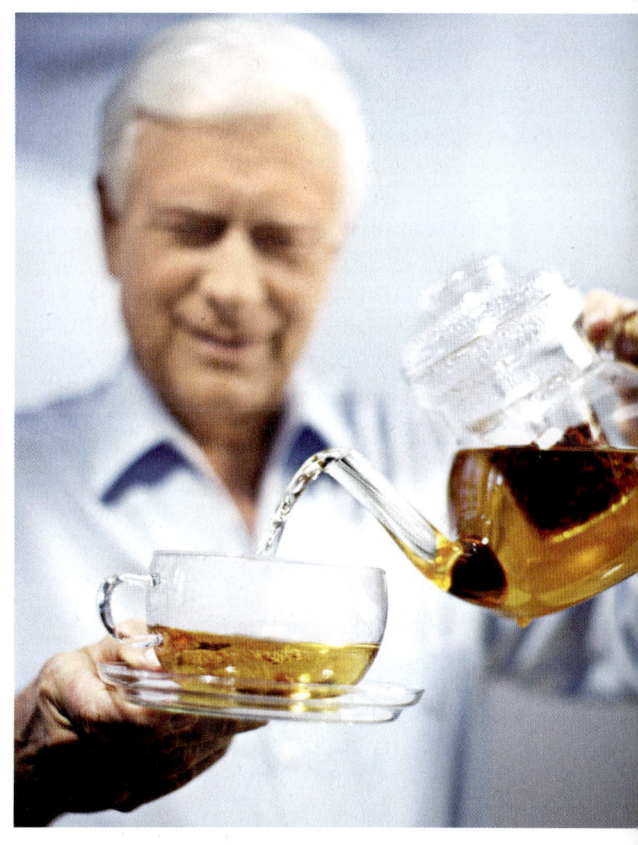

Übrigens: Grüner Tee sollte nicht mit kochendem Wasser aufgegossen werden. Lassen Sie das Wasser, nachdem es gekocht hat, vier bis fünf Minuten abkühlen. Dann hat es eine Temperatur von etwa 70 °C, optimal zum Aufbrühen. Grünen Tee kann man sogar zweimal aufgießen.

Früchte- und Kräutertees

Sie enthalten kein Koffein und sind also sehr bekömmlich. Im Folgenden werden einige Teesorten und deren gesundheitliche Wirkungen vorgestellt:

- Baldriantee wirkt beruhigend und entspannend, er hilft bei Schlaflosigkeit und Nervosität.
- Bohnenschalentee unterstützt die Arbeit der Bauchspeicheldrüse und wirkt dadurch blutzuckersenkend, ist deshalb für Diabetiker gut geeignet.
- Brennnesseltee hat eine entwässernde Wirkung, schwemmt überflüssige Wassereinlagerungen aus dem Körper heraus, wirkt damit entgiftend und entschlackend.
- Fencheltee wird bei Magen- und Darmbeschwerden eingesetzt; er wirkt auch entkrampfend und schleimlösend bei Entzündungen der oberen Luftwege.
- Hagebuttentee enthält viel Vitamin C und stärkt somit das Immunsystem, zudem lindert er Rheumaschmerzen.
- Kamillentee wirkt entkrampfend, wundheilungsfördernd und äußerlich entzündungshemmend, sollte aber nicht bei Entzündungen der Magenschleimhaut angewendet werden.
- Lindenblütentee hat heiß getrunken eine schweißtreibende Wirkung, er wirkt schleimlösend auf die oberen Luftwege und ist daher gut bei Grippe und Erkältung.
- Matetee eignet sich vor allem bei Diäten; er dämmt nicht nur den Hunger, sondern wirkt auch entwässernd.
- Pfefferminztee belebt die Magentätigkeit und wirkt krampflösend bei Verdauungsstörungen, Blähungen und Übelkeit.
- Rooibuschtee ist sehr magenfreundlich und gut bekömmlich, er wirkt krampflösend bei Magen-Darm-Beschwerden und beugt Arteriosklerose und rheumatischen Erkrankungen vor, zudem wirkt er positiv auf den Blutzuckerspiegel. Der Rooibuschtee ist somit gut für Diabetiker geeignet.
- Salbeitee wirkt antibakteriell und lindernd bei Halsentzündungen.
- Thymiantee wirkt schleimlösend und stillt den Hustenreiz, man sollte ihn bei Entzündungen der Atemwege trinken.

Cholesterinsenkender Tee

Nopal-Kaktus-Tee kommt aus Mexiko und wird aus den Blättern des Nopal-Kaktus hergestellt. Er kann aufgrund seines Pektingehalts zu hohe Cholesterinwerte senken. Durch das enthaltene Enzym Glykose-6-Phosphat-Isomerase kann er auch zu hohe Blutzuckerwerte senken. Sie bekommen diesen Tee in der Apotheke. Vier Tassen sind genau die richtige tägliche Menge, um positiv die Blutfettwerte und die Blutzuckerwerte zu beeinflussen.

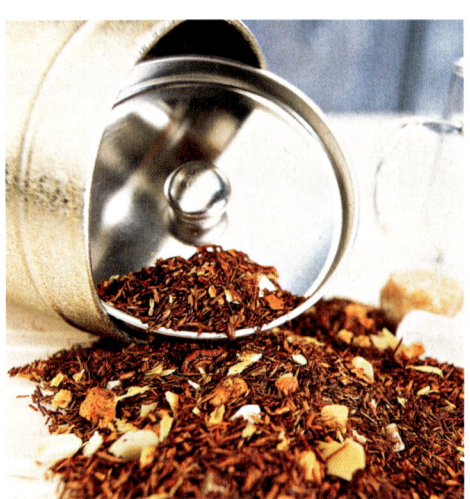

Gesund trinken – ganz einfach!

Kaffee

Kaffee ist und bleibt bei weitem das Lieblingsgetränk der Deutschen. Was wäre ein Bürotag ohne eine Tasse Kaffee? Viele brauchen ihn zum Munterwerden, zu einem schönen Stück Kuchen oder einfach so zum Genießen. Auch die zahllosen Kaffeevarianten, allen voran der voll im Trend liegende Latte macchiato, sind bei uns heiß begehrt.

Bohnenkaffee hat eine anregende Wirkung. Sie ist darauf zurückzuführen, dass das Koffein jene Rezeptoren in unserem Gehirn blockiert, die uns müde machen und den Schlaf fördern. Kaffee ist auch gut für die Zähne. Seine Inhaltsstoffe töten Bakterien im Mund ab, bremsen und verhindern die Bildung von Karies. Allerdings kann Kaffee kein Ersatz für die Zahnbürste sein. Ja, und wer zu niedrigen Blutdruck hat, der darf auch etwas öfter eine Tasse Kaffee genießen. Wobei die Medizin zur Menge »in Maßen« ganz genaue Empfehlungen gibt: Bis zu vier Tassen am Tag sind nicht schädlich.

Eine groß angelegte Untersuchung an der Berkeley-Universität in den USA hat bewiesen: Sogar Herzkranke dürfen ein bis zwei Tassen Kaffee am Tag trinken. Die Studie hat weiterhin belegt: Kaffee steigert die geistige Leistungsfähigkeit für einige Zeit. Er macht bei vielen Menschen Lust auf Liebe und kann depressive Stimmungen vertreiben. Er kann das Risiko für Darmkrebs und für Magengeschwüre senken und Kopfschmerzen lindern. Kaffee kann Muskelschmerzen mildern, das Risiko für Leberkrebs senken, und er schützt vor Parkinson. Alles aber immer nur unter dem Aspekt: Niemals mehr als vier Tassen pro Tag.

Wenn Sie starken Kaffee »entschärfen« möchten, sollten Sie keine Milch dazugeben, sondern Kaffeesahne. Denn Kaffee kann nur ab einem gewissen Fettgehalt in seiner Wirkung gemildert werden.

Wenn Sie etwas zu viel Alkohol getrunken haben, dann glauben Sie ja nicht, dass eine Tasse starker Kaffee Sie schneller wieder nüchtern macht. Im Gegenteil: Der Kaffee verstärkt die Aufnahme des Alkohols ins Blut.

Obst- und Gemüsesäfte

Säfte enthalten jede Menge Vitamine und Mineralstoffe. Allerdings sollten sie am besten nur verdünnt und in Maßen getrunken werden. Denn gerade in Fruchtsäften sind etwa 8 bis 10 % natürlicher Fruchtzucker enthalten. 1 Liter Fruchtsaft enthält damit etwa 400 bis 500 kcal. Zu viel Saft macht also auf Dauer dick, und der Fruchtzucker kann insbesondere bei Kindern sogar Karies verursachen.

Rotwein

Rotwein ist reich an dem sekundären Pflanzenfarbstoff Resveratrol. Dieser stärkt Herz und Kreislauf, beugt einer frühzeitigen Arteriosklerose vor und senkt das gefährliche LDL-Cholesterin. Das Quercetin und Epikatechin im Rotwein senkt das Krebsrisiko. Und das Katechin sorgt dafür, dass das Blut flüssig bleibt. Allerdings gilt das alles nur, wenn man täglich nicht mehr als 250 Milliliter trinkt. Mehr belastet Leber und Hirn.

Bier

Wissenschaftliche Studien beweisen: Bier in Maßen – 0,3 bis 0,6 Liter am Tag – ist ein wertvoller Beitrag für die Gesundheit.

- An der Technischen Uni in München hat man nachgewiesen: Bier enthält, wie der Rotwein, das schützende Polyphenol Resveratrol. Damit trägt man dazu bei, das gute HDL-Cholesterin im

Gesunde Ernährung für alle

Körper zu erhöhen, das schlechte LDL-Cholesterin zu senken. Das bedeutet bessere Cholesterinwerte, Stärkung von Herz und Kreislauf sowie Schutz vor frühzeitiger Adernverkalkung.
- An der Freien Universität in Berlin hat man entdeckt: Biertrinker haben seltener den Helicobacter pylori in sich, jenen Keim, der Gastritis und Magengeschwüre verursachen kann.
- An der US-Universität von Oregon hat man beobachtet: Bier kann das Risiko für Krebs senken. Die Bioflavonoide aus dem Hopfen schützen vor aggressiven krebsauslösenden Substanzen.
- Durch die beruhigenden Wirkstoffe Lupulon und Humulon im Hopfen kann man mit Bier die Nerven stärken und besser mit Stress umgehen.
- Schon lange ist in der Medizin bekannt: Mit Bier kann man hervorragend die Harnwege durchspülen und Nierensteinen vorbeugen. Und wenn man bereits einen Nierenstein hat, dann hilft Bier sehr oft, dass man ihn schnell wieder loswird.
- Die Dosis macht's. Das gilt auch beim Bier: Mit einem halben Liter Bier am Tag sinkt ein zu hoher Blutdruck. Mit einem Liter und mehr steigt er.

Legende Bierbauch

Ja, der Bierbauch ist Legende. Bier enthält von allen alkoholischen Getränken die wenigsten Kalorien. Der Bierbauch kommt vom Bewegungsmangel und von dem, was man zum Bier isst. Und da Bierkonsum den Hunger anregt, des Weiteren der Alkohol zu einer sinkenden Fähigkeit der Selbstkontrolle führt, kann dies eine ganze Menge sein.

Gichtpatienten müssen übrigens gänzlich auf Bier, auch auf alkoholfreies, verzichten, denn es enthält Purine.

Ich werde immer wieder gefragt: Kann man ohne Schlankheitskur, ohne Diät, also mit der alltäglichen Ernährung abnehmen? Oder ist das nur eine unerreichbare Vision? Es ist keine Vision. Es ist in Wahrheit der einzig richtige, seriöse und gesunde Weg, Pfunde abzubauen. Und ganz ehrlich: Wer hat denn genau dann, wenn die Waage Alarmzeichen gibt, das Geld, die Zeit und die Lust, in einem Kurzentrum eine Schlankheitskur zu absolvieren? Wir müssen es anders schaffen. Wichtig dabei ist, dass wir uns viel intensiver als bisher mit unseren Lebensmitteln befassen, dass wir uns über ihre Wertigkeit und über ihre Wirkung auf unseren Organismus informieren. Wenn wir dann eine Ernährungsform finden, die uns hilft, schlank zu werden, dann ist das ein Langzeit-Konzept, das uns in Fleisch und Blut übergeht und das uns vor dem gefürchteten Jo-Jo-Effekt bewahrt.

Außerdem: Wir müssen das Prinzip der Buchhaltung für unsere Gewichtsreduktion nutzen. Wir dürfen nicht mehr Kalorien zuführen, als wir verbrauchen. Sonst macht das Essen uns fett. Wir müssen uns immer vor Augen halten: Wenn wir die eine oder andere Speise, die viele Kilokalorien liefert, genießen möchten, dann müssen wir im Gegenzug Sport treiben, bei dem wir genau diese Kalorienanzahl, vielleicht sogar etwas mehr, abbauen.

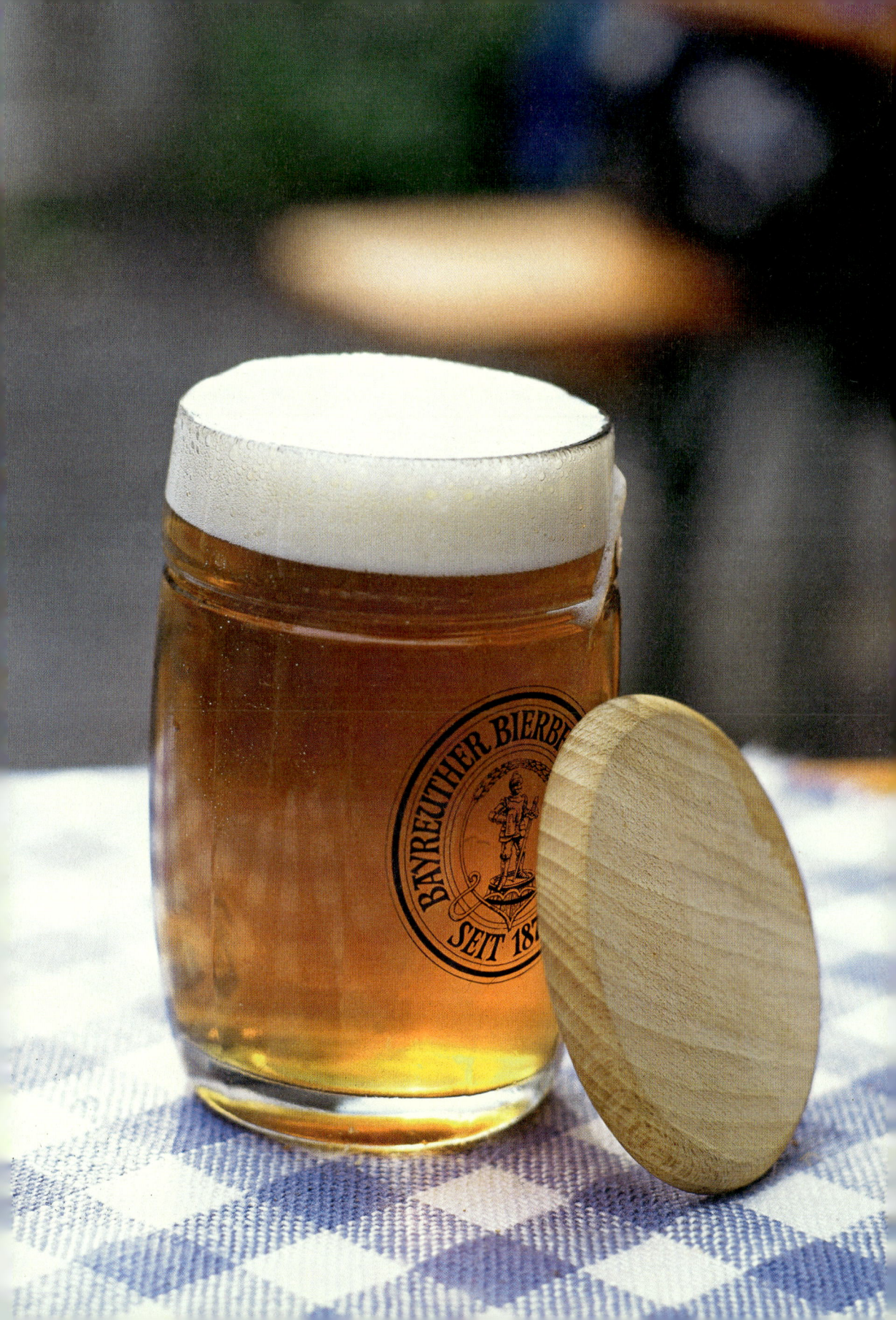

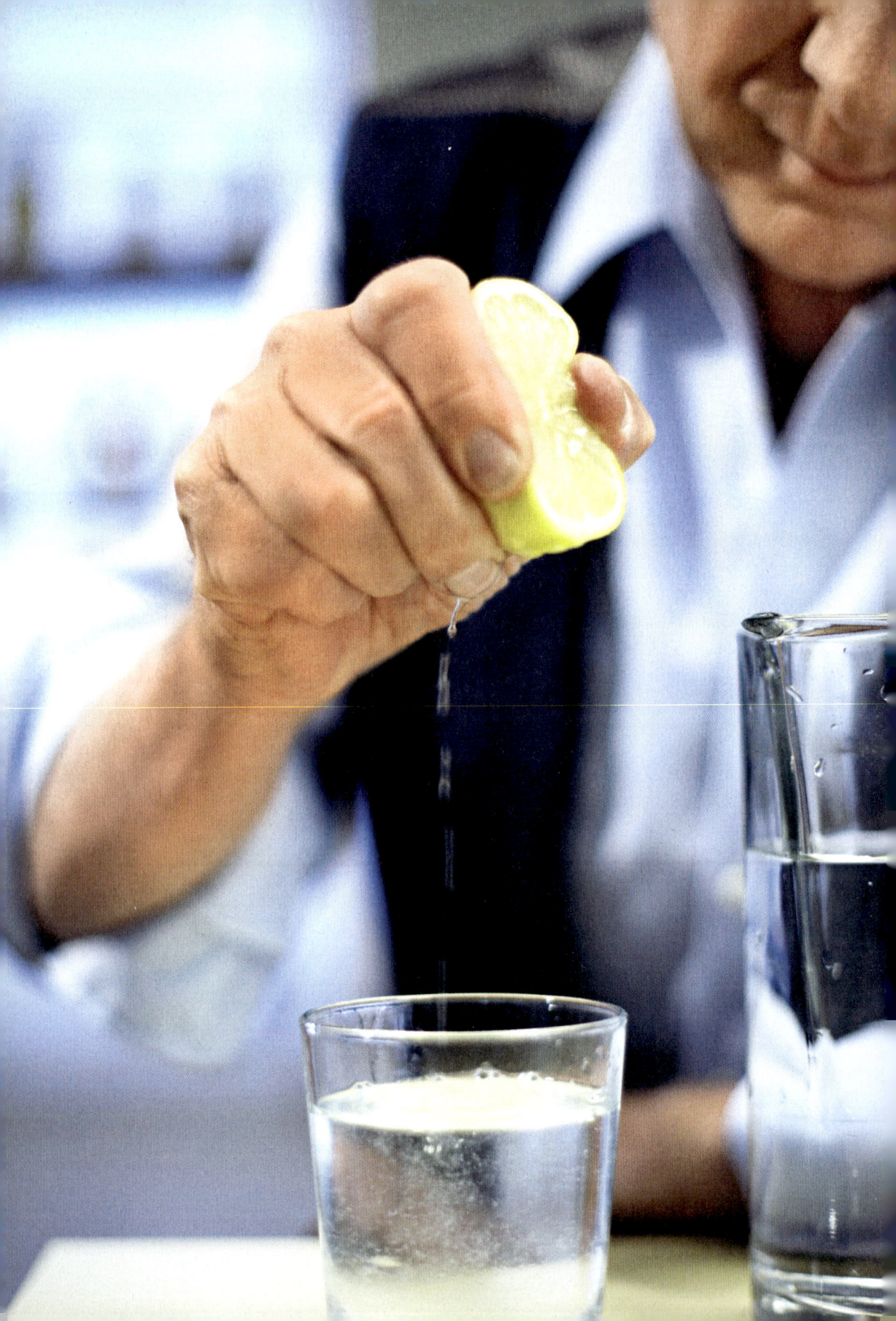

Abnehmen: So fällt's Ihnen leicht

Sie kennen das sicher: Man stellt sich morgens im Badezimmer auf die Waage und wird mit einer harten Tatsache konfrontiert: Man hat wieder einmal zugenommen. Es geht oft bloß um zwei, drei oder vier Kilo. Aber es ist schwer genug, sie wieder loszuwerden. Doch es gibt ein paar einfache Tipps und Tricks zum Abnehmen, ohne dass Sie eine einseitige Diät einhalten müssten. Ich habe sie im Laufe der Jahre getestet. Wenn man sich konsequent daran hält, kann man Erfolg damit haben.

Gesunde Ernährung für alle

Abnehmen ganz ohne Diät

Bei einer Crash-Diät mit einseitiger Ernährung, wie etwa einer Eier-Kur, einer Steak-Diät oder einem Kartoffel-Programm, sinkt der Eisenvorrat im Körper und damit die geistige Fitness. Man ist dann zwar für den Moment etwas schlanker, aber geistig weniger fit. Wer so eine Diät durchführt, muss auch mit Konzentrationsstörungen rechnen. Übertriebenes Abspecken kann außerdem zu Depressionen, Aggressionen sowie zu Störungen und Irritationen des Liebeslebens führen. Eine derartige Lebensweise gefährdet Herz und Kreislauf unnötig. Wer zum Beispiel viel hungert, darf auf keinen Fall in die Sauna gehen. Der Flüssigkeitsentzug beim Schwitzen schwächt den Stoffwechsel. Es kann zu Atemnot und schweren Kreislaufstörungen kommen. Und wer in kurzer Zeit viel abnimmt, erhöht das Risiko für einen Herzinfarkt. Das schützende HDL-Cholesterin sinkt nämlich bei extremen Gewichtsschwankungen rasant, und das gefährliche LDL-Cholesterin gewinnt die Oberhand.

Viele Menschen greifen im Kampf gegen das Übergewicht zu Schlankheitspillen oder Appetitzüglern. Schlankheitspillen bringen häufig kurzfristig verblüffende Erfolge, denn sie wirken abführend und entschlackend. Der Nachteil ist natürlich: Das Körperfett wird gar nicht verringert. Also tritt nach einiger Zeit der sogenannte Jo-Jo-Effekt ein. Appetitzügler wirken auf das zentrale Nervensystem und beeinflussen das Hunger- und Sättigungszentrum im Gehirn. Langfristig können sie jedoch schwere Gesundheitsstörungen hervorrufen. Ein natürlicher Appetitzügler wäre ein Glas Gemüsesaft oder ein leichter Salat als Vorspeise.

Haben Sie schon mehrere Diäten hinter sich und denken ständig daran, dass Sie eigentlich abnehmen müssten? Versuchen Sie zunächst, sich selbst nicht mehr so unter Druck zu setzen. Der ständige Gedanke an das verbotene Essen steht Ihren Zielen nur im Weg. Ein erster Schritt kann deshalb sein, sich nicht mehr täglich zu wiegen, sondern höchstens einmal in der Woche. Viele Menschen wollen schnell abspecken und lassen sich zu extremen Diäten mit einseitiger Ernährung hinreißen, obwohl das Gewicht sich spätestens kurz nach der Diät wieder auf dem Ausgangspunkt einpendelt. Erfolgreich ist aber nur, wer langfristig seinen

Kuriose Appetitzügler

Sie sollten außer einer reduzierten Kost und regelmäßiger Bewegung zusätzlich zwei Tricks anwenden: Umgeben Sie sich mit kalten, blaugrünen Farben, und hören Sie leise Flötenmusik. So kann man den Appetit zügeln.

Abnehmen: So fällt's Ihnen leicht

Speiseplan umstellt mit einer Vollwertdiät inklusive reichlich Obst und Gemüse sowie viel Flüssigkeit.

Lassen Sie sich auch nicht die Freude an den besonderen Genüssen eines Festessens verleiden. Die meisten Ernährungssünden werden im Alltag begangen. Wer jeden Tag vernünftig isst, darf ruhig einmal über die Stränge schlagen. Wenn nötig, können Sie den Körper danach durch einen Obsttag entlasten. Essen sollte niemals eine Bedrohung sein, sondern ein Genuss für die Sinne. Entdecken Sie den Essgenuss wieder: Gehen Sie mit Freunden essen, kochen Sie Ihr Leibgericht, sprechen Sie übers Essen, schwelgen Sie in Kochbüchern, decken Sie den Tisch besonders schön, nehmen Sie sich viel Zeit für einen Marktbesuch, und genießen Sie dort die Farbenpracht von Obst und Gemüse.

Viele, die abnehmen wollen, beschließen, ab sofort weniger zu essen. Bestens! Natürlich hilft es, zur rechten Zeit nur sparsame Mahlzeiten zu sich nehmen. Auf keinen Fall aber am Morgen! Das Frühstück muss auch weiterhin ausgiebig sein: mit Müsli oder Vollkornbrot, Obst und Milchprodukten. Wer morgens nichts isst, der kann tagsüber keine guten Leistungen erbringen. Essen Sie lieber fünf ganz kleine Mahlzeiten über den Tag verteilt. Bei einer einzigen größeren Mahlzeit am Tag kommt es in den meisten Fällen immer wieder zu quälenden Heißhungerattacken zwischendurch. Viele naschen dann Süßigkeiten oder andere ungesunde Dinge.

Wenn Sie aber immer wieder zur Keksdose greifen, ohne Hunger zu haben, und deshalb ständig ein schlechtes Gewissen haben, machen Sie folgenden Test. Wie verändert sich Ihr Süßbedürfnis, wenn Sie sich den ganzen Tag über ruhigen Gewissens Ihre Lieblingsnaschereien gestatten? Probieren Sie es aus! Meist ist nämlich der Süßhunger eine Folge des Verzichts, des Verbots und des schlechten Gewissens. Ganz-oder-gar-nicht-Maximen führen meist dazu, dass das Vorhaben schnell ganz aufgegeben wird. Keine Schokolade mehr zu essen ist schwer durchzuhalten, und wenn dann gesündigt

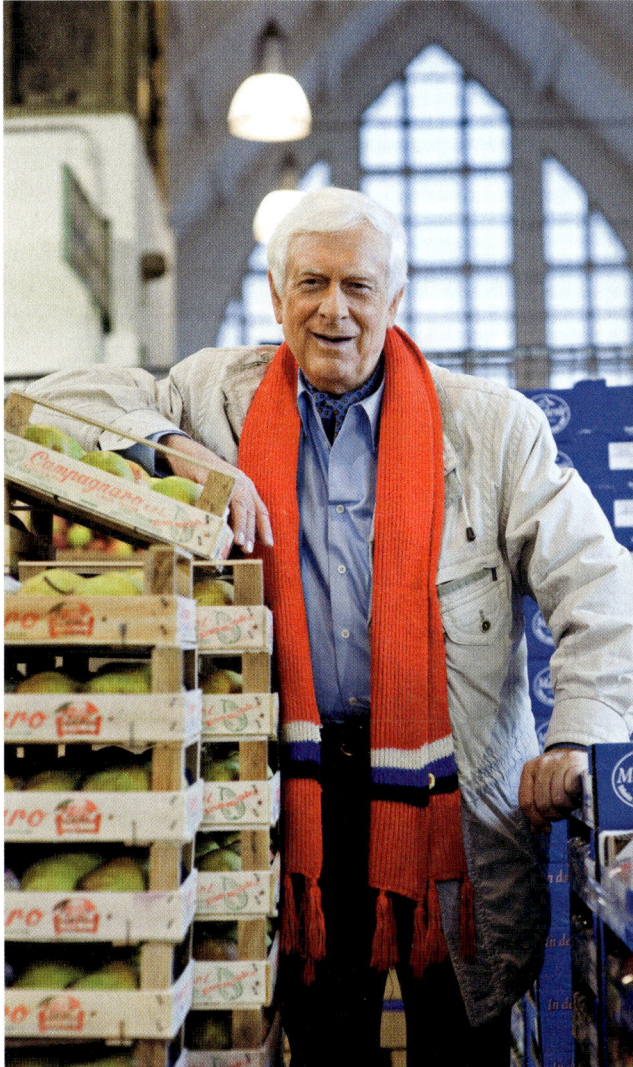

Gesunde Ernährung für alle

Hormone in der Nahrung helfen beim Abnehmen

Wenn wir das Wort Hormone hören, denken wir in erster Linie immer an die Östrogene der Frau und an das Androgen beim Mann. Doch es gibt noch viele andere Hormone, die nichts mit der Sexualität zu tun haben und die sich sowohl in unserem Körper als auch in unserer Nahrung befinden. Und da gibt es spezielle Hormone, die uns beim Abnehmen helfen können. Wer also in den nächsten Wochen Übergewicht abbauen oder etwas fürs Schlankbleiben tun will, der sollte diese Hormone über die Nahrung zuführen.

- *Das Glukagon ist das wichtigste Schlankheits-Hormon, ein Gegenspieler des Insulins. Es sorgt dafür, dass Fettdepots im Körper geleert werden. Es wird aber nur aktiv, wenn der Blutzuckerspiegel niedrig ist.*
- *Das Wachstumshormon Somatotropin baut Fett im Schlaf ab und baut gleichzeitig Muskeln auf. Man nützt dieses Hormon in der Praxis am besten, wenn man abends vor dem Zubettgehen 125 Gramm Naturjoghurt mit 1 Esslöffel ganz zarten Haferflocken konsumiert.*
- *Das Hormon ACTH – Adrenokortikotropin – ist beim Abnehmen wichtig für die Regulierung des Wasser- und Elektrolytstoffwechsels. Dieses Hormon produziert unser Körper, wenn wir Eiweiß und Vitamin C aufnehmen. Darum macht es fürs Schankbleiben Sinn, auf den Fisch oder auf das Fleisch Zitronensaft zu träufeln.*
- *Das Nebennierenhormon DHEA – Dehydroepiandrosteron – gilt als Anti-Aging-Hormon. Es wird im Körper produziert, wenn wir wenig Stress haben, regelmäßig Sport treiben und ein gesundes Sexualleben haben.*
- *Jahrelange Forschungen am Institut für Ernährungswissenschaften an der Universität von North Carolina, USA, haben ergeben: All diese Hormone haben wir in genügender Menge fürs Schlankbleiben und Schlankwerden zur Verfügung, wenn wir grundsätzlich in unseren Speiseplan folgende Naturprodukte einbauen: frisches, schonend zubereitetes Gemüse, vollreifes Obst, Fisch, Tofu, mageres Fleisch und Vollkornprodukte.*

wird, heißt es schnell: »Jetzt ist auch alles egal.« Und übrigens: Wer sich ansonsten gesund ernährt, dessen Körper wird mit kleinen Ernährungssünden spielend fertig. Viele einseitige Diäten sind kaum gesünder. Für den Alltag jedoch gilt: Süße und fette Speisen öffnen über Enzyme die Fettzellen für die Aufnahme von Fett, versperren aber für einige Stunden dessen Abgabe. Die traurige Wahrheit ist, dass zum Beispiel ein Schokoriegel oder ein Stück Sahnetorte viel dicker machen können, als es ihrer eigentlichen Kalorienmenge entspricht. Starkes Übergewicht birgt allerdings oft gesundheitliche Risiken. Erhöhte Blutfettwerte und Bluthochdruck sind gefährlich für Herz und Kreislauf, ein hoher Harnsäurespiegel im Blut kann zur Gicht führen, und auch die Zuckerkrankheit kann sich sehr gesundheitsschädlich auswirken. Achten Sie daher auf Ihr Gewicht und auf eine gesunde Ernährung. Entschlackungskuren/Heilfastenkuren finden Sie ab S. 213.

Abnehmen: So fällt's Ihnen leicht

Ideale Lebensmittel zum Abnehmen

Amerikanische Wissenschaftler vom United State Department of Human Nutrition in Boston, der weltweit bedeutendsten Ernährungs-Forschungsgesellschaft, haben die zehn idealen Lebensmittel herausgefunden, mit denen man ohne viel Anstrengung schlank und zugleich auch vital werden kann, wenn man sie konsequent in den Speiseplan einbaut. Denn es ist nicht nur wichtig, gute Figur zu zeigen. Wir wollen gleichzeitig auch fit und leistungsstark durchs Leben gehen. Hier die Liste der schlank machenden Lebensmittel:

- Grüngemüse wie zum Beispiel Spinat und Salate: Sie bremsen den Alterungsprozess, hemmen Fettablagerungen, stärken die Sehkraft, die Atemwege und die Immunkraft.
- Vollkornprodukte: Sie binden Fett und führen es über den Darm ab. Und sie stören den Körper beim Ablagern von Fettpolstern. Die wertvollsten Körner fürs Schlankbleiben und Schlankwerden sind Haferflocken, die gleichzeitig auch viel Kraft geben.
- Pflanzliche Nahrung allgemein (Getreide, Gemüse, Obst): Die enthaltenen Faserstoffe helfen dabei, schlank zu bleiben: Sie quellen im Magen auf und beschleunigen die Verdauung. So kommen Hungergefühle erst gar nicht auf. Schälen Sie zum Beispiel Orangen und Mandarinen nicht mehr akkurat, sondern essen Sie ruhig etwas von der weißen Haut mit. Ebenfalls viele Faserstoffe enthalten Bananen. Sie gelten unter den Obstsorten als Sattmacher Nummer eins, machen dabei aber nicht dick.
- Kalt gepresste Öle wie Olivenöl und Rapsöl: Sie stärken mit ihren einfach ungesättigten Fettsäuren das Immunsystem und wirken gegen Fettleibigkeit und zu hohe Cholesterinwerte. Wir sollten sie viel öfter in unseren Speiseplan einbauen.
- Hülsenfrüchte: Sie fördern gleichzeitig Fettverbrennung und Muskelaufbau.
- Eier: Sie senken mit ihrem hohen Lecithinanteil im Eigelb zu hohes Cholesterin und blockieren Fettansammlungen an vielen Körperstellen. Gleichzeitig macht das Lecithin geistig fit.
- Nüsse in kleinen Mengen: Diese verhindern Heißhungerattacken und helfen, Fette in Muskeln zu verwandeln.

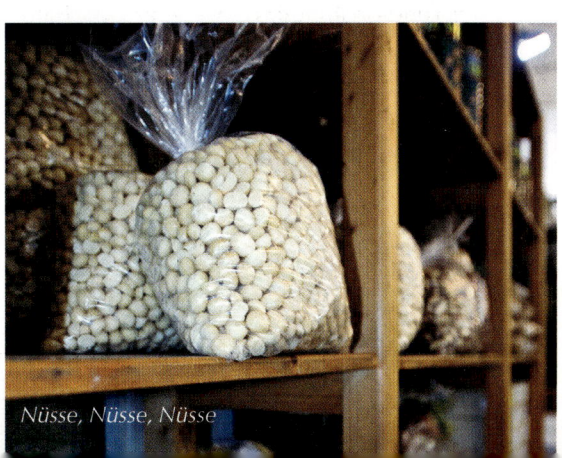

Nüsse, Nüsse, Nüsse

Gesunde Ernährung für alle

Apfelessig und Bierhefe – natürliche Nahrungsergänzung

Apfelessig eignet sich ideal zum Abnehmen, denn er unterstützt den Fettabbau, hilft beim Entschlacken, fördert die Verdauung und entwässert. Wer regelmäßig Apfelessig zu sich nimmt, zügelt damit seinen Appetit und Heißhunger auf Süßes. Man kann mit Apfelessig, ohne den Organismus zu belasten, auf vernünftige Art und Weise abnehmen.

Bierhefe eignet sich besonders gut als Ergänzung bei kalorienreduzierter Kost, denn sie ist reich an Vitaminen – darunter die ganze B-Gruppe –, Aminosäuren, Mineralstoffen und Spurenelementen. Zudem besteht Hefe zu 44 % aus Eiweiß, enthält wenig Kalorien und praktisch kein Fett.

- Milchprodukte: Sie fördern nicht nur den Knochenaufbau, sondern auch den Abbau von gesundheitsschädlichen Fetten. Das geschieht durch das Zusammenspiel von Kalzium, Vitamin B_{12}, Riboflavin, Vitamin A, Phosphor und Kalium. Tipp: Buttermilch enthält die gesunden Inhaltsstoffe der Milch, aber nur maximal 1 % Fett. Es kann deshalb sinnvoll sein, besonders während einer Diät, öfter ein Glas Buttermilch statt Milch zwischendurch zu trinken. Mixen Sie z. B. 1/2 Salatgurke mit 1 Glas Buttermilch: Dieser Drink stillt den Hunger und entschlackt.
- Beeren: Der rote und blaue Farbstoff von Johannisbeeren, Heidelbeeren, Himbeeren und Brombeeren macht schnell satt, bremst den Hunger und wirkt gegen Übergewicht.
- Aprikosen: Wer mit Übergewicht zu kämpfen hat, sollte zwischendurch immer Aprikosen essen. Dank ihres hohen Gehalts an Pantothensäure werden die Fettpölsterchen leichter abgebaut.
- Essen Sie oft Radieschen und Rettich als Beilage zu den Mahlzeiten: Der hohe Gehalt an Senfölen aktiviert die Gallentätigkeit und damit die Fettverdauung. Fünf Radieschen genügen. Die Senföle »saugen« auch einen Teil des Fettes aus der übrigen Nahrung auf und führen es über den Darm ab.
- Auch Gurken helfen uns, schlank zu bleiben und schlank zu werden: Sie geben uns rasch das Gefühl, satt zu sein. Essen Sie eine Woche jeden Tag eine Portion Gurkensalat, dazwischen Gurkenscheiben mit Magerquark und Vollkornbrot. Sie werden den Erfolg schon bald auf der Waage feststellen.
- Wer abnehmen will, braucht viel Kresse: Kresse ist reich an dem Spurenelement Chrom, und Chrom ist eine wichtige Substanz, die unser Gefühl für das Sattsein steuert. Ohne Chrom würden wir haltlos immer weiter essen. Außerdem steuert das Chrom den Fettstoffwechsel. So nützen Sie die Kraft dieses Spurenelements. Essen Sie in nächster Zeit regelmäßig Kresse. Jeden Tag eine Handvoll. Die Kresse gut waschen und auf den Salat streuen, oder belegen Sie ein dünn gebuttertes Vollkornbrot dick damit.
- Fettarmes Fleisch wie das von Pute und Huhn: Es bremst Fettansammlung, baut Muskeln auf und macht schlank.
- Wasser – der Geheimtipp Nr. 1: Zu jeder vollen Stunde ein Glas mit etwas Zitronensaft füllt den Magen kalorienfrei und nimmt den Hunger, transportiert aber auch Fettmoleküle und Stoffwechselmüll ab.

Abnehmen: So fällt's Ihnen leicht

Die besten Abnehmtipps für jedermann und jederzeit

Versuchen Sie, ein neues Verhältnis zum Essen zu entwickeln. Lassen Sie gesunde Ernährungsprinzipien zur täglichen Gewohnheit werden, zum Beispiel Tee immer ohne Zucker zu trinken, jeden Tag Müsli zu essen, jeden Tag mindestens ein Stück Obst, einmal in der Woche ein Fischgericht, Brötchen nur samstags zu essen, Pausenbrote ohne Butter, aber mit Salat zuzubereiten. Wer sich auf Dauer gesünder ernähren möchte, sollte gleichzeitig mit Gelassenheit an die Sache herangehen. Mit folgenden Tipps und ein paar Regeln werden Sie es mit Leichtigkeit schaffen, Ihre überschüssigen Pfunde abzubauen und eine gesunde Ernährung in Ihr Leben zu integrieren.

Das dämpft den Hunger

- Besorgen Sie sich aus der Apotheke oder Drogerie getrocknete Salbeiblätter. Kauen Sie über den Tag verteilt zwei bis drei Blätter, und spucken Sie sie dann wieder aus. Sie haben dann keinen verführerischen Heißhunger.
- Sobald der Hunger aufkommt und Sie der Versuchung ausgesetzt sind, etwas zu essen, gehen Sie ins Badezimmer, und putzen Sie gründlich die Zähne. Der Frischegeschmack im Mund vertreibt den Hunger. Das erreichen Sie auch, wenn Sie tagsüber mehrmals mit einem Mundwasser gurgeln, das Menthol oder Pfefferminze enthält.
- Es gibt Kräutertees, deren Inhaltsstoffe in uns weniger Appetit aufkommen lassen. An erster Stelle eignet sich dazu der Matetee (Apotheke), den man früher das »flüssige Gold der Inkas« genannt hat. Der Tee aus den Blättern des indianischen Matebaumes in Südamerika ist an sich kein Schlankheitstee, wie oft fälschlicherweise angenommen wird. Er verringert allerdings das Hungergefühl. Das macht ihn zu einer wertvollen Unterstützung beim Abspecken. Man trinkt zwei- bis dreimal täglich eine Tasse.
- Das Sättigungszentrum im Gehirn ist direkt mit den Riechzellen und -nerven verbunden. Das kann man sich zunutze machen: Jeder kennt den Effekt, wenn man in der Küche gestanden und das Essen zubereitet hat. Bei Tisch ist der Hunger viel kleiner, man hat sich »satt gerochen«. Einige Nahrungsmittel begünstigen diese Reaktion: Der Duft von Pfefferminze, Banane oder grünem Apfel bewirkt eine vorzeitige Sättigung durch Stimulation des Gehirns.

Gesunde Ernährung für alle

- Der intensive Duft von Vanille hilft beim Abnehmen. Das süßliche Aroma fördert die Ausschüttung des Botenstoffes Serotonin im Gehirn, wodurch der Appetit und der Heißhunger auf Süßes gezügelt werden. Riechen Sie also mehrmals am Tag an Vanillepulver.
- Starten Sie ab sofort jede Mahlzeit mit einem wertvollen Naturprodukt, das dem Organismus Vitamine, Mineralstoffe, Spurenelemente und Enzyme zuführt, das aber auch schnell satt macht, sodass Sie dann nicht mehr viele Kalorienbomben essen können. Gut geeignet sind etwa eine halbe Zuckermelone oder zwei bis drei Äpfel. Aber Achtung: Weniger davon regt eher den Appetit an.

Zunehm-Fallen vermeiden

- Lassen Sie ab sofort den Zucker weg. Nichts Süßes, keine Desserts naschen. Höchstens zweimal die Woche ganz wenig dunkle Schokolade mit 70 oder 80 % Kakaoanteil. Diese wird im Handel als »edelbitter« angeboten.
- Lassen Sie auch den Süßstoff weg. Eine Studie an 80 000 Amerikanerinnen hat ergeben: Auch beim Verzehr von Süßstoff wird Insulin ausgeschüttet. Die Folge: Man hat Hunger und isst wieder. Süßstoffverwender nehmen oft mehr zu als Zuckerkonsumenten.
- Lassen Sie ab sofort das Fett auf dem Brot weg: Keine Butter, auch keine Margarine aufs Brot streichen. Käse direkt aufs Brot legen. Oder Käse ohne Brot essen. Fettränder beim Fleisch wegschneiden.
- Noch besser: Wenn Sie Käse essen, dann kombinieren Sie ihn mit Salat, und lassen Sie Brot und Brötchen weg.
- Wer auf seine schlanke Linie achten möchte, sollte insbesondere abends auf Lebensmittel mit einfach zu verwertenden Kohlenhydraten wie Weißbrot, Gebäck und Zucker verzichten, denn sie lassen den Insulinspiegel steigen. Insulin blockiert die Wachstumshormone, die dazu beitragen, dass während des Schlafs Fett abgebaut wird.
- Nehmen Sie zwei- bis dreimal pro Woche die letzte Mahlzeit um 16 Uhr ein. Danach darf man nur noch trinken, am besten Johanniskrauttee. Das ist die beste Erholung, der optimale Jungbrunnen für alle Organe. Dabei wird reichlich Melatonin produziert. Das ist wichtig für einen erholsamen Schlaf und für die Regeneration, bei der im Schlaf viel Fett verbrannt wird.
- Ändern Sie Ihr Rezept für Saucen. Vergessen Sie Mehlschwitze mit viel Fett

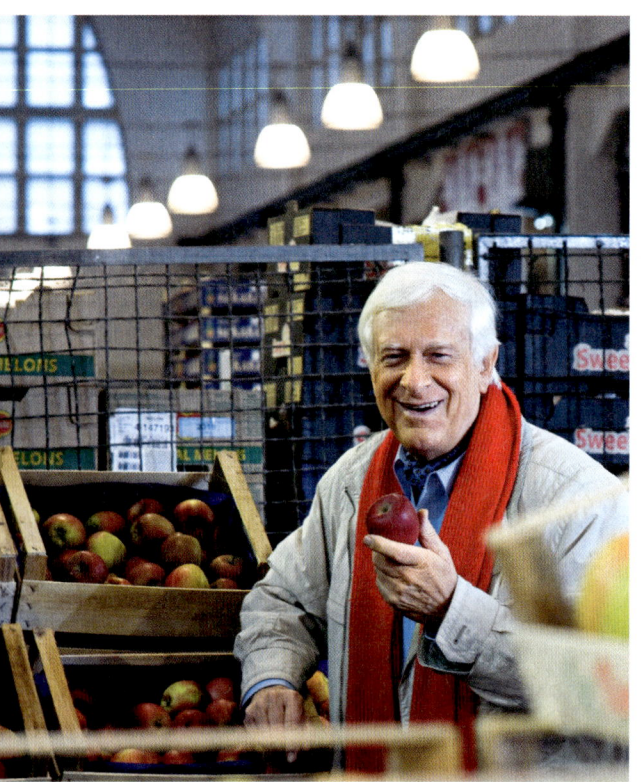

Abnehmen: So fällt's Ihnen leicht

als wichtigste Basis, wie Sie es bisher gewohnt waren. Verwenden Sie zum Andicken gekochtes und püriertes Gemüse. Schmeckt köstlich.

- Gewöhnen Sie sich ab, vor dem Fernseher zu essen, denn je bewusster man eine Mahlzeit genießt, desto weniger kommt man in Versuchung, die Sättigungssignale des Körpers zu überhören. Wenn Sie aber unbedingt beim Fernsehen Ihre Kaumuskeln in Bewegung setzen wollen, knabbern Sie rohes Gemüse oder Trockenfrüchte. Gurkenstücke, Sellerie, Möhren oder Chicorée schmecken sehr gut, wenn sie in leichte Dressings getaucht werden. Diese Snacks sind gesund und machen nicht dick.
- Dressings für den Salat sind oft sehr kalorienreich. Wenn Sie auswärts essen, gibt es eine Lösung: Bestellen Sie das Dressing separat in einer Schale, und tauchen Sie jedes Stück Salat nur ganz leicht darin ein.

Bewusst essen und trinken

- Essen Sie nur, wenn Sie auch wirklich Hunger haben, hören Sie sofort auf, wenn Sie satt sind. Essen Sie nicht mehr aus Gewohnheit. Oft isst man beispielsweise mittags nur deshalb so fett in der Kantine, weil man es sich mit den Kollegen so angewöhnt hat. Spüren Sie genau nach, ob Sie wirklich Hunger haben, wenn nicht, gehen Sie lieber eine Runde spazieren. Wer mehrere Gänge hintereinander isst, sollte nach jedem Gang eine Pause einlegen, nur so kann man spüren, wie weit man schon gesättigt ist.
- Halten Sie sich ans Sprichwort: Frühstücken wie ein König, mittagessen wie ein Bürger, abendessen wie ein Bettler.
- Essen Sie in den drei Stunden vor dem Zubettgehen nichts mehr. Wenn man die letzte Mahlzeit erst spät am Abend zu sich nimmt, belastet das Leber, Magen und Darm und fördert die Cholesterinproduktion. Sie schlafen schlecht, altern früher und bekommen mit der Zeit erhöhte oder zu hohe Cholesterinwerte.
- Essen Sie tagsüber als Hauptmahlzeit mittags des Öfteren eine große Schüssel Salat und sonst nichts.
- Soll eine Mahlzeit nur wenige Kalorien liefern, müssen Sie vom Fleisch alle Fettränder sorgsam wegschneiden und vom Geflügel die Haut gänzlich entfernen. Servieren Sie außerdem zu reichhaltigen Mahlzeiten Rettich. Er bindet Fett aus dem Essen und führt es ab.

Keine Ablenkung

Wenn Sie abnehmen wollen, meiden Sie beim Essen flotte Musik. Sie essen dann mehr. Genauso verhält es sich beim Fernsehen: Wer dabei nascht oder gar eine Hauptmahlzeit einnimmt, verliert über die Menge der Nahrung vollkommen die Übersicht. Bei einem spannenden Krimi isst man zum Beispiel doppelt bis dreimal so viel, wie man ohne Filmgenuss gegessen hätte. Grundsätzlich sollte man sich ganz auf das Essen konzentrieren, es genießen und möglichst wenig »nebenbei« essen. Das ist eine gute Voraussetzung für eine unproblematische Verdauung und für gut funktionierende Sättigungssignale.

Gesunde Ernährung für alle

Der kleine Unterschied

Normalerweise sitzen Mann und Frau zu Hause gemeinsam am Tisch und essen das Gleiche. Sinnvoller wäre es jedoch, wenn jeder eine auf sein Geschlecht abgestimmte Mahlzeit zu sich nehmen würde. Männer und Frauen haben nämlich unterschiedliche gesundheitliche Voraussetzungen und Bedürfnisse.

Ernährung der Frau
- *Da Frauen dazu veranlagt sind, mehr Fett in ihren Körperzellen aufzunehmen, sollten Sie sparsam mit tierischen Fetten wie Fleisch, Wurst und Käse umgehen. Stattdessen sollte die Gemüseportion auf dem Teller größer ausfallen. Salat und Obst stehen ebenfalls ganz oben auf der Liste der günstigen Lebensmittel.*
- *Wenn bei Frauen Lust auf Süßes aufkommt, sollten sie ihr nur in Maßen nachgeben und darauf achten, dass sie keine fettreichen Süßigkeiten auswählen. Am besten eignen sich Trockenfrüchte wie Apfelringe, Aprikosen, Datteln oder Feigen.*
- *Frauen haben kleinere Nährstoffreservoire als Männer. Daher müssen Frauen öfter essen. Dies gilt besonders in Stresssituationen. Dann sollten sie besonders auf eine ausreichende Zufuhr von Magnesium, Vitamin C, Selen und Zink achten.*
- *Die Wahrscheinlichkeit, an Osteoporose zu erkranken, liegt bei Frauen wesentlich höher als bei Männern. Deshalb sollten sie genug Kalzium und Vitamin D aufnehmen. Durch den regelmäßigen Verzehr von Milch und Milchprodukten führt man dem Körper Kalzium zu. Vitamin D wird durch die Sonnenbestrahlung in der Haut gebildet. Champignons und Seefisch enthalten relativ viel Vitamin D.*
- *Durch die Menstruation sind Frauen im Nachteil: Vor und während dieser Zeit verbrauchen Frauen durch die hormonellen Veränderungen besonders viele lebenswichtige Vitalstoffe. Um dem entgegenzuwirken, sollten Frauen und Mädchen regelmäßig Sonnenblumenkerne, Walnüsse, Haselnüsse, Weizenkeimflocken, Naturreis, Kartoffeln, Brokkoli und Möhren in ihren Speiseplan einbauen.*

Ernährung des Mannes
- *Männer haben oftmals die Angewohnheit, noch spät abends deftige Speisen zu sich zu nehmen. Dadurch werden die Verdauung sowie Herz und Kreislauf belastet. Ein Tipp: Verzichten Sie zweimal pro Woche auf das Abendbrot, und nehmen Sie um 16:00 Uhr die letzte Mahlzeit ein.*
- *Männer trinken oft zu viel Kaffee und zu wenig Wasser. Daher leiden überwiegend Männer an Nierensteinen. Trinken Sie zwei bis drei Liter Wasser pro Tag, dann leben Sie länger!*
- *Männer – und natürlich auch Frauen – sollten auf ihren Alkoholkonsum achten. Entgiften und stärken Sie regelmäßig Ihre Leber mit Artischockenblätter-Extrakt, Brottrunk, Stutenmilch und Mariendisteltee.*
- *Viele Männer lieben Wurst und Speck. Da diese Lebensmittel Nitratsalze enthalten, können bei der Verdauung krebserregende Nitrosamine entstehen. Dies kann vor allem durch den roten Farbstoff Lycopin in der Tomate verhindert werden.*

Abnehmen: So fällt's Ihnen leicht

- Schlingen Sie nicht! Kauen und beißen Sie jeden Bissen gründlich. Egal was Sie essen – wenn Sie jeden Bissen intensiv kauen, dann können Sie nicht mehr so viel essen. Die Portionen werden mit der Zeit immer kleiner, und Sie sind dennoch satt. Ihr Ziel muss es sein, ein Wurstbrot oder ein Kuchenstück genauso lange zu essen, wie Sie früher an vier Stücken aßen. Das bedeutet: Sie müssen jeden Bissen 30- bis 60-mal kauen. Beginnen Sie bescheiden: Kauen Sie zuerst jeden Bissen 20-mal, und erhöhen Sie die Anzahl der Kaubewegungen kontinuierlich. Sie können damit im Laufe eines Jahres bis zu acht Kilogramm abnehmen und belasten dabei nicht Ihren Organismus. Und da durch das Kauen im Mund bereits eine wertvolle Vorverdauung geleistet wird, werden Verdauung und Stoffwechsel positiv beeinflusst.
- Nehmen Sie niemals eine Mahlzeit im Stehen ein, etwa an einer Imbissbude oder an einer Theke. Alles, was man im Stehen isst, nimmt der Organismus nicht als volle Mahlzeit zur Kenntnis. Man hat kurz danach wieder Hunger und isst zu viel. Setzen Sie sich zum Essen gemütlich hin.
- Essen Sie doch einmal asiatisch. Mit Stäbchen zu essen, dauert zwar länger, aber Sie sind schneller satt und essen nicht so viel. Asiatische Gewürze machen zudem schlank, am besten wirken Chiliöl, Chilipulver, die Sojabohnenpaste Miso, die Sesampaste Tahini oder die Sojasauce Tamari.
- Wenn Sie auswärts essen gehen, sollten Sie einige Punkte beachten: Ordern Sie als Vorspeise einen großen Teller mit knackigem frischem Salat. Der hat wenig Kalorien, macht satt und liefert viele Mineralstoffe, Spurenelemente, Vitamine und Ballaststoffe. Teilen Sie mit Ihrem Partner dann eine Hauptspeise sowie das Dessert.
- Trinken Sie ausreichend! Am gesündesten sind zwei bis drei Liter Mineralwasser oder ungesüßter Kräutertee. Auch Melonen, Salatgurken, Trauben und reife Tomaten enthalten reichlich Flüssigkeit. Das ist außerdem wichtig für gesunde Nieren, gute Laune und für eine jugendliche Haut. Vor allem an heißen und schwülen Sommertagen sollte man ganz besonders auf reichliche Flüssigkeitszufuhr achten. Meiden Sie aber eiskalte Getränke. Sie bekommen danach einen starken Schweißausbruch. In China trinkt man verdünnten lauwarmen und natürlich ungesüßten grünen Tee, in der arabischen Welt ist lauwarmer Pfefferminztee beliebt. Wer Tee nicht mag, kann mit Mineralwasser und Apfelschorle, ob mit oder ohne Kohlensäure, nichts falsch machen. Für alle, die immer wieder das Trinken vergessen: Stellen Sie morgens zwei bis drei Flaschen Mineralwasser bereit. Die müssen abends leer sein!
- Einige Zeit absolut keinen Alkohol trinken. Er liefert viele Kalorien. Nur Wasser trinken. Das hat keine Kalorien.

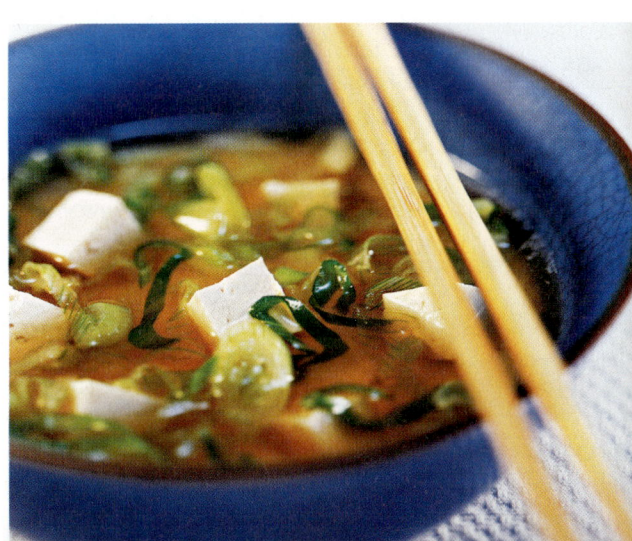

Gesunde Ernährung für alle

Häufige Fragen zum Abnehmen

Gibt es in unserer täglichen Ernährung Ess-Bremsen, die Hunger und Appetit stoppen, sodass wir leichter abnehmen können?

- 15 Minuten vor jeder Mahlzeit 1 Glas Wasser, in das Sie 2 Teelöffel Apfelessig eingerührt haben, trinken.
- 1 Grapefruit essen. Die Bitterstoffe darin bremsen den Appetit, und Enzyme helfen, Fettdepots aufzulösen. In den USA sind diese Früchte beliebt als Diät-Begleiter. Aber Vorsicht: Wer zu Nierensteinen neigt, muss auf Grapefruits verzichten.
- Mate-Tee trinken, dreimal täglich 1 Tasse. Dieser Tee aus den Blättern des südamerikanischen Mate-Baumes, das »flüssige Gold Südamerikas«, ist nicht, wie viele glauben, ein Tee, der schlank macht. Aber es ist ein Tee, der den Hunger bremst und daher hilft, schlank zu werden – also eine sinnvolle Ergänzung zum Wenig-Essen. Dies haben Studien am Institut für Umweltmedizin in Hemsbach ergeben.
- Jeden Tag 1 Handvoll frische Kresse roh essen: im Salat, auf dem Brot. Kresse liefert das Spurenelement Chrom, und dieses steuert einen harmonischen Fettstoffwechsel, reguliert das Gefühl des Sattseins.
- Über den Tag verteilt 1 Ananas essen. Das darin enthaltene Enzym Bromelain bremst ebenfalls den Hunger.

Prof. Bankhofers persönlicher Schlank-Tipp

»Wenn ich merke, dass ich etwas zugenommen habe und abnehmen muss, dann wenden meine Frau und ich den Melonen-Trick an. Meine Frau schneidet eine Honig- oder Zuckermelone in zwei Hälften, nimmt mit einem Esslöffel die Kerne heraus und serviert jedem von uns eine Melonenhälfte mit einem Teelöffel. So beginnen wir eine Woche lang jede Mahlzeit. Der Trick dabei: Man nimmt mit der halben Melone wenig Kalorien, aber viel Flüssigkeit auf, dazu reichlich Vitamine, Mineralstoffe, Spurenelemente und Enzyme. Und man kann hinterher nicht mehr viel anderes essen.«

Macht es Sinn, absolut auf alles Fett zu verzichten?

Nein, das ist sogar schlecht. Unsere Leberzellen brauchen Fett. Unser Fettstoffwechsel braucht Fett. Wir brauchen Fett für unsere Energie und innere Wärme. Aber das richtige Fett muss es

Abnehmen: So fällt's Ihnen leicht

sein. Keine tierischen Fette, außer etwas Butter, dafür hochwertige pflanzliche Fette: Olivenöl, Weizenkeimöl, Sonnenblumenöl, Rapsöl, Distelöl usw. Man weiß das aus den USA aus Studien an der Universität von North Carolina.

Gibt es auch Tricks, mit denen man sich beim Abnehmen überlisten kann?

- Kleine Teller mit kleinen Portionen wirken psychologisch besser als große Teller mit kleinen Portionen.
- Ruhige Musik beim Essen macht schneller satt. Heiße Rhythmen hingegen verleiten dazu, mehr zu essen.
- Sind Sie ein gieriger Esser und Schlinger? Dann spielen Sie während der Mahlzeiten Linkshänder: Nehmen Sie Ihr Besteck jeweils in die andere Hand. Sie haben mehr Mühe, essen langsamer und sind somit eher satt.

Ist fürs Abnehmen auch die körperliche Bewegung wichtig?

Wer abnehmen will, muss sich auch bewegen. Denn wer zu viele Kalorien aufnimmt, muss sie wieder abbauen. Dazu gehört Bewegung. Ohne körperliche Bewegung kann die beste Diät nichts nützen. Wer wenig isst und sich nicht bewegt, der verliert Muskelmasse. Daher täglich mindestens 30 Minuten Freizeitsport treiben. Dann werden Fettdepots abgebaut. Grundregel fürs Abnehmen: Kalorien-Buchhaltung führen! Wenn ich ein Stück fette Torte essen will, muss ich nachher eben zwei Stunden laufen gehen, um die Kalorien wieder zu verbrauchen.

Gibt es eine einfache Abspeck-Kur fürs Wochenende?

Dafür empfehle ich die Kartoffel-Kur: Essen Sie jeden Tag ausschließlich 1 bis 1 1/2 Kilogramm Pellkartoffeln mit wenig Kräuterquark. Trinken Sie täglich dazu 2 bis 3 Liter stilles Mineralwasser oder ungesüßten Kräutertee.

Gibt es spezielle Tricks gegen den Hunger, damit wir nicht zum Essen verleitet werden?

- Jeden Bissen 30- bis 60-mal kauen, bewusst kauen. Das dauert, und die Nahrungsmasse bekommt mehr Volumen. Dann ist man schneller satt.
- Niemals hungrig zu einer Einladung oder zum Einkaufen gehen.
- Nicht zu viele verlockende Vorräte im Kühlschrank haben.
- Chinesisch essen – aber mit Stäbchen. Auf diese Weise isst man lange, wird darum schneller mit wenig Essen satt.
- Nie während des Fernsehens essen. Da hat man keine Kontrolle über die aufgenommene Nahrung, vor allem, wenn das Programm spannend ist. Man isst bei einem spannenden Krimi oder Fußballspiel bis zu dreimal mehr, als man ohne TV-Konsum essen würde.

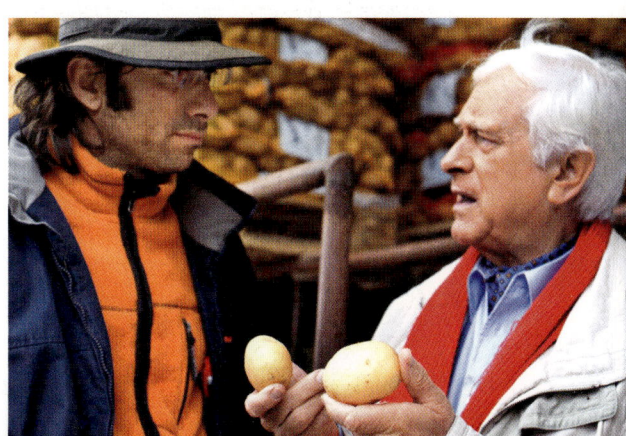

Gesunde Ernährung für alle

Positive Auswirkungen von Sport

Allein vom wenig Essen nimmt man nicht ab. Ohne Bewegung läuft gar nichts. Weniger essen und Freizeitsport treiben – beides muss sein. Durch die körperliche Bewegung baut man in hervorragender Weise Kalorien ab. Selbst wer wenig isst und sich nicht bewegt, schadet damit seinem Körper und auch dem Aussehen: Denn er verliert leider an Muskelmasse. Wer sich aber zum kulinarischen Abnehmprogramm regelmäßig bewegt, baut Fettpolster ab und zugleich Muskelmasse auf. Eine faszinierende Vorstellung: Fettmasse wird zu Muskelmasse. Leistungsfähige Muskeln verheizen mehr Fett als untrainierte – auch im Alltag. Deshalb ist es sinnvoll, Ausdauersport zu betreiben. Auf diese Weise regen Sie allgemein die Fettverbrennung Ihres Körpers an, sogar nach dem Training, und bleiben somit fit und schlank. Gesunde, den Kreislauf stärkende Aktivitäten sind Wandern, schnelles Gehen, Laufen (langsam beginnen!), Radfahren, Skilanglaufen, Schwimmen, Gymnastik und Treppensteigen.

Es muss kein übertriebener Sport sein. Wichtig ist vielmehr die Regelmäßigkeit für langfristigen Erfolg: mindestens dreimal in der Woche jeweils 20 Minuten lang. Sportliche Betätigung ist dann am gesündesten, wenn sie Spaß macht. Zwingen Sie Ihren Körper zu nichts. Schmerzen sind ein Signal des Körpers, dass Sie zu weit gegangen sind. Radfahren beispielsweise ist am gesündesten, wenn man so fährt, dass man sich dabei mit dem Partner unterhalten kann.

Deshalb empfehle ich Ihnen, auf folgende Dinge zu achten:
- Suchen Sie sich eine zu Ihrem Typ passende Sportart aus, die Sie gerne in regelmäßigen Abständen ausüben.

Bewegung stärkt Gehirn und Immunsystem

Sport ist nicht nur für unsere körperliche Konstitution wichtig. Sportliche Aktivität fördert auch die Durchblutung des Gehirns – und damit das Denken. Haben Sie gewusst, dass Sie mit Bewegung auch Ihr Immunsystem enorm stärken können? Wenn Sie draußen im Freien wandern, laufen oder Seil hüpfen, kann Ihr Organismus verstärkt Abwehrzellen produzieren, weil die Sauerstoffzufuhr erhöht ist und weil Ihr Wohlbefinden gesteigert wird. Überanstrengen dürfen Sie sich beim Sport allerdings nicht. Damit schwächen Sie nämlich Ihr Immunsystem wieder.

Abnehmen: So fällt's Ihnen leicht

- Das können ganz einfache Bewegungsabläufe sein wie etwa Spazierengehen, Wandern, Radfahren. Es ist übrigens nie zu spät, mit der Bewegung zu beginnen; auch im vorgerückten Alter kann man sich dies zum Ziel setzen.
- Wenn man sich ab dem 50. Lebensjahr neu für eine regelmäßige Freizeitsportart entscheidet, ist es allerdings sinnvoll, dass man vorher darüber mit dem Arzt spricht.
- Was immer Sie tun, beginnen Sie vorsichtig damit.
- Steigern Sie langsam Ihre Trainingseinheiten. Fangen Sie mit ganz leichten Übungen an.
- Beginnen Sie Ihren Freizeitsport niemals mit vollem Magen, aber auch nicht hungrig. Beides ist für den Organismus nicht gesund.
- Üben Sie Ihren Freizeitsport niemals unter Stress und in Hektik aus. Nehmen Sie sich entspannt Zeit dafür.

Übrigens: Wer jeden Tag ohne viel Aufwand 10 bis 15 Minuten kleine Übungen durchführt, erzielt denselben Effekt wie jene, die dreimal wöchentlich 40 Minuten ein aufwendiges Trainingsprogramm absolvieren.

Denken Sie beim Sport unbedingt ans Trinken. Wer in freier Natur Sport treibt – Joggen, Radfahren, flottes Gehen –, verliert pro Stunde über den Schweiß bis zu einem Liter Flüssigkeit. Damit gehen auch Magnesium und Zink verloren. Die Folgen sind Muskelkrampf, Schwindel und Kreislaufschwäche. Trinken Sie unbedingt jede Stunde einen Liter Mineralwasser mit reichlich Magnesium und Zink, oder nehmen Sie ein Multi-Mineralstoff-Vitamin-Präparat. Nach sportlichen Anstrengungen können Sie den Körper auch mit Mischungen aus Obst- und Gemüsesäften mit Mineralwasser im Verhältnis eins zu drei (ein Teil Obst- oder Gemüsesaft, drei Teile Mineralwasser) schnell wieder aufbauen.

> **Gurken – ideale Sportlernahrung**
>
> *Gurken sind reich an Vitaminen, Mineralstoffen, Enzymen und Spurenelementen. All diese Vitalsubstanzen sind optimal in der Gurkenflüssigkeit gelöst und werden daher vom Organismus rasch aufgenommen. Auf diese Weise liefert die Gurke viele Elektrolyte und nimmt es mit jedem Sportlerdrink auf. Wer oft Gurken isst oder Gurkensaft trinkt, kann damit obendrein Gelenksschmerzen lindern, Verstopfung bekämpfen, Nieren und Blase stärken, das Bindegewebe festigen.*

Unzählige Gelegenheiten, sich zu bewegen

- Bauen Sie Bewegung so oft wie möglich in Ihren Alltag ein. Verzichten Sie daher auf den Fahrstuhl – Treppensteigen stellt ein ideales Training für Herz und Kreislauf dar. Es baut Stress ab, fördert die Durchblutung. Schon zehn Minuten Treppensteigen sorgt für einen Anstieg des schützenden, guten HDL-Cholesterinwertes im Körper. Treppensteigen ist ein gutes Fitnesstraining für Jung und Alt. Allerdings muss man dabei richtig atmen: Wenn Sie einen Fuß auf die Stufe aufsetzen, kräftig und hörbar ausatmen. Wenn Sie dann den Körper emporheben, schnell einatmen. Wenn Sie dann den anderen Fuß aufsetzen, wieder kräftig ausatmen. So kommen Sie ohne

Gesunde Ernährung für alle

starkes Herzpochen und ohne Atemprobleme (fast) jede Treppe hoch.
- Wandern stärkt das Herz, fördert die Durchblutung, beugt Venenproblemen vor, verbessert die Atemfunktion und aktiviert die natürlichen Abwehrkräfte. Wer zum Beispiel drei Stunden pro Woche wandert, senkt das Risiko, einen Herzinfarkt zu bekommen, bereits um 40 %.
- Normales Radfahren bringt auf schonende Weise Herz und Kreislauf in Schwung. Die Lunge wird gestärkt, die gesamte Atmung angeregt. Die Wirbelsäule wird entlastet und gefestigt. Das vegetative Nervensystem wird positiv beeinflusst. Radfahren stärkt das Immunsystem gegen Infektionskrankheiten und Gefäßveränderungen. Die Muskeln werden trainiert. Es wird viel Energie verbraucht. Die Verdauung wird verbessert, weil die Bauchmuskeln rhythmisch gereizt werden. Und schließlich wird die allgemeine Leistungsfähigkeit des Menschen durch das Radfahren erhöht.
- Beim Schwimmen werden alle Muskeln angestrengt, und es kommt nicht so leicht zu Dehnungen, Zerrungen und ähnlichen Sportverletzungen. Doch auch für gymnastische Übungen ist das Schwimmbecken gut geeignet: Durch den Auftrieb wird der eigene Körper zum Leichtgewicht. Das entlastet die Gelenke, insbesondere die Wirbelsäule. Die Atemmuskulatur wird gestärkt, das Lungenfassungsvermögen für Sauerstoff vergrößert. Zusätzlich bringt das Schwimmen auch einen Vorteil für die Seele: Es entspannt, schafft innere Freude und ist ein ideales Mittel, rasch Stress abzubauen. Der regelmäßige Besuch im Hallenbad kann bei dem Versuch, den Körper in Form zu bringen, eine große Hilfe sein.
- Auch Tanzen wirkt sich auf den Körper sehr positiv aus. Durch die rhythmischen Bewegungen werden die Muskeln gelockert. Dadurch werden die Gedanken abgelenkt, und es kommt zu einem perfekten Abbau von Alltagsstress. Der ganze Körper wird einer

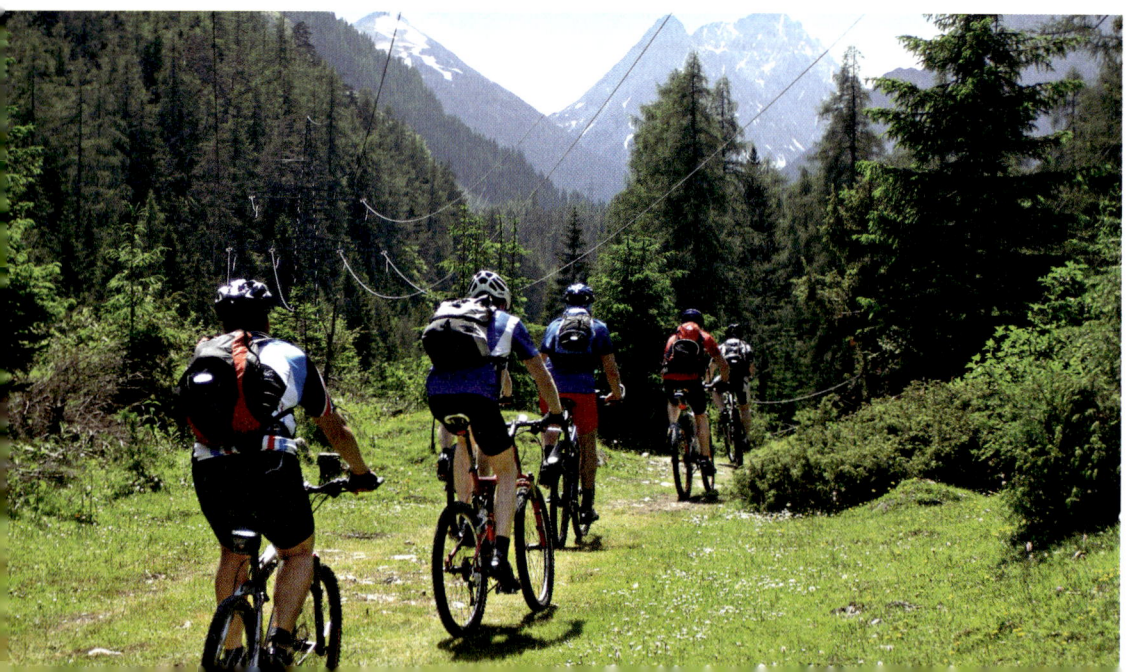

Abnehmen: So fällt's Ihnen leicht

> **Schlanke Taille – schmale Hüften**
>
> *Eine bewährte Übung für alle, die schmale Hüften bekommen wollen: Legen Sie sich seitlich auf eine weiche Unterlage. Strecken Sie den rechten Arm aus, und legen Sie Ihren Kopf darauf. Das rechte Bein ist ausgestreckt, das Becken wird leicht nach vorn gedrückt. Heben Sie nun das linke Bein so hoch wie möglich. Stützen Sie sich dabei mit der linken Hand am Boden ab. Wiederholen Sie die Übung bis zu 20-mal und zwar dreimal täglich.*

notwendigen Belastung ausgesetzt, die kaum jemals als Anstrengung empfunden wird. Die Tätigkeit von Herz und Kreislauf wird angeregt. Haltungsschäden an der Wirbelsäule können beim Tanzen vermieden und sogar kontrolliert werden. Die Bauch- und Rückenmuskeln werden gestärkt. Die Durchblutung im Unterleib sowie in den Beinen, die in unserer heutigen zivilisierten Welt durch mangelnde Bewegung und durch Zigarettenrauchen gefährdet ist, wird gefördert. Bein- und Fußmuskeln werden gestärkt. Die Hüften werden gelenkiger. Tanzen führt zu einer optimalen Körperbeherrschung, es macht beweglich und hilft zweifelsohne auch, Kilos abzubauen. Allerdings sollte man beim Tanzen nicht übertreiben und immer wieder Ruhepausen einlegen.

- Wenn Sie gesund und fit durch die Skisaison kommen wollen, sollten Sie vor Saisonbeginn zu Hause oder mit einer Fitnessgruppe Skigymnastik treiben, damit die Arm- und Beinmuskulatur trainiert wird. Sind Sie dann im Skiurlaub, müssen Sie nach jeder Fahrt mit dem Skilift Muskeln und Gelenke kurz aufwärmen. Am besten schützen Sie auf der Piste Hand- und Kniegelenke mit modernen Bandagen vor Zerrungen und Fehlbelastungen.

Fitnessübungen im Alltag

Kleine Fitnessübungen lassen sich auch jederzeit in den normalen Alltag einbauen. Diese Übungen können Sie ohne großen Aufwand betreiben:

- Wippen Sie ab und zu am Tag 30-mal im Stehen auf den Zehenspitzen auf und ab.
- Gehen Sie im Laufe des Tages insgesamt 1 Stunde flott spazieren, zum Beispiel mittags 30 Minuten und abends vor dem Essen 30 Minuten.
- Man kann nicht jedem ein paar Liegestütze im Laufe des Tages zumuten. Den »Stehstütz« aber kann jeder mitmachen. Stellen Sie sich mit durchgestreckten Knien vor eine offene Tür, stützen Sie die Handflächen links und rechts auf den Türrahmen. Jetzt machen Sie mit den Armen dieselben Bewegungen wie beim Liegestütz, nur eben im Stehen. Sie nähern sich mit dem Gesicht der Türöffnung und drücken sich dann wieder weg. So meistern Sie locker 20 Stehstütze und verbessern Ihre Kondition.
- Legen Sie sich mit dem Rücken auf den Boden und fahren 20 Minuten mit den Beinen in der Luft Fahrrad.
- Schreiten Sie mit weit ausschwingenden Armen 1 Stunde lang auf ebener Strecke in der Natur flott dahin. Dies geht natürlich auch zu Hause.

Gesunde Ernährung für alle

> **Effektive Aufwärmübungen**
>
> *Stellen Sie sich locker in aufrechter Haltung hin, ballen Sie die Hände zu Fäusten, und schwingen Sie diese bis zur Schulter hoch. Machen Sie ein paar Kniebeugen. Wenn Sie zu zweit sind, stellen Sie sich in Schrittstellung gegenüber, legen Sie die Handflächen aufeinander. Und pressen Sie nun 6 Sekunden lang mit aller Kraft und Anspannung die Handflächen gegeneinander. Danach die Arme und Beine lockern und die Übung wiederholen.*

- Gehen Sie auch bei Ihren Erledigungen in der Stadt mit flottem Schritt.
- Stellen Sie sich mehrmals am Tag locker hin, heben die gestreckten Arme weit über den Kopf, legen die Handflächen aufeinander und neigen nun beide gestreckten Arme gemeinsam zuerst nach rechts, dann nach links, dann wieder nach rechts, dann nach links. Hin und her und hin und her. Das tut dem Rücken gut. Wir bekommen ein neues, gutes Körpergefühl, entspannen uns und vergessen die Anstrengungen des Tages.
- Stellen Sie sich mehrmals am Tag locker hin und ballen die Hände zu Fäusten. Nun beginnen Sie, mit den Fäusten gegen die Luft zu boxen. Machen Sie das dreimal 5 Minuten, jeweils eine kurze Pause dazwischen. Man nennt das Luftboxen.
- Machen Sie abends vor dem Zubettgehen ein kleines Wirbelsäulentraining: Gerade stehen, Arme hängen herab, Handflächen sind nach vorn gerichtet, Kinn zur Brust. Einatmen durch die Nase und auf die Zehenspitzen erheben. Kurz innehalten, dann wieder auf die Fersen herab und dabei durch den Mund ausatmen. Die Übung mehrmals wiederholen.
- Suchen Sie eine Treppe, und bemühen Sie sich, zweimal die Stufen auf und ab zu laufen.
- Setzen Sie sich nach dem Abendessen nicht hin, sondern gehen Sie die ganze Wohnung ab.

Keine Überanstrengung

Bedenken Sie beim Sport jedoch, dass Sie sich darauf vorbereiten sollten, um keine Kreislaufprobleme oder andere Unfälle zu riskieren. Versuchen Sie zum Beispiel nicht, auf Anhieb wie ein Profisportler zu agieren. Es ist nicht so wichtig, wie schnell man läuft und wie viele Kilometer man dabei meistert. Das Wichtigste für die Gesundheit und für das Wohlbefinden ist, dass man diesen Sport regelmäßig ausübt. Untrainierte sollten sich jedoch nicht überfordern und auch nicht den Helden spielen, wenn sie in der Gruppe trainieren und zunächst nicht ganz mithalten können. Dass einem Laufen gut tut, spürt man allerdings erst, wenn man vier bis acht Wochen durchgehalten hat. Also am besten sofort damit beginnen. Gewöhnen Sie Ihren Körper sanft und langsam an die Bewegung. Dazu eine Faustregel: Man sollte beim Sport bequem mit dem Partner sprechen können, ohne dabei außer Atem zu kommen. Beginnen Sie beim Radfahren und Wandern mit 2 Stunden, beim Laufen mit 30 Minuten. Wer Freizeitsport treibt, braucht mehr Vitamine und Mineralstoffe: Essen Sie verstärkt Gemüse und Obst. Sparen Sie beim Fleisch und bei Süßigkeiten. Trinken Sie außerdem im Vorfeld schon viel Wasser: mindestens drei Liter über den Tag verteilt. Wer leicht ins Schwitzen kommt,

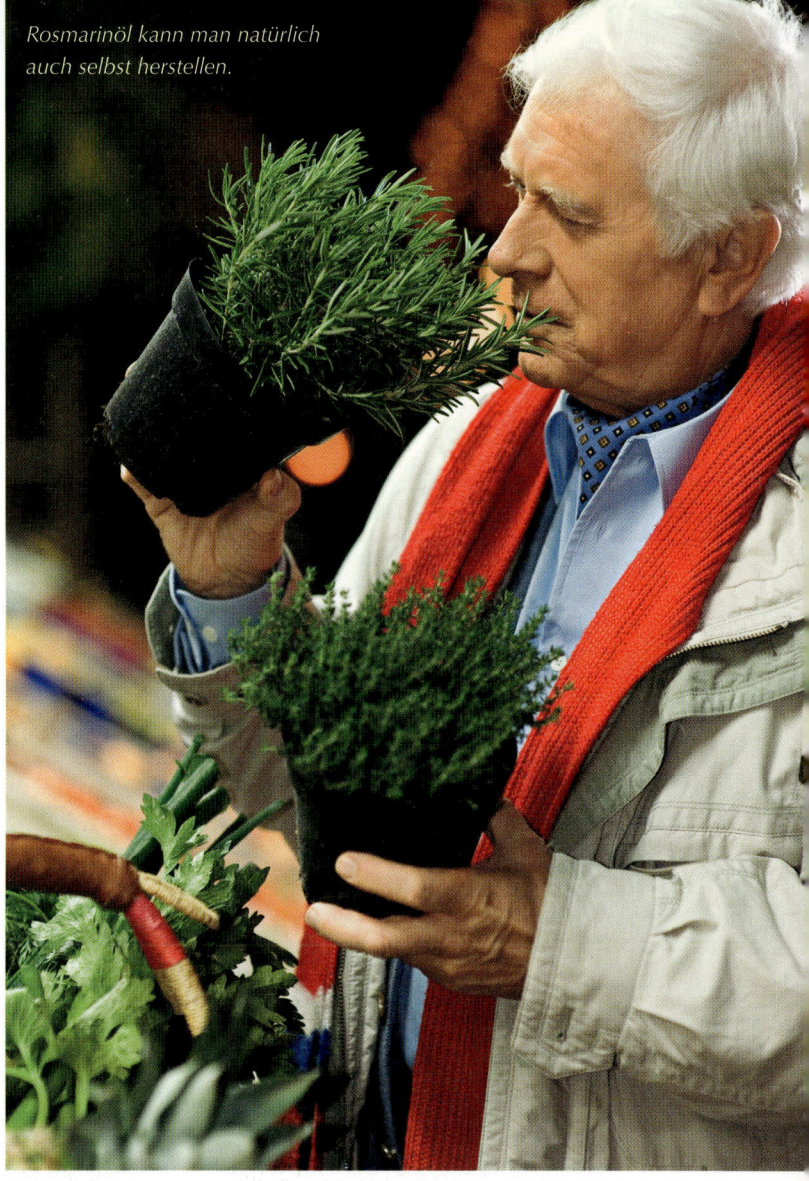
Rosmarinöl kann man natürlich auch selbst herstellen.

muss noch mehr Flüssigkeit zuführen. Sonst kann es zu Kreislaufproblemen und zur Bildung von Nierensteinen kommen. Jedes Mal, bevor man mit Sport beginnt, müssen Muskeln und Gelenke aufgewärmt werden. Aufwärmen heißt zuächst: leichte Gymnastik- und Dehnübungen durchführen.

Massagen tun gut

Zum Aufwärmen gehören auch Massagen: Kneten Sie Ihre Muskelpartien mit bloßen Händen. Klopfen Sie sich leicht mit den Fingern ab. Oder bürsten Sie die Muskeln und Gelenke mit einer Naturborstenbürste, bis sie richtig warm und gut durchblutet sind. Sehr bewährt haben sich Einreibungen. Massieren Sie Franzbranntwein oder Franzbranntwein-Gel (Apotheke) in die Muskeln und Gelenke ein. Die Natursubstanzen Kampfer und Menthol fördern schnell und intensiv die Durchblutung. Diese Einreibungen hat übrigens schon im vergangenen Jahrhundert zur Stärkung der Muskeln die Klosterfrau Maria Clementine Martin, Naturheilerin aus Köln, empfohlen.
Damit es beim Tennis nicht zum gefürchteten schmerzhaften Tennisarm kommt, sollte man mit einer Übung vorbeugen und die Sehnen stärken: Kneten Sie, sooft es geht, ganz fest mit den Fingern der rechten Hand – bzw. der Spielhand – einen Tennisball, und massieren Sie den Arm mit Propolis-Salbe aus dem Bienenstock (Apotheke) ein.
Da beim Sport auch freie Radikale im Organismus entstehen, sollte man Magnesium, Selen und L-Carnitin aufnehmen. Wenn Sie Sport treiben, ist es nicht nur wichtig, dass Sie vorher Ihre Muskeln aufwärmen. Ebenso notwendig ist es auch, nach dem Sport den Organismus wieder abzukühlen und zu beruhigen. Ideal eignet sich dafür eine lauwarme Dusche oder ein nicht zu heißes Wannenbad mit Rosmarinöl.

Wie lange halten die wichtigsten Lebensmittel?

Haltbarkeit von offen gekauften Produkten

Bei verpackten Waren aus dem Supermarkt ist es einfach: Da ist das Haltbarkeitsdatum aufgedruckt, und wir wissen sofort, wie lange die Ware sich mindestens hält ist. Speziell bei Sommerhitze ist das sehr wichtig. Doch es gibt viele Produkte ohne Ablaufdatum. Haben Sie sich auch schon gefragt: »Wie lange hält das?«

Hier die wichtigsten Nahrungsmittel:
- Kartoffeln halten, trocken und dunkel gelagert, bis zu 4 Wochen. Wenn sie zu keimen beginnen oder grüne Flecken aufweisen, sind sie hinüber.
- Sobald eine Flasche oder Packung mit Apfelsaft geöffnet ist, hält der Saft im Kühlschrank bis zu 4 Tagen; vorausgesetzt, man hat nicht aus der Flasche getrunken. Dann ist der Saft bereits nach Stunden verkeimt.
- Brot vom Bäcker hält nicht länger als 3 Tage – egal ob es abgepackt oder frisch ist. Sobald es nur einen Ansatz von Schimmel zeigt: Sofort weg damit, und zwar das gesamte Brot, das zusammen in einer Tüte oder in einem sonstigen Behältnis gelagert wurde!
- Rohe Eier halten im Kühlschrank ab Legedatum 28 Tage. Machen Sie vor Gebrauch den Frischetest. Legen Sie das Ei ins Wasser. Geht es unter, ist es frisch. Schwimmt es, sollten Sie es entsorgen.
- Sobald eine Dose Thunfisch geöffnet ist, muss sie sofort verbraucht werden.
- Bier hält – dunkel und kühl gelagert – 5 bis 6 Monate.
- Gekochter Schinken hält auch im Kühlschrank höchstens 4 Tage.
- H-Milch muss im Kühlschrank gelagert werden. Die offene Packung muss binnen 3 Tagen verbraucht werden.
- Frischer Fisch hält im Kühlschrank roh nur 1 Tag, gegart 2 Tage.
- Fleisch hält in rohem Zustand im Kühlschrank 1 bis höchstens 2 Tage, angebraten 3 bis 4 Tage. In der Tiefkühltruhe hingegen 6 Monate.
- Hartkäse hält im Kühlschrank mindestens 2 Wochen, Weichkäse 1 Woche.
- Konfitüre im geöffneten Glas hält im Kühlschrank bis zu 4 Wochen.

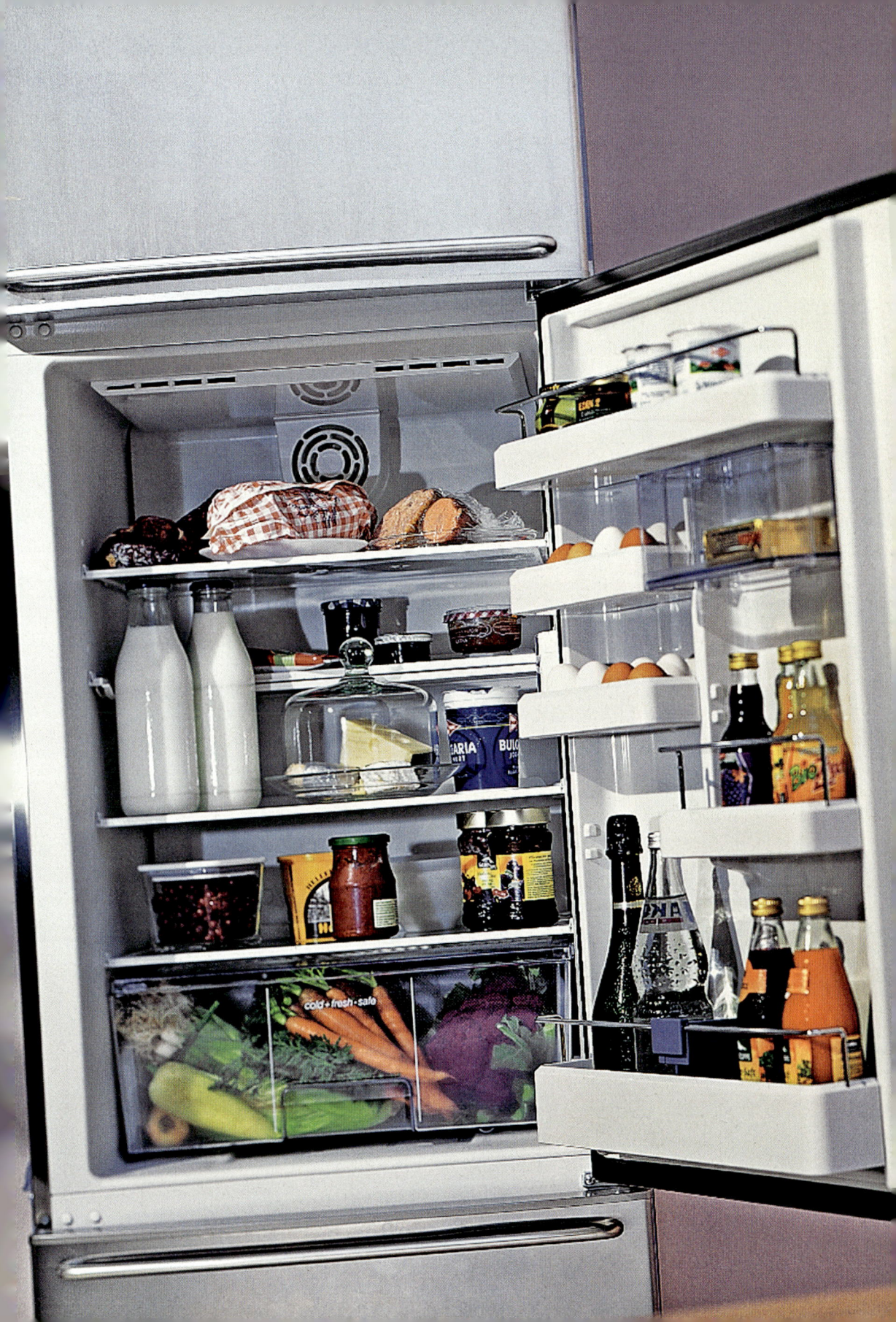

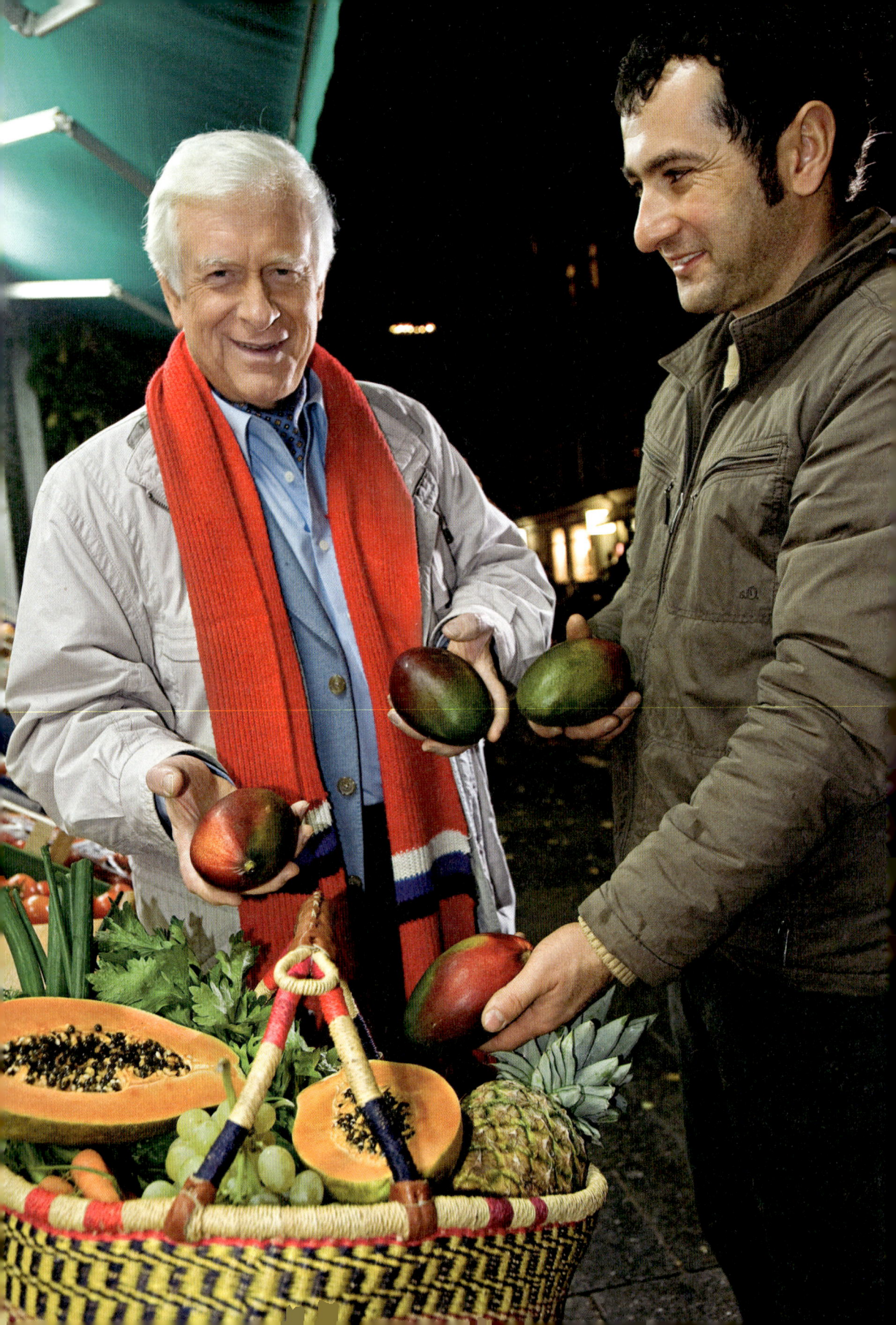

Die 50 besten Lebensmittel

»Ein Apfel am Tag spart den Arzt«, und Beeren sind Vitaminbomben erster Güte – das alles erfahren Sie im folgenden Lebensmittel-ABC. Dass der Spinat mit seinem Mineralstoff Magnesium eiserne Nerven verschafft, ist gut zu wissen, und eine Traubenkur zur Entschlackung ist immer wieder empfehlenswert. So kann man mit der Vielfalt der Natur beim Essen selbst für die Gesundheit sorgen – damit uns die Lebensfreude erhalten bleibt. Lassen Sie sich inspirieren, und lassen Sie die Nahrung nach ihren eigenen Gesetzen wirken – Tag für Tag.

Gesunde Ernährung für alle — *macht munter und gibt Kraft*

Ananas

Die wichtigsten Inhaltsstoffe

Vitamine: C
Mineralstoffe: Kalium, Magnesium
Enzyme: Bromelain
Nährwerte pro 100 g:
Energie 60 kcal/250 kJ
Kohlenhydrate 13,5 g · Eiweiß 0,4 g
Fett 0,2 g · Ballaststoffe 0,5 g

Anwendungsbereiche

Verdauungssystem: hilft bei der Eiweißverdauung, fördert den Fettabbau, entlastet die Bauchspeicheldrüse, behebt Darmstörungen
Herz und Kreislauf: senkt zu hohen Blutdruck, entwässert
Haut: hellt Altersflecken auf

Die Ananas enthält – abgesehen von den Vitaminen E, Biotin und B_{12} – sämtliche Vitamine, Mineralstoffe und Spurenelemente, welche die Natur anzubieten hat. Dadurch ist sie ein Muntermacher und Energielieferant. Der wichtigste Wirkstoff in der Ananas aber ist zweifelsohne das Enzym Bromelain, das in extrem reichem Maße vorhanden ist. Dieses Enzym, das Fett und Eiweiß spalten kann, wirkt sich auf mehrfache Weise positiv auf den Menschen aus:
Bromelain zerstört im Darm schädliche Darmbakterien. Außerdem hilft es hervorragend, tierisches Eiweiß zu verdauen. Nach einer Fleischspeise ist es daher besonders zu empfehlen, eine Ananas zu verzehren.
Bromelain unterstützt den Fettabbau im Körper des Menschen und reguliert den Fettstoffwechsel. Die Ananas ist somit eine gute Hilfe bei jedem Abnehmprogramm. Bromelain kann auch erhöhten Blutdruck senken. Es wirkt als Blutverdünner und stärkt das Immunsystem.
Das Bromelain in der Ananas lässt sich wunderbar äußerlich anwenden. Wenn man einen Wattebausch mit Ananassaft tränkt und damit die Haut regelmäßig einreibt, kann man damit Altersflecken aufhellen.
Wer Ananas genießt, entlastet seine Bauchspeicheldrüse, fördert die natürliche Entwässerung des Körpers und kann Darmstörungen schneller beheben.

Spezialtipps

Es ist gut, zwischendurch den Durst mit Ananassaft und Wasser, im Verhältnis 1 zu 1 gemischt, zu löschen. Ananas und Ananassaft werden in südlichen Ländern gegen Seekrankheit eingesetzt. In der Karibik isst man Ananas, um die Liebeslust bei Mann und Frau anzukurbeln. Kaufen Sie nur reife Früchte. Diese erkennt man daran, dass sich die harten Schuppen leicht abzupfen lassen. Grüne Ananas sind unreif und wirkungslos. Ananas verlieren im Kühlschrank 60 % ihrer Vitalstoffe. Auch Ananas aus der Dose enthält kaum mehr Vitalstoffe.
Schneiden Sie die Ananas zuerst in dicke Scheiben, die Sie dann erst schälen. Essen Sie sie von außen nach innen, und lassen dann einfach den holzigen Kern übrig.

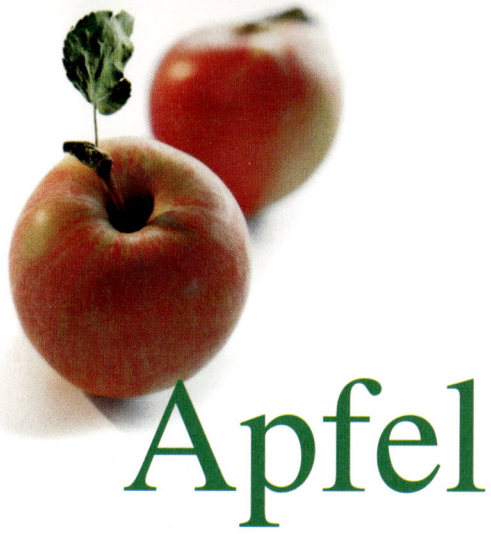

Apfel

Um die Wirkung von Äpfeln wussten bereits unsere Ahnen. Wahrscheinlich ist der Apfel deshalb so beliebt. Äpfel sind eine Naturmedizin gegen viele Gesundheitsprobleme. Ein Apfel als Betthupferl kann einen tiefen, festen Schlaf vermitteln. Seine Wirkstoffe sorgen für eine gleichmäßige Verteilung des Blutzuckers in der Nacht. Tagsüber spenden Äpfel rasch Energie.

Prof. Dr. Helmut Sinzinger von der Universität Wien hat herausgefunden: Der Apfelquellstoff Pektin und die Pottasche im Apfel senken zu hohe Cholesterinwerte, beugen also Arteriosklerose vor und stärken das Herz. Außerdem soll das Apfelpektin Darmkrebs vorbeugen.
Bei ersten Anzeichen einer Migräne kann man oft mit dem Genuss eines Apfels den Anfall verhindern. Auch ein Alkoholkater ist mit zwei Äpfeln auf nüchternen Magen schnell besiegt.
Einen Apfel vor dem Essen zur Förderung des Stuhlgangs empfiehlt der amerikanische Arzt Dr. Jeffrey S. Hyams. Die Erklärung: Äpfel regulieren das Wachstum der gesunden Darmflora. Sie wirken auch gegen Bluthochdruck. Sie schwemmen übermäßige Mengen an Kochsalz und Wasser aus dem Organismus. Dadurch entsteht die blutdrucksenkende Wirkung.

Spezialtipps

Manche Menschen bekommen richtig Appetit von einem Apfel. Wenn sie zwei bis drei Äpfel essen, sind sie satt und können danach nicht mehr viel essen. Achten Sie beim Einkauf von Äpfeln darauf, dass diese nicht in der prallen Sonne liegen, da sonst ihr Gehalt an lichtempfindlichen Vitaminen abnimmt.
Beim Kauf von Apfelsaft sollte man sich für den mit 100 % Fruchtsaftgehalt entscheiden. Fruchtnektare und Fruchtsaftgetränke enthalten immer einen Wasser- und Zuckerzusatz.
Äpfel nicht mit anderen Obstsorten gemeinsam lagern. Sie geben bei der Lagerung das Reifegas Ethylen ab, was zum Beispiel Bananen schneller reifen lässt.

»Ein Apfel am Tag spart den Arzt.«

Die wichtigsten Inhaltsstoffe

Vitamine: C
Mineralstoffe: Kalium, Eisen
Ballaststoffe: Pektin, Zellulose
Sonstige Inhaltsstoffe: Pottasche
Nährwerte pro 100 g:
Energie 59 kcal/248 kJ · Kohlenhydrate 15,0 g · Eiweiß 0,2 g
Fett 0,4 g · Ballaststoffe 2,2 g

Anwendungsbereiche

Herz und Kreislauf: Cholesterinsenkung, Vorbeugung von Arteriosklerose, Stärkung des Herzens, Hilfe bei Bluthochdruck
Wohlbefinden: Verhinderung von Migräne, Erleichterung eines Alkoholkaters
Verdauungssystem: Hilfe bei Verstopfung, Regulierung der Darmflora

Gesunde Ernährung für alle

Wenn »dicke Luft« herrscht, dann greifen Sie zur Avocado. Sie ist eine wirksame Naturmedizin gegen schlechte Laune. Neben Folsäure, Vitamin C und E, Kalium und Ballaststoffen versorgt uns die Avocado mit vielen weiteren Vitalstoffen. Das Wertvolle an der Avocado sind die überwiegend einfach ungesättigten Fettsäuren, welche das schädliche LDL-Cholesterin senken und das schützende HDL-Cholesterin erhalten und fördern. Übrigens: Avocados enthalten zwar Fett, aber kein Cholesterin. Kein pflanzliches Nahrungsmittel enthält Cholesterin. Avocados wirken gegen Menstruationsstörungen und eignen sich ideal zur Vorbeugung gegen Darminfektionen.

Avocado

Die wichtigsten Inhaltsstoffe

Vitamine: B_5, C, E, Folsäure, Niacin
Mineralstoffe: Kalium, Magnesium
Sekundäre Pflanzenstoffe: Lutein
Sonstige Inhaltsstoffe: Glutathion, einfach ungesättigte Fettsäuren
Nährwerte pro 100 g:
Energie 161 kcal/676 kJ
Kohlenhydrate 7,4 g · Eiweiß 2,0 g
Fett 15,3 g · Ballaststoffe 2,1 g

Anwendungsbereiche

Herz und Kreislauf: Senkung hoher Cholesterinwerte
Immunsystem: Schutz vor verschiedenen Krebsarten
Frauenleiden: Menstruationsstörungen
Verdauungssystem: Vorbeugung von Darminfektionen
Nervensystem: Beruhigung bei Stress und Aggressionen

Die Pantothensäure (Vitamin B_5) der Avocado wirkt positiv auf Haut und Haar. Außerdem gilt die Frucht als natürliches Mittel, das bei Mann und Frau die Liebeslust anregt. Das in der Avocado enthaltene Glutathion schützt vor einer Reihe von Krebsformen. Das Lutein senkt das Risiko für die Augenkrankheit Makula-Degeneration.
Ein beachtlicher Cocktail an B-Vitaminen – verbunden mit Kalium – beruhigt erhitzte Gemüter. Studien in den USA haben ergeben, wenn in Familien häufig gereizte Stimmung herrscht, dann sollten alle Beteiligten regelmäßig rohe Avocados essen, das beruhigt.
In den USA hat man nachgewiesen: Die noch nicht ganz reifen Avocadofrüchte enthalten drei Substanzen, die das Risiko für Prostatakrebs beim Mann senken.

Spezialtipps

Avocados sind fett, cremig und sehr sättigend. Man hat nach dem Essen einer solchen Frucht – sie hat etwa 300 Kalorien – lange Zeit keinen Hunger. Ein wichtiger Tipp für Cholesterin-Patienten: Streichen Sie anstelle von Butter Avocadofruchtfleisch aufs Brot.

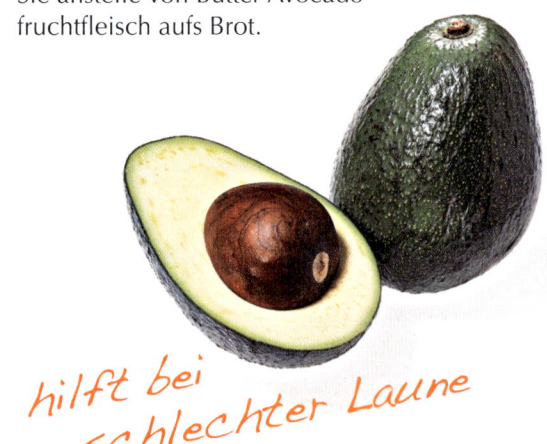

hilft bei schlechter Laune

Banane
macht uns glücklich

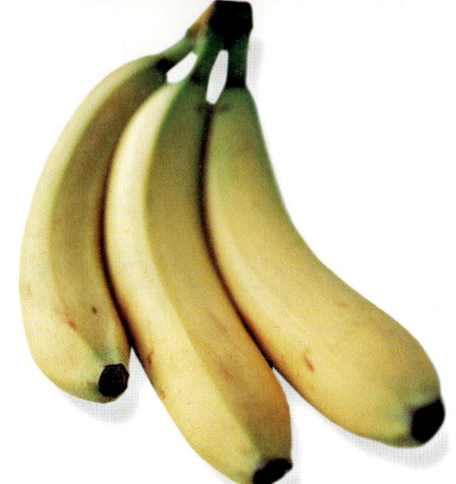

Die Banane wird von der Weltgesundheitsorganisation als »Frucht der Früchte« bezeichnet, weil man viele Tage allein von Bananen leben könnte, ohne dass man einen Mangel erleidet.
Die Banane macht uns glücklich durch den pflanzlichen Hormonstoff Serotonin. Dieser aktiviert unser körpereigenes Glückshormon. Die Banane ist ein klassisches Antistressmittel, weil sie uns mit den Mineralstoffen Magnesium und Kalium sowie mit dem beruhigenden Bioaktivstoff Katecholamin versorgt.
Die Banane ist reich an den Vitaminen B_1 und B_2, die wir für starke Nerven benötigen. Die Banane stärkt auch Herz und Kreislauf, bremst die Adernverkalkung. Das senkt das Risiko für einen Herzinfarkt. Sie schützt die Magen- und Darmschleimhaut wie ein Schutzmantel vor zu viel Magensäure.
Man kann sich als gesunder Mensch mit Bananen vor Gastritis schützen. Sie enthält alle wichtigen Stoffe für einen gesunden, tiefen Schlaf. Zum Beispiel die Aminosäuren Tryptophan und Tyrosin. Aus dem Tryptophan kann der Körper das Schlafhormon Melatonin produzieren.
Mit Banane schlank bleiben: Fest und noch nicht zu gelb liefert sie ein Kohlenhydrat, das langsam in den Organismus kommt und die Bauchspeicheldrüse nicht zwingt, allzu viel Insulin zu produzieren. Dadurch werden keine Fettpolster daraus. Weich, vollreif und süß ist die Banane ein schneller Energiespender.

Spezialtipps

Lagern Sie Bananen nie im Kühlschrank. Sie bauen rasch ihre Wirkstoffe ab und schmecken schlecht. Legen Sie die Bananen niemals in die Nähe von Äpfeln oder Tomaten. Die ausströmenden Gase der Äpfel und Tomaten lassen die Bananen schneller reifen. Sie bekommen dann sehr schnell braune Flecken. Sobald eine Banane ganz weich geworden ist und ihre Schale dunkelbraune Flecken hat, sind fast alle wertvollen Inhaltsstoffe abgebaut.

Die wichtigsten Inhaltsstoffe

Vitamine: B_1, B_2, B_6
Mineralstoffe: Magnesium, Kalium
Aminosäuren: Tryptophan, Tyrosin
Hormonstoffe: Serotonin, Katecholamin
Nährwerte pro 100 g:
Energie 94 kcal/392 kJ
Kohlenhydrate 21,4 g · Eiweiß 1,1 g
Fett 0,2 g · Ballaststoffe 1,8 g

Anwendungsbereiche

Nervensystem, Geist, Gemüt: bei negativen Stimmungen, in Stresssituationen
Herz und Kreislauf: zur Senkung des Herzinfarktrisikos, zur Verlangsamung der Adernverkalkung
Verdauungssystem: bei zu viel Magensäure, Schutz vor Gastritis

Beeren

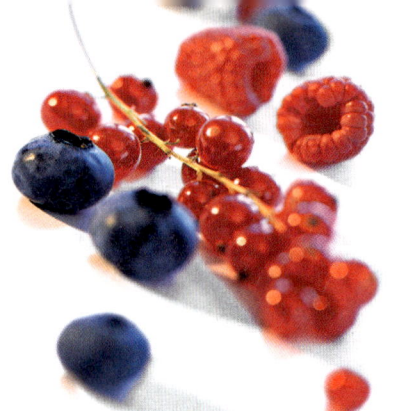

Frische Beeren sind ein Genuss, doch auch gesundheitlich bieten sie einiges. Die Erdbeere ist ein Schmerzmittel, vor allem hilft sie bei Kopfschmerzen und Migräne. Außerdem senkt sie das Krebsrisiko im Darm und in den Atemwegen. Sie liefert Folsäure, wichtig für Herz, Blut und Kreislauf. Mit ihren Gerbstoffen, Schleimstoffen und ätherischen Ölen ist die Erdbeere auch ein natürliches Antibiotikum. Erdbeeren wirken harntreibend, stärken die Nerven, vertreiben Müdigkeit und fördern die Liebeslust.

Mit Johannisbeeren kann man der Cellulite vorbeugen, weil die enthaltenen Vitamine C und E das Bindegewebe straffen. Der Bioaktivstoff Quercetin in der Schwarzen Johannisbeere senkt das Risiko für Dickdarmkrebs. Himbeeren wirken entwässernd und darmreinigend. Zudem liefern sie Biotin, wichtig für geschmeidige Haut und glänzendes Haar.

Heidelbeeren können hervorragend hohe Cholesterinwerte senken. Sie stärken außerdem die Darmflora, schützen die Augen und können Migräneschübe stoppen. Getrocknete Heidelbeeren wirken gut bei Durchfall und als natürliches Antibiotikum.

Vitamin-C-Bomben mit viel Geschmack

Die wichtigsten Inhaltsstoffe

Vitamine: C, E, Folsäure, Biotin
Spurenelemente: Mangan, Eisen, Magnesium
Sekundäre Pflanzenstoffe: Kämpferol, Quercetin, Rutin
Nährwerte pro 100 g (Erdbeeren):
Energie 30 kcal/126 kJ
Kohlenhydrate 7,0 g · Eiweiß 0,6 g
Fett 0,4 g · Ballaststoffe 2,6 g

Anwendungsbereiche

Immunsystem: Schutz vor Sommererkältungen, Minderung des Krebsrisikos in Darm und Atemwegen, natürliches Antibiotikum
Niere und Blase: bei Nierensand und Nierensteinen
Nervensystem, Geist, Gemüt: bei Müdigkeit und schlechter Laune, zur Förderung der Liebeslust
Haut, Haare, Nägel: Vorbeugung von Cellulite, unterstützt Haut und Haare

Spezialtipps

All diese Wirkungen kommen nur dann zum Tragen, wenn die Beeren frisch, saftig und süß sind. Keine Früchte kaufen, die in der prallen Sonne stehen.

Viele bekommen durch Erdbeeren Hautausschlag, Bläschen im Mund, Atembeschwerden, Kopfschmerzen. Sie vertragen die natürlichen Gerbstoffe der Erdbeere nicht und müssen grundsätzlich auf Erdbeeren verzichten.

Schwarze und Rote Johannisbeeren sind ein Mittel gegen Halsschmerzen und Heiserkeit: Gurgeln Sie mit Johannisbeersaft mit etwas warmem Wasser. Die Salizylsäure und Gerbsäure töten Bakterien und Viren im Rachen.

Die 50 besten Lebensmittel

Die wichtigsten Inhaltsstoffe

Vitamine: Folsäure
Mineralstoffe: Kalium
Spurenelemente: Kupfer, Phosphor
Nährwerte pro 100 g:
Energie 59 kcal/248 kJ
Kohlenhydrate 15,0 g · Eiweiß 0,4 g
Fett 0,4 g · Ballaststoffe 1,4 g

Anwendungsbereiche

Verdauungssystem: für eine gesunde Darmflora, bei Verstopfung
Herz und Kreislauf: Senkung hoher Blutdruckwerte
Nervensystem, Geist, Gemüt: für geistige Fitness, für eine positive Stimmung

Die Birnen stammen ursprünglich aus Asien. Die meisten Menschen greifen lieber zum Apfel. Dabei ist die Birne ebenso wertvoll und kann zu köstlichen Gerichten verarbeitet werden.

Die Birne versorgt uns mit reichlich Flüssigkeit, bleibt kurz im Magen und liefert die gelösten Vitalstoffe besonders rasch in den Darm. Auf diese Weise reinigt die Birne den Darm und unterstützt die positiven, gesundheitsfördernden Darmbakterien bei ihrer Arbeit.

Birnen wirken gut gegen Verstopfung. Man kann mit Birnen den gesamten Organismus entgiften. Sie aktivieren die Arbeit der Nieren und der Blase.

Und sie liefern interessante Mengen des Vitamins Folsäure, wichtig für Herz und Kreislauf, zum Aufbau von Glückshormonen und für die werdende Mutter gegen Fehl- und Frühgeburten.

Was wenige wissen: Die Birne hält unser Gehirn fit und macht uns geistig rege. Dafür sind die Spurenelemente Kupfer und Phosphor verantwortlich. Der hohe Anteil an Mineralstoffen in der Birne kann erhöhte Blutdruckwerte senken. Bluthochdruck-Patienten bekommen oft von ihrem Arzt den Ratschlag, einmal pro Woche einen Birnentag einzulegen. Um den Kater nach zu viel Alkohol zu bekämpfen, können Birnen – leicht in Wasser gedünstet – gegessen werden. Versuchen Sie auch, mit Birnen Nervosität zu bekämpfen. Besonders gut ist dies bei Schulkindern zu machen.

Spezialtipps

Verwenden Sie nur reife, saftige und süße Birnen. Harte Birnen verursachen oft Blähungen und Magenschmerzen. Wer unter Magen- und Darmstörungen leidet, sollte Birnen nur gekocht als Kompott in den Speiseplan aufnehmen.

Wenn Birnen im Laden bereits braune Flecken aufweisen, Hände weg davon. Sie enthalten fast keine Vitalstoffe mehr. Birnen müssen schnell verbraucht werden. Sie bauen rasch ihre Wirkstoffe ab. Ab und zu für den ganzen Körper wohltuend: über den Tag verteilt 1 Liter Wasser mit 1 Liter Birnensaft gemischt trinken.

Birne

reinigt den Darm und entschlackt

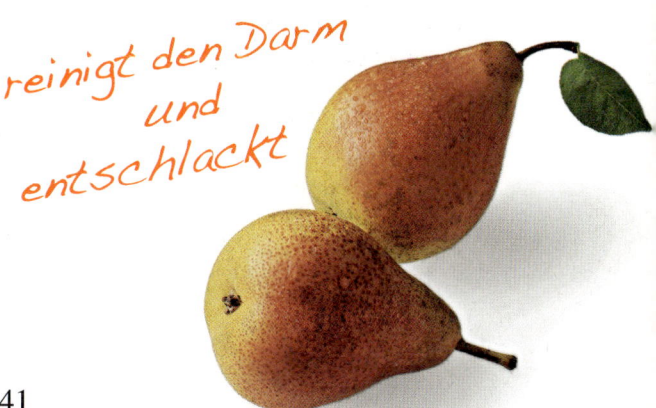

Gesunde Ernährung für alle

gut gegen Stress

Die wichtigsten Inhaltsstoffe

Vitamine: B_1, B_3, B_5
Mineralstoffe: Magnesium
Spurenelemente: Kupfer
Sekundäre Pflanzenstoffe: Beta-Karotin
Hormonstoffe: Glukokinine
Nährwerte pro 100 g (grüne Bohnen): Energie 32 kcal/136 kJ · Kohlenhydrate 5,1 g Eiweiß 2,4 g · Fett 0,2 g Ballaststoffe 1,9 g

Anwendungsbereiche

Nervensystem, Geist, Gemüt: in Stresssituationen und bei Leistungsdruck
Herz und Kreislauf: Senkung hoher Cholesterinwerte

Bohnen

Bohnen werden als Nahrungsmittel bei uns in Mitteleuropa weit unterschätzt. Sie sind reich an Ballaststoffen und hochwertigem pflanzlichem Eiweiß. Das Eiweiß macht stark gegen Stress und fördert die Leistungskraft.
Die Ballaststoffe quellen auf und saugen Gallensäuren sowie Schadstoffe auf und transportieren sie über den Darm ab. Das zwingt die Leber, neue Gallensäuren zu produzieren. Dazu braucht sie Cholesterin, das also gesenkt wird.
Bohnen liefern uns viele B-Vitamine und Magnesium für Nerven, Herz und Kreislauf.

Kidneybohnen enthalten besonders viel Beta-Karotin für die Atemwege und die Sehkraft, aber auch Kupfer zur Vorbeugung von Rheuma. Wer häufig grüne Bohnen verzehrt, kann damit viel für seine Gesundheit tun. Grüne Bohnen enthalten reichlich Nicotinsäure (Vitamin B_3). Sie unterstützt alle Enzyme, die für gesundes Blut verantwortlich sind.
Grüne Bohnen liefern viel Pantothensäure, ein hochwirksames Anti-Stress-Vitamin. Wer unter Leistungsdruck steht, sollte regelmäßig grüne Bohnen essen. In den grünen Schalen der Bohnen sind sogenannte Glukokinine enthalten. Sie haben eine insulinähnliche Wirkung und können den Blutzuckerspiegel des Diabetikers positiv beeinflussen, aber niemals die ärztliche Therapie ersetzen. Grüne Bohnen helfen beim Abnehmen. 100 Gramm haben nur 32 Kalorien. Und sie machen schnell satt.

Spezialtipps

Sie können anstelle der roten Kidneybohnen auch weiße Bohnen nehmen. Beide gibt es verzehrfertig in der Dose. Grüne Bohnen darf man nicht roh oder nur blanchiert essen. Sie enthalten gleich drei verschiedene Giftstoffe, sogenannte Toxine und Lektine, die zu Übelkeit, Erbrechen und Magenbeschwerden führen können. Diese Giftstoffe werden erst vernichtet, wenn man die grünen Bohnen 12 bis 15 Minuten kocht.
Diabetiker sollten über den Tag verteilt 1/2 Liter Bohnenschalentee trinken: 1 Handvoll getrocknete Bohnenschalen (Apotheke) in 1/2 Liter Wasser kochen, bis eine dicke Brühe entsteht. Lauwarm in drei Tagesdosen trinken.

Die 50 besten Lebensmittel

Brokkoli

entgiftet und beugt Krebs vor

Brokkoli ist ein besonders interessantes Gemüse. Es liefert reichlich Vitamine der Gruppe B sowie Kalium, Kalzium und Phosphor. Der Hauptwirkstoff aber ist zweifelsohne das Sulforaphan, das an der John-Hopkins-Universität in Baltimore, USA, entdeckt wurde. Es kurbelt in unserem Körper die Produktion von Enzymen an, welche krebsauslösende Substanzen in unseren Zellen unschädlich machen können. Besonders positiv wirkt das Sulforaphan aus dem Brokkoli auf die Leberzellen. Wer also verstärkt Umweltbelastungen ausgesetzt ist und wer raucht, der sollte regelmäßig Brokkoli essen.

Mit Brokkoli kann dem Helicobacter pylori – einem Bakterium, das für die Entstehung von Magenkrebs mitverantwortlich ist – vorgebeugt werden. Auch bei Blasenkrebs kann der Verzehr von Brokkoli ein Voranschreiten der Erkrankung verlangsamen.

An der Universität Saskatchewan wurde erwiesen, dass Inhaltsstoffe des Brokkolis auch vor Arteriosklerose und Bluthochdruck schützen. Kalzium ist in besonders großer Menge vorhanden. Damit hilft Brokkoli auch, den Kalziumbedarf zu decken, um zum Beispiel der Osteoporose vorzubeugen.

Für Schwangere und die, die es in naher Zukunft werden wollen, ist Brokkoli wegen seines hohen Gehalts an Folsäure besonders gesund, denn Folsäure wird für die Entwicklung des Embryos benötigt.

Spezialtipps

Brokkoli ist nur wertvoll und reich an Vitalstoffen, wenn er dunkelgrün ist und deutlich duftet. Hat die Brokkoli-Rose einen leichten gelben Farbanflug, ist sie wertlos. Wenn die Brokkoli-Röschen besonders zart und jung sind, kann man zwischendurch auch eines roh essen.

Die wichtigsten Inhaltsstoffe

Vitamine: C, A, Beta-Karotin, B_1, B_2, B_3, B_6, Folsäure
Mineralstoffe: Kalium
Sekundäre Pflanzenstoffe: Sulforaphan
Nährwerte pro 100 g:
Energie 28 kcal/118 kJ
Kohlenhydrate 5,1 g · Eiweiß 2,9 g
Fett 0,4 g · Ballaststoffe 2,6 g

Anwendungsbereiche

Immunsystem: Schutz vor krebsauslösenden Substanzen
Verdauungssystem: Schutz vor Helicobacter pylori

Brot

Unter rund 300 Brotsorten haben wir in Deutschland die Wahl. Das bietet kaum ein Land sonst. Vollkornbrot liefert Magnesium für Herz und Kreislauf, Vitamin B_1 für starke Nerven, B_6 für Muskeln und Haut, Ballaststoffe für die Verdauung, Eisen fürs Blut. Vollkornbrot ist Anti-Stress-Nahrung. Die Ballaststoffe im Vollkornbrot helfen auch, zu hohe Cholesterinwerte zu senken. Es liefert zudem die Spurenelemente Zink, Phosphor und Kupfer, die unser Gehirn zur Arbeit braucht. Daher ist Vollkornbrot wichtig für Kinder. Die Brotsäure-Bakterien in Vollkornbrot, das mit Sauerteig zubereitet ist, fördern die Darmflora und stärken die Immunkraft. Roggenbrot liefert interessante Mengen des Spurenelements Selen für die Immunkraft. Besonders wichtig aber sind die Bioaktivstoffe mit Namen Lignane. Sie senken in Magen und Darm das Krebsrisiko. Brotrinde enthält Melanoidine, die uns jung halten. Voraussetzung: Das Brot wird bei 150 bis 180 °C sanft gebräunt. Die Melanoidine helfen, Gifte und Umweltschadstoffe abzubauen. Auch Viren, Bakterien und Pilze werden damit schneller ausgeschieden. Besonders aktiv ist die Substanz Pronyl-Lysin, die vor allem beim Toasten entsteht. Sie besiegt hochaggressive Schadstoffe im Körper.

Spezialtipps

Kaufen Sie Vollkornbrot mit selbst angesetztem Natursauerteig. Das ist gesund und macht garantiert keine Bauchschmerzen! Fragen Sie Ihren Bäcker, ob er seinen Sauerteig noch selbst ansetzt oder zu Fertigbackmischungen greift.

Vollkornbrot immer erst einen Tag nach dem Backen essen, dann hat es genug nachgegärt. Meist verkaufen Bäcker Vollkornbrot erst einen Tag später. Fragen Sie beim Einkauf aber einfach nach, so gehen Sie auf Nummer sicher.

Das gesündeste Vollkornbrot ist Roggenvollkornbrot, denn Roggen enthält die meisten B-Vitamine, Ballaststoffe und dazu noch bioaktive Stoffe, die vor Krebs schützen können. Der Pumpernickel ist ein Highlight unter den Roggenvollkornbroten. Er wird aus Schrot hergestellt und dadurch gehen keine Inhaltsstoffe aus dem gesunden Roggenkorn bei der Herstellung verloren. Wer Vollkornbrot nicht mag, kann auch zum Roggen- und Roggenmischbrot greifen, denn das ist gesünder als Weizen- und Weizenmischbrot.

Die wichtigsten Inhaltsstoffe

Vitamine: B_1, B_6
Mineralstoffe: Magnesium, Phosphor
Spurenelemente: Eisen, Zink, Kupfer, Selen
Sonstige Inhaltsstoffe: Lignane, Melanoidine
Nährwerte pro 100 g (Roggenvollkornbrot): Energie 193 kcal/808 kJ
Kohlenhydrate 38,8 g · Eiweiß 6,8 g
Fett 1,2 g · Ballaststoffe 8,1 g

Anwendungsbereiche

Nervensystem, Geist, Gemüt: bei geistiger Anstrengung und Stress
Verdauungssystem: Aufbau der Darmflora, schnelle Ausscheidung von Viren, Bakterien und Pilzen
Immunsystem: Senkung des Magen- und Darmkrebsrisikos

die ideale Anti-Stress-Nahrung

Die 50 besten Lebensmittel

Der Chicorée ist vielleicht manchem zu bitter. Jedoch gerade diese Bitterstoffe sind sehr wertvoll für unsere Gesundheit. Sie besitzen ein großes Wirkungsspektrum. Die Wirkung auf den Verdauungstrakt hat man immer schon gekannt. So entstanden die vielen Magenbitter-Kräuterschnäpse, die nach einer reichhaltigen und fettreichen Mahlzeit gegen das Völlegefühl helfen. Sie wirken wie ein Schleimhaut-Training. Die Schleimhäute ziehen sich durch den bitteren Geschmack zuerst zusammen und dehnen sich dann wieder aus. Dabei werden Gifte, Stoffwechselschlacken, Bakterien, Viren sowie Pilze leichter abtransportiert und ausgeschieden.

Bitterstoffe steigern die Magensaftproduktion und kräftigen die Magen- und Darmschleimhäute. Sie fördern den gesunden Appetit und regulieren eine gestörte Verdauung. Bitterstoffe haben eine stark basische Wirkung. Sie bewirken eine Entsäuerung des heutzutage fast immer übersäuerten Organismus und stellen so das Säure-Basen-Gleichgewicht wieder her. Bitterstoffe geben aber auch Kraft. Sie können bei Erschöpfung helfen. Man fühlt sich schneller wieder fit. So lassen sich kleine Schwächezustände beheben. Bitterstoffe helfen, das natürliche Abwehrsystem im Körper zu stärken. Dem Inhaltsstoff Beta-Karotin werden durch seine antioxidativen Eigenschaften vorbeugende Wirkungen gegen Herz-Kreislauf- und Krebserkrankungen bescheinigt.

Spezialtipps

Achten Sie beim Einkauf darauf, dass die Stauden fest, hell und geschlossen sind. Chicorée bewahren Sie am besten in feuchtem Papier eingewickelt im Gemüsefach Ihres Kühlschranks auf.

Chicorée

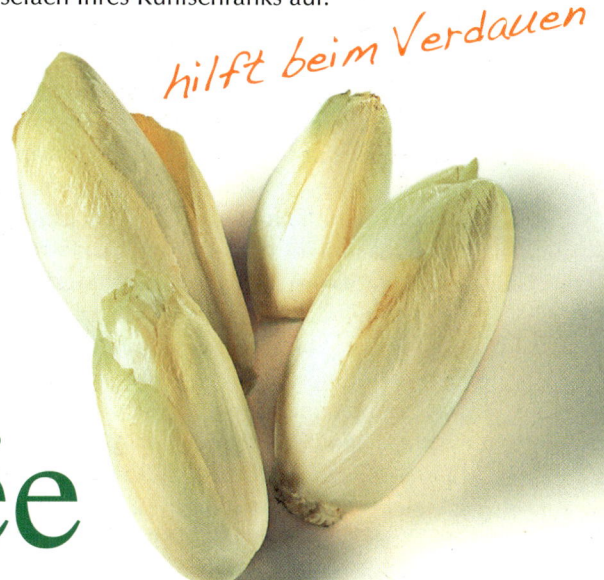

hilft beim Verdauen

Die wichtigsten Inhaltsstoffe

Vitamine: Folsäure, C, Pantothensäure
Mineralstoffe: Kalium
Bitterstoffe: Intybin
Nährwerte pro 100g:
Energie 16 kcal/68 kJ
Kohlenhydrate 2,3 g · Eiweiß 1,3 g
Fett 0,2 g · Ballaststoffe 1,3 g

Anwendungsbereiche

Verdauungssystem: bei Völlegefühl, zur Entschlackung, Regulation der Verdauung, zur Regulation des Säuren-Basen-Gleichgewichts
Herz und Kreislauf: bei Erschöpfung
Immunsystem: Stärkung der Immunabwehr

Gesunde Ernährung für alle

Datteln

geben uns Energie

Die Früchte wachsen an Palmen, die bis zu 30 Meter hoch werden und bis zu 1000 Kilo Datteln im Jahr liefern. Aus vielen arabischen Ländern werden sie zu uns exportiert. Und man kann mit Datteln Beschwerden und Krankheiten vorbeugen und erfolgreich behandeln. Die in Datteln enthaltenen Kohlenhydrate geben unseren Nerven und dem Gehirn lang anhaltende Energie. Ein arabisches Sprichwort sagt: »Mit 15 Datteln hat ein Mann den ganzen Tag Kraft.« Datteln enthalten alle Vitamine, darunter besonders viel Pantothensäure (Vitamin B_5), bekannt als Fitnessnährstoff.

Datteln liefern viel Kalzium für unsere Knochen und Kalium für Herz und Muskeln. Datteln fördern aber auch das Einschlafen, weil sie uns mit der Aminosäure Tryptophan versorgen, aus der unser Gehirn das Glücks- und Ruhehormon Serotonin und das Schlafhormon Melatonin produziert.

Datteln sind besonders reich an Eisen, das der Körper für die Blutbildung benötigt. Die süßen Früchte sind ballaststoffreich und fördern damit die Verdauung. Der hohe Nährwert der Datteln sowie ihr beträchtlicher Anteil an leicht verdaulichem Zucker und an Eiweiß machen diese Frucht zu einem optimalen Lebensmittel für Menschen, die zunehmen oder sich nach einer kräftezehrenden Krankheit erholen müssen.

Der reiche Gehalt an Kalium lässt die

Die wichtigsten Inhaltsstoffe

Vitamine: B_5, Niacin
Mineralstoffe: Kalzium, Kalium, Magnesium
Spurenelemente: Eisen, Kupfer
Aminosäuren: Tryptophan
Nährwerte pro 100 g:
Energie 271 kcal/1138 kJ
Kohlenhydrate 72,0 g · Eiweiß 1,9 g
Fett 0,5 g · Ballaststoffe 2,3 g

Anwendungsbereiche

Herz und Kreislauf: bei hohem Energieverbrauch, Förderung der Blutbildung
Nervensystem, Geist, Gemüt: für guten Schlaf, bei negativer Stimmung

Dattel zum Herzschutz werden: Er senkt den Blutdruck und kann sich positiv auf Herzrhythmusstörungen auswirken.

Spezialtipps

Datteln eignen sich kleingehackt bestens zum Süßen von Obstsalat und Müsli. Essen Sie aber nicht zu viele Datteln: 100 g haben rund 300 kcal.
Frische Datteln sollten Sie unbedingt im Kühlschrank aufbewahren und innerhalb weniger Tage verbrauchen.

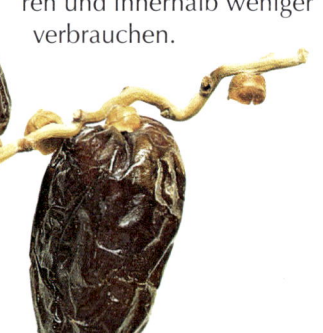

enthalten viele Vitalstoffe

Eier

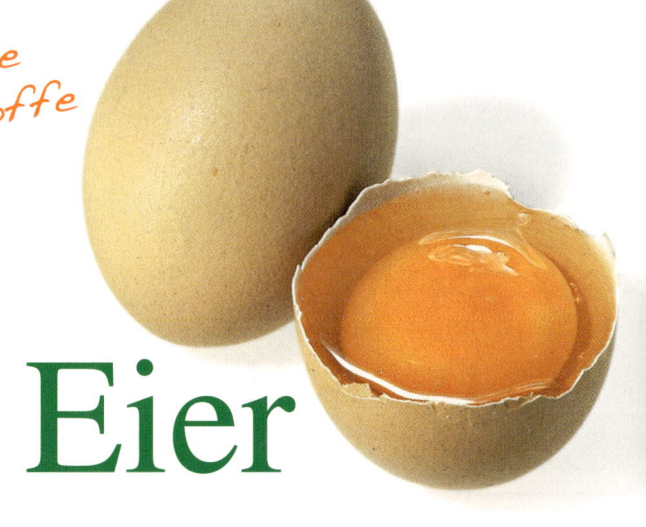

Man hat uns jahrzehntelang gesagt, dass das Ei eine Cholesterinbombe ist und unsere Gesundheit gefährdet. Vor einigen Jahren wurde aber das Ei freigesprochen. Das Ei ist rehabilitiert! 140 Studien an mehr als 3000 Teilnehmern in sieben Ländern haben ergeben: Durch den Genuss von cholesterinhaltigen Nahrungsmitteln kommt es zu keinem nennenswerten Anstieg des Cholesterinspiegels im Blut. Und umgekehrt wurde bewiesen: Wenn jemand auf cholesterinhaltige Produkte verzichtet, verbessert sich der Cholesterinspiegel auch nicht nennenswert. Es gibt keine Beweise für einen Zusammenhang zwischen dem Eierkonsum und den in unseren Breiten häufigen Herzerkrankungen besteht. Die wahren Schuldigen sind die tierischen Fette und der Zucker.

Das Ei ist eine besonders wertvolle Nährstoffquelle. Als Keimzelle für neues Leben ist es besonders reich an Vitaminen, Mineralstoffen und Spurenelementen. Es ist leicht verdaulich und daher speziell für ältere Menschen und für Kinder ein wichtiger Lieferant für viele Vitalstoffe. Ferner liefern Eier den Fettstoff Lecithin fürs Gehirn. Dieses sorgt auch dafür, dass das Cholesterin aus dem Ei in Schach gehalten wird. Lecithin senkt die Aufnahme des Ei-Cholesterins im Darm. Nicht aufgenommenes Cholesterin wird ausgeschieden. Patienten mit einem sehr hohen Cholesterinspiegel sollten allerdings die Menge der Eier mit dem Arzt besprechen. Ein gesunder Mensch aber kann bedenkenlos drei bis fünf Eier die Woche essen.

Spezialtipps

So kontrollieren Sie, ob die Eier frisch sind: Legen Sie das Ei in ein Glas Wasser, in dem Sie 1 Esslöffel Salz aufgelöst haben. Sinkt das Ei zu Boden, ist es frisch, schwimmt es, ist es alt. Verwenden Sie ausschließlich heimische Frischeier mit Gütesiegel und Stempel.
Hier noch ein Schönheitstipp für glänzendes Haar: Verrühren Sie 1 Ei, 1 Teelöffel Honig sowie 2 Teelöffel Sesamöl mehrere Minuten lang mit einem Schneebesen. Verteilen Sie diese Mischung auf Ihr Haar und massieren Sie sie in die Haarspitzen ein. Nach 30 Minuten Einwirkzeit die Haare waschen und spülen.

Die wichtigsten Inhaltsstoffe

Vitamine: A, B_2, B_{12}, D, Folsäure, Pantothensäure
Mineralstoffe: Kalium
Spurenelemente: Eisen, Phosphor, Zink
Sonstige Inhaltsstoffe: Lecithin
Nährwerte pro 100g:
Energie 75 kcal/315 kJ
Kohlenhydrate 0,6 g · Eiweiß 7,0 g
Fett 0,6 g · Ballaststoffe 0,0 g

Anwendungsbereiche

Verdauungssystem: für ältere Menschen und Kinder, da leicht verdaulich und vitalstoffreich
Haut, Haare, Nägel: bringt den Glanz zurück

Gesunde Ernährung für alle

Feige

Diese sinnlichen Früchte sind kleine Energiebomben aus dem Orient. Aber auch bei uns gedeihen die Früchte in warmen Gegenden. Feigen versorgen uns mit vielen hochwirksamen Substanzen: Sie enthalten verdauungsfördernde Enzyme, bakterientötende Bioaktivstoffe, Ballaststoffe zum Senken zu hoher Cholesterinwerte sowie 14 Mineralstoffe. Frische Feigen helfen beim Abnehmen. Sie haben zwar einen niedrigen Brennwert, sättigen aber enorm. Die B-Vitamine sowie Glukose und Fruktose stärken die Nerven und aktivieren die Arbeit des Gehirns. Feigen halten somit geistig fit. Frische und getrocknete Feigen fördern mit ihren Ballaststoffen die Verdauung, sind ein idealer Genuss gegen Verstopfung. Dabei helfen die vielen kleinen Samenkörner in den Früchten.

Feigen besitzen unter allen Früchten die höchsten basischen Werte. Sie helfen daher gegen die Übersäuerung des Organismus. Wer viel Fleisch, viel Zucker, wenig Gemüse und Obst isst und obendrein viel Stress hat, sollte jeden Tag drei frische Feigen essen. Feigen zaubern sehr schnell Müdigkeit und Antriebslosigkeit weg – sind also der optimale Pausensnack.

Mit Feigen wird man leistungsstark. Die Spurenelemente Mangan und Zink heben die Laune, verbessern die Stimmungslage. Da Feigen außer Zink noch Molybdän enthalten, geben Sie auch in Sachen Liebe viel Kraft. Wer frische Feigen genießt, hat mehr Lust an der Liebe und mehr Power für Sex.

macht klug und fit

Die wichtigsten Inhaltsstoffe

Vitamine: *B$_1$, B$_2$, B$_6$, Pantothensäure*
Mineralstoffe: *Kalium, Magnesium*
Spurenelemente: *Mangan, Molybdän, Zink*
Nährwerte *pro 100 g:*
Energie 74 kcal/311 kJ
Kohlenhydrate 19,0 g · Eiweiß 0,8 g
Fett 0,4 g · Ballaststoffe 3,3 g

Anwendungsbereiche

Herz und Kreislauf: *Senkung hoher Cholesterinwerte*
Nervensystem, Geist, Gemüt: *Stärkung der Nerven, gegen Müdigkeit und Antriebslosigkeit*
Verdauungssystem: *gegen Übersäuerung*
Liebesleben: *Steigerung der Liebeslust*

Spezialtipps

Reife Feigen schmecken am besten frisch. Im Kühlschrank halten sie sich bis zu drei Tagen. Für den Verzehr sollten die Feigen Zimmertemperatur haben, dann ist ihr Aroma am besten.

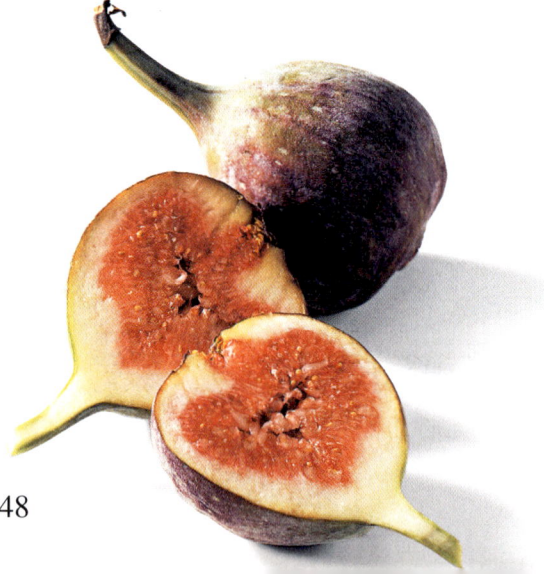

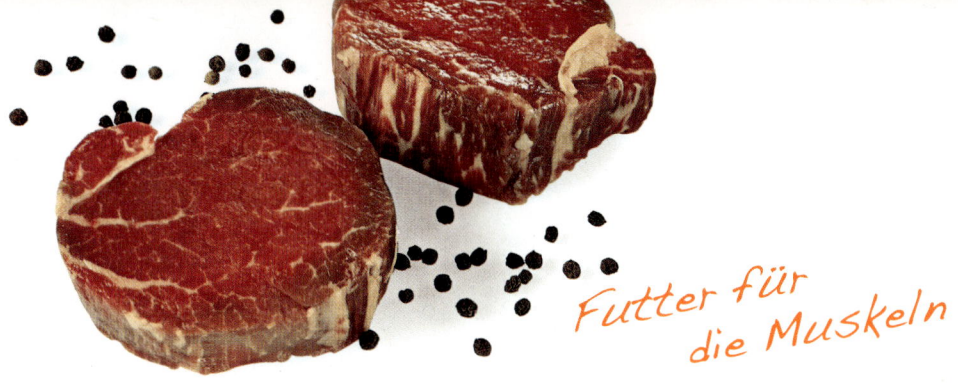

Futter für die Muskeln

Fleisch spielt bei unserer Ernährung eine große Rolle. Es ist etwas in Verruf geraten durch die vielen Skandale, die immer wieder ans Tageslicht kommen. Es kommt jedoch auf die Menge und auf die Qualität des Fleisches an. Fleisch versorgt uns mit wertvollem Eiweiß für unsere Muskeln und als Schutzwaffe gegen den täglichen Stress. Das lebenswichtige Vitamin B_{12} und das Spurenelement Eisen sorgen für Vitalität und Leistungskraft. Rindfleisch ist ein wertvoller Lieferant für Selen. An der Stanford-Universität in Kalifornien hat man nachgewiesen, dass ein Stück Rindfleisch dadurch das Risiko für Prostatakrebs beim Mann senkt.

Ein Steak kann aber auch neue Impulse ins Sexualleben bringen. Mit 225 Gramm wird man mit der notwendigen Tagesdosis des Spurenelementes Zink versorgt. Daher kann ein Steak mithelfen, dass die Spermiendichte und der Testosteronspiegel des Mannes wieder zunehmen. Japanische Wissenschaftler haben entdeckt, dass es sehr wichtig wäre, zum Steak ein Glas Bier zu trinken. Die Wirkstoffe im Bier entschärfen und neutralisieren Schadstoffe, die beim Braten des Steaks an der Fleischoberfläche entstehen. Ganz besonders wirksam ist alkoholfreies Bier. Man kann diese Schadstoffe aber auch abbauen, wenn man das Steak vor dem Braten mit Salbei oder mit Oregano einreibt.

Das Besondere an Lammfleisch ist die darin enthaltene Orotsäure. Sie hält unsere Zellen jung und ist eine Anti-Aging-Substanz, denn sie kann das Leben der Körperzellen verlängern.

Spezialtipps

Fleischkauf ist Vertrauenssache. Es muss von Jungtieren sein. Nur dann ist es saftig und zart. Wenn Sie Lammfleisch kaufen, dann nur frisches und mageres. Der kostbare Jungbrunnen Orotsäure befindet sich im Fleisch und nicht im Fett. Gutes Lammfleisch erkennt man an der matt hell- bis ziegelroten Farbe, es ist wenig mit Fett durchwachsen. Gelbes Fett ist der Beweis für ein altes Tier.

Fleisch

Die wichtigsten Inhaltsstoffe

Vitamine: B_{12}, Nicotinsäure
Mineralstoffe: Kalium, Phosphor
Spurenelemente: Eisen, Zink, Selen
Sonstige Inhaltsstoffe: Orotsäure (in Lammfleisch)
Nährwerte pro 100 g (Lammkeule):
Energie 234 kcal/979 kJ
Kohlenhydrate 0,0 g · Eiweiß 18,0 g
Fett 18,0 g · Ballaststoffe 0,0 g

Anwendungsbereiche

Herz und Kreislauf: gibt Vitalität und Leistungskraft
Immunsystem: senkt Risiko für Prostatakrebs
Liebesleben: Anhebung des Testosteronspiegels, Erhöhung der Spermiendichte

Gesunde Ernährung für alle

für die schlanke Linie

Gurke

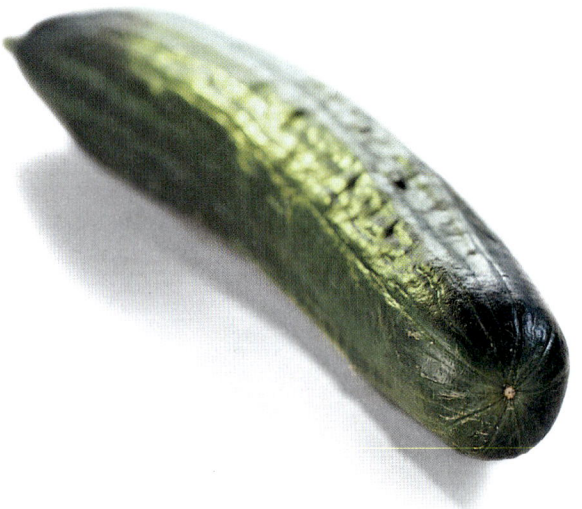

Die wichtigsten Inhaltsstoffe

Vitamine: C, Folsäure
Mineralstoffe: Kalium
Enzyme: Erepsin
Nährwerte pro 100 g:
Energie 13 kcal/55 kJ
Kohlenhydrate 2,9 g · Eiweiß 0,5 g
Fett 0,1 g · Ballaststoffe 0,7 g

Anwendungsbereiche

Verdauungssystem: Verbesserung der Eiweißverdauung
Herz und Kreislauf: Entlastung des Herzens durch Entwässerung
Nieren/Blase: Stärkung der Organe
Haut, Haar und Nägel: Verlangsamung der Faltenbildung

Gurken bestehen zu 95 % aus Wasser. Wer zu wenig trinkt, der kann mit Gurken einiges aufholen. Sie enthalten reichlich Vitamine, Mineralstoffe, Enzyme und Spurenelemente. All diese Vitalstoffe sind optimal in der Gurkenflüssigkeit gelöst und werden daher vom Organismus rasch aufgenommen. Auf diese Weise nimmt sie es mit jedem Sportlerdrink auf. Gurken sind damit auch eine ideale Sommernahrung, denn sie gleichen die durch Schwitzen verloren gegangenen Mineralien auf erfrischende Weise aus.

Das wichtigste Enzym in der Gurke ist das Erepsin. Es bewirkt, dass die Eiweißverdauung verbessert wird. Essen Sie daher zu einem Fleischgericht einen Gurkensalat oder rohe Gurkenscheiben. Gurken entwässern und entlasten somit das Herz. Nieren und Blase werden gestärkt und das Bindegewebe gefestigt. So helfen Gurken auch, gerade im Sommer geschwollenen Beinen entgegenzuwirken.

Außerdem können Erkrankungen wie Rheuma und Gicht durch die harntreibende Wirkung positiv beeinflusst werden. Und wer kennt nicht die berühmten Gurkenscheiben im Gesicht? Gurkensaft enthält einen Wirkstoff, der die Durchblutung der Haut fördert. Dadurch wird die Faltenbildung gebremst, und die Haut bekommt einen frischeren Teint. Bei Sonnenbrand wirken Gurkenscheiben kühlend und schmerzlindernd.

Spezialtipps

Frische und gute Qualität können Sie beim Einkauf daran erkennen, dass die Gurken eine dunkelgrüne Farbe haben und das Fruchtfleisch auch an den Enden schön fest ist. Es gibt auch eine Miniform der Salatgurke. Sie ist etwa 15 Zentimeter lang und hat einen sehr aromatischen Geschmack.

Die 50 besten Lebensmittel

Hafer ist ein besonders wertvolles Getreide, weil es von allen die meiste Energie spendet. Und er hat noch viele weitere gesundheitliche Vorzüge. Die Kohlenhydrate des Hafers – speziell gekoppelt mit den Ballaststoffen – sorgen für einen gleichmäßigen Blutzuckerspiegel. Durch den Hafer wird die Arbeit der Bauchspeicheldrüse gefördert. Diabetiker können ihre Lebensqualität somit durch den regelmäßigen Genuss eines Haferflockenmüslis verbessern. Haferflocken aktivieren den Botenstoff Dopamin, eine Vorstufe des Gute-Laune-Hormons Serotonin. Die Beta-Glukane der Haferflocken können helfen, einen zu hohen Cholesterinspiegel zu senken.

Hafer verfügt über Eiweiß von besonderer biologischer Wertigkeit. Es liefert acht lebenswichtige Aminosäuren. Mit Milch kombiniert ist das Eiweißangebot perfekt. Das Angebot an gesunden ungesättigten Fettsäuren für Herz und Kreislauf ist groß. Hafer ist reich an Kalzium, Eisen, Mangan, Silizium und fast allen B-Vitaminen, besonders an Folsäure und B_1. Wichtig für die geistige Fitness.

Hafer hat große Mengen an Pantothensäure als Stressschutz und versorgt uns mit dem Spurenelement Zink, das eine entscheidende Rolle am Aufbau der Immunkraft hat.

senken zu hohe Cholesterinwerte

Haferflocken

Die wichtigsten Inhaltsstoffe

Vitamine: B_1, Folsäure, Pantothensäure
Mineralstoffe: Kalzium
Spurenelemente: Eisen, Mangan, Silizium, Zink
Sonstige Inhaltsstoffe: Beta-Glukane
Nährwerte *pro 100 g:*
Energie 352 kcal/1472 kJ
Kohlenhydrate 58,7 g · Eiweiß 13,5 g
Fett 7,0 g · Ballaststoffe 9,0 g

Anwendungsbereiche

Hormonsystem: bringt den Blutzuckerspiegel ins Gleichgewicht
Herz und Kreislauf: Senkung hoher Cholesterinwerte
Immunsystem: erhöht die Immunkraft und ist gut in Stresssituationen

Spezialtipps

Wählen Sie bevorzugt Vollkornhaferflocken. Es gibt die zarten und die kernigen Sorten. Wer einen sehr sensiblen Magen hat, sollte die Vollkornflocken fürs Frühstück schon am Vorabend in etwas Mineralwasser einweichen und zugedeckt in den Kühlschrank stellen. Das Müsli ist dann besser verdaulich.

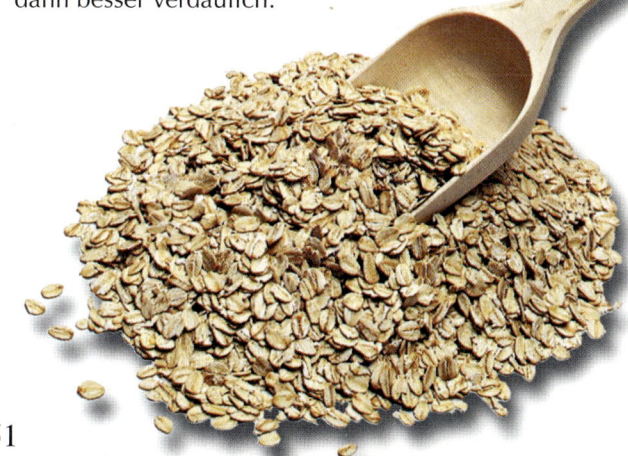

Gesunde Ernährung für alle

Hirse

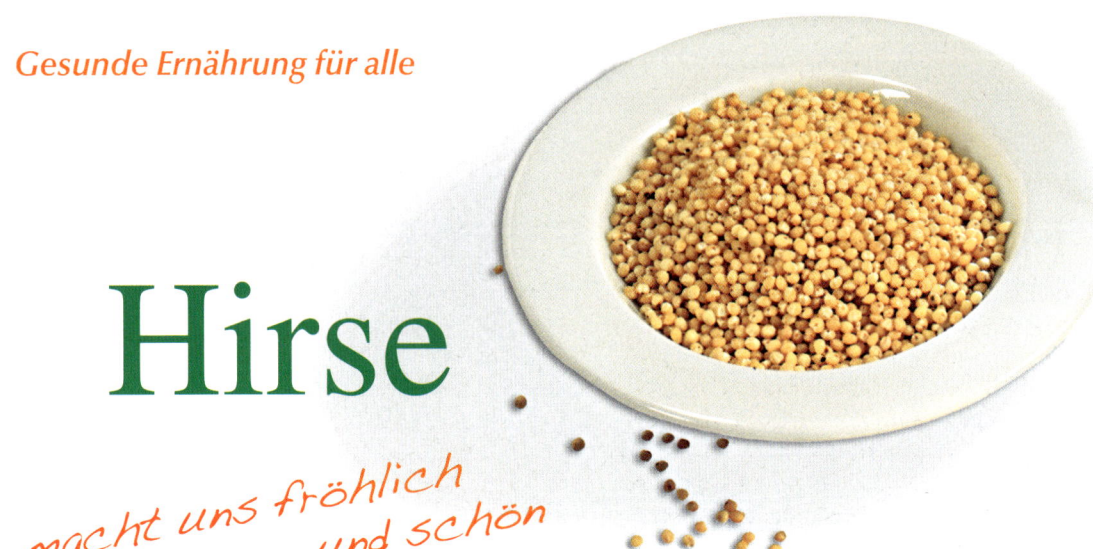

macht uns fröhlich und schön

Mit Hirse holen Sie sich den Sonnenschein auf den Tisch. Besonders an tristen Regen- und Wintertagen sollten Sie Hirse in den Speiseplan einbauen. Hirse ist wichtig für die körperliche Energie: Sie liefert hochwertiges Pflanzeneiweiß, die Vitamine B_1, B_2, B_6 und Pantothensäure. Und sie versorgt uns mit Eisen. Das ist besonders für Vegetarier wichtig. Die idealen Kombinationen für die Eisenaufnahme: Hirse mit Kiwis, Hirse mit Blumenkohl oder Hirse mit Paprikaschoten. Hirse baut auch seelische Energie in uns auf. Sie enthält Zink für gute Laune. Und sie speichert Sonnenenergie und gibt dieses Kraft-Potential an unsere Hormone ab. Schon im Mittelalter nannte man deshalb die Hirse »das fröhliche Getreide«. Dieses leicht verdauliche Getreide versorgt uns optimal mit Kieselsäure – auch Silizium genannt – und stärkt daher Haut, Haare und Nägel. Vor allem der natürliche Säureschutzmantel unserer Haut wird durch Hirse enorm gestärkt.

Die Hirse ist übrigens das einzige Vollkorngetreide, das sehr leicht verdaulich ist. Daher sollten sie gerade Einsteiger in die Vollwerternährung zum Eingewöhnen einsetzen. Das in der Hirse enthaltene Fluorid stärkt den Zahnschmelz und beugt so Karies vor.

Die wichtigsten Inhaltsstoffe

Vitamine: B_1, B_2, B_6, Pantothensäure
Mineralstoffe: Magnesium, Kalium
Spurenelemente: Eisen, Zink, Silizium
Nährwerte pro 100 g:
Energie 354 kcal / 1479 kJ
Kohlenhydrate 69,0 g · Eiweiß 10,6 g
Fett 3,9 g · Ballaststoffe 3,8 g

Anwendungsbereiche

Nervensystem, Geist, Gemüt: hebt die Stimmung
Haut, Haare, Nägel: Stärkung durch Kieselsäure
Verdauungssystem: zum Einstieg in die Vollwerternährung

Spezialtipps

Eine wunderbare Hauptmahlzeit ist auch Hirsi-Bisi statt Risi-Bisi: Statt Reis mischen Sie gedünstete Hirse mit den grünen Erbsen. Sie lässt sich ähnlich wie Reis als Beilage zu Gerichten, für Aufläufe oder süßen Milchbrei verwenden. Sie quillt aber beim Kochen stärker auf als Reis und braucht deshalb mehr Flüssigkeit.

Die 50 besten Lebensmittel

Etwa 20 000 Flugeinsätze der Bienen sind nötig, um 150 Gramm Honig zu produzieren. Dieses einzigartige Naturprodukt ist nicht nur ein leckerer Brotaufstrich, sondern auch ein bewährtes Hausmittel bei vielen Krankheiten. US-Forscher haben herausgefunden: Das Zusammenspiel aller Wirkstoffe im Honig – das sind Vitamine, Mineralstoffe, Spurenelemente, Enzyme, Aminosäuren, pflanzliche Hormone und andere Bioaktivstoffe – macht ihn zu einem Superschutz vor frühzeitigem Altern und vor aggressiven Umweltgiften. Man kann sagen: »Wer mit Honig süßt, bleibt länger jung und gesund.« Für die Studie haben Männer im Alter zwischen 18 und 68 Jahren 5 Wochen lang jeden Tag 1 Glas Wasser mit 4 Teelöffeln Honig getrunken. Das Ergebnis der anschließenden Laboranalysen: Die Probanden hatten deutlich mehr Antioxidanzien im Blut, Substanzen, die den Organismus gegen aggressive Umweltschadstoffe und Stoffwechselgifte schützen. Diese feindlichen Substanzen sind verantwortlich für frühzeitiges Altern, viele Krankheiten und frühzeitige Ermüdung von Herz und Kreislauf. Daher lautet das Ergebnis der Studie: Wer jeden Tag 3 bis 4 Teelöffel Honig in den Speiseplan einbaut, bleibt länger jung, beugt einer frühzeitigen Arteriosklerose vor, stärkt Herz und Kreislauf. Ein interessantes Detail der Honig-Studie: Je dunkler der Honig, desto mehr Schutzstoffe enthält er.

Die wichtigsten Inhaltsstoffe

Vitamine: B_1, C
Mineralstoffe: Kalium, Magnesium, Kalzium
Spurenelemente: Eisen, Kupfer, Mangan, Chrom
Nährwerte pro 100 g:
Energie 327 kcal/1367 kJ
Kohlenhydrate 81,0 g · Eiweiß 0,3 g
Fett 0,0 g · Ballaststoffe 0,0 g

Anwendungsbereiche

Immunsystem: schützt vor Umweltgiften und fängt freie Radikale auf
Herz und Kreislauf: beugt einer frühzeitigen Arteriosklerose vor

hält uns jung und gesund

Honig

Spezialtipps

Bei Nervosität am Morgen lässt man einfach 1 Teelöffel Honig im Mund zergehen. Die Mundschleimhäute können dann die Wirkstoffe rasch und intensiv aufnehmen. Bei Erschöpfung rührt man 2 Esslöffel Honig und 1 Esslöffel Zitronensaft in 1/4 Liter stilles Mineralwasser, trinkt langsam in kleinen Schlucken. Um morgens so richtig in Schwung zu kommen, trinkt man 1/4 Liter stilles Mineralwasser mit 1 Esslöffel Honig und 1 Esslöffel Apfelessig.

Gesunde Ernährung für alle

Ingwer

Die Wurzel der Ingwerpflanze ist aus der asiatischen Küche gar nicht wegzudenken, und das mit gutem Grund. Die Ingwerwurzel enthält viel Vitamin C und hilft somit bei Erkältungskrankheiten. Ingwer verfügt über 22 ätherische Öle: Diese wirken beruhigend, antibakteriell, blutdrucksenkend, harntreibend, entzündungshemmend, antirheumatisch und schleimlösend. Ingwer hemmt die Blutgerinnung und schützt so vor Infarkten. Die Ingwerwurzel bietet aber auch pflanzliche Hormonstoffe, die unsere Zellen jung erhalten. Diese Phytohormone kurbeln die Produktion körpereigener Hormone an, die uns vor frühzeitigem Altern schützen. Ingwer ist daher ein wahrer Jungmacher für alle Menschen ab 40. Speziell in der Übergangszeit vom Winter zum Frühling ist Ingwer wichtig für uns: Er liefert uns von innen her Wärme. Und er schützt vor Darmkatarrh und kann Blähungen vorbeugen und bekämpfen. Manche Menschen erfahren durch Ingwer eine Verbesserung von Kopfschmerzen und rheumatischen Gelenkbeschwerden. Ingwer ist zudem ein gutes Mittel gegen Übelkeit und Erbrechen. Er wird daher auch zur Vorbeugung von Reisekrankheiten eingesetzt.

die Powerwurzel aus dem Morgenland

Spezialtipps

Wenn Sie Ingwerwurzeln kaufen, achten Sie darauf, dass sie glatt und prall sind. Schrumpelige Exemplare sind alt und haben kaum noch Wirkstoffe. Im Gemüsefach des Kühlschranks halten sich die frischen Wurzeln etwa zehn Tage.

Die wichtigsten Inhaltsstoffe

Vitamine: C
Sonstige Inhaltsstoffe: ätherische Öle, Phytohormone
Nährwerte pro 100 g:
Energie 61 kcal/256 kJ
Kohlenhydrate 11,0 g · Eiweiß 2,5 g
Fett 0,8 g · Ballaststoffe 2,4 g

Anwendungsbereiche

Nervensystem, Geist, Gemüt: in Stresssituationen, bei Burn-out-Syndrom
Immunsystem: bei Erkältungen
Herz und Kreislauf: bei Bluthochdruck, Schutz vor Herzinfarkt
Verdauungssystem: Schutz vor Darmkatarrh, Blähungen

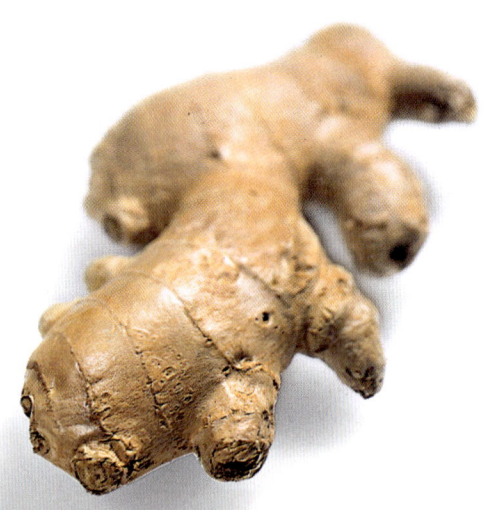

Kartoffel

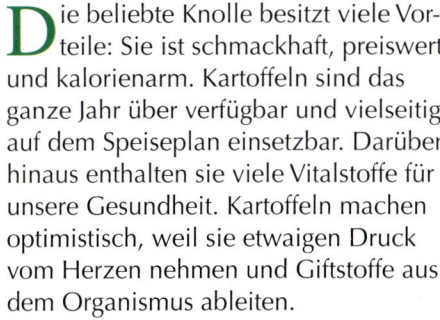

wirkt gegen Übersäuerung

Die beliebte Knolle besitzt viele Vorteile: Sie ist schmackhaft, preiswert und kalorienarm. Kartoffeln sind das ganze Jahr über verfügbar und vielseitig auf dem Speiseplan einsetzbar. Darüber hinaus enthalten sie viele Vitalstoffe für unsere Gesundheit. Kartoffeln machen optimistisch, weil sie etwaigen Druck vom Herzen nehmen und Giftstoffe aus dem Organismus ableiten.

Die enthaltene Stärke wird in unserem Organismus umgewandelt und gibt uns geistige und körperliche Kraft. Die Kartoffel enthält eine beachtliche Menge des Spurenelements Chrom, das diesen Prozess noch unterstützt.

Mithilfe des in der Kartoffel enthaltenen Vitamin C baut der Körper Glückshormone auf. Somit macht die Kartoffel glücklich. Die Kartoffel liefert, sofern sie schonend zubereitet und nicht zu sehr erhitzt wird, große Mengen an basischen Elementen in Form von Mikronährstoffen. Diese wirken gegen eine Übersäuerung des Organismus. Der Hauptwirkstoff ist dabei das Kalium. Legen Sie zwei Monate lang jede Woche einen Kartoffeltag ein (siehe Spezialtipps) und Sie können Krankheiten wie Kopfschmerzen, Allergien und Hexenschuss entgegenwirken. Kartoffeln in Kombination mit Ei sind ideale Eiweißlieferanten. Der glykämische Index der Kartoffel ist zwar relativ hoch, die glykämische Last jedoch nicht.

Spezialtipps

Trinken Sie an dem Kartoffeltag vor jeder Mahlzeit 60 Milliliter milchsauer vergorenen Kartoffelsaft aus dem Reformhaus, gemischt mit 125 Milliliter Rote-Bete-Saft und ein paar Tropfen Zitronensaft. Auf Kartoffelchips, Pommes oder Bratkartoffeln sollten Sie an einem Kartoffeltag verzichten. Diese fetten Kalorienbomben belasten den Organismus nur. Lassen Sie 50 Gramm braunen Kandiszucker in einer Tasse Kartoffelwasser, das Sie nach dem Garen von Kartoffeln aufgefangen haben, einmal aufkochen. Trinken Sie die Flüssigkeit in kleinen Schlucken über einige Tage lang. Das wirkt schleimlösend.

Die wichtigsten Inhaltsstoffe

Vitamine: C
Mineralstoffe: Kalium
Spurenelemente: Chrom
Nährwerte pro 100g:
Energie 70 kcal/292 kJ
Kohlenhydrate 14,8 g · Eiweiß 2,0 g
Fett 0,1 g · Ballaststoffe 2,1 g

Anwendungsbereiche

Nervensystem, Geist, Gemüt: bei negativen Stimmungen und Kopfschmerzen
Verdauungssystem: bei Übersäuerung

Gesunde Ernährung für alle

Käse
wichtig für unsere Knochen

Bei weltweit über 3000 Sorten fällt die Auswahl schwer. Allein schon in Deutschland werden etwa 600 verschiedene Sorten hergestellt. Käse ist reich an dem hochwertigen Milcheiweißbestandteil Kasein, der alle unentbehrlichen Aminosäuren enthält. Schon 100 Gramm Käse decken bis zu 45 % des täglichen Eiweißbedarfs. Das wichtigste Kohlenhydrat im Käse ist die Laktose. Sie wird von den im Darm lebenden Milchsäurebakterien zu Milchsäure umgewandelt, die unsere Verdauung anregt. Käse liefert reichlich Kalzium, das für die Stärkung unserer Knochen so wichtig ist und somit vor der gefürchteten Knochenentkalkung, der Osteoporose, schützt. Speziell das Käse-Kalzium wird vom Körper dank des Milchzuckers besonders gut aufgenommen. 100 Gramm Hartkäse decken annähernd den Tagesbedarf an dem lebenswichtigen Mineralstoff. Käse ist aber auch ein guter Abschluss einer Mahlzeit, weil er das Milieu im Mund positiv beeinflusst. Käse liefert dem Zahnschmelz Kalzium, stärkt damit den Zahn gegen schädliche Säuren und schützt so gegen Karies. Außerdem unterstützt Käse die Sehkraft, weil er uns mit Vitamin A versorgt.

Spezialtipps

Es ist auch ein schönes Abendbrot, zum Glas Rotwein 50 bis 70 Gramm französischen Hartkäse zu essen. Ohne Brot und Butter. Pur. Dabei nimmt man nicht zu. Dennoch: Vor allem Frauen sollten spät abends mit den Käseportionen nicht übertreiben. Zu viel Käse zu später Stunde kann am nächsten Morgen zu geschwollenen Augen und Fingerknöcheln führen. Dies können Sie mit einem Glas Selleriesaft oder Rote-Bete-Saft bekämpfen. Wenn Sie Käse im Kühlschrank aufbewahren, dann nehmen Sie ihn eine Stunde vor der Mahlzeit heraus, damit er sein volles Aroma aufbauen kann. Achten Sie darauf, dass Sie nicht gerade den fettesten Käse einkaufen.

Die wichtigsten Inhaltsstoffe

Vitamine: A
Mineralstoffe: Kalzium
Sonstige Inhaltsstoffe: Kasein, Laktose
Nährwerte *pro 100g (Gouda):*
Energie 300 kcal / 1253 kJ
Kohlenhydrate 0,0 g · Eiweiß 24,7 g
Fett 22,3 g · Ballaststoffe 0,0 g

Anwendungsbereiche

Verdauungssystem: *Anregung der Verdauung*
Knochen und Gelenke: *stärkt die Knochen, schützt vor Osteoporose*
Zähne: *schützt vor Karies*
Augen: *unterstützt die Sehkraft*

Die 50 besten Lebensmittel

Keime, Sprossen

Sprossen sind Kraftpakete voller Mineralien und Vitamine. Der Vitamin-C-Gehalt steigt beim Keimen bis zu 500 %, der Gehalt an Provitamin A bis zu 300 % an. Auch Mineralstoffe und Spurenelemente vermehren sich gigantisch. Sehr wertvoll sind Weizenkeime. Sie liefern B-Vitamine und Magnesium für die Nerven. Linsensprossen bieten Vitamin C und E und Eisen. So stärken sie die Körperabwehr und helfen der Wundheilung. Sojabohnensprossen sind reich an Kalzium für die Knochen sowie Phosphor und Lecithin fürs Gehirn. Kichererbsen geben uns für den Knochenaufbau Vitamin D, das wir sonst nur durch Sonnenbestrahlung bilden können. Kressesprossen stärken die Schilddrüse, Sonnenblumenkeime liefern Zink für die Immunkraft, Kürbiskernsprossen sind reich an ungesättigten Fettsäuren, also gut für Herz und Kreislauf. Die Ballaststoffe der Keime und Sprossen fördern die Verdauung.

Die wichtigsten Inhaltsstoffe

Vitamine: *Beta-Karotin, C, E, D*
Mineralstoffe: *Magnesium, Kalzium, Phosphor*
Spurenelemente: *Eisen, Zink*
Nährwerte *pro 100 g (Sojasprossen):*
Energie 50 kcal/211 kJ
Kohlenhydrate 4,7 g · Eiweiß 1,0 g
Fett 1,0 g · Ballaststoffe 2,4 g

Anwendungsbereiche

Immunsystem: *Stärkung der Abwehr*
Nervensystem, Geist, Gemüt: *stärken die Nerven*
Hormonsystem: *Stärkung der Schilddrüse*

Spezialtipps

So bringen Sie die Samen zum Keimen: Kaufen Sie nur spezielle Samen zum Keimen. Normales Saatgut ist oft chemisch behandelt. Besorgen Sie sich außerdem am besten eine Keimbox (Reformhaus). Große Samen zwölf Stunden, kleine sechs Stunden in kaltem Wasser bei Zimmertemperatur ansetzen. Dann gut waschen und im Gefäß verteilen. Zweimal am Tag gießen, sodass die Keime immer feucht sind. Bei 22 bis 24 °C zuerst zwei Tage im Dunkeln stehen lassen, dann ans Licht stellen. Um den vierten Tag ist Erntezeit. Die Sprossen gründlich waschen, da sich beim Keimen Bakterien und Pilze gebildet haben, die die Verdauung stören können. Danach können Sie die Sprossen pur essen oder unter den Salat mischen bzw. einen Sprossensalat zubereiten. Man kann sie auch ins Müsli oder in einen Joghurt rühren, auf Suppen oder aufs Butterbrot streuen.

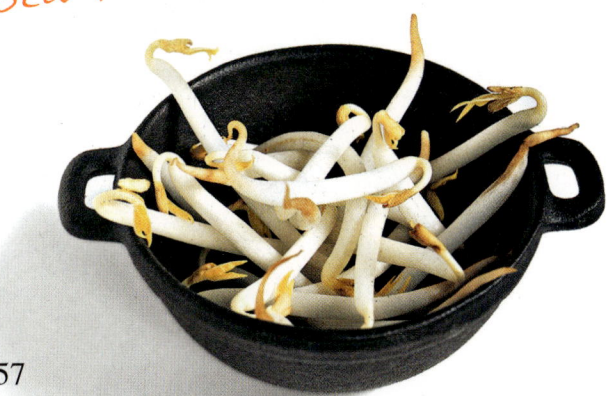

starke Vitaminpakete

Gesunde Ernährung für alle

stärkt Nerven und Kreislauf

Kiwis liefern viele Vitalstoffe, aber nur wenige Kalorien. Die Früchte liefern große Mengen an Vitamin C, schützen daher vor lästigen Erkältungen.
Und Kiwis stärken unsere Nerven. Das bewirken die Vitamine B_1, B_2, B_3, B_5 und B_6 sowie das Anti-Stress-Mineral Magnesium. Wer Probleme mit dem Kreislauf hat, sollte Kiwis verzehren. Sie versorgen uns mit der Aminosäure Arginin. Die macht die Blutgefäße weit und bringt den Kreislauf in Schwung.
Die Mineralstoffe Magnesium und Kalium und das Vitamin Folsäure zusammen mit dem Spurenelement Eisen in der Kiwi geben dem Herzen Kraft.
Die Aminosäure Arginin in den Kiwis hilft gegen dicke, schwere Beine. Nach dem Schwitzen beim Sport kann man mit Kiwis wunderbar seine Reservoire mit Mineralstoffe auffüllen. Und durch ihren hohen Anteil an Ballaststoffen fördern sie die Verdauung.
Rohe Kiwis enthalten ein eiweißlösendes Enzym und unterstützen auf diese Weise die Verdauung eiweißhaltiger Lebensmittel. Eine Kiwi als Dessert nach einem fleischhaltigen Gericht ist also optimal. Das Eisen aus der Kiwi wird übrigens gut vom Körper aufgenommen, da das ebenfalls darin vorkommende Vitamin C diesen Vorgang unterstützt.

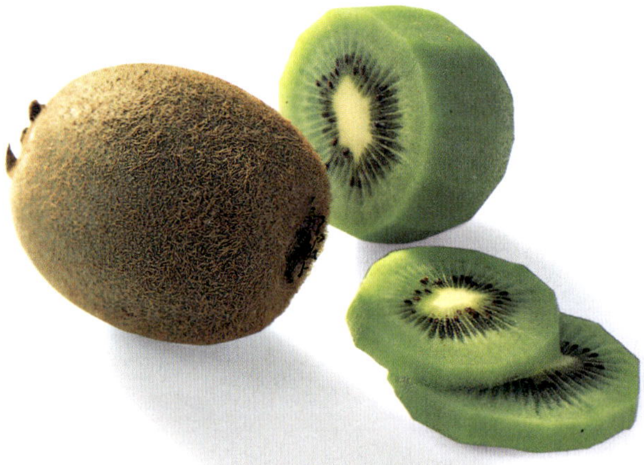

Spezialtipps

Wer auf grüne Kiwis allergisch reagiert, sollte gelbe Kiwis – auch Gold-Kiwis genannt – essen, denn diese lösen keine Allergie aus. Gelbe Kiwifrüchte haben sogar noch etwas mehr gesunde Inhaltsstoffe und eine Schale, die man sogar mitessen kann. Rohe Kiwis vertragen sich nicht mit Milchprodukten – sie lassen diese bitter werden.

Kiwi

Die wichtigsten Inhaltsstoffe

Vitamine: B_1, B_2, B_3, B_5, B_6, Folsäure
Mineralstoffe: Magnesium, Kalium
Spurenelemente: Eisen, Zink
Aminosäure: Arginin
Nährwerte pro 100g:
Energie 61 kcal/256 kJ
Kohlenhydrate 15,0g · Eiweiß 1,0g
Fett 0,4g · Ballaststoffe 3,4g

Anwendungsbereiche

Immunsystem: Schutz vor Erkältungen, gut bei Stress
Herz und Kreislauf: bei Verengung der Blutgefäße, stärkt das Herz
Verdauungssystem: fördert die Verdauung

senkt Blutdruck und Cholesterin

Knoblauch

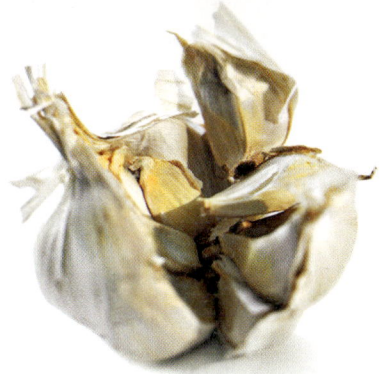

Eigentlich haben es alle Menschen im Mittelmeerraum seit jeher gewusst: Knoblauch – regelmäßig genossen – ist ein Lebenselixier und hält bis ins hohe Alter fit und vital.

Diese alten Kenntnisse werden bestätigt von vielen Studien, unter anderem von der Freien Universität Berlin. Knoblauch bekämpft nicht nur das schädliche LDL-Cholesterin, sondern auch das noch mehr gefürchtete und aggressive Lipoprotein A, das schnell die Adernverkalkung vorantreibt. Und das Institut für Herz-Kreislauf-Forschung in Mainz hat nachgewiesen: Wer jahrelang regelmäßig Knoblauch konsumiert, hat um etwa zehn Jahre jüngere und elastischere Gefäße. Also fördert Knoblauch in hervorragender Weise die Durchblutung. Ja, und wenn beide Partner die gesundheitlichen Vorteile des Knoblauchs nutzen, dann stört den einen nicht der Geruch des anderen.

Die Wirkstoffe des Knoblauchs – allen voran das Allicin – senken zu hohen Blutdruck. Knoblauch ist auch ein hervorragendes Mittel gegen Warzen. Eine Zehe in hauchdünne Scheiben schneiden und immer eine Scheibe auf die Warze legen und ein Heftpflaster daraufkleben. Dreimal am Tag wechseln.

Neuere Studien haben ergeben, dass eine knoblauchreiche Ernährung das Risiko für Magen- und Darmkrebs senken kann. Der Hauptwirkstoff Allicin in Verbindung mit den im Knoblauch enthaltenen Lektinen kann Veränderungen in den Magen- und Darmschleimhäuten verhindern.

Spezialtipps

Wenn Sie einen frischen Knoblauch bekommen, der einen leichten lila Farbeinschlag hat, dann verfügt er über besonders viele Schutzsubstanzen für Herz und Kreislauf. Der Lilaknoblauch kommt meist aus der spanischen Mancha. Achten Sie beim Einkauf darauf, dass der Knoblauch nicht zu sehr riecht. Dies deutet auf verletztes Fruchtfleisch und alte Knollen hin. So können Sie den Knoblauchgeruch entschärfen: Trinken Sie nach dem Essen ein kleines Glas Rotwein, kauen Sie eine Kaffeebohne oder den Samen von Thymian oder Majoran. Oder lutschen Sie eine Chlorophyll-Tablette aus der Apotheke.

Die wichtigsten Inhaltsstoffe

Spurenelemente: Selen
Sonstige Inhaltsstoffe: Allicin, Lektine
Nährwerte pro 100 g:
Energie 13 kcal/55 kJ
Kohlenhydrate 3,0 g · Eiweiß 0,6 g
Fett 0,1 g · Ballaststoffe 0,1 g

Anwendungsbereiche

Herz und Kreislauf: Schutz vor Arteriosklerose, Förderung der Durchblutung, Senkung hoher Cholesterinwerte, Blutdrucksenkung
Haut, Haare, Nägel: bei Warzen
Immunsystem: senkt das Risiko für Magen- und Darmkrebs

Gesunde Ernährung für alle

Zu Halloween lieben ihn die Kinder. Dann werden aus ihm die gruseligen Gesellen geschnitzt. Als Nahrungsmittel hilft er uns auch, die eine oder andere Krankheit zu vertreiben. Das Kürbisfleisch ist reich an Ballaststoffen, die Fette und Umweltschadstoffe aus unserem Organismus über den Darm abtransportieren. Kürbis enthält viele Enzyme, die die Bauchspeicheldrüse entlasten. Diese braucht dann nicht so viele Lipasen, also fettspaltende Enzyme, bereitzustellen. Die im Kürbis enthaltenen Karotine, die ihm die schöne Farbe geben, stärken unsere natürlichen Abwehrkräfte.

Die Mineralien Magnesium, Kalium, Kupfer und Eisen stärken die Nerven. Kürbis wirkt harntreibend, stärkt die Nieren und schützt die Prostata des Mannes sowie die Blase der Frau. Mit dem im Kürbis enthaltenen Vitamin A können Hautprobleme verbessert werden. Kürbis enthält pro 100 Gramm nur 25 Kalorien und ist daher ideal zum Abnehmen.

senkt das Cholesterin und stärkt die Nerven

Die wichtigsten Inhaltsstoffe

Vitamine: *A, Beta-Karotin*
Mineralstoffe: *Magnesium, Kalium*
Spurenelemente: *Kupfer, Eisen*
Nährwerte *pro 100 g:*
Energie 39 kcal/164 kJ
Kohlenhydrate 8,8 g · Eiweiß 0,9 g
Fett 0,6 g · Ballaststoffe 2,8 g

Anwendungsbereiche

Herz und Kreislauf: *Senkung hoher Cholesterinwerte*
Hormonsystem: *Entlastung der Bauchspeicheldrüse*
Immunsystem: *Stärkung der Abwehrkräfte*
Nieren und Blase: *stärkt Nieren, schützt Prostata und Blase*

Kürbis

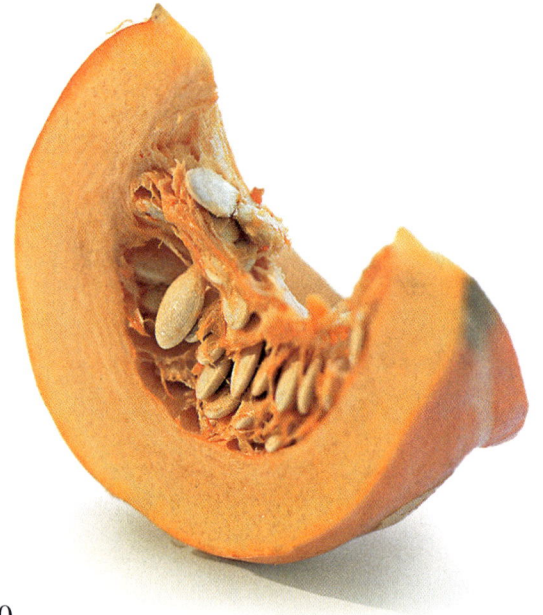

Spezialtipps

Die Reife eines ganzen Kürbisses können Sie testen, indem Sie an die Schale klopfen. Wenn es hohl klingt, ist er reif. Die Kürbiskerne sind reich an ungesättigten Fettsäuren, Vitamin E sowie Pflanzenstoffen, die Prostata und Blase schützen. Die Kerne also nicht wegwerfen, sondern nach einem mehrstündigen Bad in Salzwasser etwa 1 Stunde bei 200 °C rösten. Die Kürbiskerne können dann mit oder ohne Schale gegessen werden.

Die 50 besten Lebensmittel

Lauch

schützt Magen und Darm

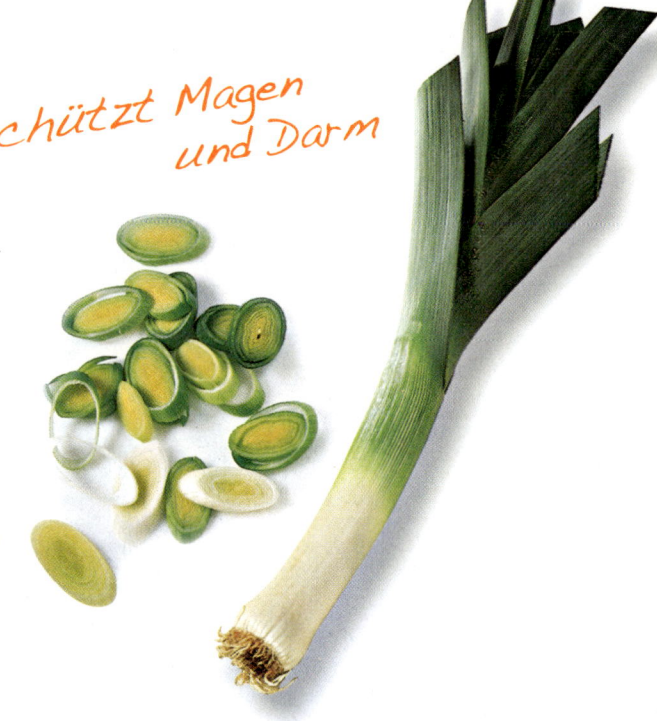

Dieses Gemüse bekommen Sie das ganze Jahr über. Es ist preiswert und liefert einen wertvollen Beitrag zur gesunden Ernährung. Lauch – auch Porree genannt – enthält starke ätherische Öle. Sie sind die »Polizei« von Magen und Darm. Sie bekämpfen schädliche und krank machende Bakterien und Pilze.
Die schwefelhaltigen Aromastoffe im Lauch verleihen ihm die typische Schärfe. Sie fördern die Produktion der gesunden, wertvollen Darmbakterien. Damit werden die körpereigenen Abwehrstoffe im ganzen Organismus gestärkt. Die Darmflora wird durch den Genuss von Lauch bestens regeneriert und saniert, zusätzlich wirkt Lauch auch harntreibend. Das im Lauch enthaltene Senföl Allicin stärkt die Blase und schützt vor Blasenentzündung. Lauch hält das Blut flüssig und wirkt so vorbeugend und lindernd bei Venenbeschwerden und Hämorrhoiden.
Lauchsaft lindert äußerlich angewendet auch Hautentzündungen und Insektenstiche. Bei Husten und anderen Atemwegserkrankungen wirkt Lauch schleimlösend.

Spezialtipps

Frische und gute Qualität erkennt man an den festen grünen Blättern, den weißen Stangen und an den nur leicht trockenen Wurzeln. Zum Waschen der Lauchstangen schneiden Sie diese längs ein, so kann man Sand und Erde, die zwischen den Blättern sitzen, gut auswaschen.

Die wichtigsten Inhaltsstoffe

Vitamine: C, B_6, Folsäure
Mineralstoffe: Kalium, Magnesium
Spurenelemente: Eisen, Kupfer
Sonstige Inhaltsstoffe: Allicin
Nährwerte pro 100 g:
Energie 61 kcal/256 kJ
Kohlenhydrate 14,0 g · Eiweiß 1,5 g
Fett 0,3 g · Ballaststoffe 1,8 g

Anwendungsbereiche

Verdauungssystem: schützt Magen- und Darmtrakt vor Befall mit schädlichen Bakterien und Pilzen, bewirkt Sanierung der Darmflora, wirkt gegen Hämorrhoiden
Nieren und Blase: Schutz vor Blasenentzündung und Blasenkatarrh
Herz und Kreislauf: hält das Blut flüssig

Gesunde Ernährung für alle

Mais *mehr Energie gegen Stress*

Die wichtigsten Inhaltsstoffe

Vitamine: B_1, B_5, Folsäure
Mineralstoffe: Magnesium, Kalium
Nährwerte pro 100 g:
Energie 108 kcal/454 kJ
Kohlenhydrate 25,1 g · Eiweiß 3,3 g
Fett 1,3 g · Ballaststoffe 3,7 g

Anwendungsbereiche

Immunsystem: stärkt die Nerven, gut bei Stress
Herz und Kreislauf: Schutz vor Arteriosklerose, Senkung eines hohen Homocysteinspiegels
Verdauungssystem: macht lange satt, hebt nur langsam den Blutzucker

Mais ist reich am Nerven-Vitamin B_1, stärkt also die Nerven und macht uns stressfest. Er ist ein natürliches Beruhigungsmittel. Unterstützt wird diese Wirkung vor allem vom Vitamin B_5. Mais schützt auch vor frühzeitiger Arteriosklerose, weil er uns mit Folsäure versorgt. Außerdem finden wir im Mais interessante Mengen an Magnesium für Herz und Kreislauf. Die Vitamine im Mais helfen mit, einen zu hohen Homocysteinspiegel, ein natürliches, trotzdem giftiges Abbauprodukt, zu senken.
Auch für Diabetiker und für alle, die abnehmen wollen, ist Mais ideal: Er wird langsam verdaut und macht lange satt. So gelangt auch sein Zucker nur langsam ins Blut und schont die Bauchspeicheldrüse.

Spezialtipps

Cornflakes – das sind Maisflocken – immer nur ohne Schokolade und ohne Zucker kaufen. Mais ist ein ideales Getreide für alle, die das Klebereiweiß (Gluten) in Roggen, Weizen und Gerste nicht vertragen und allergisch reagieren. Mais ist – wie Hirse und Reis – glutenfrei.

Es macht oft Sinn, in Salate gekochte Maiskörner aus dem Glas zu mischen. Maisgrieß, auch Polenta genannt, muss man nur in Salzwasser kochen, auf einem Brett ausstreichen, nach dem Auskühlen schneiden und in Öl oder Butter braten. Eine ideale Beilage für Fleischgerichte.

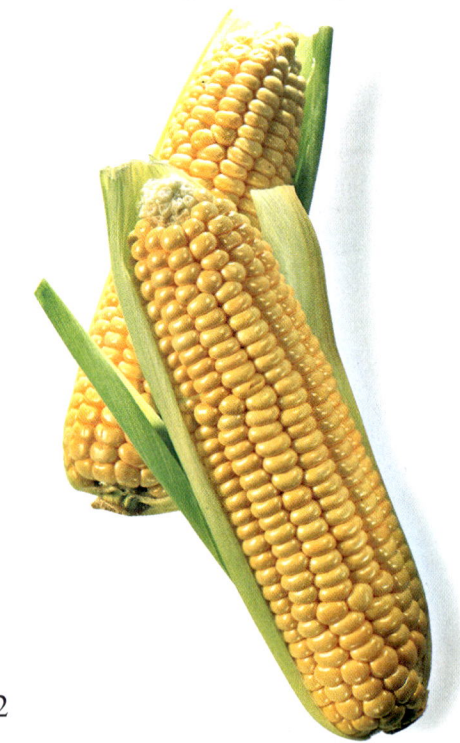

Die 50 besten Lebensmittel

Mango

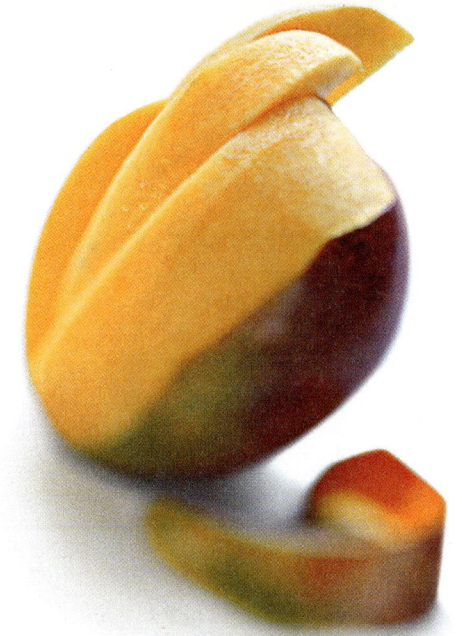

macht munter und gibt Kraft

bekommen und gerötete Haut hat, kann mit dem Essen von Mangos den Sonnenbrand schneller in den Griff kriegen.

Spezialtipps

Die Farbe der Frucht gibt Aufschluss über das Aroma und über den Süßegrad. Die roten und orangefarbenen Mangos sind besonders süß. Die Reife erkennt man daran, dass die Frucht duftet und bei Druck auf die Schale leicht nachgibt. Und so löst man das Fruchtfleisch von Schale und Kern: Man halbiert die Mango, löst den großen Kern heraus und schabt das Fruchtfleisch mit einem Löffel heraus. Oder man schält die Frucht und schneidet das Fruchtfleisch von allen Seiten in Stücken vom Kern ab.

Die Mango ist übrigens die einzige Frucht, die man in Ländern, wo der Reisedurchfall droht, bedenkenlos essen kann, sofern man sie als Ganzes kauft, selbst schält und gleich verzehrt. Die Haut der Mango ist so fest, dass keine Bakterien oder andere Krankheitserreger ins Fruchtfleisch gelangen können.

Die Mango ist der Superstar unter den exotischen Früchten. Sie ist reich an Karotinen, sekundären Pflanzenfarbstoffen, die unsere Haut vor Umweltschadstoffen schützen. Das Beta-Karotin, ebenfalls in großen Mengen vertreten, stärkt unsere Sehkraft und die Atemwege.

Mit Mangos bekommen wir Nerven wie Drahtseile, weil sie uns B-Vitamine liefern. Mangos bremsen den Alterungsprozess im Körper und im Hirn. Manche Ärzte raten, bei Kreislaufproblemen Mangos zu essen. Das enthaltene Vitamin B_6 baut den Kreislauf auf. Wer zu viel Sonne ab-

Die wichtigsten Inhaltsstoffe

Vitamine: Beta-Karotin, B_6, C
Mineralstoffe: Kalium
Sekundäre Pflanzenstoffe: Karotine
Nährwerte pro 100 g:
Energie 59 kcal/245 kJ
Kohlenhydrate 12,8 g · Eiweiß 0,5 g
Fett 0,5 g · Ballaststoffe 1,7 g

Anwendungsbereiche

Haut, Haar, Nägel: Schutz vor Umweltschadstoffen, Schutz vor UV-Strahlen, Erhalt der Sommerbräune
Herz und Kreislauf: stärkt den Kreislauf, bremst den Alterungsprozess
Nervensystem, Geist, Gemüt: Stärkung der Nerven

Gesunde Ernährung für alle

Zucker- und Honigmelonen sind bei uns so beliebt, weil sie nach Sommer, Sonne und Ferien schmecken. Sie sind erfrischend und versorgen uns mit fast allen lebenswichtigen Stoffen, die wir brauchen. Sie bestehen zu über 90 % aus Wasser. Doch die restlichen 10 % machen sie zu einem Lebenselixier, egal, ob Wasser-, Zucker- oder Honigmelonen.

Melonen sind randvoll mit den Bioaktivstoffen, denen man den Namen Karotinoide gegeben hat. Sie stärken Sehkraft, Atemwege und die Immunkraft des Menschen. Eines dieser Karotinoide ist das Lycopin, wie wir es auch in der Tomate finden. Es schützt den Mann vor Prostatakrebs, und senkt allgemein das Krebsrisiko im Körper von Mann und Frau.

Melone

Da die Wassermelone sehr wenig Natrium enthält, entwässert sie stark. Das ist sehr gut für die Nieren und fürs Bindegewebe. Wassermelonen sind auch ideale Früchte für Gichtpatienten.

Die Wassermelone schützt unsere Haut von innen her vor dem Austrocknen, hält damit unseren Teint jung und attraktiv. Die Kombination von Vitamin A und Vitamin C in der Wassermelone macht die Frucht zu einer wertvollen Waffe gegen Stress und Arteriosklerose.

Spezialtipps

Kaufen Sie Melonen immer mit Einsatz Ihrer Nase: Riechen Sie oben an der hellen Stelle der Frucht. Da muss Ihnen ein angenehmer Melonengeruch entgegenströmen. Der Wasseranteil von 90 % macht die Wassermelone zu einem hervorragenden, aromatischen Durstlöscher, wie es unter den Früchten keinen zweiten gibt. Wer tagsüber zu wenig trinkt, kann mit der erfrischenden Wassermelone einiges ausgleichen.

Die wichtigsten Inhaltsstoffe

Vitamine: A, C
Sekundäre Pflanzenstoffe:
Karotinoide (Lycopin)
Nährwerte pro 100 g (Wassermelone):
Energie 37 kcal/156 kJ
Kohlenhydrate 8,3 g · Eiweiß 0,6 g
Fett 0,2 g · Ballaststoffe 0,2 g

Anwendungsbereiche

Atemwege: Stärkung der Bronchien
Immunsystem: Senkung des Krebsrisikos, vor allem von Prostatakrebs
Nieren und Blase: entwässert, stärkt die Nieren
Nervensystem, Geist, Gemüt: gut bei Stress

entwässert und schützt vor Krebs

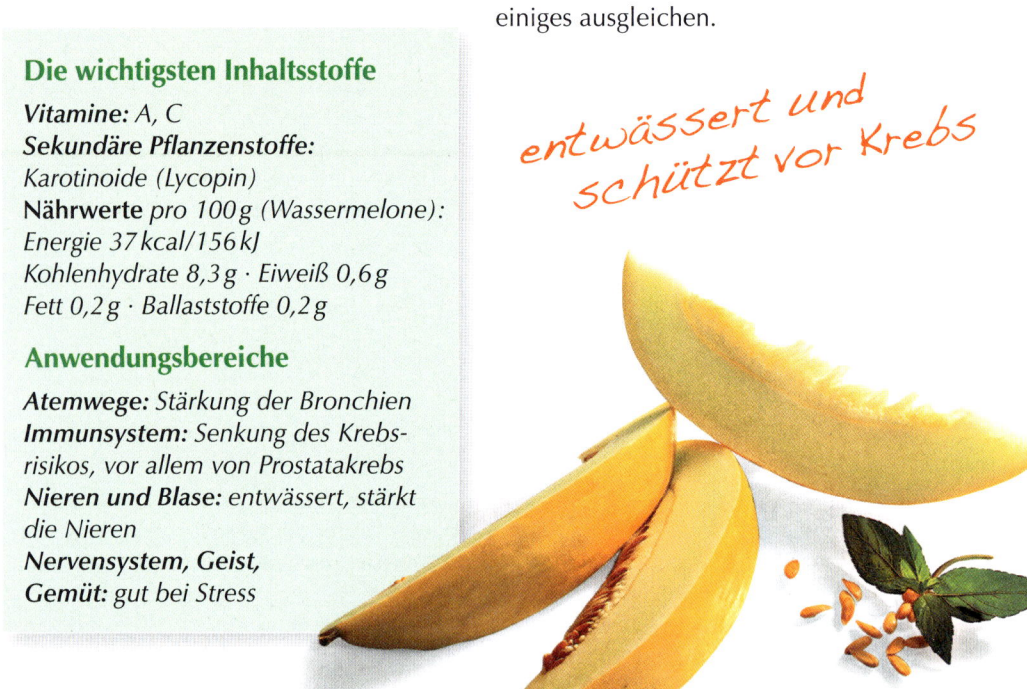

Milch & Co.

gut für die Knochen und bei Stress

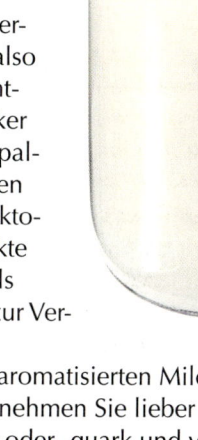

Milch und die Milchprodukte sind reine Naturwunder. Nicht umsonst heißt es: »Die Milch macht's.« Von Milch pur über Kefir, Quark, Joghurt bis hin zu Butter- und Dickmilch findet jeder seinen Favoriten. Dass Milch viel Kalzium enthält und dass dies gut für unsere Knochen ist, weiß wohl jeder. Aber Kalzium macht uns außerdem auch stark gegen Stress. Kalzium ist sozusagen der Manager in Gehirn und Nervensystem, wenn es zu beruhigen gilt. Also sollten wir bei Stress viel Milch und Milchprodukte in den Speiseplan einbauen.
Schweizer Wissenschaftlern zufolge verhindert Milcheiweiß Karies bis zu 80 %. Zugleich fördert es das Wachstum der gesunden Mundflora, die am Aufbau der Immunkraft im Mund beteiligt ist. Eine Portion von 250 Gramm Joghurt am Morgen hilft bei niedrigem Blutdruck und auch bei Müdigkeit und Erschöpfung. Blähungen verschwinden, wenn man morgens und abends eine Tasse Milch mit Fenchel oder Kümmel aufkocht, etwas ziehen lässt und die Milch dann in kleinen Schlucken trinkt.

Spezialtipps

Achten Sie beim Kauf von Milchprodukten auf den Fettgehalt. Joghurt, Quark, Buttermilch etc. werden in diversen Fettstufen angeboten. Wer auf die Linie achtet, greift zu den fettarmen Produkten.

Wer an Laktoseunverträglichkeit leidet, also den in der Milch enthaltenen Milchzucker (Laktose) nicht aufspalten kann, dem stehen inzwischen viele laktosefreie Milchprodukte im Kühlregal und als haltbare Produkte zur Verfügung.
Bevor Sie zu fertig aromatisierten Milchprodukten greifen, nehmen Sie lieber einen Naturjoghurt oder -quark und verrühren diesen mit frischer Frucht, Marmelade, Honig oder Saft. Das spart Geld und schmeckt viel besser.

Die wichtigsten Inhaltsstoffe

Vitamine: A, B_2, B_{12}
Mineralstoffe: Kalzium, Kalium, Magnesium, Phosphor
Nährwerte *pro 100 g (Vollmilch):*
Energie 64 kcal/269 kJ
Kohlenhydrate 4,8 g · Eiweiß 3,3 g
Fett 3,5 g · Ballaststoffe 0,0 g

Anwendungsbereiche

Knochen und Gelenke:
stärkt die Knochen
Nervensystem, Geist, Gemüt: bei Stress, Müdigkeit und Erschöpfung
Verdauungssystem: hilft bei Blähungen
Zähne: Vorbeugung von Karies

Gesunde Ernährung für alle

Möhren

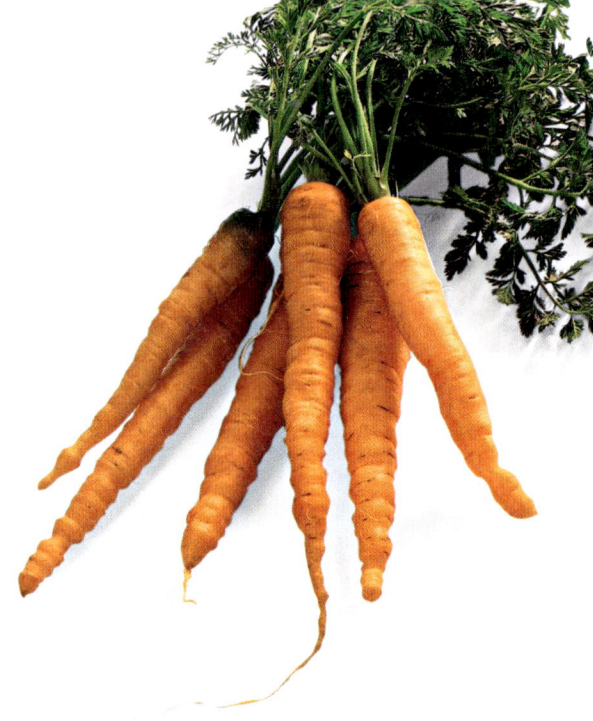

Die wichtigsten Inhaltsstoffe

Vitamine: Beta-Karotin, A, C, B_1, B_6, Folsäure
Mineralstoffe: Kalium, Magnesium
Spurenelemente: Kupfer
Sekundäre Pflanzenstoffe: Karotinoide
Nährwerte pro 100 g: Energie 43 kcal/180 kJ · Kohlenhydrate 3,2 g Eiweiß 0,9 g · Fett 0,1 g Ballaststoffe 1,9 g

Anwendungsbereiche

Augen: Stärkung der Sehkraft
Verdauungssystem: hilft bei Magen- und Darmstörungen, wie zum Beispiel Durchfall
Immunsystem: Schutz vor Umweltschadstoffen und Krebs
Haut, Haar und Nägel: Schutz vor UV-Strahlung

Möhren sind das ganze Jahr erhältlich, sie sind preiswert und haben einen hohen Gehalt an Vitalstoffen. Möhren liefern uns eine enorme Menge Karotinoide – Bioaktivstoffe, die unsere Sehkraft stärken und die Produktion des Sehpurpurs Rhodopsin fördern. Diesen Stoff benötigen wir vor allem zum Farbensehen. Die Karotinoide haben zusätzlich einen guten Einfluss auf Magen und Darm.

gut für Augen, Magen und Darm

Dachten Sie auch immer, dass es am gesündesten ist, wenn man krachend rohe Möhren knabbert? Prof. Dr. Luke Howard an der Universität Arkansas, USA, hat im Rahmen einer Studie nachgewiesen: Gekocht oder gedünstet sind Möhren noch wertvoller für die Gesundheit. Denn beim Erhitzen entstehen große Mengen an Verbindungen, die den Organismus vor Umweltschadstoffen und Krebsgefahr schützen.

Möhren schützen bis zu einem gewissen Grad von innen her gegen zu starke Sonnenbestrahlung. Die Karotinoide wirken auch schützend vor Arteriosklerose. Um die fettlöslichen Wirkstoffe der Möhre optimal nutzen zu können, sollen sie immer mit etwas Fett oder Öl zubereitet werden – auch als Rohkost. Da Möhren allgemein als kräftigend und blutbildend gelten, sind sie oft Bestandteil einer Frühjahrskur.

Spezialtipps

Achten Sie beim Einkauf auf die Frische der Möhren. Die erkennen Sie an der Festigkeit und an dem frischen Grün, falls vorhanden. Das Möhrengrün sollten Sie allerdings gleich nach dem Kauf abschneiden, da es den Möhren Wasser entzieht.

Die 50 besten Lebensmittel

Nüsse

Es lohnt sich, statt Chips oder Bonbons mal Nüsse zu knabbern. Sie sind eine echte Alternative, denn unter ihrer harten Schale haben Nüsse einiges vorzuweisen. Die wichtigsten Vitamine sind die Vitamine B und E. Vitamin B stärkt die Nerven. Vitamin E wirkt rheumatischen Erkrankungen entgegen und lindert Gelenkbeschwerden. Es schützt außerdem vor frühzeitiger Arteriosklerose.

Die Hauptmineralstoffe sind Kalium und Natrium. Kalium stärkt den Herzmuskel und Natrium ist für die Regulierung des Wasserhaushalts im Körper mitverantwortlich. Beide Stoffe verhindern so Herz-Kreislauf-Erkrankungen. Nüsse liefern viel Eiweiß. Die Erdnuss zum Beispiel enthält mit 26 Gramm pro 100 Gramm mehr Eiweiß als ein Hühnerei. Also sind Erdnüsse gute Eiweißlieferanten für Vegetarier. Das Tryptophan in der Erdnuss fördert zudem den Schlaf. Etwa zehn Macadamianüsse pro Tag senken das schädliche LDL-Cholesterin um etwa 15 %. Das gute HDL-Cholesterin bleibt unverändert. Macadamianüsse senken auch zu hohen Blutdruck. Nüsse sind zwar sehr gesund, enthalten aber auch viele Kalorien. Achten Sie also darauf, dass sich die Menge der verzehrten Nüsse in Grenzen hält.

Spezialtipps

Alte Walnüsse können ganz leicht wieder frisch gemacht werden. Hier mein Trick: Die Nüsse über Nacht in Milch legen. Man bringt sie damit zum Keimen, sie schmecken wieder frisch und sind auch gesünder. Erdnüsse sind botanisch gesehen zwar Hülsenfrüchte, werden wegen des Namens aber hier mit aufgeführt. Hände weg von Erdnussbutter. Sie ist eine echte Kalorienbombe.

bei Rheuma und schwachen Nerven

Die wichtigsten Inhaltsstoffe

Vitamine: B_1, B_6, E, Folsäure
Mineralstoffe: Kalium, Natrium, Magnesium
Spurenelemente: Kupfer, Zink
Sonstige Inhaltsstoffe: Tryptophan
Nährwerte pro 100g (Walnüsse):
Energie 666 kcal/2788 kJ
Kohlenhydrate 12,1 · Eiweiß 15,0g
Fett 62,0g · Ballaststoffe 6,1g

Anwendungsbereiche

Knochen und Gelenke: bei Rheuma und Gelenkbeschwerden, wirken einer Arteriosklerose entgegen
Herz und Kreislauf: Schutz vor Herz-Kreislauf-Erkrankungen, senken hohe Cholesterinwerte, Reduzierung von Bluthochdruck

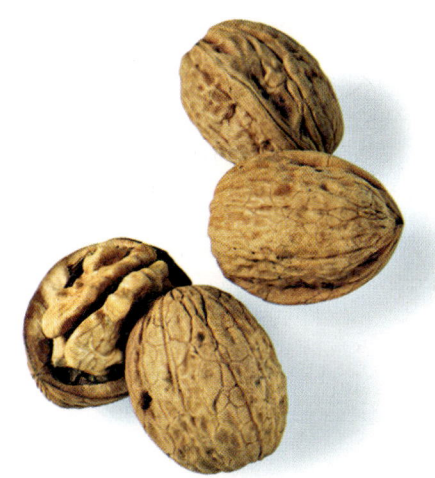

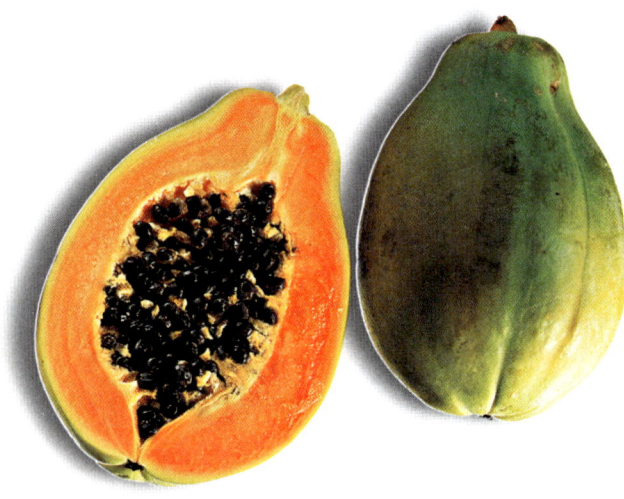

Papaya

gut für die Liebe

Die Wirkstoffe der Papaya sind Enzyme, die im Milchsaft der Frucht produziert werden: Papain, Chymo-Papain und Papaya-Lysozym. Diese Enzyme wirken antibakteriell und können Krankheitserreger ausschalten. Für den Menschen bringen sie viele Vorteile.

Papayas fördern die Eiweißverdauung. Daher macht es Sinn, zu Fleischspeisen Papayas zu konsumieren, Blähungen und Völlegefühl werden so vermieden. Papayas aktivieren die Hormonproduktion von Mann und Frau. Und da das auch auf die Sexualhormone zutrifft, werden Liebeslust und Liebeskraft gefördert. Auch die Muskelbildung wird angeregt.

Papayas können im Magen und Darm Krankheitserreger ausschalten. Bei einer Entzündung der Mundschleimhaut fördert Papaya die Heilung. Die Früchte sind reich an Vitamin B_5 für Energie in unseren Zellen, aber auch für kräftiges, schönes Haar. Sie liefern uns reichlich Vitamin C für die Immunkraft, gegen Erkältungen und gegen Stress. Sie verfügen über viel Beta-Karotin für die Sehkraft sowie Kalium für Nerven und Herz und außerdem Kalzium für unsere Knochen.

Spezialtipps

Die Papaya wird mit einem Messer geschält und der Länge nach halbiert. Dann schabt man mit einem Esslöffel die Samenkerne aus der Frucht heraus. Werfen Sie die Schale nicht weg. Reiben Sie mit der saftigen Innenseite die Haut ein. Das macht raue Haut und Hornhaut wieder glatt. Gegen Altersflecken hilft es, zweimal die Woche die Haut mit dem Fruchtfleisch einer unreifen Papaya einzureiben. Papayas sollten reif, aber nicht überreif sein. Man kann sie nicht lange lagern. Einmal aufgeschnitten, sollte man sie komplett verzehren. Ideal sind Papayas zum Frühstück. Sie geben Kraft für den ganzen Tag.

Die wichtigsten Inhaltsstoffe

Vitamine: Beta-Karotin, B_5, C
Mineralstoffe: Kalzium, Kalium
Enzyme: Papain, Chymo-Papain, Papaya-Lysozym
Nährwerte: pro 100 g
Energie 39 kcal/164 kJ
Kohlenhydrate 10,0 g · Eiweiß 0,6 g
Fett 0,1 g · Ballaststoffe 0,9 g

Anwendungsbereiche

Verdauungssystem: fördert die Eiweißverdauung, wirkt gegen Krankheitserreger im Magen und Darm, heilt Mundschleimhautentzündungen
Liebesleben: Liebeslust und Liebeskraft werden gesteigert
Frauenleiden: lindert Regelschmerzen
Muskulatur: fördert den Muskelaufbau

Die 50 besten Lebensmittel

Paprika wird das ganze Jahr über angeboten und leuchtet in den schönsten Farben im Gemüseregal. Die Schoten sind sehr vielseitig einsetzbar und bieten darüber hinaus jede Menge gesundheitliche Vorteile. Paprikaschoten liefern uns Spitzenwerte an Vitamin C gegen Stresssituationen und Erkältungen und stärken die Abwehrkräfte mit Zink. Sie stärken unsere Gelenke durch Vitamin E und unterstützen die Sehkraft mit Beta-Karotin.
Der wichtigste Wirkstoff aber ist das Capsaicin, der Stoff, der für die Schärfe von Paprika, Peperoni und Chilis zuständig ist. Es senkt nicht nur im Magen das Risiko für das gefürchtete Helicobacter pylori, den Auslöser von Gastritis und Magengeschwüren, sondern es stärkt auch Herz und Kreislauf, weil es das Blut flüssig hält und verhindert, dass sich Thrombosen bilden können. Allein der Saft einer Paprikaschote fördert die Gehirnarbeit, macht geistig fit.
Chili – in getrockneter gemahlener Form als Cayennepfeffer bekannt – ist eine besonders kleine und scharfe Paprikaart. Chilis liefern – je schärfer, desto gesünder – besonders große Mengen Capsaicin. Die schützende Wirkung für Herz und Kreislauf hält bis zu drei Stunden nach dem Verzehr an. Außerdem wirken Chilis gegen Blähungen und Völlegefühl.

Spezialtipps

Kauen Sie die Paprikaschoten langsam und gut. Wer trotzdem Verdauungsprobleme bekommt, kann die äußere Haut abziehen. Lagern Sie Paprikaschoten nicht länger als einen Tag. Sie verlieren sehr schnell ihre Wirkstoffe. Gehen Sie wegen der Schärfe mit Chilis und Cayennepfeffer sehr sparsam um.

Paprika

schärft Augen und Geist

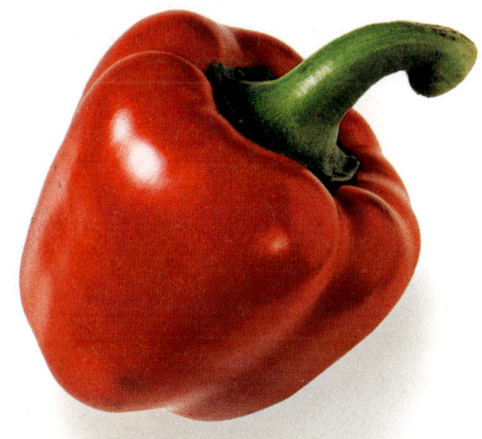

Die wichtigsten Inhaltsstoffe

Vitamine: Beta-Karotin, C, E
Mineralstoffe: Kalium
Spurenelemente: Zink
Sonstige Inhaltsstoffe: Capsaicin
Nährwerte pro 100 g: Energie 27 kcal/ 113 kJ · Kohlenhydrate 6,4 g Eiweiß 0,9 g Fett 0,2 g · Ballaststoffe 2,0 g

Anwendungsbereiche

Immunsystem: bei Erkältungen und Stress
Knochen und Gelenke: stärkt die Gelenke
Augen: stärkt die Sehkraft
Herz und Kreislauf: wirkt Thrombosen entgegen, hält das Blut flüssig

Gesunde Ernährung für alle

Reis *entwässert und stärkt die Nerven*

Reis ist nicht gleich Reis. Nur wenn die Wirkstoffe des Silberhäutchens, der äußeren Schicht des Reiskorns, noch aktiv sind, ist Reis gesundheitlich so wertvoll. Entscheiden Sie sich deshalb immer für Parboiled- oder Vollkornreis.

Wer Reis isst, tankt interessante Mengen an Magnesium für Herz und Kreislauf und an Eisen für mehr Vitalität. Man kann mit einer Reis-Früchte-Diät zu hohen Blutdruck senken. Dafür an drei Tagen in der Woche 250 bis 300 Gramm Reis mit 1000 Gramm Obst genießen, am besten aufgeteilt in fünf Portionen.

Reis stärkt die Leber und senkt zu hohe Cholesterinwerte. Die enthaltenen B-Vitamine stärken schwache Nerven und wirken gegen Stress. Das Niacin im Reis macht stark gegen Allergien. Da Reis viel Kalium, aber wenig Natrium enthält, hat er eine stark entwässernde Wirkung. Mit Reisschleim kann man Durchfall und einen Darmkatarrh behandeln, denn Reis saniert die Darmflora. 15 Gramm Reis werden in einem Liter Wasser verkocht und dann gegessen.

Die wichtigsten Inhaltsstoffe

Vitamine: Niacin
Mineralstoffe: Kalium, Magnesium
Spurenelemente: Eisen
Nährwerte pro 100g:
Energie 349 kcal/1459 kJ
Kohlenhydrate 78,4g · Eiweiß 7,4g
Fett 0,6g · Ballaststoffe 1,4g

Anwendungsbereiche

Verdauungssystem: Sanierung der Darmflora, bei Zöliakie, Durchfall und Darmkatarrh
Herz und Kreislauf: bei zu hohem Blutdruck, senkt hohe Cholesterinwerte
Immunsystem: wirkt gegen Allergien, stärkt die Nerven und macht stressbeständig

Spezialtipps

All die guten gesundheitlichen Wirkungen erbringt natürlich in erster Linie der Naturreis, in dessen Silberhäutchen alle Vitalstoffe enthalten sind.

Fast so wertvoll wie Naturreis ist der Parboiled-Reis. Bevor dieser geschält wird, werden die Vitamine und Mineralstoffe mit Wasserdampf aus der Schale in das Korn hineingepresst.

Reis hat wenig Kalorien. 100 Gramm gekochter Langkornreis haben nur 123 Kalorien. Im Vergleich dazu: 100 Gramm Mischbrot haben 261 Kalorien. Garen Sie den Reis in Fleisch- oder Gemüsebrühe, so wird er würziger.

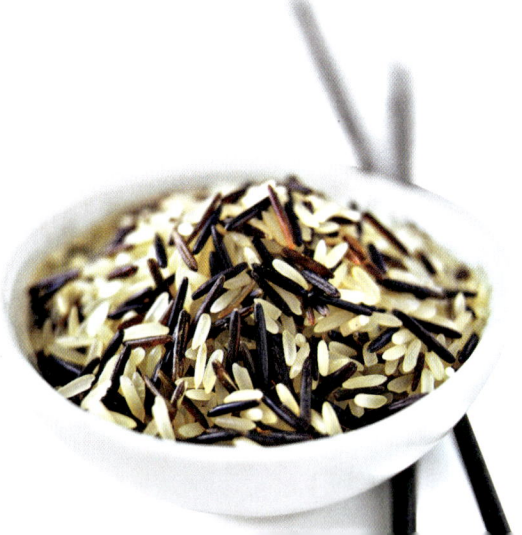

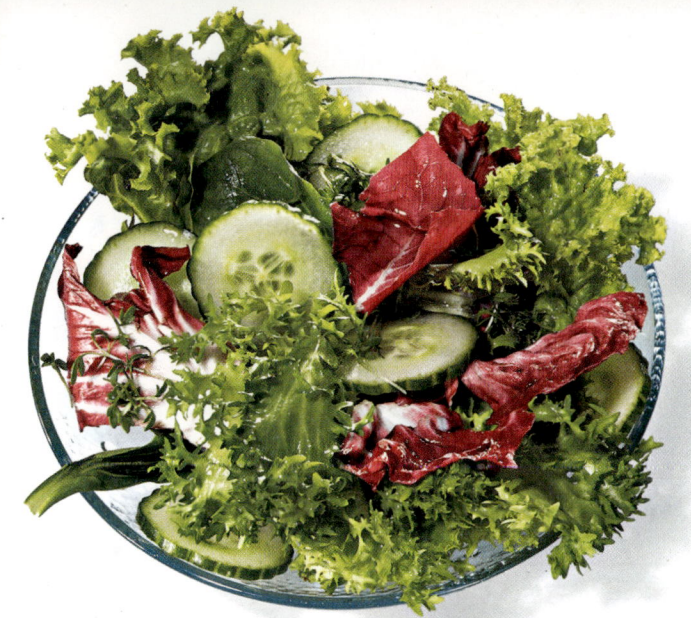

Die 50 besten Lebensmittel

vertreibt Müdigkeit

Salat

Salat besteht zwar zu 95 % aus Wasser, aber die restlichen 5 % haben es in sich! Grüner Salat ist reich an Ballaststoffen und fördert dadurch die Verdauung. Die enthaltenen Vitamine und Mineralstoffe kräftigen das Herz. Er vertreibt Müdigkeit, stärkt die Nerven und verbessert gleichzeitig die Einschlafbereitschaft nach einem stressreichen Tag. Wichtig sind auch die Farben des Salats. Das Chlorophyll macht den Salat nicht nur grün, es fördert auch die Sauerstoffzufuhr zum Gehirn und schärft dadurch die Konzentration. Rote Salate wiederum enthalten Karotine, Folsäure und Bitterstoffe und sind damit eine wirksame Waffe gegen das Altern und zum Entgiften. Am besten rot und grün mischen.
Feldsalat enthält Mineralstoffe, Vitamine und Spurenelemente in höchster Konzentration und ist somit Spitzenreiter unter den Salaten. Rucola – roh als Salat oder gedünstet als Gemüse – wirkt appetitanregend und verdauungsfördernd. Salate, die Bitterstoffe enthalten, dazu gehören zum Beispiel Endivie und Eichblattsalat, wirken positiv auf Leber und Galle. Gleichzeitig wirken sie harntreibend. Krauser Blattsalat hat eine schleimlösende Wirkung und hilft so bei Atemwegserkrankungen.

Die wichtigsten Inhaltsstoffe

Vitamine: A, C, Folsäure
Mineralstoffe: Kalium, Phosphor, Eisen
Sekundäre Pflanzenstoffe: Chlorophyll, Karotine
Nährwerte pro 100 g (Feldsalat):
Energie 14 kcal/57 kJ
Kohlenhydrate 0,7 g · Eiweiß 1,8 g
Fett 0,4 g · Ballaststoffe 1,5 g

Anwendungsbereiche

Nervensystem, Geist, Gemüt: bei Müdigkeit und Stress, stärkt die Nerven, verbessert die Konzentrationsfähigkeit
Verdauungssystem: Förderung der Verdauung durch Ballaststoffe

Spezialtipps

Greifen Sie beim Einkauf von Salat lieber nicht zu den praktischen fertig gezupften Salatmischungen im Folienbeutel. Der zerkleinerte Salat ist viel anfälliger für Mikroorganismen als ein ganzer Salatkopf. Die beste Zeit für den Salatgenuss ist mittags, da der Körper ihn dann am besten verdauen kann. Der Salat zum Mittagessen ist also sehr empfehlenswert.

Gesunde Ernährung für alle

Sauerkraut

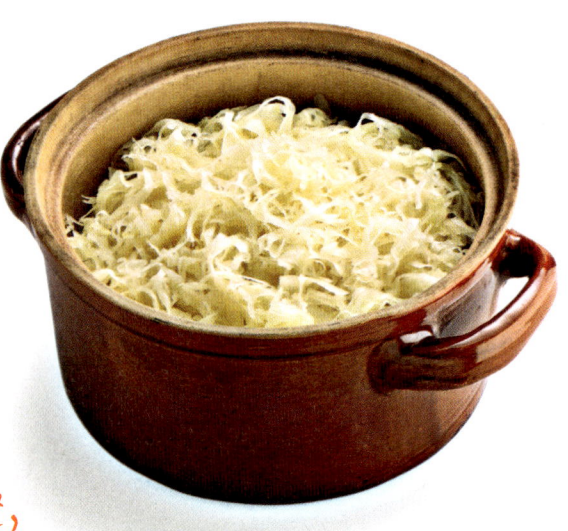

stärkt die Immunkraft, schützt vor Erkältungen

Im Ausland belächelt man oft die Deutschen, weil sie gern Sauerkraut essen. Doch Ärzte und Wissenschaftler finden das Kraut super. Sauerkraut ist eine Naturarznei mit wenigen Kalorien. Schon 200 Gramm Sauerkraut decken mehr als den halben Tagesbedarf an Vitamin C. Sauerkraut liefert reichlich Vitamin B_{12} für geistige Frische, gesundes Blut und fürs Herz. Sauerkraut liefert auch die Vitamine B_3 fürs Gehirn, B_6 für die Eiweißverdauung und Folsäure für Herz und Kreislauf. Sehr wichtig: Sauerkraut steckt voller Milchsäurebakterien. Sie stärken die Darmflora und bekämpfen krankheitsfördernde Bakterien. Und damit wirkt das Sauerkraut auch am Aufbau der Immunkraft mit, die ja zu 70 % im Darm gefestigt wird. Neu entdeckt haben finnische Wissenschaftler: Im Sauerkraut stecken Substanzen mit dem Namen Isothiocyanate. Sie senken das Krebsrisiko in Brust, Darm, Lunge und Leber.

Spezialtipps

Das Sauerkraut vor dem Zubereiten nicht waschen. Es gehen zu viele Vitamine und Mineralstoffe verloren. Am besten kaufen Sie Bioware. Dann haben Sie die Sicherheit, dass keine Schadstoffe und nicht zu viel Salz enthalten sind. Sauerkraut muss 20 bis 25 Minuten sanft gegart werden, lassen Sie es jedoch nicht verkochen. Zum rohen Sauerkraut immer ein paar Tropfen Rapsöl geben. Wenn Sie beim Verzehr von Sauerkraut zu leichten Blähungen neigen, sollten Sie ausschließlich erhitztes Sauerkraut zu sich nehmen. Oder Sie würzen das Kraut mit Fenchel, Kümmel, Majoran oder Thymian.

Die wichtigsten Inhaltsstoffe

Vitamine: C, B_3, B_6, B_{12}, Folsäure
Mineralstoffe: Kalium, Kalzium, Magnesium
Spurenelemente: Eisen
Sonstige Inhaltsstoffe: Milchsäurebakterien, Isothiocyanate
Nährwerte pro 100 g:
Energie 17 kcal/70 kJ
Kohlenhydrate 0,8 g · Eiweiß 1,5 g
Fett 0,3 g · Ballaststoffe 2,2 g

Anwendungsbereiche

Immunsystem: Schutz vor Erkältungen, senkt das Krebsrisiko
Verdauungssystem: Verbesserung der Fett- und Eiweißverdauung, Stärkung der Darmflora
Nervensystem, Geist, Gemüt: verbessert die Laune, steigert die Hirntätigkeit

Die 50 besten Lebensmittel

Genießen Sie Schokolade mit gutem Gewissen. Achten Sie dabei auf die Qualität und bevorzugen Sie Schokolade mit einem hohen Kakaogehalt, mindestens 70 %. Das Phenylethylamin in der Schokolade ist eine Substanz, die im Gehirn die Produktion von Glückshormonen anregt. Außerdem haben Wissenschaftler in den letzten Jahren in Schokolade eine Substanzgruppe entdeckt, die auch aus Rotwein und Tee wertvollere Nahrungsmittel macht, die Polyphenole beziehungsweise Flavonoide. Sie gelten als Herzschutzstoffe, weil sie aggressive Sauerstoffmoleküle entschärfen und so der Verstopfung der Adern vorbeugen sollen. Eine halbe Tafel Schokolade enthält etwa so viele Flavonoide wie ein Glas Rotwein. Und das ganz ohne Alkohol. Und in der letzten Zeit sind viele Studien veröffentlicht worden, die nachweisen: Schokolade – in erster Linie jene mit einem hohen Kakaoanteil von 70 oder 80 % – stärkt Herz und Kreislauf, weil sie den Schutzstoff Resveratrol enthält. Schon ein kleines Stück Schokolade hält für Stunden unser Blut flüssig.

Das Theobromin im Kakao hat eine ähnlich anregende Wirkung wie Koffein, allerdings schwächer. Es ist auch für die Stimmungsaufhellung zuständig. Hunde können diese Substanz übrigens sehr schlecht abbauen, daher kann Schokolade für sie tödlich sein. Bei einigen Menschen kann Kakao Kopfschmerzen oder Migräne verursachen.

Schokolade *macht glücklich*

Die wichtigsten Inhaltsstoffe

Sekundäre Pflanzenstoffe:
Polyphenole, Flavonoide, Resveratrol
Sonstige Inhaltsstoffe:
Phenylethylamin
Nährwerte pro 100 g (dunkle Schokolade): Energie 500 kcal/2100 kJ
Kohlenhydrate 54,2 g · Eiweiß 6,0 g
Fett 27,8 g · Ballaststoffe 9,2 g

Anwendungsbereiche

Herz und Kreislauf: hält das Blut flüssig und stärkt dadurch Herz und Kreislauf, wirkt Arteriosklerose entgegen
Nervensystem, Geist, Gemüt: macht gute Laune

Spezialtipps

Achten Sie beim Schokoladengenuss auf Qualität. Dunkle zartbittere Schokolade ist wegen des höheren Kakaogehaltes besser. Denn im Kakao stecken die Glückshormonvorläufer und Herzschutzstoffe. Milchschokolade oder gar weiße Schokolade enthält viel mehr Fett und Zucker und hat nicht den gesundheitlichen Effekt wie dunkle Schokolade mit einem Kakaoanteil von 70 bis 80 %.

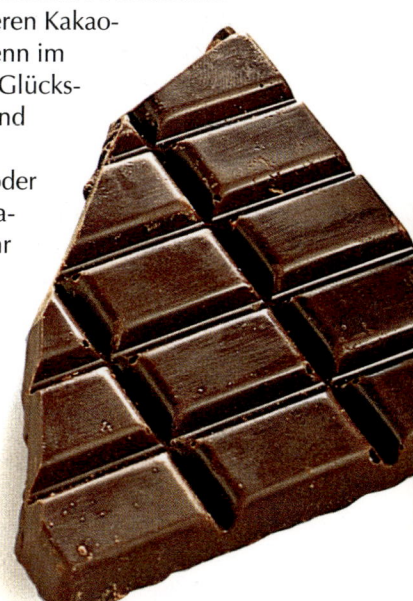

Gesunde Ernährung für alle

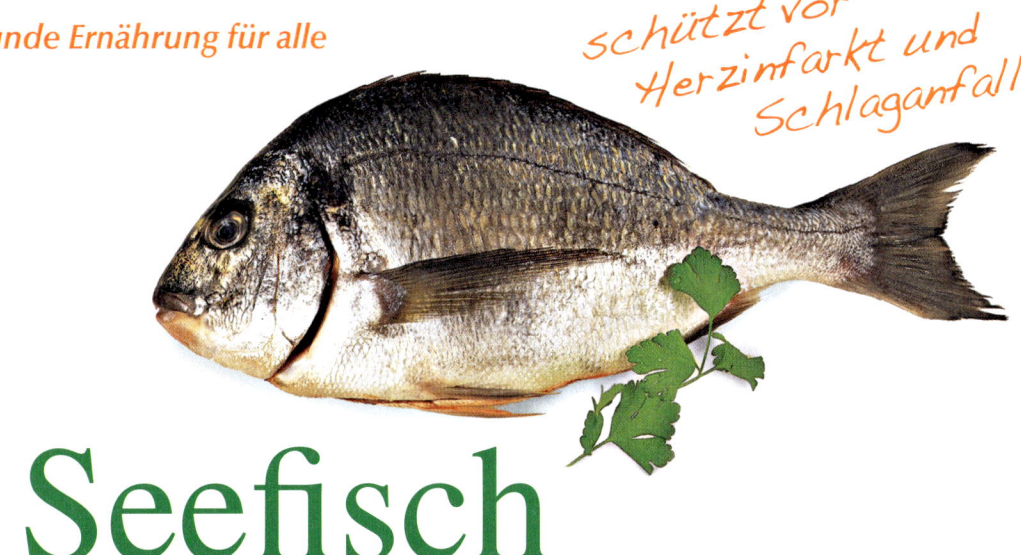

schützt vor Herzinfarkt und Schlaganfall

Seefisch

Meeresfische haben im Rahmen der gesunden Ernährung einen sehr hohen Stellenwert – insbesondere Fische, die in tiefen, kalten Gewässern leben. Sie sind mit besonders großen Mengen an hochwertigem Fischöl ausgestattet, das sie vor der Kälte des Wassers schützt. Die Omega-3-Fettsäuren im Fischöl sind für den Menschen sehr gesund. Sie stärken Herz und Kreislauf, mindern das Risiko von Herzinfarkt und Schlaganfall. Sie senken zu hohe Cholesterinwerte – und zu hohen Blutdruck, indem sie die Adern elastisch machen und das Blut flüssig halten. Omega-3-Fettsäuren können auch rheumatische Beschwerden lindern.
Die im Fisch enthaltenen Spurenelemente Zink und Selen sind gut für unser Immunsystem. Und das Jod im Seefisch stärkt die Schilddrüse, macht damit vital und beugt Müdigkeit vor.

Spezialtipps

Achten Sie auf Frische: Die Augen müssen glänzen, und nach einem Fingerdruck in den Fisch muss die Delle sofort wieder verschwinden. Vorsicht beim Einsatz von Muskat; die Muskatnuss nur einmal über die Reibe führen. Zu viel Muskat kann zu Schwindelanfällen und Halluzinationen führen. An so einem Fischtag müssen Sie besonders darauf achten, dass Sie im Laufe des Tages 1 bis 2 Liter Wasser trinken, sofern Sie herz- und nierengesund sind. Unsere Großmütter haben schon gesagt: »Fisch muss schwimmen.« Matjes und Bismarckhering sollten so rasch wie möglich verzehrt werden, weil die Marinade nur kurze Zeit haltbar ist.

Die wichtigsten Inhaltsstoffe

Vitamine: D
Spurenelemente: Jod, Selen, Zink
Sonstige Inhaltsstoffe:
Omega-3-Fettsäuren
Nährwerte pro 100g (Makrele):
Energie 180 kcal/751 kJ
Kohlenhydrate 0,0g · Eiweiß 18,8g
Fett 11,6g · Ballaststoffe 0,0g

Anwendungsbereiche

Herz und Kreislauf: verhindert Herzinfarkt und Schlaganfall, senkt hohe Cholesterinwerte und hohen Blutdruck
Knochen und Gelenke: bei Rheuma
Immunsystem: stärkt die Abwehr
Hormonsystem: stärkt die Schilddrüse

Die 50 besten Lebensmittel

Sellerie

Sellerie ist eine uralte Kulturpflanze. Bereits im Mittelalter wurde er in Europa angebaut. Schon damals wurde ihm aphrodisierende Wirkung nachgesagt. Sellerie liefert viel Kalium, das hilft gegen Stress, und so werden Probleme leichter gemeistert. Sellerie hilft Ihnen außerdem, länger braun zu bleiben, denn er enthält bräunende Phenolsubstanzen. Aufgrund seiner zahlreichen Mineralstoffe und Spurenelemente kann Sellerie gegen Gicht, Rheuma und Blasenentzündung eingesetzt werden. Er hilft zudem bei Verdauungsstörungen und Appetitmangel. Sellerie fördert die Liebeslust und kann die Potenz des Mannes stärken. Dies bewirken vor allem die ätherischen Öle. Gegen Tränensäcke am Morgen hilft ein Glas Selleriesaft. Selleriesaft ist auch ein gutes Mittel bei Mundentzündungen und Halsschmerzen. In Kombination mit Möhrensaft wirkt Selleriesaft auch beruhigend. Sellerie hat eine stärkende, blutreinigende Wirkung. Zudem ist er harntreibend und entwässert den Körper. Er ist also optimal für eine kleine Kur zwischendurch.

Die wichtigsten Inhaltsstoffe

Vitamine: C, B_6
Mineralstoffe: Kalium, Phosphor, Magnesium
Spurenelemente: Eisen
Sonstige Inhaltsstoffe: Phenolsubstanzen
Nährwerte pro 100 g (Knollensellerie):
Energie 18 kcal/77 kJ
Kohlenhydrate 2,2 g · Eiweiß 1,6 g
Fett 0,2 g · Ballaststoffe 2,6 g

Anwendungsbereiche

Nervensystem, Geist, Gemüt: in Stress- und Problemsituationen
Haut, Haare und Nägel: erhält die Sommerbräune, wirkt gegen Tränensäcke
Knochen und Gelenke: bei Gicht und Rheuma
Liebesleben: stärkt die Potenz des Mannes und fördert die Liebeslust

Spezialtipps

Beim Kochen behält Knollensellerie seine weiße Farbe, wenn Sie etwas Zitronensaft ins Wasser geben. Frischen Stangensellerie (auch Bleichsellerie genannt) erkennen Sie an seinen knackigen Stangen und an den grünen Blättern. Benötigen Sie nicht die gesamte Sellerieknolle, so reiben Sie die Schnittfläche mit Zitronensaft ein und wickeln die Knolle fest in Frischhaltefolie ein. So bekommt sie keine braunen Flecken an der Schnittfläche.

erhält uns die Sommerbräune

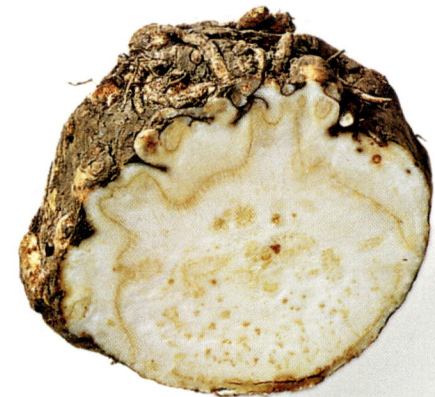

Gesunde Ernährung für alle

fördert die Verdauung

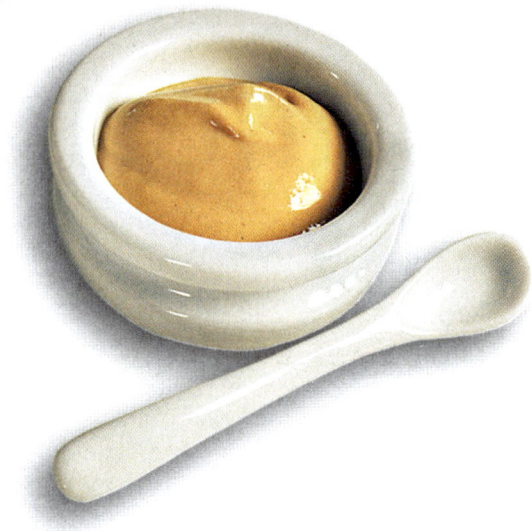

Die wichtigsten Inhaltsstoffe

Sonstige: Sinigrin, Sinaprin, Linolsäure, Schleimstoffe, ätherische Öle
Nährwerte pro 100 g:
Energie 102 kcal/425 kJ
Kohlenhydrate 5,3 g · Eiweiß 5,9 g
Fett 6,3 g · Ballaststoffe 0,0 g

Anwendungsbereiche

Verdauungssystem: fördert die Verdauung, regt Magen, Galle, Leber und Darm an, wirkt Blähungen, Gallenkoliken und Verstopfungen entgegen
Herz und Kreislauf:
bei Kreislaufschwäche
Atemwege: hilft bei Schnupfen und Bronchitis

Senf

Die Bedeutung von Senf in unserer täglichen Ernährung wird stark unterschätzt. Senf gehört zu den Pflanzen, die mit ihren schwefelhaltigen Ölen eine halbe Hausapotheke ersetzen können. Senf enthält das Glykosid Sinigrin und das Alkaloid Sinaprin, viele andere heilsame ätherische Öle, Schleimstoffe und auch Linolsäure. Senf aktiviert in unserem Körper zahllose Enzyme. Er hat beste antibakterielle Eigenschaften und fördert die Verdauung, indem er den Speichelfluss vermehrt, die Produktion von Magensäften fördert, die Aktivität der Gallenflüssigkeit anregt und die Durchblutung von Leber und Darm verbessert. Senf ist also ein optimaler Begleiter von schweren Speisen, wie zum Beispiel der Schweinshaxe, aber auch bei allen fetthaltigen Lebensmitteln wie Salami. Senf wirkt entspannend bei Blähungen, Gallenkolik und Verstopfung. Er hilft bei Kreislaufschwäche und stärkt die Atemwege bei Schnupfen und Bronchitis.

Senfmehl – aus der Apotheke – hilft bei Stirnhöhlenentzündungen. Dafür geben Sie einen halben Teelöffel Senfmehl in ein Stofftaschentuch oder Leinensäckchen und befeuchten es leicht mit warmem Wasser. Kurz auf die Stirn tupfen. Passen Sie aber gut auf Ihre Augen auf – Senfmehl brennt höllisch. Zwei Esslöffel Senfmehl auf fünf Liter warmes Wasser ist übrigens eine gute Hilfe gegen kalte Füße. Aber nach zwei bis drei Minuten müssen Sie das Bad beenden – Senfmehl reizt die Haut.

Spezialtipps

Eine Scheibe Vollkornbrot, dick mit Senf bestrichen, ist eine gute Naturarznei zum Stärken des Kreislaufs und zum Aktivieren des Stoffwechsels. Und die kann bei den vielen Senfsorten auch geschmacklich sehr abwechslungsreich sein. Aber Vorsicht: Wer beim Senf übertreibt, handelt sich leicht eine Gastritis ein.

Die 50 besten Lebensmittel

Soja

Die Sojabohne ist eines der wichtigsten Lebensmittel der Welt. In Asien ist sie ein Grundnahrungsmittel. Man konsumiert Soja als Tofu, als Sprossen, in Form von Milch, Joghurt oder Dessert und als Sauce. Die ungesättigten Fettsäuren in der Sojabohne senken zu hohe Cholesterinwerte. Das hochwertige pflanzliche Eiweiß macht stark gegen Stress. Dazu kommt noch die Wirkung des Lecithins aus der Sojabohne, das ebenfalls stressfest und geistig fit macht. Wissenschaftlich nachgewiesen ist auch, dass Sojaproteine im Körper des Menschen zu hochwirksamen Anti-Krebs-Substanzen werden, die vor allem vor Brustkrebs, Gebärmutterkrebs und Prostatakrebs schützen.
Bei Frauen in den Wechseljahren können Inhaltsstoffe des Sojas, die Phyto-Östrogene, die negativen Kurz- und Langzeiteffekte der hormonellen Veränderung deutlich lindern. Studien haben gezeigt, dass 40 Gramm zusätzlich aufgenommenes Sojaprotein am Tag den Mineralgehalt in der Wirbelsäule verbessern und Symptome wie Hitzewallungen lindern kann. Und die Isoflavone in der Sojabohne haben eine Schutzfunktion für das Herz.

Spezialtipps

Soja gibt es als ganze Bohnen zu kaufen, aber auch als Schrot, zum Beispiel fürs Müsli. In Reformhäusern und inzwischen auch in vielen Supermärkten gibt es eine Reihe verarbeiteter Sojaprodukte: Sojawürstchen, Bratlinge, Tofu, Sojamilch, Drinks und Süßspeisen. Da Soja für Vegetarier ein wichtiger Eiweißlieferant ist, nennt man die Bohnen auch das »Fleisch vom Strauch«.

Die wichtigsten Inhaltsstoffe

Vitamine: B_1, B_2, B_3, Folsäure
Mineralstoffe: Kalium, Magnesium, Eisen, Phosphor
Spurenelemente: Kupfer, Eisen, Zink
Sonstige Inhaltsstoffe: Lecithin
Nährwerte pro 100 g (Sojabohnen):
Energie 339 kcal/1424 kJ
Kohlenhydrate 6,3 g · Eiweiß 37,6 g
Fett 18,3 g · Ballaststoffe 21,9 g

Anwendungsbereiche

Herz und Kreislauf: bei zu hohen Cholesterinwerten
Immunsystem: schützt vor Brustkrebs, Gebärmutterkrebs und Prostatakrebs, stärkt in Stresssituationen
Hormone: lindert Wechseljahrebeschwerden

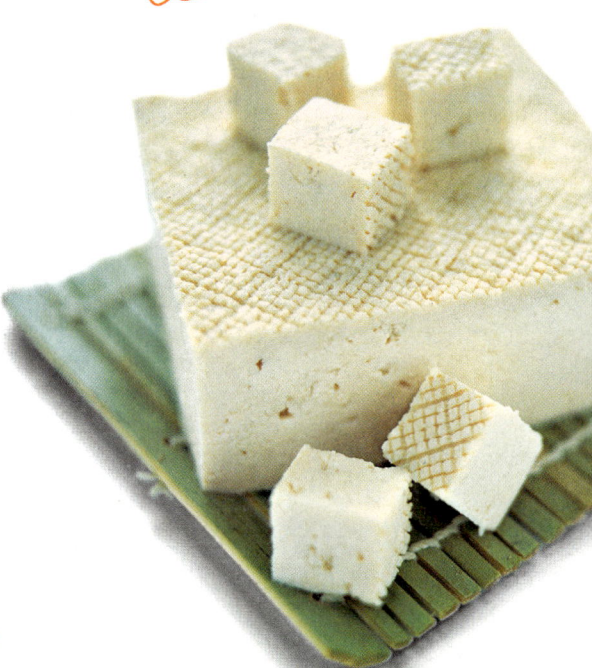

schützt vor Krebs

Gesunde Ernährung für alle

Sonnenblumenkerne & Co.

Klein, aber oho, muss man hier sagen. Die kleinen Kraftpakete haben es ganz schön in sich. Reich an Vitaminen, Mineralstoffen, Spurenelementen und wertvollen Ölen, sind sie wichtig für eine gesunde, vitale Ernährung. Wer oft Sonnenblumenkerne isst, hat schönere Haare, gesündere Haut und festere Nägel. Sonnenblumenkerne enthalten Linolensäure, eine Fettsäure, die den Cholesterinwert im Blut senken kann.

Knabbern Sie täglich zwei bis drei Esslöffel grüne, weichschalige Kürbiskerne. Die darin enthaltenen Wirkstoffe Sitosterin und Delta-7-Sterole bauen die Immunkraft der Blase auf und beugen einem Blasenkatarrh vor.

Nach einer Studie der Freien Universität Berlin können die Wirkstoffe der Kürbiskerne die Entstehung einer gutartigen Prostatavergrößerung bremsen oder sogar verhindern.

Pinienkerne enthalten reichlich Eisen, wichtig für die Blutbildung, sowie Zink für die Immunabwehr. Leinsamen enthält wertvolle Lignane, Phyto-Östrogene, die jenen des menschlichen Organismus ähnlich sind. Daher kann Leinsamen helfen, Wechseljahrebeschwerden zu reduzieren.

für die Schönheit

Spezialtipps

Wer zum Winterende hin regelmäßig Sonnenblumenkerne kaut, trägt damit dazu bei, sich vor Frühjahrsmüdigkeit zu schützen. Wer zum Fernsehen unbedingt naschen will, sollte Sonnenblumen- oder Kürbiskerne knabbern. Sie sind eine gesunde Alternative zu industriell gefertigten fettigen und stark gewürzten Snacks. Aber denken Sie daran, dass auch die gesunden Kerne fettreich sind. Durch leichtes Anrösten in der Pfanne ohne Fett bekommen Kerne ein ganz besonderes Aroma.

Die wichtigsten Inhaltsstoffe

Vitamine: A, D, E, K, B_1, B_6
Mineralstoffe: Phosphor, Kalium
Spurenelemente: Eisen, Zink
Sekundäre Pflanzenstoffe:
Sitosterin, Delta-7-Sterole, Lignane
Nährwerte pro 100 g (Sonnenblumenkerne): Energie 596 kcal/2495 kJ
Kohlenhydrate 12,3 g · Eiweiß 26,5 g
Fett 49,0 g · Ballaststoffe 6,3 g

Anwendungsbereiche

Nieren und Blase: Stärkung der Blase vor einem Blasenkatarrh, gegen Reizblase, Vorbeugung einer Harninkontinenz
Frauenleiden: Minderung von Wechseljahrbeschwerden

Spargel

gut für Hirn und Liebe

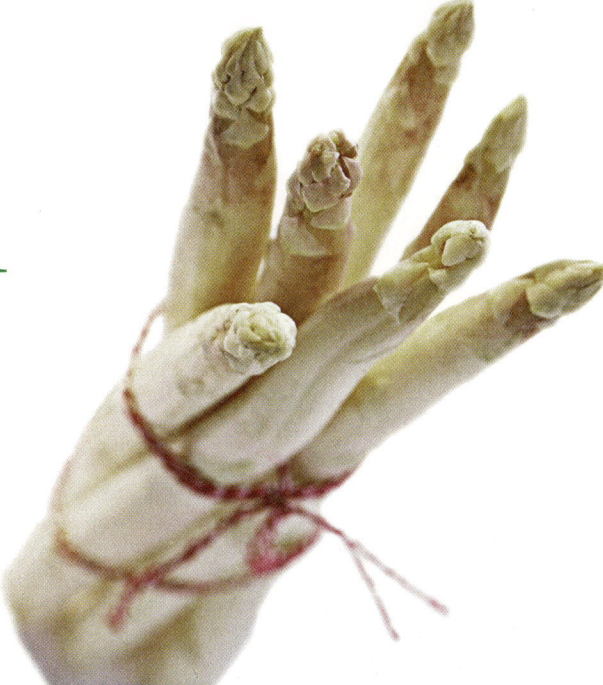

Bringen Sie heimischen Spargel auf den Teller: Er hat mehr Wirkstoffe. Wird Spargel von weither transportiert, bauen die sensiblen Stangen ganz schnell ihre Vitalstoffe ab. Spargel liefert Magnesium, Kupfer, Folsäure und Vitamin E. Damit werden Herz und Kreislauf gestärkt, frühzeitiges Altern der Haut und Nachlassen der Sehkraft gebremst. Spargel ist reich an Kalium, gut für Nieren und Harnwege und die Verdauung. Der Hauptwirkstoff ist die Aminosäure Asparagin. Diese regt die Nieren an und aktiviert Leber und Galle. Der Stoffwechsel und der Abtransport von Umweltgiften aus dem Körper werden gefördert.

Spargel gehört zu den kalorienärmsten Gemüsesorten. 100 Gramm haben nur 17 Kalorien. Außerdem enthält Spargel das Spurenelement Chrom. Und das bremst den Hunger.

Spezialtipps

Was ist besser: grüner oder weißer Spargel? Die Inhaltsstoffe unterscheiden sich nicht sehr, aber grüner Spargel ist etwas zarter und muss nicht geschält werden. Es reicht, das untere Ende abzuschneiden. Achten Sie darauf, dass Sie das Schlankmachergemüse nicht durch fetthaltige Saucen wie Sauce hollandaise zur Kalorienbombe machen. Spargel sollten Sie, in ein feuchtes Geschirrtuch gewickelt, im Kühlschrank aufbewahren. Vorsicht: Wer an Gicht leidet und hohe Harnsäurewerte hat, sollte auf Spargel verzichten.

Die wichtigsten Inhaltsstoffe

Vitamine: A, E, Folsäure
Mineralstoffe: Kalium, Magnesium
Spurenelemente: Kupfer, Chrom, Molybdän, Zink
Aminosäuren: Asparagin
Nährwerte pro 100 g:
Energie 18 kcal/76 kJ
Kohlenhydrate 2,2 g · Eiweiß 1,9 g
Fett 0,1 g · Ballaststoffe 1,5 g

Anwendungsbereiche

Verdauungssystem: Förderung der Verdauung, Entschlackung
Harnwege: Spülung von Nieren und Harnwegen
Liebesleben: erhöht die Liebeslust
Nervensystem, Geist und Gemüt: bei Stress, macht uns glücklich

Er enthält leider große Mengen an Purinen. Wer mit Spargel abnehmen möchte, sollte 14 Tage lang zu jeder Hauptmahlzeit 200 Gramm Spargel essen. Sonst nichts. Ideal dazu: Jeden Tag eine Stunde Rad fahren.

Gesunde Ernährung für alle

Spinat

hält uns jung und fit

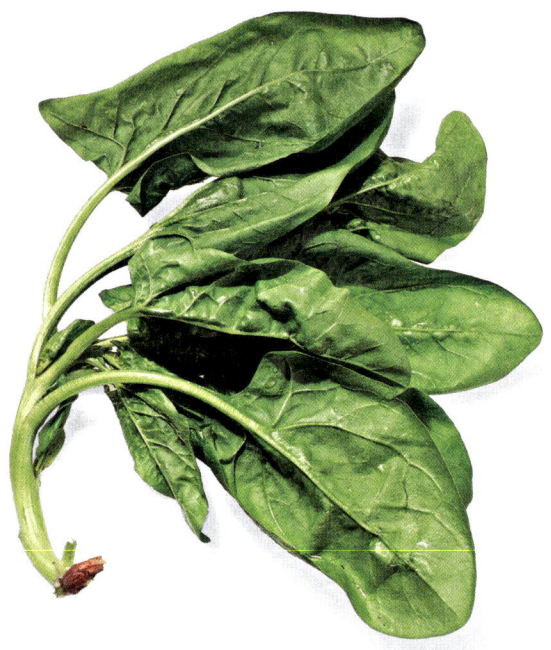

Jahrzehntelang wurde Spinat aufgrund eines verrutschten Kommas als wertvoller Eisenlieferant angesehen. Das ist längst geklärt. Dennoch liefert das grüne Gemüse eine Menge Nähr- und Vitalstoffe für unseren Organismus. Spinat ist wichtig im Alter ab 40, denn seine Inhaltsstoffe helfen, jung und gesund zu bleiben. Spinat enthält viel vom Anti-Stress-Mineral Magnesium und vom Nerven-Vitamin B_1. Er ist also ein Anti-Stress-Gemüse. Spiant liefert auch Folsäure und schützt so Herz und Kreislauf, bremst die Adernverkalkung und wirkt daher als Jungbrunnen. Darüber hinaus ist Spinat wichtig für die Augen. Er enthält viel Vitamin A und Beta-Karotin, beides entscheidend für die Bildung des Sehpurpurs.

Die Karotinoide im Spinat schützen unsere Augen. Wer ab 40 regelmäßig Spinat isst, senkt die Gefahr der schlimmen Augenerkrankung Makula-Degeneration, bei der der zentrale Netzhautbereich im Auge zerfällt. Spinat wirkt auch positiv auf die Blutbildung sowie auf die Aktivität der Bauchspeicheldrüse, der Magenschleimhaut und der Galle. Damit unterstützt er die gesamte Verdauung.

Die wichtigsten Inhaltsstoffe

Vitamine: A, B_1, Beta-Karotin, Folsäure
Mineralstoffe: Magnesium
Nährwerte pro 100 g:
Energie 15 kcal/64 kJ
Kohlenhydrate 0,6 g · Eiweiß 2,5 g
Fett 0,3 g · Ballaststoffe 2,6 g

Anwendungsbereiche

Augen: schützt die Augen und verbessert die Sehkraft, senkt die Gefahr für die Makula-Degeneration
Immunsystem: hilft bei Stress
Herz und Kreislauf: wirkt der Arteriosklerose entgegen, stärkt Herz und Kreislauf, hält jung

Spezialtipps

Spinat schmeckt bekanntlich nicht allen Kindern. Dies liegt an Säuren darin, die Kindern oftmals nicht zusagen. Sie können sogar allergische Reaktionen hervorrufen. Zwingen Sie daher Ihre Kinder nicht, Spinat zu essen. Achten Sie beim Einkauf auf feste Blätter mit einer kräftig grünen Farbe. Verbrauchen Sie den Spinat möglichst bald, da sonst seine Vitalstoffe verloren gehen. Spinat schmeckt sehr lecker mit Muskatnuss gewürzt. Aber auch die italienische Variante mit Knoblauch, Zitronensaft und geriebenem Parmesan sollten Sie probieren.

Die 50 besten Lebensmittel

Tomate

Bei Tomaten gibt es eine Besonderheit: Ihr Hauptwirkstoff, das Lycopin, wird aus erhitzten Tomaten besser aufgenommen als aus rohen Früchten. Deshalb sind auch Tomaten und Tomatenpüree aus der Fertigpackung, Tomatenmark und -saft sehr zu empfehlen. Der Hauptwirkstoff der Tomate ist der rote Farb- und Bioaktivstoff Lycopin. Er stärkt Herz und Kreislauf und kann das Krebsrisiko senken. Lycopin ist auch der Grund dafür, dass Tomaten vor Arteriosklerose schützen. Der hohe Anteil an Vitamin C unterstützt die Abwehrkräfte und der Mineralstoff Kalium ist gut für die Blutgerinnung. Weil Tomaten auch den Abfluss der Harnsäure unterstützen, wirken sie vorbeugend vor Erkrankungen wie rheumatischer Arthritis und Rheuma.

Tomaten verringern das Risiko von Entzündungen im Darmtrakt und unterstützen eine gesunde Darmflora. Auch das Risiko der Bildung von Gallen- und Blasensteinen sinkt bei häufigem Genuss von Tomaten. Das Lycopin stärkt die Zellstruktur und fördert den Zellstoffwechsel. Ihm wird auch eine krebshemmende Wirkung bei Magen-, Darm-, Brust-, Mund- und Prostatakrebs nachgesagt.

Die wichtigsten Inhaltsstoffe

Vitamine: A, C
Mineralstoffe: Kalium
Sekundäre Pflanzenstoffe: Lycopin
Nährwerte pro 100 g:
Energie 17 kcal/73 kJ
Kohlenhydrate 2,6 g · Eiweiß 1,0 g
Fett 0,2 g · Ballaststoffe 1,0 g

Anwendungsbereiche

Herz und Kreislauf: stärkt das Herz und den gesamten Kreislauf
Immunsystem: senkt das Krebsrisiko, verhindert die Umwandlung von Nitraten in krebserregende Stoffe

gut fürs Herz

Spezialtipps

Tomaten mit grünen Flecken nicht verwenden. Sie enthalten die giftige Substanz Solanin, die zu Übelkeit führen kann. Achten Sie beim Kauf von Ketchup darauf, dass dieser wenig Zucker oder Fruchtzucker enthält. Dabei kommt es auf die Reihenfolge der Zutaten in der Zutatenliste an. Je weiter vorne die Zutat genannt wird, desto mehr davon ist in dem Produkt enthalten. Beim Essen und Verdauen verwandeln sich Nitrate, die zum Beispiel in Räucherspeck vorkommen, in Nitrosamine, und das sind krebserregende Stoffe. Wenn man nun zu dem Speck Tomaten genießt, so verhindert der Farbstoff Lycopin die Umwandlung von Nitraten in Nitrosamine.

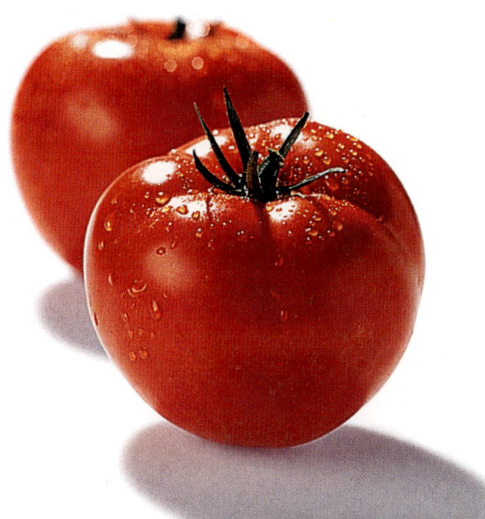

Gesunde Ernährung für alle

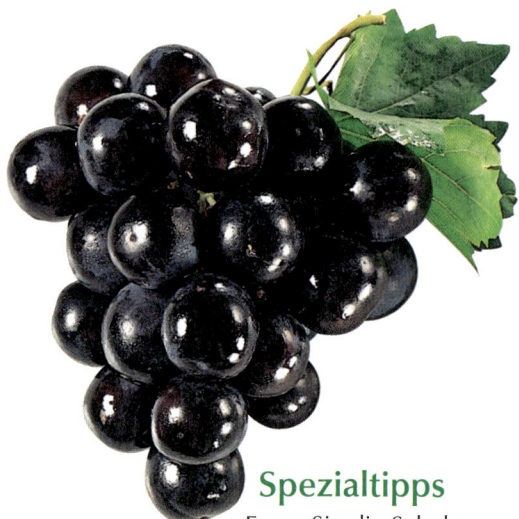

Was macht die Trauben so wertvoll? Vier Hauptwirkstoffe, vier verschiedene Polyphenole. Alle Rebsorten liefern diese wertvollen Stoffe, die blauen und roten Trauben aber am meisten. Das Resveratrol in den Trauben hält unsere Zellen und Blutgefäße elastisch, senkt das schädliche LDL-Cholesterin und erhöht das schützende HDL-Cholesterin. Resveratrol schützt vor Arteriosklerose, aktiviert das Gen für ein langes Leben und senkt das Krebsrisiko. Quercetin schützt den Organismus vor aggressiven Schadstoffen und Giften. Und es hält unser Blut flüssig; ebenso der Stoff Katechin. Dieser schützt in Kombination mit den Radikalfängern in der Traube vor Arteriosklerose, Herzinfarkt und Schlaganfall.

Trauben

Spezialtipps

Essen Sie die Schale und besonders auch die Kerne der Trauben mit. Sie fördern die Verdauung, weil sie ideale Ballaststoffe enthalten.
Man kann mit Trauben auch prima entschlacken und entgiften. Essen Sie am Wochenende nichts anderes als ein bis eineinhalb Kilo Trauben über den Tag verteilt. Trinken Sie dazu drei Liter Wasser. Bei großem Hunger ist ein Knäckebrot erlaubt.

verlängern das Leben

Wer regelmäßig Trauben in den Speiseplan einbaut, der kann Verstopfung bekämpfen, Herz und Kreislauf stärken und Problemen mit den Venen vorbeugen.
Mit Trauben kann man daüber hinaus die Nerven stärken, die Laune verbessern und sich stark gegen Stress machen. Mit Rosinen geht das auch, doch sollte man bei diesen getrockneten Früchten den höheren Kalorienwert beachten.
Weintrauben haben außerdem eine harntreibende und verdauungsfördernde Wirkung, sie unterstützen die Aktivität von Leber- und Gallenblase. Daher werden sie auch gerne zur Entschlackung eingesetzt und zur Regulierung des Säure-Basen-Haushalts. Zudem wirken Trauben stärkend auf unsere Immunkraft, sind also ein guter Erkältungsschutz.

Die wichtigsten Inhaltsstoffe

Sekundäre Pflanzenstoffe:
Resveratrol, Quercetin, Katechin, Epikatechin
Nährwerte pro 100 g:
Energie 68 kcal/282 kJ
Kohlenhydrate 15,2 g · Eiweiß 0,7 g
Fett 0,3 g · Ballaststoffe 1,5 g

Anwendungsbereiche

Herz und Kreislauf: Senkung hoher Cholesterinwerte, hält das Blut flüssig, beugt Venenproblemen vor, stärkt Herz und Kreislauf
Immunsystem: Schutz vor Umweltschadstoffen und Giften, gut bei Stress
Verdauungssystem: bei Verstopfung

stärken unser Immunsystem

Die 50 besten Lebensmittel

Zitrusfrüchte

Alle Zitrusfrüchte bieten reichlich Vitamin C, wichtig fürs Immunsystem. Und alle enthalten Bioflavonoide. Diese Bioaktivstoffe schützen vor freien Radikalen, senken so das Krebsrisiko und verlangsamen das Altern.

Zitronensaft stärkt Haare und Nägel. Ferner regt er die Magensaftproduktion an. Zitronen verbessern den Fettabbau, helfen also beim Abnehmen. Die Orange macht geistig rege, hilft Stress abzubauen und aktiviert die Sexualhormone. Ihr frisch gepresster Saft vertreibt den Alkoholkater. Orangen stärken den Kreislauf, beugen vorzeitiger Verkalkung vor und senken den Cholesterinspiegel. Die Grapefruit stärkt Herz, Kreislauf und Venen. Die Mandarine enthält als einzige Zitrusfrucht im Fruchtfleisch den Pflanzenfarbstoff Rutin. Dieser stärkt das Bindegewebe und verhindert so Cellulite.

Spezialtipps

Kaufen Sie nur Zitrusfrüchte mit fester, glatter, glänzender Schale. Tagelang bei Zimmerwärme gelagerte Ware hat bereits zu viele Vitalstoffe verloren. Essen Sie die ganze Orange statt nur ihren Saft zu trinken. Das Fruchtfleisch hat viel mehr Vitamine als der Saft. Das Vitamin C aus dem Fruchtfleisch ist 20-mal wirksamer als das aus dem Saft.

Die beste Art, die Zitrone zu nutzen: Kauen Sie kleine Stücke, die Sie zuvor in etwas Honig tauchen. Rühren Sie in ein Glas Wasser den Saft einer halben Zitrone. Oder richten Sie Kopfsalat mit Zitronensaft an. Das Vitamin C verhindert, dass sich Nitrate aus Glashaussalat beim Essen in krebserregende Nitrosamine umwandeln.

Die wichtigsten Inhaltsstoffe

Vitamine: C, Folsäure
Mineralstoffe: Kalium
Sekundäre Pflanzenstoffe: Bioflavonoide, Rutin
Nährwerte pro 100g (Orange): Energie 42 kcal/177 kJ
Kohlenhydrate 8,3g · Eiweiß 1,0g
Fett 0,2g · Ballaststoffe 1,6g

Anwendungsbereiche

Immunsystem: Stärkung der Immunität, Senkung des Krebsrisikos, hilft bei Stress
Haut, Haare und Nägel: bei Cellulite, Stärkung von Haaren und Nägeln, Stärkung des Bindegewebes
Herz und Kreislauf: wirkt einer Arteriosklerose entgegen, gegen Müdigkeit, stärkt die Venen
Liebesleben: aktiviert Liebeshormone

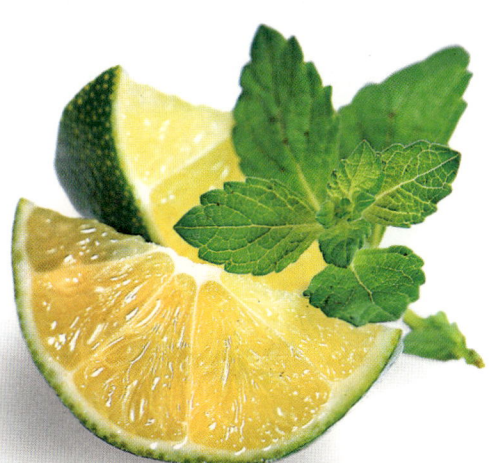

Gesunde Ernährung für alle

Zucchini

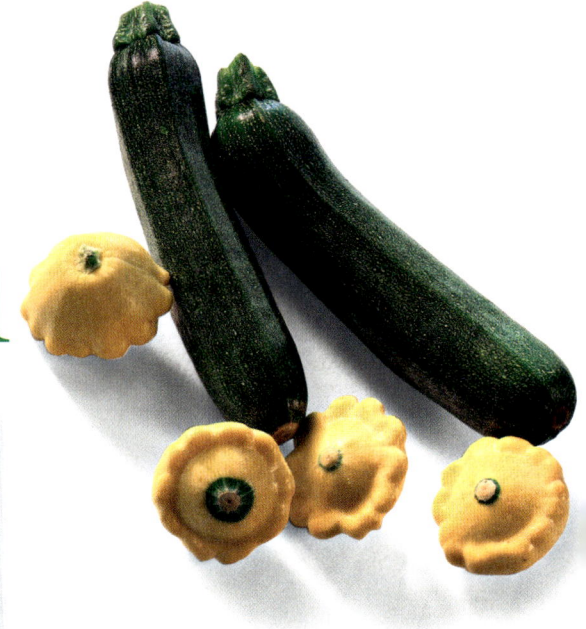

Die wichtigsten Inhaltsstoffe

Vitamine: A
Mineralstoffe: Magnesium, Phosphor
Sekundäre Pflanzenstoffe: Karotine
Nährwerte pro 100 g:
Energie 19 kcal/79 kJ
Kohlenhydrate 2,2 g · Eiweiß 1,6 g
Fett 0,4 g · Ballaststoffe 1,1 g

Anwendungsbereiche

Herz und Kreislauf: gibt uns Energie und stärkt den Kreislauf
Immunsystem: in Stresssituationen
Nervensystem, Geist und Gemüt: stärkt die Nerven und aktiviert unsere Gehirnzellen
Verdauungssystem: wirkt einer Verstopfung entgegen

Zucchini lassen sich sowohl mit Salat als auch mit anderem Gemüse kombinieren. Man kann sie roh oder gekocht genießen. Die Schale ist reich an Karotinen und an Magnesium. Diese Kombination gibt jeder einzelnen Körperzelle viel Kraft. Daher machen uns Zucchini vital und leistungsstark. Wir werden durch dieses Gemüse stressfest, aktivieren unser Gehirn und stärken die Nerven. Zucchini fördern den Abtransport von Stoffwechselabfällen aus dem Körper. Zucchini sind ein unkomplizierter, wirksamer Schlankmacher, der bei fast jeder Diät im Speiseplan zu finden ist.

verhelfen uns zur schlanken Linie

Essen Sie Zucchini, wenn Sie Verstopfung haben. Das hilft, denn Zucchini sind sehr gut für den Verdauungsapparat. Sie wirken leicht abführend und harntreibend, helfen also auch bei Blasen- und Nierenentzündungen. Das zerdrückte Fleisch eines Zucchino wirkt äußerlich angewendet heilend bei Entzündungen der Haut. Wenn Sie es mit Heilerde mischen, haben Sie eine Schönheitsmaske, die die Gesichtshaut entspannt und erfrischt.

Spezialtipps

Kaufen Sie die kleinen, kräftigen und festen weiß-grün gesprenkelten Zucchini. Meiden Sie die großen. Die sind älter und lange nicht so lecker und knackig. Zucchini sollte man immer kurz in Wasser garen. Dabei entsteht erst der mildaromatische Geschmack. Zucchini passen gut zu Paprikaschoten, Tomaten, Zwiebeln, Knoblauch und zu Blattsalaten. Man kann die Zucchini aber auch in Öle und Kräuter einlegen. Die idealen Kräuter dafür sind Basilikum, Rosmarin, Thymian, Oregano und Knoblauch. Für viele sicher unbekannt und ungewöhnlich ist der Einsatz von Zucchini für einen Kuchen. Als Zugabe zum Teig sorgt dieses Gemüse dafür, dass der Kuchen besonders saftig schmeckt. Auch im Brotteig erfüllen Zucchini diese Aufgabe.

Die 50 besten Lebensmittel

Bereits bei den alten Ägyptern wurde die Zwiebel als Heil-, Gewürz- und Gemüsepflanze angebaut. In Holland wurden ab dem 15. Jahrhundert zahlreiche in Form, Farbe und Geschmack verschiedene Sorten gezüchtet.

Die Zwiebel enthält wertvolle ätherische Öle, welche die Atemwege stärken. Sie wirken entzündungshemmend und bekämpfen Bakterien. Der in der Zwiebel enthaltene Bioaktivstoff Quercetin macht uns stark gegen Allergien. Er blockiert genau jene Zellen im Körper, die bei allergischen Reaktionen das Gewebshormon Histamin ausschütten. Die Zwiebel ist damit ein sanftes, natürliches Antihistaminikum. Außerdem bremst Zwiebel die frühzeitige Adernverkalkung und erhält uns auf diese Weise jung. Zwiebeln können vor Pilzinfektionen schützen.

Hier noch ein exzellentes Rezept gegen Husten: 2 Zwiebeln in Scheiben schneiden, 3 Esslöffel Honig darübergießen, 2 Stunden ziehen lassen. Den Saft, der dabei entsteht, schluckweise einnehmen. Zwiebeln sollen das Wachstum von Tumoren bremsen. Sie senken den Cholesterinspiegel und schützen vor Thrombosen. Sie haben harntreibende Wirkung und verhindern die Einlagerung von Wasser im Gewebe. Äußerlich hilft die Zwiebel bei Insektenstichen und Hautentzündungen.

Spezialtipps

Einige Menschen können rohe Zwiebeln nicht so gut verdauen. Sie sollten das Gemüse gegart verzehren. Man unterscheidet grundsätzlich Gewürzzwiebeln und Gemüsezwiebeln. Gewürzzwiebeln enthalten mehr Lauchöl, schmecken daher schärfer und würziger. Wussten Sie, dass Wespen den Geruch von heißen Zwiebeln meiden? Richten Sie eine gekochte oder gegrillte Zwiebel auf einem Teller an und schon haben Sie Ruhe vor den Plagegeistern.

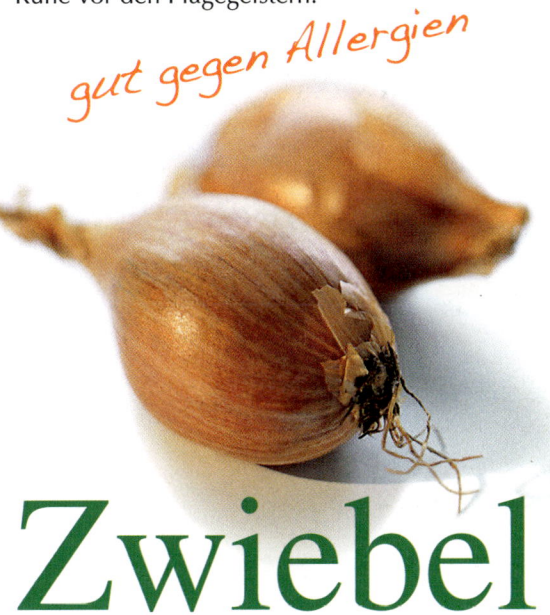

gut gegen Allergien

Zwiebel

Die wichtigsten Inhaltsstoffe

Mineralstoffe: Kalium
Sekundäre Pflanzenstoffe: Quercetin
Nährwerte pro 100 g:
Energie 28 kcal/118 kJ
Kohlenhydrate 4,9 g · Eiweiß 1,3 g
Fett 0,3 g · Ballaststoffe 1,8 g

Anwendungsbereiche

Atemwege: bei Husten, stärkt die Atemwege
Immunsystem: bei Allergie, wirkt als ein leichtes Antihistaminikum, schützt vor Pilzinfektionen
Herz und Kreislauf: wirkt einer Arteriosklerose entgegen

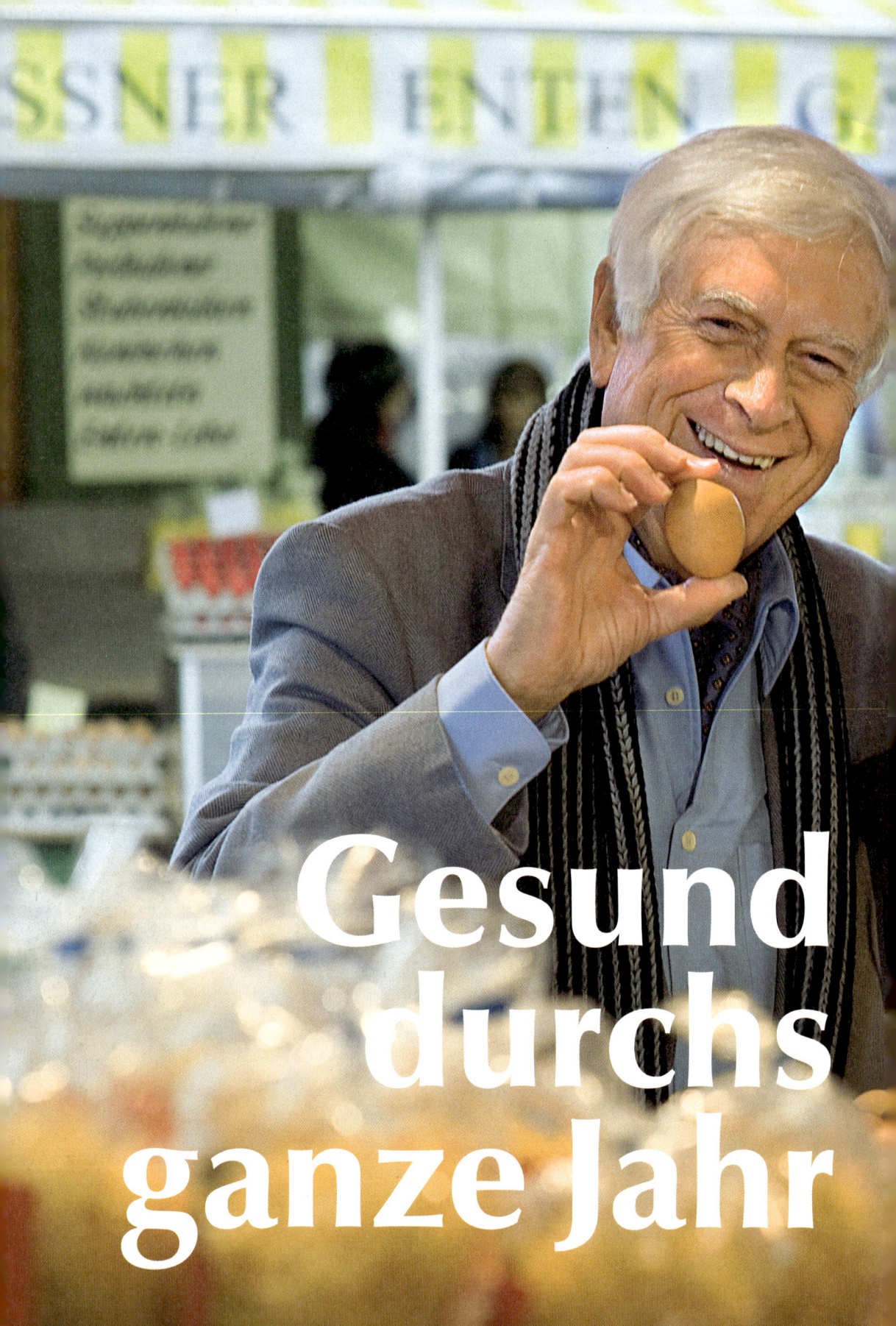

Gesund durchs ganze Jahr

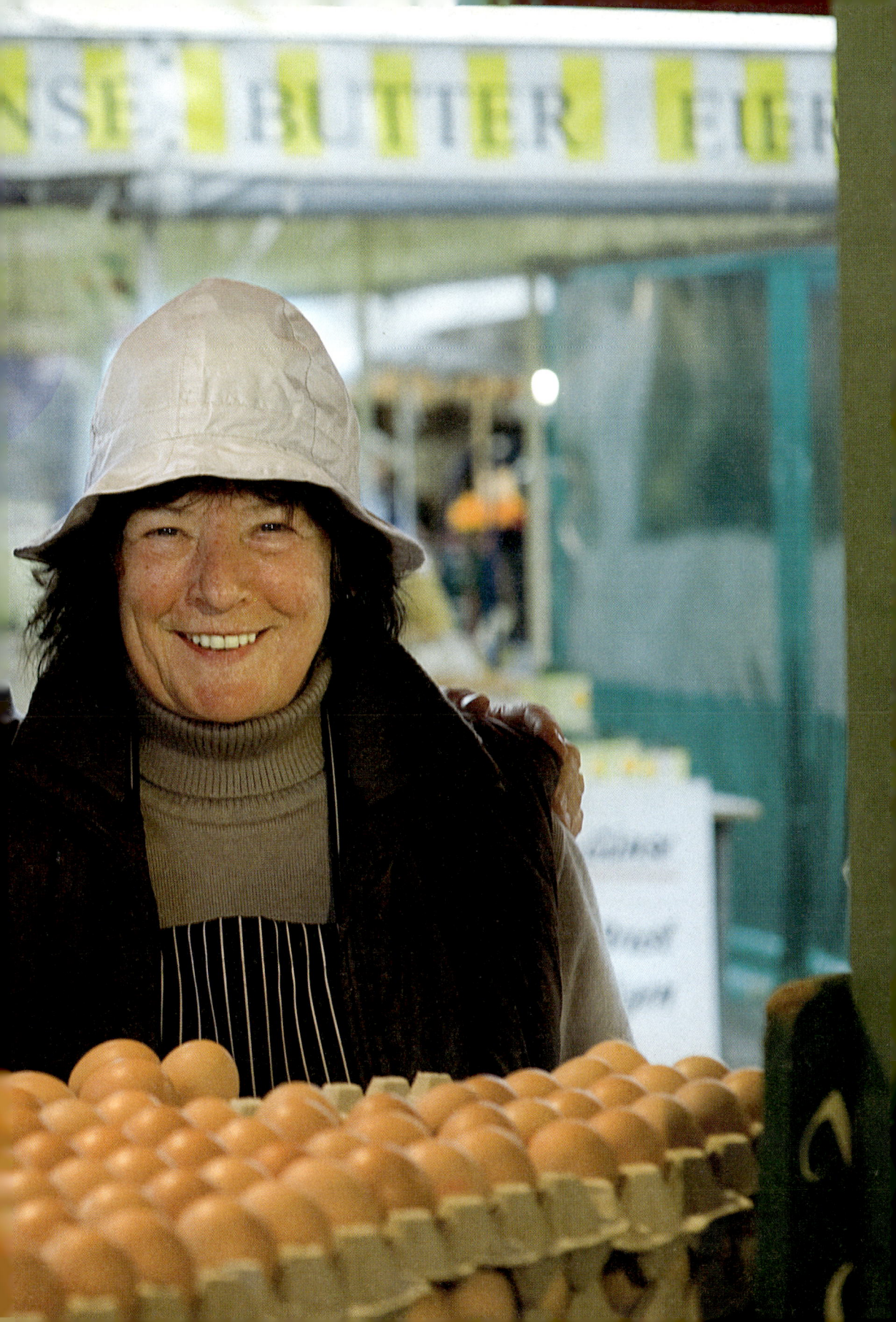

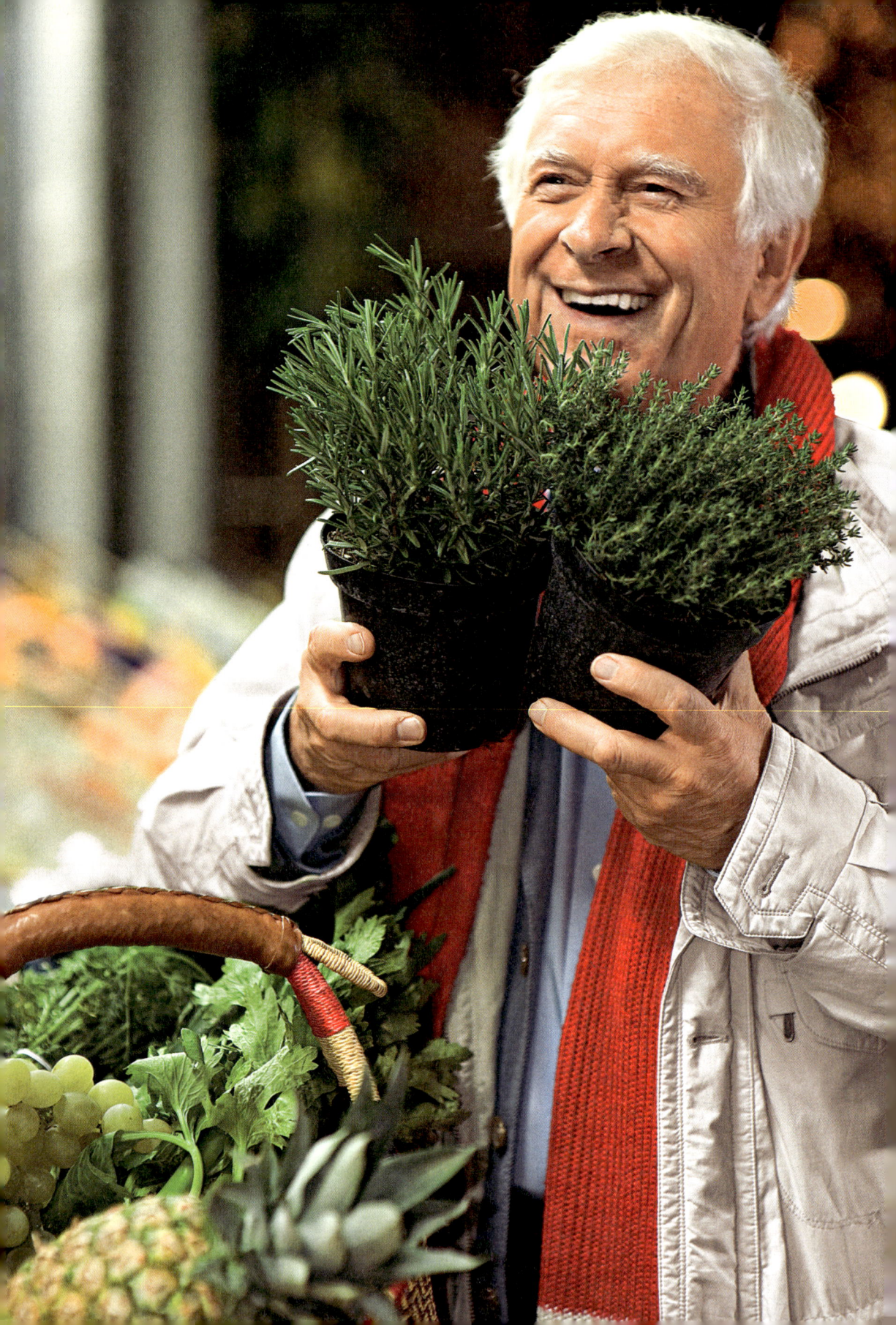

Im Frühjahr powervoll durchstarten

Endlich: der Frühling! Wie haben wir ihn herbeigesehnt in den nasskalten, endlos scheinenden Tagen des Winters. Und nun ist er da – und mit ihm erwachen unsere Lebensgeister wieder. Die ersten Sonnenstrahlen locken alle ins Freie, man freut sich, ist gut gelaunt. Die ideale Zeit für den großen Hausputz – nein, nicht was Sie denken. – Unser Körper ist es, den wir mal so richtig auf Vordermann bringen wollen. Jetzt heißt es: Weg mit den Altlasten des Winters – Stoffwechselschlacken und Umweltgiften –, die sich im Körper angesammelt haben.

Gesund durchs ganze Jahr

Frühlingsfitness für Körper und Seele

Wenn im Frühling die Natur wieder zum Leben erwacht, werden auch unsere Lebensgeister wieder geweckt – da wollen wir natürlich körperlich und geistig auch voll auf der Höhe sein und unsere winterliche Trägheit überwinden. Das geht ganz einfach mit Vitaltraining:

- Um den Körper sozusagen von altem Unrat zu befreien, wird zu Beginn ein Entschlackungs-Wochenende eingelegt. Erlaubt sind an diesen beiden Tagen lediglich 3 Liter Mineralwasser und 2 Kilo Pellkartoffeln, über den Tag verteilt. Das entwässert, transportiert Feiertagsschlacken ab und belohnt mit etwa zwei Pfund Gewichtsverlust.
- Um sich nicht sofort den nächsten Ballast aufzuladen, gibt es in den beiden folgenden Wochen mittags nur einen großen Salat, eventuell eine Schnitte Vollkornbrot dazu.
- Allgemein empfiehlt sich der Umstieg auf Vollkornernährung: morgens Müsli oder Vollkornbrot, tagsüber verschiedene andere Vollkornprodukte. Das Erfolgsgeheimnis: Vollkornernährung liefert dem Organismus alle lebenswichtigen Stoffe, sie macht fit und gesund – und ganz nebenher im Laufe der Zeit auch noch schlank, ohne dass man sich groß anstrengen muss.
- Auf Zucker verzichten, wenig Alkohol trinken – das spart Kalorien!
- Nicht rauchen – wenn nötig mithilfe eines Anti-Raucher-Pflasters oder Anti-Raucher-Kaugummis (Apotheke).

Halsschmerzen am Morgen

Haben Sie morgens oft nach dem Aufwachen leichte Halsschmerzen? Das können Sie verhindern, wenn Sie für mehr Luftfeuchtigkeit im Schlafzimmer sorgen.

- *Hängen Sie bereits am frühen Abend feuchte Tücher im Raum auf. Oder stellen Sie Schalen mit warmem Wasser auf die Heizkörper. Und kontrollieren Sie mit einem sogenannten Hygrometer, ob die Luftfeuchtigkeit zwischen 45 und 60 % beträgt. Das ist wichtig. So ein Gerät bekommen Sie überall dort, wo man auch Zimmerthermometer kaufen kann.*
- *Aber auch Sie selbst müssen Ihrem Körper entsprechend Flüssigkeit zuführen. Eine gute Lösung: Trinken Sie nachts, wenn Sie mal raus müssen, oder morgens gleich beim Aufstehen ein Glas Wasser. Dadurch bekommen die Mundschleimhäute die nötige Feuchtigkeit und können besser Viren abwehren.*

Im Frühjahr powervoll durchstarten

Die Winterdepression vertreiben

Der Winter hat sehr lange gedauert. Viele von uns leiden immer wieder unter depressiven Verstimmungen. Bitte keine Medikamente einnehmen! Eine amerikanische Studie hat ergeben: Wer jeden Tag mindestens 30 Minuten Sport treibt, kann depressive Stimmungen schneller besiegen, als dies mit Tabletten möglich ist. Ideal: Laufen, Powerwalking, Training auf dem Hometrainer, Gymnastik.

- Abends so wenig Fernsehen wie möglich – lieber früh ins Bett gehen. Dann ist man am nächsten Morgen garantiert fit – und hat außerdem Zeit für ein gutes Frühstück. Hebt gleich die Laune.
- Safttage einbauen, mit Gemüsesäften aus biologischem Anbau (Reformhaus). An diesen Tagen so wenig wie möglich essen und diese Reihenfolge von Gemüsesäften einhalten: Morgens eine kleine Portion Müsli mit 125 Milliliter Möhrensaft, vormittags 125 Milliliter Tomatensaft, mittags 250 Milliliter Rote-Bete-Saft und etwas Salat, nachmittags 125 Milliliter Möhren- oder Tomatensaft, abends 250 Milliliter Sauerkrautsaft mit Knäckebrot.
- Unerlässlich für Fitness, Vitalität und Gesundheit: Bewegung, Bewegung, Bewegung! Dabei werden keine sportlichen Spitzenleistungen verlangt, wichtig ist nur Regelmäßigkeit. Faustregel: täglich 30 Minuten. Herz, Kreislauf, Blutdruck und Cholesterinwerte werden es danken. Die Ausrede »werktags keine Zeit« zieht nicht: Es tut auch ein Spaziergang in der Mittagspause.
- Wichtig ist zudem die richtige Atmung: Beim Ausatmen Bauch einziehen, damit alle verbrauchte Luft aus den Bronchien gepresst wird. Beim Einatmen Bauch heraus, damit im Brustraum viel Platz für die gute, neue Luft ist.
- Auch ein chinesischer Akupressurgriff ist hilfreich: Die Finger beider Hände ineinander verzahnen und die Handballen aneinanderreiben, bis sie heiß werden. Das aktiviert über bestimmte Nervenlinien Leber und Gemüt und verhilft rasch zu neuem Schwung.

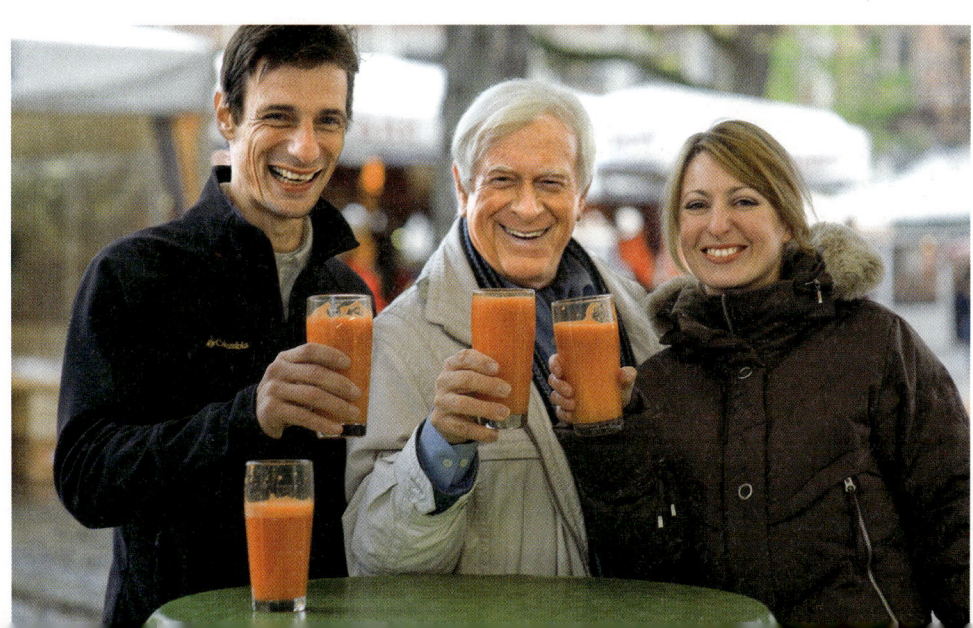

Gesund durchs ganze Jahr

Frühjahrsmüdigkeit, nein danke!

Die Kehrseite des Frühlings: die Frühjahrsmüdigkeit. Wen sie erfasst, den macht sie völlig fertig; man ist müde und schlapp, hat Konzentrationsprobleme, die Leistungsfähigkeit lässt nach. Am liebsten würde man sich einfach den ganzen Tag ins Bett verkriechen.

Über die Gründe für das Entstehen der Frühjahrsmüdigkeit rätselt die Wissenschaft nach wie vor, die Meinungen dazu sind geteilt. Sie reichen von einem erheblichen Vitamindefizit nach den langen Wintermonaten – vor allem an Vitamin C und E – über das fehlende Sonnenlicht bis hin zur für den Organismus anstrengenden, nun wieder vermehrten Hormonproduktion, wenn sich der Körper durch Licht und Sonne auf Sommer umstellt. Verhaltensforscher glauben gar, dass unser Urinstinkt im Grunde immer noch auf Winterschlaf eingestellt ist – den wir unserem Körper aber nicht gönnen.

Wie dem auch sei, es gibt Hoffnung für die Betroffenen, denn: Man muss die Frühjahrsmüdigkeit nicht als schicksalsgegeben hinnehmen, sondern sollte rasch etwas dagegen tun:

- Reichlich Vitamin C zu sich nehmen, das macht munter. Regelmäßig Zitrusfrüchte, Sauerkraut, Paprikaschoten, Kiwis essen, Hagebuttentee und Sanddornsaft trinken. Außerdem täglich 1 Vitamin-C-Brausetablette ohne Zucker in 125 Milliliter Mineralwasser auflösen und trinken.
- Ebenfalls auf Vitamin-E-reiche Ernährung achten: Weizenkleie, Weizenkeime, Weizenkeimöl, Milch und Milchprodukte, Nüsse, Vollkorn, Eier. Auch Vitamin-E-Präparate unterstützen: Einige Zeit lang täglich 1 Kapsel mit 200 mg Vitamin E (Apotheke) mit etwas Flüssigkeit einnehmen.
- Auch Eisenmangel ist ein Übeltäter. Daher: Sojaprodukte, Sonnenblumenkerne, Rote Bete und Hühnerfleisch essen oder Eisen-Vitamin-Tonikum bzw. Eisen-Vitamin-Dragees (Apotheke) einnehmen. Die Kombination mit den Vitaminen bewirkt eine leichtere Aufnahme und Verwertung des natürlichen Eisens durch den Organismus.
- Wichtig: ausreichend Schlaf. Vor allem die Stunden vor Mitternacht sind von Bedeutung.
- Ausreichend Bewegung, Spaziergänge, Gymnastik, Radfahren.
- Kräuterteekur: Eine Woche lang dreimal täglich eine Tasse Brennnesseltee, dann eine Woche lang dreimal täglich Löwenzahnwurzeltee trinken.
- Und hier mein Spezialcocktail gegen Frühjahrsmüdigkeit: 6 Esslöffel Fenchelsaft, 6 Esslöffel Sanddornsaft, 1 Esslöffel Zitronensaft und 250 Milliliter frisch gepressten Orangensaft verrühren. Langsam trinken.

Im Frühjahr powervoll durchstarten

Immer schön langsam durch den Frühling

Die wiedererwachende Natur weckt auch in uns neue Energien – jedenfalls wenn wir die Frühjahrsmüdigkeit erfolgreich überwunden haben. Die Hormone machen's möglich: Wir sind voller Tatendrang und Unternehmungslust. So schön das ist – das Motto lautet: Nicht übertreiben. Nach dem bewegungsarmen Winter hat unser Organismus noch auf Schonbetrieb geschaltet, blinder Aktionismus schadet der Gesundheit. Maß und Ziel sind die Zauberworte; dann kann man den Frühling wirklich genießen.

- *Nicht übertreiben beim Frühjahrsputz. Es ist ja schön und gut, wenn man auch die Wohnung auf Vordermann bringt, aber bis an den Rand der Erschöpfung sollte man dabei nicht gehen. Das führt nur zu schlechter Laune, Rückenschmerzen und einer geschwächten Immunkraft. Dasselbe gilt für die Gartenarbeit.*
- *Auch wenn Freizeitsport noch so gesund ist: Sport wirkt sich nur dann positiv auf Stoffwechsel und das vegetative Nervensystem aus, wenn man sich nicht überfordert. Schließlich will man ja nicht bei Olympia teilnehmen. Typische Anzeichen für ein Zuviel beim Sport: Erschöpfung statt Vitalität, Muskelschmerzen oder gar Muskelkater – ein Zeichen für zu viel Laktat im Muskel nach unvernünftiger sportlicher Betätigung. Das wiederum bedeutet verstärkte Verletzungs- und Unfallgefahr.*
- *Auch beim Abnehmen nicht übertreiben. Extreme, einseitige oder Nulldiäten führen nie zum gewünschten Erfolg, belasten höchstens Herz und Kreislauf. Nur eine ausgewogene Diät mit einer Vollwerternährung, reichlich Obst und Gemüse und viel Flüssigkeit bringt's auf die Dauer.*
- *Das Gleiche gilt für Entschlackungskuren mit ausschließlich Kräutertees, etwa Löwenzahnwurzeltee, Brennnesseltee, Mariendisteltee. Faustregel: Ein und derselbe Kräutertee sollte nie länger als drei Wochen getrunken werden, denn danach gewöhnt sich der Organismus daran, und die Wirkung bleibt aus.*
- *Nicht am Schlaf sparen: Auch wenn die Tage länger werden ist es wichtig, dass wir ausreichend schlafen. Nur so bleibt unser Immunsystem stark. Wer früh aufstehen muss, sollte rechtzeitig zu Bett gehen.*
- *Vorsicht bei zu knapper Kleidung – oft ist es doch noch zu kalt dafür. Die Folge: Blasenkatarrh und unangenehme Erkältungen. Besonders gefährdet sind junge Mädchen in bauchfreien Tops: Erkrankungen der Eierstöcke und der Nieren können die schmerzhafte und gefährliche Folge sein. Außerdem haben jüngste Untersuchungen ergeben: Miniröcke können Cellulite verursachen. Die unbedeckte Haut an den Oberschenkeln friert und schützt sich mit Fettablagerungen im Gewebe.*
- *Die erste Sonne mit Vorsicht genießen. Das ersehnte erste Sonnenbad nach dem Frühling endet oft in einem schmerzenden Sonnenbrand und schwächt überdies die Immunkraft. Der Körper ist nach den langen, lichtlosen Wintermonaten einfach entwöhnt. Unbedingtes Muss sind daher Sonnenschutzpräparate mit hohem Lichtschutzfaktor.*
- *Ganz bitter: Die ersten Frühlingswochenenden weisen oft verheerende Zahlen bei Unfalltoten und Verletzten auf den Straßen auf. Übermut und gute Laune verführen zum Rasen. Daher trotz aller Frühlingsgefühle: Lieber runter vom Gas!*

Genießen Sie den Frühling in vollen Zügen – aber bitte mit Maß und Ziel!

Gesund durchs ganze Jahr

Hausputz von innen mit Kombucha

Perfektes Putzmittel fürs Großreinemachen in unserem Organismus ist Kombucha, ein geheimnisvolles Getränk aus Schwarztee und Zucker, vergoren durch eine Flechte mit dem Namen Kombucha. Das Wissen um die Heilkraft dieses Getränks ist uralt; man verwendete das Getränk schon vor rund 2000 Jahren in China. Doch erst 1913 gelangte es über Russland ins übrige Europa, geriet dann in Vergessenheit und wurde im Zweiten Weltkrieg von dem deutschen Arzt Dr. Rudolf Sklenar wiederentdeckt. Er hatte Kombucha während des Krieges bei russischen Bauern kennengelernt und setzte es später in Deutschland ein, vorwiegend bei Stoffwechselkrankheiten, Rheuma, Gicht, Magen-Darm-Leiden, Bluthochdruck, erhöhten Cholesterinwerten und Diabetes.

Das Getränk entsteht durch das Vergären von gezuckertem Tee und der Kombuchaflechte – einer quallenartigen, gallertigen Lebensgemeinschaft von Essigsäurebakterien und Hefepilzen. Innerhalb weniger Tage wird aus dieser sich eher unappetitlich anhörenden Verbindung ein moussierendes, erfrischendes Getränk.

Wie das funktioniert? Dazu ein kleiner Blick in die Chemie: Zuerst wandelt die Hefe einen Teil des gelösten Zuckers in Alkohol und Kohlendioxid um, der andere Teil des Zuckers wird in Zellulose verwandelt. Die Folge: Der Teepilz wächst, und die Bakterien vergären den Alkohol zu Essigsäure.

Man kann Kombucha zu Hause selbst ansetzen (bitte strengste Hygiene walten lassen!) oder fertig in Apotheken, Reformhäusern und Drogerien kaufen.

Die Wirksamkeit von Kombucha bei der Entschlackung und der positiven Beeinflussung der Verdauung ist durch Studien belegt, ebenso die Verbesserung der sportlichen Leistungsfähigkeit und des allgemeinen Wohlbefindens.

Faustregel zum Frühjahrsputz mit Kombucha: 4 Wochen lang jeden Tag dreimal 250 Milliliter in kleinen Schlucken trinken. Ganz wichtig: In dieser Zeit den Organismus möglichst nicht mit Fleisch, tierischen Fetten und Zucker belasten, sondern lieber auf Obst, Gemüse und Fisch ausweichen.

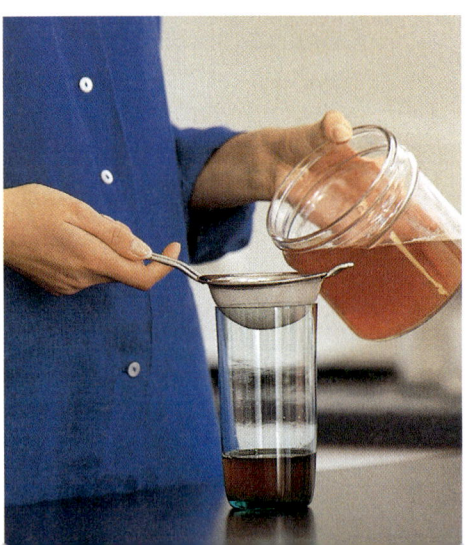

Im Frühjahr powervoll durchstarten

Frühlingsfrische für die Haut

Kein Zweifel – auch unsere Haut hat unter der Winterkälte gelitten. Sie sieht jetzt müde, grau und alt aus – welch ein Gegensatz zu der frischen Natur um uns herum. Die Gesichtsfältchen scheinen tiefer geworden zu sein. Es gibt viele Ursachen: die Kälte mit Eis, Schnee, Nässe, Wind, der Wechsel zwischen der Wärme drinnen und der Kälte draußen, aber auch die viel zu trockene Luft in überheizten Räumen, die erhöhte Umweltbelastung durch die winterliche Heizperiode – all das hat seinen Tribut gefordert.

Kein Wunder, dass unsere Haut deutlich zeigt, dass es ihr im Winter schlecht ergangen ist. Abhilfe schafft da eine regelrechte Frühlingskur für die Haut, um die »frischen« Fältchen und Falten möglichst rasch zu bekämpfen. Und das ist heutzutage wichtiger als früher, denn die Haut kann sich in den heutigen Sommern mit den gestiegenen Gefahren durch das immer größer werdende Ozonloch auch nicht mehr so gut erholen.

Aus den USA kommen erschreckende Erkenntnisse: Dermatologen haben ausgerechnet, dass unsere Haut durch die zunehmende Umweltbelastung täglich bis zu 20 000-mal von aggressiven Substanzen – den sogenannten freien Radikalen – angegriffen wird. Umso wichtiger ist da ein intaktes Abwehrsystem der Haut – und das gilt es jetzt im Frühling aufzubauen.

Studien haben ergeben, dass die Abwehrkräfte der Haut gegen frühzeitiges Altern, Trockenheit, Stoffwechselstörungen und Faltenbildung am wirkungsvollsten durch natürliche Maßnahmen, nicht durch Chemie, gestärkt werden.

- Nach den Wintertagen gut für die Haut: 1 Teelöffel frisch gepressten Zitronensaft mit 1 Eiweiß mischen, aufschlagen, auf das Gesicht auftragen und nach 10 Minuten lauwarm abwaschen. Danach die Haut mit Ziegenbuttercreme pflegen. Am besten einmal pro Woche; und man wird Sie schon bald um Ihr gesundes Aussehen beneiden.
- An Regentagen sollten Sie Ihre Gesichtshaut jetzt besonders schützen. Hier das Rezept: Mischen Sie 6 Teelöffel Mandelöl, 2 Teelöffel Weizenkeimöl, 1 Teelöffel Kamillenöl, 3 Tropfen Sandelholzöl, 2 Tropfen Rosmarinöl und 2 Tropfen Anisöl. Massieren Sie die Mischung 30 Minuten bevor Sie aus der Wohnung gehen in die Haut.
- Gesichtsreinigung nicht mit einer herkömmlichen Seife, sondern mit einer Cremeseife aus der Apotheke (alkalifrei mit einem pH-Wert von 5,5).
- Zweimal pro Woche 10 Minuten eine Gesichtsreinigung über einem Dampfbad aus Kamillentee machen.
- Auch hier wieder: reichlich trinken, zwei bis drei Liter Mineralwasser oder Kräutertee täglich. So trocknet die Haut

Gesund durchs ganze Jahr

auch nicht von innen her aus, sie bleibt elastisch bis in ihre tiefsten Schichten.
- Wohltuend – und ganz einfach – ist eine tägliche sanfte Gesichtsmassage mit den bloßen Händen.
- Ebenfalls empfehlenswert: zweimal am Tag eine Bürstenmassage unter der warmen Dusche. Das ist gut für die Durchblutung des Hautgewebes.
- Unerlässlich für den Selbstschutz der Haut: eine gesunde, natürliche Ernährung mit Vollkornprodukten, frischem Obst, rohem Gemüse, möglichst wenig tierischen Fetten und Fleisch.
- Ein Geheimtipp für Frauen: Im Frühling ein- bis zweimal pro Woche Hirsegerichte essen: Hirseflocken, Hirsebrei, Hirseauflauf, Hirsefrikadellen. Hirse enthält reichlich das Spurenelement Silizium bzw. die siliziumhaltige Kieselsäure, wichtig für den natürlichen Säureschutzmantel der Haut.

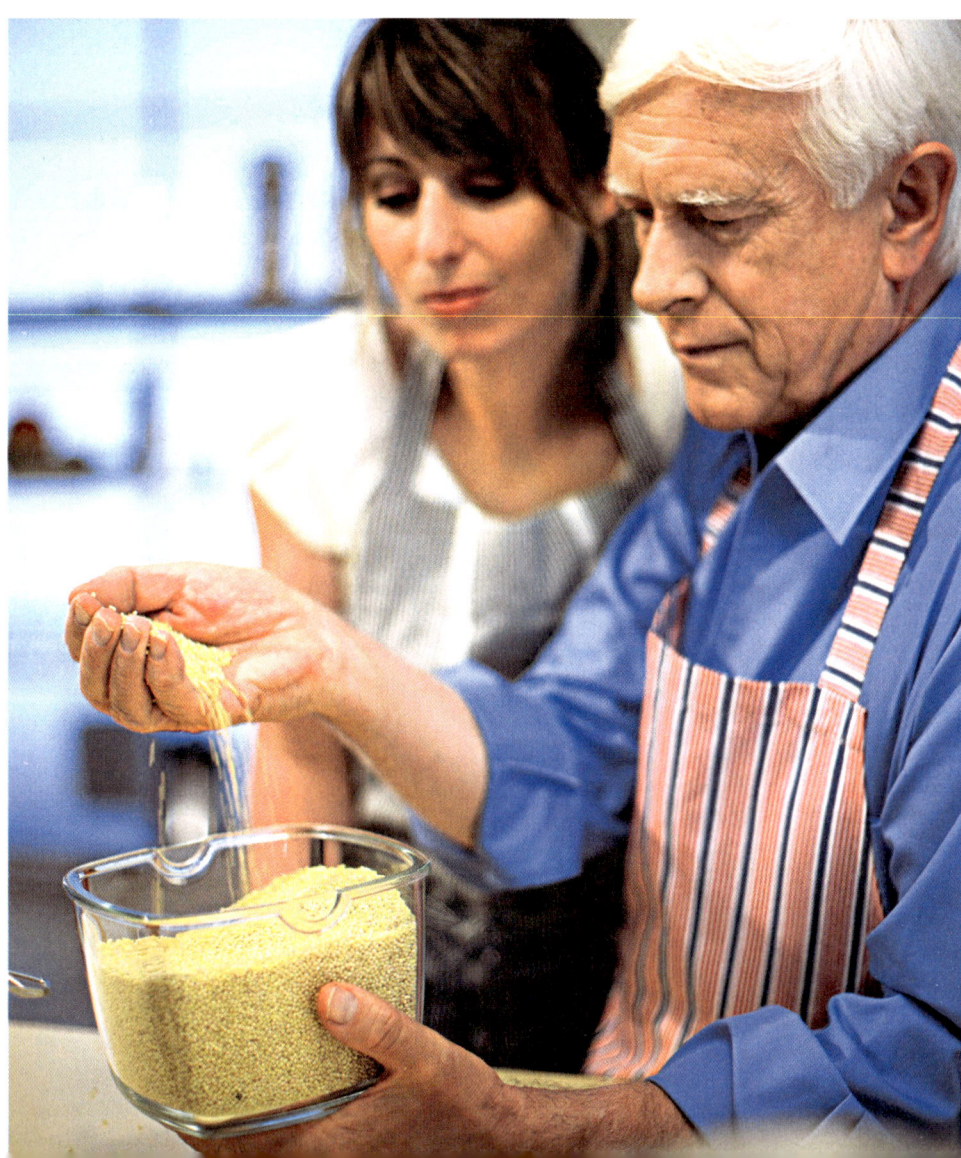

Im Frühjahr powervoll durchstarten

- Anti-Falten-Kur: Verrühren Sie 2 Esslöffel Weizenvollkornmehl, 1 Teelöffel Weizenkeimöl, 1 Teelöffel Honig und 1/2 Tasse Milch zu einem dickflüssigen Brei. Massieren Sie den Brei gründlich in die Gesichtshaut ein, und lassen Sie ihn 15 Minuten einwirken. Anschließend gründlich abwaschen.
- Quarkmaske gegen Tränensäcke: 2 Esslöffel Quark mit 1 Esslöffel Joghurt, 1 Esslöffel Honig und 1 Teelöffel Zitronensaft verrühren. Mit dieser Masse die Partien um die Augen sowie Stirn und Wangen bestreichen. 20 Minuten einwirken lassen, danach mit lauwarmem Kamillentee abwaschen.
- Brüchige Fingernägel nach dem langen Winter müssen nicht sein. Sehr sinnvoll ist es, wenn Sie jeden Morgen und jeden Abend die Fingernägel mit leicht erwärmtem Olivenöl einreiben. Zusätzlich essen Sie einige Zeit zweimal pro Woche gedämpfte Hirse mit gedünsteten grünen Erbsen.
- Schönheitskur für die Füße: Pünktlich zur Sandalenzeit will man auch seine Füße auf Vordermann bringen – hässliche harte Hautstellen haben da nichts zu suchen. Abhilfe schafft folgendes Rezept: 1/2 Tasse Honig in 2 Tassen warmer Milch auflösen, die Mischung in eine flache Schüssel gießen und die Füße etwa 10 Minuten darin baden. Danach abtrocknen und mit Hirschtalgsalbe eincremen. Jeden zweiten Tag wiederholen.
- Bei den Hautpflegemitteln sollte man vor allem auf Produkte mit Aloe vera, Jojobanuss, Borretsch, Nachtkerzenöl sowie Kamille (Bisabolol) zurückgreifen, die unbedingt aber auch die Schutzvitamine A und E enthalten sollten. Vor allem als Wirkstoffkombination fördern diese Natursubstanzen die Zellerneuerung, die Regulierung des Feuchtigkeitshaushaltes, den Schutz vor UV-Strahlen und die Neubildung von Collagen.
- Frühlingskur für die Haare: Umweltschadstoffe, Kälte und Feuchtigkeit haben im abgelaufenen Winter unseren Haaren schwer zu schaffen gemacht. Sie brauchen einen Frühlings-Service: Mischen Sie 1 Teelöffel Honig, 2 Eigelbe, 1 Eiweiß, ein paar Tropfen Olivenöl und den Saft von 1 Zitrone. Massieren Sie diese Mischung ins Haar, und lassen Sie sie 5 Minuten einwirken. Anschließend mit lauwarmem Wasser ausspülen.

Hautstraffer

Wenn es auf den Sommer zugeht, wollen viele Frauen und Mädchen etwas welk gewordene Haut an den Oberschenkeln und am Po straffen. Dafür gibt es eine Übung: Legen Sie sich in Bauchlage auf den Boden. Betten Sie den Kopf auf die Hände, und winkeln Sie das linke Bein ab. Jetzt heben und senken Sie den linken Oberschenkel, wobei das Knie nicht den Boden berühren darf. Machen Sie die Übung zehnmal. Dann kommt das rechte Bein dran.

Eine optimale Gesundheitspflege für die Oberschenkel, damit Sie eine straffe, dellenfreie Haut bekommen: Füllen Sie einen Waschhandschuh mit Eiswürfeln, und reiben Sie sanft die Haut ab. Danach vermischen Sie 3 Tropfen Lavendelöl mit 2 Esslöffeln Mandelöl und massieren damit ganz zart die Oberschenkel – jeweils von unten nach oben.

Gesund durchs ganze Jahr

Der Darmflora etwas Gutes tun

Die Sünden des Winters – zu reichliches Essen, zu viel Alkohol, zu wenig Bewegung – rächen sich jetzt bitter an unseren Verdauungsorganen. Verstopfung oder Durchfall oder auch mangelnde Nahrungsverwertung sind die Folgen. Ursache kann eine gestörte Darmflora sein. Und das kann eine Reihe von Krankheiten mitauslösen. Leider ist das eine Art Teufelskreis – man kann diese Krankheiten erst dann dauerhaft beheben, wenn der Darm wieder gesund ist. Eine Darmsanierung, auch Symbioselenkung, muss her. Symbiose bedeutet Zusammenleben, und zwar das Zusammenleben unseres Körpers mit lebenswichtigen Bakterien. Ohne diese gesunden Bakterien läuft nämlich in unserem Magen- und Darmbereich nichts:
- Sie produzieren etliche Vitamine, die wir teilweise nicht durch Nahrung aufnehmen können.
- Sie erschließen die aufgenommene Nahrung und verwerten sie optimal.
- Sie entgiften und neutralisieren schädliche Stoffe und Substanzen, die mit der Nahrung in den Körper gelangen oder die bei der Verwertung der Nahrung entstehen. Beispiel: Gärgase.
- Sie sind ein wichtiger Bestandteil des menschlichen Immunsystems, machen den Organismus widerstandsfähiger gegen Krankheitserreger, die über den Magen in den Körper gelangen.

Mögliche Ursachen für eine gestörte Darmflora – in der Medizin auch Dysbiose genannt – sind eine fehlerhafte Ernährung, zu wenig Ballaststoffe im Essen, Konservierungsstoffe in den Nahrungsmitteln, Umweltbelastungen, aber auch Medikamente, wie etwa Antibiotika. Durch diese schädlichen Einflüsse werden die guten Bakterien zerstört oder verringert, die gesundheitsschädlichen Bakterien und Pilze gewinnen Oberwasser. Die Folge: rheumatische Erkrankungen, Hautprobleme, Allergien und Darmprobleme aller Art.
Aber zum Glück gibt es Mittel, um die gestörte Darmflora wieder aufzubauen:
- Bei ganz leichten Fällen kann schon der Verzehr von Biojoghurt mit rechtsdrehender Milchsäure über einen längeren Zeitraum reichen.
- Ganz wichtig ist die Umstellung auf ballaststoffreiche Nahrung: Obst, Gemüse, Weizenkleie, Hirsegerichte.

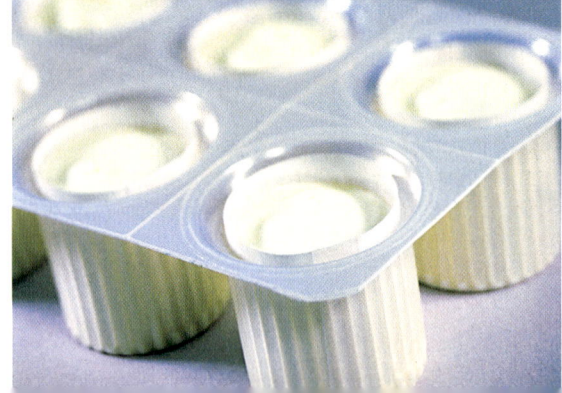

Im Frühjahr powervoll

Frühlingsfitness durch den Magen

Gesunde Früchtchen – Erdbeeren

Alle Jahre wieder verlocken sie in diesen Wochen zum Kauf und Verzehr – die köstlichen, duftenden, sattroten Erdbeeren aus heimischem Anbau. Und noch eine gute Nachricht – sie können noch viel mehr, als einfach nur lecker sein, sie sind nämlich auch noch gesund.

- Das wissen wahrscheinlich nur wenige: Die Erdbeere hat mehr Vitamin C als die Zitrone oder die Orange. Bereits 150 Gramm Erdbeeren decken den Tagesbedarf an diesem Vitamin und haben nur 53 Kalorien.
- Andere gesunde Inhaltsstoffe: reichlich Folsäure (wichtig für gesundes Blut), Kalium (gegen zu hohen Blutdruck) und Mangan (wichtig für den Stoffwechsel, für die Nerven, das Gehirn, für die Liebe).
- Noch erstaunlicher: Aufgrund ihres Gehalts an Methylsalizylsäure – und diese ist verwandt mit den Inhaltsstoffen des Aspirins – ist die Erdbeere sogar ein regelrechtes Schmerzmittel, vor allem gegen Kopfschmerzen, Migräne, Rheuma und Gicht. Bei sehr sensiblen Menschen können daher bereits etwa zehn saftige, frische Erdbeeren Kopfschmerzen oder Migräne vertreiben. Bei starken, lang anhaltenden Schmerzen geht das natürlich nicht.

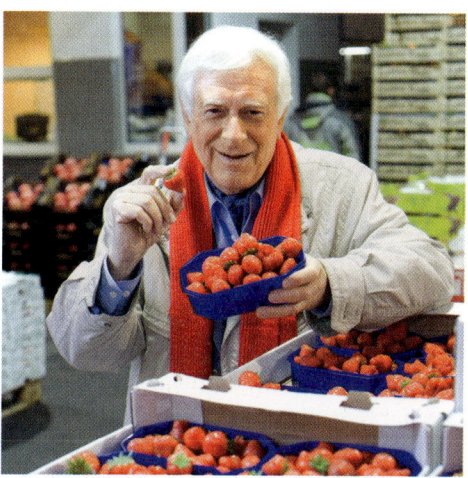

- Und: Mit ihren Gerb- und Schleimstoffen, Säuren und ätherischen Ölen wirkt die Erdbeere wie ein natürliches Antibiotikum. Im Verbund mit dem hohen Vitamin-C-Gehalt ist sie perfekt gegen Erkältungen im Frühsommer. Studien haben ergeben, dass die antibiotischen Substanzen in der Erdbeere noch in neunzehnfacher Verdünnung die Kraft haben, Thyphuserreger abzutöten.
- Noch mehr Vorzüge gefällig? Erdbeeren wirken harntreibend, sie bewirken einen rascheren Abtransport von Harn- und Nierensand sowie Nierensteinen aus dem Organismus.
- Erdbeeren als perfekter Muntermacher am Morgen – der hohe Gehalt an Mineralstoffen und Spurenelementen sowie Enzymen macht's möglich.

...nd durchs ganze Jahr

- Die enthaltenen Gerbstoffe können das Zahnfleisch festigen und dem Zahnfleischschwund vorbeugen.
- Erdbeeren sind auch perfekt für eine Entschlackungskur am Sommeranfang. Sie geben Vitalität und Aktivität, entgiften den Darm, stoppen Durchfall.
- Last but not least: Die deutschen Ärzte Dr. Norden und Dr. Heupke haben Erdbeeren mit großem Erfolg gegen die tropische Verdauungskrankheit Sprue eingesetzt.

Aber bitte: Alle diese positiven Eigenschaften können nur dann wirken, wenn die Erdbeeren frisch, saftig und süß sind. Ein Wermutstropfen: Erdbeeren sind leider auch allergen, d. h. viele Menschen sind allergisch gegen sie, bekommen Hautausschläge sowie Bläschen an den Lippen und im Mund. Bitte erst einmal testen, ob diese Reaktionen auch bei ungespritzter Ware auftreten; wenn ja, ist es tatsächlich eine Allergie gegen die Gerbstoffe in den Erdbeeren.

Spargel – köstlich und entschlackend

Wenn man im Juni Erdbeere sagt, muss man fast auch Spargel sagen. Die beiden bilden ein köstliches Duo, vielleicht, weil beide nur für kurze Zeit in Mai und Juni geerntet werden... Es gibt inzwischen sogar zahlreiche Kochbücher, die sich ausschließlich diesen beiden kulinarischen Genüssen widmen.

Spargel ist nicht nur eine wunderbare Gaumenfreude, sondern auch überaus gesund. Seine Vorzüge auf einen Blick: Er ist kalorienarm, enthält zahlreiche Mineralstoffe und Spurenelemente, Proteine, leicht verdauliche Pflanzenfette, Kalzium für die Knochen, Phosphor fürs Gehirn, Eisen fürs Blut, für Haare, Haut und Nägel, Kalium für Muskeln, Nerven und Herz sowie die Vitamine A, C, E, B_1, B_2. Besonders wertvoll macht die köstlichen Stangen der hohe Gehalt an den Spurenelementen Zink und Molybdän. Zink stärkt die Immunkraft gegen Umweltgifte, Molybdän ist wichtig für den Säure-Basen-Haushalt des Körpers. Und im Verbund sind sie wichtig für das Funktionieren des Sexuallebens.

Hauptwirkstoff des Spargels ist eine wertvolle Aminosäure mit Namen Asparagin (die, die den Urin nach dem Verzehr von Spargel so charakteristisch riechen lässt): Asparagin regt sowohl Nieren als auch Leber und Galle an – wichtig für den verstärkten Abtransport von Gift- und Schlackenstoffen.

Hier die wissenschaftlich nachgewiesenen Wirkungen des Spargels:
- Spargel entwässert und entschlackt den Körper optimal in kurzer Zeit.
- Er bringt den gesamten Stoffwechsel in Schwung.
- Spargel macht fit und stärkt bis zu einem gewissen Grad die natürlichen Abwehrkräfte.

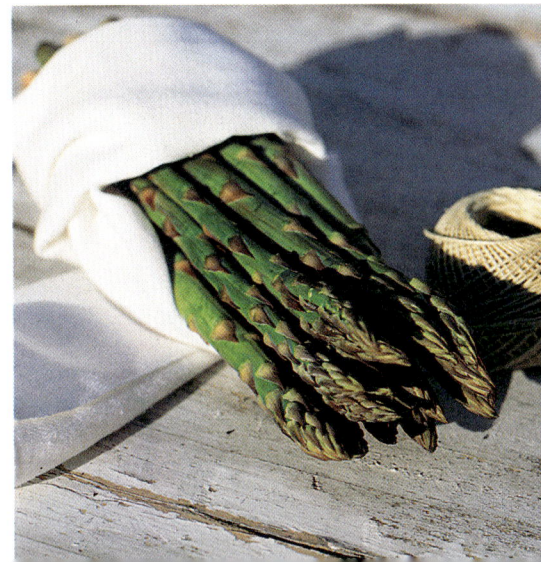

Im Frühjahr powervoll durchstarten

- Er wirkt beruhigend.
- Er kann Ischiasschmerzen lindern.
- Und schließlich – und das erfreut zu Beginn der Bikinisaison natürlich ganz besonders: Spargel ist ideal zum Abnehmen, denn er macht schnell und lang anhaltend satt, ohne jedoch den Körper mit vielen Kalorien zu belasten. Ein Diättipp: Zwei Wochen lang bei jeder Hauptmahlzeit etwa 200 Gramm Spargel essen und dafür auf Fleisch verzichten. Aber Vorsicht, die Sauce hollandaise, die klassisch zu Spargel gehört, hat es gewaltig in sich: 100 Gramm Spargel – 26 Kalorien, 100 Gramm Sauce hollandaise – 370 Kalorien! Machen Sie es daher am besten wie die Italiener: Genießen Sie Spargel nur mit etwas Olivenöl, mit Kräutern und geriebenem Parmesan.

Angesichts all dieser Vorzüge sollten Sie sofort zum nächsten Markt oder Supermarkt gehen und sich die köstlichen Stangen kaufen. Übrigens: Es ist ein hartnäckiges Gerücht, dass grüner Spargel gesünder ist als weißer. Das stimmt nicht, beide sind gleich gesund.

Oh du schöne Spargelzeit!

Auch wenn der weltweite Handel uns Früchte und Gemüse zu jeder Jahreszeit präsentiert, am besten schmeckt das, was bei uns wächst, und zwar zu der Zeit, in der es bei uns wächst. Am besten also nur auf heimische Produkte zurückgreifen statt auf weitgereisten Import. Berühmte Spargelanbaugebiete in Deutschland sind z. B. Schrobenhausen in Oberbayern und die Köln-Bonner-Bucht.

Kleine Tausendsassas – Kirschen

Der Frühsommer bringt neben den Erdbeeren auch noch andere verführerische rote Früchtchen hervor – die Kirschen. Und auch Kirschen sind mehr als einfach nur lecker – sie verfügen über wertvolle Naturkräfte für unsere Gesundheit. Um diese Wirkung wusste in der Antike schon der griechische Arzt Hippokrates auf der Insel Kos. Er wendete Kirschen als Medizin gegen Epilepsie an. Und im Jahr 1920 wurden Kirschen in Deutschland, Frankreich und England von vereinzelten Ärzten gegen Nierensteine und bei Gallenblasenerkrankungen eingesetzt.

Heute sind die Vorzüge der Kirschen wissenschaftlich erforscht, und Ärzte, die eher ganzheitlich denken, setzen sie gegen verschiedene gesundheitliche Alltagsprobleme ein.

- Kirschen sind reich an Vitamin C und E sowie an den Vitaminen der Gruppe B.
- Kirschen enthalten Ballaststoffe – das regt die Verdauung an. Wer unter Verstopfung leidet sollte zur Erntezeit täglich 1 Handvoll Kirschen essen.
- Auch die enthaltene Schutzsäure und der Fruchtzucker regen den Magen- und Darmtrakt, besonders die Bauchspeicheldrüse, an.
- Kirschen erfreuen die Zähne. Die enthaltenen antibakteriellen Substanzen und Enzyme verhindern die Bildung von Zahnbelag und damit die Entstehung von Karies und Parodontose. Zur Vorbeugung empfiehlt es sich, zur Kirschenzeit nach jeder Mahlzeit 10 bis 15 dieser Früchte zu essen.
- Kirschen wirken entwässernd, das entlastet Herz und Kreislauf und unterstützt Leber und Nieren.

Gesund durchs ganze Jahr

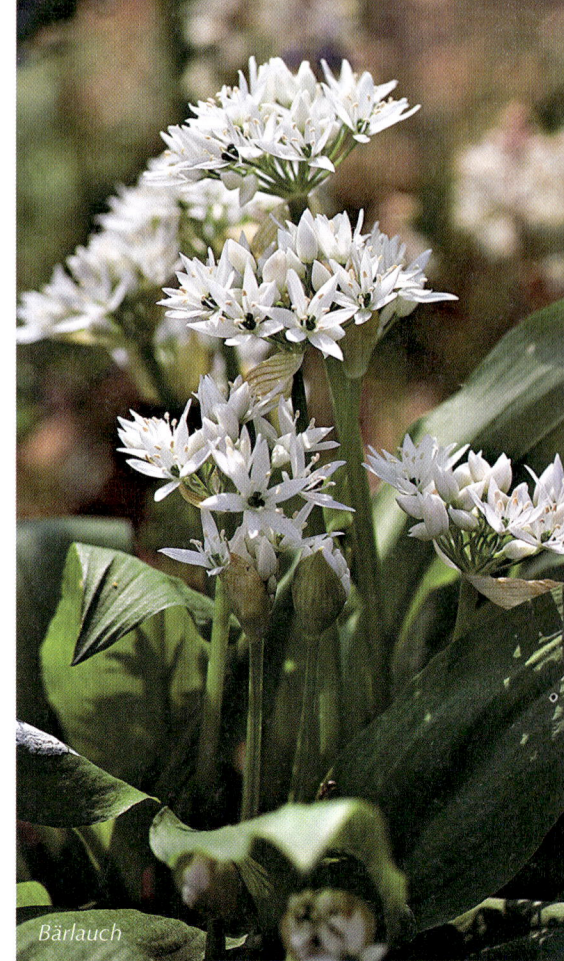
Bärlauch

- Das reichlich enthaltene Spurenelement Molybdän senkt den Harnsäurespiegel im Blut. Die Folge: Gicht- und Rheumaschmerzen können durch den Verzehr von Kirschen (etwa 1,5 Kilogramm täglich) gelindert werden.
- Die Farbstoffe der Kirsche, die Anthozyane und die Anthozynidine, tun unserer Haut und unserem Immunsystem gut: Sie bauen das Bindegewebe auf, vernichten schädliche Enzyme, welche unsere Haut alt, welk und faltig machen, und sie neutralisieren die sogenannten freien Radikale, die unsere Zellen angreifen und die Immunkraft stören.

Vor dem Hintergrund all dieser Vorzüge lautet das Motto: Die Kirschenerntezeit auf keinen Fall verpassen! Übrigens: dunklere Kirschensorten sind wertvoller als die hellen, da sie alle Inhaltsstoffe in höherer Konzentration enthalten.

Bärlauch hält die Blutgefäße elastisch

Zum ersten Grün, das in unseren Regionen im Frühling aus dem Boden wächst, gehört der Bärlauch, auch Wilder Knoblauch, Waldknoblauch oder Bärenkraut genannt. Schon die Römer in der Antike haben den Blättern der Pflanze Heilkraft zugeschrieben. Heute hat der Bärlauch nicht nur in der Küche als Frühlingsbote eine große Bedeutung. Er gilt auch als wertvolle Heilpflanze.

Bärlauch wird zwar im Volksmund als der »kleine Bruder des Knoblauchs« bezeichnet. In jüngster Zeit aber betonen immer mehr Biochemiker: Der Bärlauch ist sogar wertvoller als der Knoblauch. Dazu gibt es konkrete Zahlen: Aufgrund seines Hauptwirkstoffes Alliin, das durch Zerschneiden oder Zerbeißen unter Einfluss von Sauerstoff zu Allicin wird, hält Bärlauch unsere Blutgefäße jung und elastisch, sorgt dafür, dass das Blut nicht zusammenklebt, sondern flott fließt. Dazu ist täglich nur eine Menge von 1 Gramm Bärlauch notwendig, während diese Wirkung beim Knoblauch erst bei 3 Zehen eintritt.

Neben seinem Anti-Aging-Effekt schützt der Bärlauch vor frühzeitiger Arteriosklerose, verbessert die Durchblutung und kann sogar Migräne-Attacken verhindern. Außerdem wird die Verdauung gefördert. Und noch ein weiterer Pluspunkt für den Bärlauch: Wer ihn isst, riecht nur während der Mahlzeit nach Knoblauch. Dann verebbt der Geruch schnell. Der echte Knoblauchgeruch aber bleibt oft bis zu zwei Tagen.

Im Frühjahr powervoll durchstarten

Wer die gesundheitlichen Effekte des Bärlauchs voll nützen möchte, sollte Bärlauch 2 bis 3 Wochen lang täglich konsumieren: als Suppe, Sauce, Salat oder als Aufstrich. Hier ein einfaches, köstliches Aufstrich-Rezept fürs Brot: 250 Gramm Quark, 100 Gramm frische, fein geschnittene Bärlauchblätter, 1 kleine, feingeriebene Zwiebel sowie 1 Teelöffel Senf und 1 Esslöffel saure Sahne gut verrühren. Schmeckt auch gut zu Pellkartoffeln.

Vorsicht: Bärlauch kann man beim Pflücken allzu leicht mit den giftigen Blättern von Maiglöckchen und Herbstzeitlosen verwechseln. Hier die Unterschiede: Bärlauchblätter wachsen einzeln, Herbstzeitlosenblätter sind ineinander verschachtelt, Maiglöckchenblätter haben eine glänzende Unterseite und sind zu zweit oder zu dritt auf einem kurzen Stängel. Und dann kommt natürlich beim Bärlauch der Knoblauchgeruch mit ins Spiel.

Gesundheit vom Fensterbrett: Diese Kräuter gehören dazu

Wer im Frühling etwas für seine Gesundheit, Vitalität und Fitness tun will, wer in seiner Wohnung täglich das Erwachen der Natur erleben möchte, sollte auf der Fensterbank ein Kräutergärtchen anlegen. – Man braucht dazu weder Garten, Terrasse noch Balkon. – Sie schaffen sich damit eine kleine Hausapotheke aus der Natur.

Das sollten Sie in einer Blumenkiste unbedingt pflanzen und dann in der Küche frisch geerntet nützen:

- *Petersilie fördert die Verdauung, wirkt gegen Blähungen und Krämpfe, liefert – klein gehackt und roh im Salat – reichlich Vitamin C gegen Erkältungen und Stress.*
- *Auch Schnittlauch bringt – wie die Zwiebel – reichlich Vitamin C ins Essen. Er versorgt uns zudem mit Eisen und macht damit vital. Und er kann erhöhten Blutdruck senken.*
- *Majoran wirkt bei Husten schleimlösend, fördert die Verdauung.*
- *Basilikum stärkt den Magen, beugt Verstopfung vor und macht durch die Bioaktivstoffe Eugenol und Estragol in den Blättern geistig fit.*
- *Rosmarin fördert die Durchblutung und macht sehr fit.*
- *Bohnenkraut verbessert den Geschmack von Suppen und Saucen, beruhigt Magen und Darm bei leichter Übelkeit.*
- *Kerbel im Salat versorgt uns mit Vitamin C, mit Magnesium und Eisen. Hilft gegen Frühjahrsmüdigkeit.*
- *Oregano hat einen sehr positiven Einfluß auf die Regulierung des Blutzuckers. Die Bauchspeicheldrüse mag dieses Kraut ganz besonders.*
- *Dill regt die Verdauung an, wirkt harntreibend und eignet sich ideal für Saucen und Suppen.*
- *Kresse wächst schnell und vermittelt daher auf dem Fensterbrett ein großes gärtnerisches Erfolgserlebnis. Sie fördert den Gallenfluss, liefert Jod für die Schilddrüse und bremst beim Abnehmen den Hunger, z. B. indem man 1 Handvoll in den Salat mischt.*
- *Pfefferminze stärkt den Herzmuskel, wirkt in Magen und Darm krampflösend. Man kann aus den frischen Blättern Tee zubereiten.*

Gesund durchs ganze Jahr

Magnesium – ein Muss auch im Frühling

Das verbindet man nicht unbedingt mit dem Frühling, es ist aber trotzdem so: In diesen Wochen treten bei vielen Menschen ganz typische Alltagsbeschwerden auf, etwa Wadenkrämpfe, höhere Stress- und Lärmanfälligkeit, Kreislaufschwäche, chronische Müdigkeit – alles Dinge, die auf den ersten Blick scheinbar überhaupt nichts miteinander zu tun haben. Und trotzdem steckt dahinter eine einzige Ursache: Magnesiummangel.

- Betroffen von den teils sehr schmerzhaften, meist nächtlichen Wadenkrämpfen sind vor allem Sportler, schwangere Frauen, junge Leute im Wachstum und Senioren. Der Grund: Wenn sich der Mensch nach den langen Wintermonaten wieder mehr bewegt, bedeutet das mehr Arbeit für die Muskeln. Die notwendige Erholungsphase für die Muskeln kann aber nur eintreten, wenn im Organismus genügend Magnesiumvorräte vorhanden sind. Wenn nicht, rächen sich die Muskeln mit Zuckungen und Krämpfen.
- Eine weniger schöne Seite der warmen Jahreszeit: Die Lärmbelastung nimmt zu, z. B. durch mehr Autoverkehr und mehr Bauarbeiten. Wenn der Körper unter Lärm leidet, gibt er über Harn und Schweiß verstärkt Magnesium ab. Die Folge: Die Stressanfälligkeit nimmt zu, ebenso die Gefährdung von Herz und Kreislauf.
- Und noch etwas belastet Herz und Kreislauf im Frühling verstärkt: das wechselhafte Wetter.

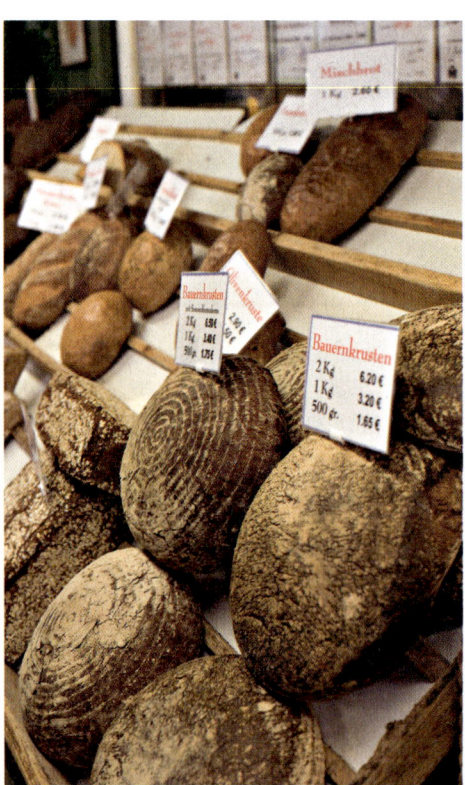

Man sieht: Eine ausreichende Versorgung mit Magnesium ist ganz besonders im Frühling wichtig. Wenn das allein über die Nahrung – Vollkornprodukte wie Müsli, Vollkornbrot und Vollkornteigwaren, Naturreis, Weizenkleie, Weizenkeime, Leinsamen, Pistazienkerne, Sojaprodukte, Trockenfrüchte – nicht möglich ist (was leider aufgrund der modernen Düngemethoden vorkommt, denn dadurch sinkt der Magnesiumgehalt) sollte man zusätzlich Magnesium in Form von Tabletten (Apotheke) zuführen. Empfehlung: Einige Zeit täglich 2 Magnesiumkautabletten essen oder 1 Säckchen Magnesiumgranulat in 250 Milliliter Wasser auflösen und trinken. Bitte dabei auf die höhere Longoral-Dosierung Mg 5 achten, weil dann die Wirkung rasch eintritt und ein Magnesiummangel rasch beseitigt werden kann.

Im Frühjahr powervoll durchstarten

Bewegung muss sein

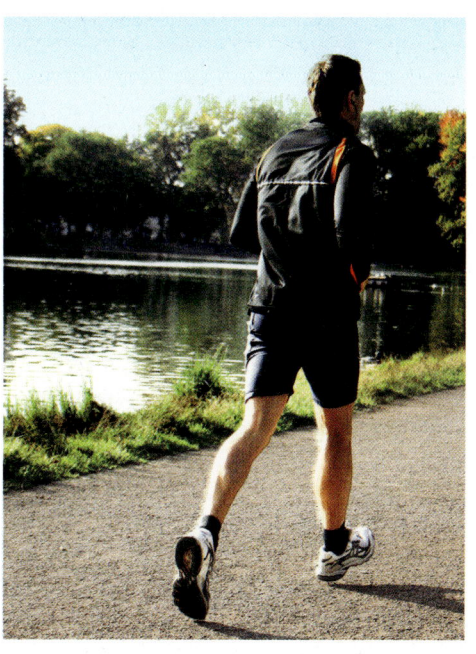

Das haben wir im Winter wirklich stiefmütterlich behandelt: Bewegung an der frischen Luft. Dabei ist sie unerlässlich für einen gesunden Organismus. Aber jetzt im Frühling zählt die Ausrede »schlechtes Wetter« nun wirklich nicht mehr, Sonne und Wärme verlocken zu einem Gang nach draußen. Warum nicht mit dem guten alten Osterspaziergang die Frischluftsaison eröffnen? Natürlich mit dem festen Vorsatz, sich den ganzen Frühling, Sommer und Herbst wieder regelmäßig zu bewegen! Das Ziel ist keine anstrengende Marathonwanderung, sondern vernünftige, maßvolle Bewegung. Die Vorteile liegen auf der Hand: Das Risiko für Herz-Kreislauf-Erkrankungen nimmt ab, der Fettstoffwechsel wird verbessert, dadurch werden zu hohe Cholesterinwerte gesenkt, vor allem das schädliche LDL-Cholesterin. Die Leistungsfähigkeit der Lunge wird gesteigert, was eine verbesserte Versorgung der einzelnen Körperzellen mit Sauerstoff bewirkt und die Fließeigenschaft des Blutes verbessert. Auch für die Seele ist Bewegung wichtig, denn so wird Stress abgebaut, etwaige depressive Verstimmungen werden gemindert. Die geistige und körperliche Leistungsfähigkeit wird gesteigert. Kurz: Das gesamte Wohlbefinden wird erhöht. Es ist auch erwiesen: Regelmäßiger Sport kann das Risiko, an Darm-, Brust-, Prostata- und Lungenkrebs zu erkranken, um bis zu 50 % und mehr senken, krebserregende Stoffe verbleiben viel kürzer im Körper.

Wichtig ist aber, dass man den Körper ruhig etwas fordert. Denn damit sich die

Mineralstoffe für Aktive

Wer jetzt in freier Natur Sport treibt – Jogging, Radfahren, flottes Gehen –, verliert pro Stunde über den Schweiß bis zu einem Liter Flüssigkeit. Damit gehen auch Magnesium und Zink verloren. Die Folge: Muskelkrampf, Schwindel, Kreislaufschwäche. Trinken Sie unbedingt jede Stunde 1 Liter Mineralwasser mit reichlich Magnesium und Zink. Oder nehmen Sie ein Multi-Mineralstoff-Vitamin-Präparat (Apotheke).

Gesund durchs ganze Jahr

> **Die Kehrseite der Freiluftsaison – Outdoorverletzungen**
>
> *Egal wie man in der freien Natur seine Freizeit verbringt – ob mit Radfahren, Wandern, Sport oder Gartenarbeit – die Gefahr für kleine Alltagsverletzungen steigt jetzt. Wie schnell zieht man sich eine Schnitt- oder Schürfwunde zu. Doch zum Glück kann man vieles ganz einfach selbst behandeln. Allerdings machen 75 % der Erwachsenen im Falle einer Verletzung leider das Falsche. Also bitte: Bei großflächigen oder tiefer gehenden Verletzungen unbedingt ärztlichen Rat einholen, ebenso bei Bisswunden. Wichtig in diesem Zusammenhang ist auch ein ausreichender Impfschutz gegen Tetanus.*
>
> *Für weniger ernste Wunden wie Schürf- und Schnittwunden aber gilt: Warum nicht erst einmal auf die Erfahrung der Indianer zurückgreifen? Sie haben bereits vor vielen Jahrhunderten um die Heilkraft der Hamamelispflanze bei Hautverletzungen, Entzündungen, Verbrennungen (auch Sonnenbrand) und spröder Haut gewusst. Die entzündungshemmende und sanft heilende Wirkung dieser Pflanze beruht auf dem Hametumwirkstoff. Er wird in destillierter Verarbeitung in Form von Cremes und Salben in der Apotheke angeboten. Wichtig: Eine Schürf- und Schnittwunde muss, wenn sie verschmutzt ist, sofort – gerade in der warmen Jahreszeit – gereinigt werden, um sie gegen Bakterien zu schützen; geeignet ist lauwarmer Kamillentee. Kleinere Schnittwunden sollte man ruhig etwas bluten lassen, das reinigt die Wunde von innen, und dann mit einem sauberen Verband verbinden. Sobald sich die Verletzung beruhigt hat, Hamamelissalbe oder -creme dünn auftragen – das fördert die Wundheilung.*

Bewegung wirklich positiv auf den Körper auswirken kann, muss man zumindest fünf Minuten lang ins Schwitzen geraten. Das heißt im Klartext z. B., statt an Ostern gemächlich mit der Familie durch die Stadt zu schlendern und Schaufenster zu bestaunen, ruhig etwas Tempo machen. Zu empfehlen sind neben dem Spaziergang andere Freizeitsportarten wie Wandern, Laufen, Radfahren, Ballspielen. Der Vorteil: Das kann man in jeden Alter tun, vorausgesetzt, man ist gesund.

Die Vorzüge der verschiedenen Sportarten im Einzelnen:

- Laufen aktiviert das Herz und stärkt die Atemwege, ebenso den Kreislauf. Wichtig: Man muss richtig laufen, darf dabei nicht verkrampfen und muss auf das richtige Atmen achten. Das kann man lernen.
- Auch Radfahren bringt Herz und Kreislauf schonend in Schwung. Radfahren ist die optimale Ausdauerbelastung für den Organismus. Und: Fast jeder kann diesen Sport machen, Kinder wie Erwachsene, sogar jene, die Gelenkprobleme haben, da hier das eigene Körpergewicht nicht zum Tragen kommt. Weitere Vorzüge: Die Lunge wird gestärkt, die gesamte Atmung angeregt, das Immunsystem gestärkt, die Muskeln werden trainiert und so auch die Verdauung angeregt, weil die Bauchmuskeln rhythmisch gereizt werden. Das vegetative Nervensystem wird positiv

Im Frühjahr powervoll durchstarten

beeinflusst. Und vor allem: Radfahren belastet die Wirbelsäule nicht, sondern stärkt sie. Allerdings muss man auch einige Punkte beachten, damit es keine bösen Überraschungen gibt. Nicht übertreiben, weder mit der Strecke noch mit der Geschwindigkeit – das gilt besonders für alle jene, die lange nicht mehr im Sattel gesessen haben. Faustregel: Zu Beginn nur eine Stunde pro Tag Rad fahren und nur so schnell, dass man sich dabei bequem unterhalten kann. Vor der Radtour nicht zu viel essen, keinen Alkohol trinken und drei Stunden davor nicht rauchen. Während der Radtour stärkt man sich am besten mit einer Banane, einem Apfel, einem Müsliriegel oder mit Vollkornkeksen.

- Wandern ist ebenfalls ein hervorragendes Training für den ganzen Körper, es stärkt auf schonende Weise Bänder, Gelenke und Sehnen, entspannt Schultern und Nacken und aktiviert Lunge und Herz. Noch ein Vorteil: Man kann beim Wandern wunderbar Stress abbauen. Und – besonders gute Nachricht – es hilft auch beim Abnehmen, denn bei einer zügigen Wanderung kann man pro Stunde um die 300 Kalorien abbauen. Übrigens: Wenn man dabei die Arme so richtig weit mitschwingen lässt, verbraucht man noch einmal fast 50 % mehr Kalorien. Last but noch least aktiviert ein kräftiges Ausschreiten die Becken- und Darmmuskulatur – gut für eine blockierte Verdauung.
- Für alle Freizeitsportarten gilt: ausreichend trinken, am besten Wasser.
- Empfehlenswert ist auch die Zufuhr von Vitaminen, Mineralstoffen und Spurenelementen, entweder durch reichlich Obst, Gemüse, Vollkorn- und Milchprodukte oder durch entsprechende Präparate aus der Apotheke.

Wenn diese Argumente nicht für einen langen Osterspaziergang oder eine Radtour mit der ganzen Familie sprechen! Auch wenn die Kinder maulen – sie sollten auf jeden Fall mitkommen, um ihrer Gesundheit willen! Denn leider sind die Kinder und Jugendlichen heutzutage durch fehlende Bewegung häufig übergewichtig, haben keine Kondition und wenige Abwehrkräfte.

So werden schwache Venen stark

Wer schwache Venen hat, sollte die Beine schon im Frühjahr auf die ersten heißen Tage vorbereiten, damit sie später nicht so schwer und dick werden. Gehen Sie jeden Tag 30 bis 60 Minuten spazieren. Und bitte viel Treppen steigen. Tragen Sie dabei flache, bequeme Schuhe.

Laufen Sie aber auch, wann immer Sie Gelegenheit dazu haben, barfuß umher: am besten im Sand oder in einer Wiese. Es genügt aber auch daheim auf dem Teppich.

Außerdem: Führen Sie jeden Morgen in der Dusch- oder Badewanne nach der Methode von Pfarrer Sebastian Kneipp einen kalten Wasserstrahl vom rechten Fuß an der Außenseite des Unterschenkels zum Knie und an der Innenseite zurück. Dann wiederholen Sie den kalten Guss am linken Bein in derselben Richtung.

Zusätzlich sollten Sie reichlich Zitrusfrüchte essen. Denn diese enthalten Bioaktivstoffe, welche die Venenwände stärken. Ganz besonders eignen sich Mandarinen dafür. Sie sind reich an Rutin, welches vor allem das Bindegewebe in den Beinen festigt.

Gesund durchs ganze Jahr

Lebensqualität trotz Pollenallergie

Nicht alle haben im Frühling uneingeschränkt Grund zur Freude – sie leiden unter der Pollenallergie, dem sogenannten Heuschnupfen. Mit der wiedererwachenden Natur erwacht auch ihr Leiden zu neuem Leben – und ihre Lebensqualität nimmt für die nächsten Monate rapide ab. Bereits 15 bis 20 % der Deutschen leiden heute darunter, Tendenz steigend.

Die typischen Symptome für die meistverbreitete Allergie: laufende Nase, starker Niesreiz, juckende, tränende und gerötete Augen. Man kann eine harmlose Frühlingserkältung von einer Allergie leicht unterscheiden: Ist das Sekret aus Nase und Bronchien wässrig und klar, und sind dabei die Augen gerötet und tränen, dann ist es meist eine Allergie.

Leider kann sich niemand vor der Pollenallergie sicher wähnen, denn während bis vor Kurzem überwiegend Menschen im Alter zwischen 20 und 50 betroffen waren und die Allergieanfälligkeit dann meist abnahm, betrifft die Allergie inzwischen auch zunehmend Kinder oder Menschen über 50, die ihr Leben lang keine Probleme damit hatten.

In diesem Zusammenhang stellen sich uns zwei wesentliche Fragen: Warum erkranken immer mehr Menschen an der Pollenallergie und zwar aus heiterem Himmel, und warum werden die allergischen Reaktionen des Heuschnupfens immer stärker, immer folgenschwerer und gefährlicher? Die Antwort auf beide Fragen liegt in der zunehmenden Umweltverschmutzung. Wir alle nehmen mit der Luft, mit dem Wasser und der Nahrung, ohne dass wir das immer kontrollieren können, jeden Tag Gifte und Schadstoffe auf. Doch irgendwann verkraftet der Organismus diese Umweltgifte nicht mehr, sein Immunsystem bricht, wenn nun auch noch der massive Einfluss der Pollen dazukommt, zusammen. Und: Durch die zunehmende Luftverschmutzung sind unsere Atemwege geschwächt, sodass die Pollen ein leichtes Spiel haben: Sie können tiefer eindringen. Gleichzeitig sind die Pollen selbst mit vielen Giften und Schadstoffen belastet. Außerdem beginnt mit der zunehmenden Klimaerwärmung der Frühling und mit ihm die Pollensaison immer früher.

Wer den Verdacht hat, unter Pollenallergie zu leiden, sollte rasch einen Arzt aufsuchen und dort einen Allergietest durchführen lassen. Wenn dann eindeutig geklärt ist, wogegen man allergisch ist, kann die Medikation festgelegt werden. Möglich ist auch die sogenannte Hyposensibilisierung, bei der man den Organismus kontrolliert mit kleinsten Mengen des Allergieauslösers konfrontiert, damit Abwehrkörper gebildet werden können. Sehr oft werden Medikamente und diese Therapie kombiniert.

Im Frühjahr powervoll durchstarten

Hier einige Tipps für Pollenallergiker, um dem Leiden die schlimmste Spitze zu nehmen:
- In jedem Fall ärztliche Betreuung in Anspruch nehmen.
- Nicht bei geöffnetem Fenster schlafen. Und wenn, dann um vier Uhr früh die Fenster schließen. Zu dieser Zeit beginnt der Pollenflug.
- Keine Blumen im Schlafzimmer.
- Zu Hause Luftreiniger mit speziellen Filtern laufen lassen.
- Nicht ins Grüne gehen, wenn dann am besten in den Laubwald. Er filtert die Pollen der Wiese.
- Nach der Rückkehr nach Hause möglichst gleich die Haare waschen.
- Keine anstrengenden Arbeiten im Freien durchführen.
- Kein Rasenmähen.
- Autofenster geschlossen halten. Nicht die Lüftung einschalten – oder Pollenfilter einbauen lassen.
- Urlaub in pollenfreien Gebieten verbringen: im Hochgebirge, am Mittelmeer, auf einer Nordseeinsel.
- Gegen Gräserpollen kann man sich auch mit einem Heuschnupfen-Gel aus Palm- und Kokosöl schützen, das man mit einem Wattestäbchen auf die Nasenschleimhäute am Naseneingang aufträgt. Die Pollen bleiben daran hängen. Wichtig: Jede Stunde schnäuzen und neues Gel auftragen. Gegen Gräserpollen hilft auch eine Zitronenspülung: Verrühren Sie in 250 Milliliter lauwarmem Wasser den Saft 1 Zitrone. Mit dieser Limonade sollten Sie mehrmals am Tag gurgeln und auch die Nase durchspülen.

Unerlässlich ist es – und zugleich der harmloseste Weg –, den Allergieauslöser zu erkennen und zu meiden. Dazu sollte man wissen, zu welcher Jahreszeit welche Pollen eine Allergie auslösen können:
- Erlenpollen: Mitte Januar bis Anfang April
- Birkenpollen: Anfang März bis Ende Mai
- Haselnuss: bis Ende April
- Eiche: Mitte April bis Ende Mai.
- Rotbuche: Mitte April bis Ende Mai.
- Hainbuche, Pappel, Weide, Ulme und Esche: März bis Mai
- Linde: Juni, Juli, August, September
- Nessel: Mai bis September
- Gänsefuß: Anfang Juni bis Anfang September
- Sauerampfer: Mai bis Juli
- Spitzwegerich: Mai bis Anfang September

Kräutertee gegen Pollenallergie

Wer in diesen Tagen unter einer Pollenallergie leidet, der findet oft Hilfe durch eine Kräutertee-Kur. Wissenschaftler in Südafrika haben nachgewiesen: Der Rooibusch-Tee macht stark gegen den Heuschnupfen. Die Wirkstoffe Asphalatin und Nothofagin bremsen im menschlichen Körper die Ausschüttung von Histaminen, von denen die Allergie-Symptome ausgelöst werden. An der Berkeley-Universität in Kalifornien hingegen haben Ärzte nachgewiesen: Man kann die Allergie-Anfälligkeit bremsen, wenn man einige Wochen jeden Tag 1 Liter ungesüßten Brennnesseltee trinkt. In den Blättern der Brennnessel sind natürliche Antihistaminika enthalten. Sie verhindern beim Kontakt mit den Pollen einen zu heftigen Histamin-Ausstoß im Körper.

Gesund durchs ganze Jahr

Den Spätfolgen der Pollenallergie vorbeugen

Übrigens, man kann gar nicht genug warnen. Die Pollenallergie ist keineswegs nur ein lästiges, aber doch eher harmloses Übel, das man halt so hinnehmen muss. Nein, sie ist der heimtückische Beginn einer verhängnisvollen Entwicklung, die im Extremfall auch das Leben kosten kann. Sie mag sich zunächst auf Augen, Nase und obere Luftröhre beschränken, doch kann sie schon bald – und fatalerweise häufig unbemerkt – auf Bronchien und dann auf die gesamte Lunge übergreifen. Die Folgen können allergisches Asthma mit schweren Anfällen und im weiteren Verlauf eine chronische Bronchitis, schließlich ein Lungenemphysem bis hin zum Versagen der Lungenfunktion sein. Durch diese Luftnot kann es schließlich zum Versagen des rechten Herzmuskels kommen.

Vor diesem Hintergrund ist der Gang zum Arzt so früh wie möglich notwendig, wenn man es nicht schafft, mit den voranstehenden Tipps (S. 209) den Heuschnupfen in den Griff zu bekommen. Zur Behandlung wird heute kaum noch Kortison eingesetzt, es gibt inzwischen zum Glück nebenwirkungsarme Arzneimittel. Viele Allergologen bieten heute eine Immuntherapie an. Die klassische Methode: eine Aufbautherapie mit Peptidwirkstoffen aus der Thymusdrüse.

Lebensmittelunverträglichkeiten und Pollenallergie

Was viele Allergiker nicht wissen: Nicht allein die Pollen quälen sie, sondern zudem auch bestimmte Lebensmittel, sogenannte pollenassoziierte Nahrungsmittel, die mit gewissen Pollen eine verhängnisvolle Verbindung haben. Die Inhaltsstoffe dieser Lebensmittel können eine vorhandene Allergie verstärken oder aber eine solche Allergie auslösen. Die kritischen Lebensmittel finden Sie nachfolgend aufgelistet:

- Wer unter den Pollen von Birke, Haselnuss und Erle leidet, sollte – ganz besonders zur Zeit des Pollenfluges – folgende Naturprodukte meiden: Äpfel, Birnen, Pflaumen, Pfirsiche, Aprikosen, Haselnüsse, Paranüsse, Walnüsse, Erdnüsse, Mandeln, Kiwis, aber auch die Gewürze Curry und Anis.
- Wer unter den Pollen von Beifuß leidet, sollte Sellerie, Möhren, Paprika, Knoblauch, Kamille, Curry, Anis, Muskat, Pfeffer, Ingwer und Zimt meiden.
- Wer auf blühende Gräser und Roggenfelder allergisch ist, muss Sojamehl, Getreidemehl und Erdnüsse meiden.
- Honig und Kräutertees meiden. Die darin in kleinsten Mengen enthaltenen Pollen können sehr gefährlich werden!
- Und noch ein Tipp: Alkohol meiden, inbesondere Mixgetränke mit hochprozentigen Alkoholika erhöhen das Allergierisiko und verstärken die Allergieschübe, weil sie den Immunoglobulin-E-Spiegel erhöhen.

Schluckimpfung gegen Pollenallergie

Die Allergieimpfung, die von dänischen Wissenschaftlern entwickelt worden ist, gibt es auch als Schluckimpfung, sublinguale Immuntherapie genannt. Dafür wird das Allergen drei Jahre lang dreimal wöchentlich unter die Zunge getropft. Ihr Arzt weiß dazu mehr.

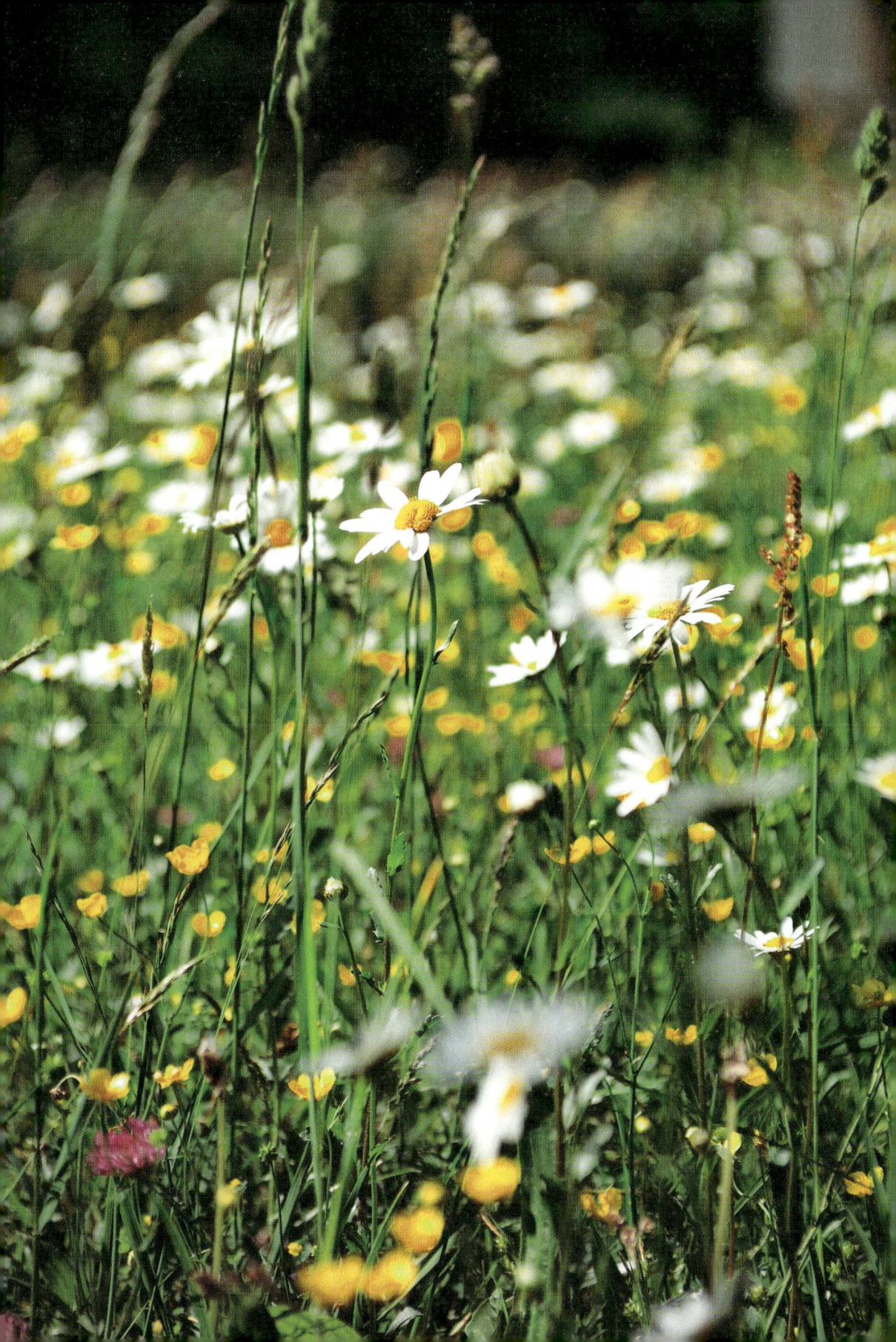

Abnehmen im Frühling

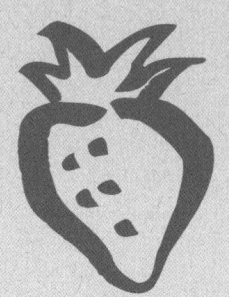

So wunderbar der Frühling auch ist – eines wird uns jetzt schmerzlich bewusst. Wir haben unseren Körper im Winter schändlich vernachlässigt. Jetzt merken wir die mangelnde Bewegung, spüren jedes Festtagspfund mehr auf den Rippen. Die schönen Frühlingshosen kneifen, die kurzen Röcke sitzen einfach nicht, das bauchfreie Top sah vor dem Winter irgendwie auch schon einmal besser aus. Und wohl fühlen wir uns mit dieser Erkenntnis beileibe nicht. Höchste Zeit also, etwas für seine Figur zu tun. Abnehmen heißt die Devise – und das ist mit den richtigen Tricks gar nicht so schwer. Die wichtigste Maßnahme vorweg: weniger und bewusster essen. Hierbei hilft oft schon ein kleiner Trick: niemals im Stehen essen. Ernährungswissenschaftliche Tests haben ergeben: Alles, was man im Stehen verzehrt, wird vom Organismus nicht als Mahlzeit registriert.

Abnehmen durch Essen

Das geht nicht, sagen Sie? Doch – mit den richtigen Lebensmitteln ganz einfach. Es gibt Nahrungsmittel, die uns helfen, Fett zu verbrennen und die den Hunger bremsen. Dazu zählen Hülsenfrüchte, Weizenkeime, Pilze, Bierhefe, Preiselbeeren, Nüsse, Brokkoli, Möhren, Rote Bete, Kresse. Das Geheimnis: Sie enthalten das Spurenelement Chrom.

Im April und Mai kann man auf Märkten und in Gemüseläden Bärlauch, auch Wilder Knoblauch genannt, bekommen. Nützen Sie die Chance: Bärlauch senkt zu hohe Blutdruck- und Cholesterinwerte, hält die Adern jung. Hacken Sie Bärlauchblätter ganz fein, und verrühren Sie sie mit Magerquark und etwas saurer Sahne zu einem Frühlingsstreichkäse. Dieser schmeckt köstlich auf Vollkornbrot. Auch bestimmte Gewürze helfen beim Abnehmen: Chiliöl, Chilipulver, die Sojabohnenpaste Miso, die Sesampaste Tahini oder die Sojasauce Tamari. All diese asiatischen Gewürze unterstützen den Abbau von Fettpölsterchen.

Wenn Sie sich kalorienarm ernähren und mit einer kleinen Mahlzeit lange satt bleiben wollen, sollten Sie beim »kleinen Hunger« anstelle von Brot als Zwischenmahlzeit Pellkartoffeln essen. Sie halten dreimal länger satt. Und wer sich gesättigt fühlt, kommt erst gar nicht in die Versuchung, zu oft zu essen.

Abnehmen mit Apfelessig

Man sollte viel mehr auf die Altvorderen hören, das zeigt sich auch an diesem Beispiel: Unsere Großmütter hatten mit ihrer Meinung, Apfelessig sei ideal zum Abnehmen, tatsächlich recht, wie jetzt von amerikanischen Wissenschaftlern nachgewiesen werden konnte.

Das Erfolgsgeheimnis ist die Essigsäure im Apfelessig, sie unterstützt den Fettabbau, wirkt entschlackend, verdauungsfördernd und entwässernd. Und vor allem – sie bremst Appetit und Hungergefühl, vor allem auch die Lust auf Süßes. Denn gerade diese lästigen Heißhungerattacken sind es ja, die viele Abnehmversuche scheitern lassen. So kann man mit Apfelessig pro Woche ein bis zwei Kilo abnehmen – und das, ohne den Organismus zu belasten.

So wird die Apfelessigkur zum Erfolg:
- 6 bis 8 Wochen lang täglich vor jeder Mahlzeit 1 Glas Wasser vermischt mit 2 Teelöffeln naturtrübem Apfelessig trinken.
- Für diejenigen, die der säuerliche Geschmack von Apfelessig abschreckt oder die viel unterwegs sind, gibt es eine praktische Lösung: Apfelessigtabletten aus der Apotheke. 1 bis 2 Tabletten kauen oder lutschen, danach 1 Glas Wasser trinken.
- Apfelessigtabletten sind auch auf Reisen sinnvoll: Sie leisten einen Beitrag dazu, Darminfektionen vorzubeugen, die man sich im Ausland leicht durch den Verzehr von Fisch, Meeresfrüchten, Geflügel, Eiern und unsauberem Wasser einfangen kann.
- Und Apfelessigtabletten können noch mehr: Sie verhelfen nach einem arbeitsreichen, anstrengenden Tag rasch zu neuer Energie.

Heilfasten – aber richtig

Frühlingszeit = Fastenzeit – auf diese einfache Formel kann man es fast bringen, wenn man sich die Frauenzeitschriften in diesen Wochen anguckt oder sich im Freundeskreis umhört. Klar, jetzt ist auch der passende Zeitpunkt (und ganz ideal ist der März zum abnehmenden Mond) dafür: Der Winter und die damit verbundene Trägheit sind vorbei, man hat immer noch das ein oder andere Pfund mehr auf den Rippen, fühlt sich unwohl in seiner Haut. Weg mit den Überbleibseln des Winters, heißt die Devise – einmal den Körper so richtig durchputzen und von über den Winter angesammelten Altlasten befreien. Vorsicht allerdings dabei: Heilfasten heißt nicht einfach weniger essen, sondern ist, wenn man es auf klassische Art und Weise macht, eine richtige Kur, die unter ärztlicher Aufsicht durchgeführt werden muss. Sie dauert vier Wochen: drei Wochen fasten und anschließend eine Woche Aufbaudiät. Allerdings kann man auch in abgespeckter Form zu Hause heilfasten. Aber auch hier gilt: Bitte vorher mit dem Arzt absprechen.

Was genau passiert beim Heilfasten?
Hauptziel ist es, den Körper gründlich zu entschlacken, ihn von allen Giftstoffen zu befreien, die er im Laufe des Winters angesammelt hat. Hauptziel des Organismus ist normalerweise: Nährstoffe speichern, sozusagen für schlechte Zeiten bunkern. Beim Fasten aber lautet das Motto: ausscheiden! Die körpereigene »Müllabfuhr« wird in Schwung gebracht. Der Darm wird gereinigt, überflüssige Stoffwechselschlacken werden abgebaut, Fettpolster werden gelöst.

Bitte bedenken: Eine Fastenkur ist kein Spaziergang, sondern im Gegenteil harte Arbeit für den Körper. Daher: viel ruhen,

Gesund durchs ganze Jahr

nicht zur Arbeit gehen, Lärm und Stress meiden. Aber auch nicht nur ab aufs Sofa, viel Bewegung muss schon sein, am besten: spazierengehen, wandern.

Und – nicht erschrecken: Beim Heilfasten treten einige Nebenerscheinungen auf, etwa starker Körper- und Mundgeruch, Zungenbelag, Schniefnase, Frieren, Müdigkeit, Zyklusstörungen, langsamere Reaktionen beim Autofahren, Stimmungsschwankungen, dunkel gefärbter Harn. Verstärkte Körperhygiene ist jetzt also ganz wichtig.

Dafür wird man für seine Anstrengungen aber auch reichlich belohnt: eine schönere, glattere Haut, ein größeres Wohlbefinden, ein starkes Immunsystem, erhöhte Leistungsfähigkeit und schließlich: purzelnde Pfunde.

Was während des Fastens gar nicht geht, ist: Rauchen, Alkohol, Bohnenkaffee, Schwarztee, Süßigkeiten, Abführmittel, Fernsehen, Radio, Zeitung.

Eine Fastenkur zu Hause sollte so ablaufen: ein Entlastungstag, fünf Fastentage, drei Aufbautage.

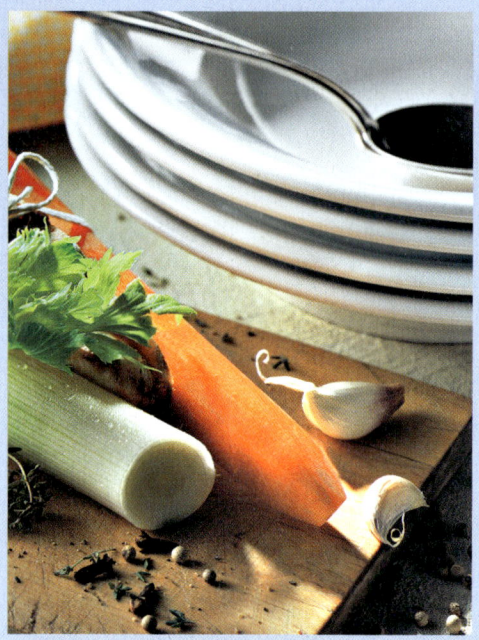

Am Entlastungstag isst man 1 1/2 Kilo Obst, aufgeteilt auf drei Mahlzeiten: Äpfel, Birnen, Kiwis. Eine Alternative: morgens 1 Birne, 5 Haselnüsse; mittags und abends je 300 Gramm Pellkartoffeln sowie Kopfsalat mit Kräutern.

An den Fastentagen trinkt man morgens 2 Tassen Pfefferminztee oder Matetee. Vormittags lesen, spazieren gehen, Tee trinken. Mittags gibt es die Fastensuppe, abends einen Abendtrunk.

Und hier das Rezept der Fastensuppe:
1 Kilo Kartoffeln, 1 Kilo Gemüse – Möhren, Sellerie, Petersilienwurzel, Kohl, Lauch, Zwiebel, Tomaten, Paprika – und nach Geschmack Kümmel, Muskat, Pfefferkörner, Lorbeerblatt, Liebstöckel, Ingwerpulver, 3 Esslöffel geschroteten Dinkel mit kaltem Wasser zugeben, 30 Minuten kochen. Nicht salzen. Dann einige Zeit stehen lassen, durchseihen und trinken. Die Suppe ist basisch und baut die Übersäuerung des Körpers ab.

Das Rezept für den Abendtrunk:
125 Milliliter Orangensaft mit 125 Milliliter Wasser mischen oder einen biologischen Gemüsesaft bzw. einen Obstsaft im selben Verhältnis trinken.

An den folgenden drei Aufbautagen isst man jeweils: 1 Apfel, 1 Möhre, 1 Walnuss, 2 Haselnüsse, Kartoffelsuppe, Getreidesuppe, Hirsesuppe.

Und wenn zwischendurch der Hunger zu sehr quält, darf man 1/2 Tasse Buttermilch trinken.

Entschlacken mit Wasser

Entschlacken geht auch ganz einfach – indem man regelmäßig Wasser zu sich nimmt. Das ist allemal billiger und einfacher als eine aufwendige Kur in einer Kurklinik. Und die Ziele – den Körper entgiften und etwas abnehmen – erreicht man so auch.

Abnehmen im Frühling

Diese Art der Entgiftung wurde bereits im 18. Jahrhundert von dem deutschen Arzt und Naturheiler Dr. Siegmund Hahn erarbeitet. Er wies nach, dass es völlig reicht, regelmäßig nichts als Wasser zu sich zu nehmen, um den Organismus dazu zu bringen, sich von abgelagerten Schlacken und Giften zu befreien. In der Praxis bedeutet dies: tagsüber jede Stunde 250 Milliliter Leitungs- oder Quellwasser oder mildes Mineralwasser trinken, in kleinen, langsamen Schlucken. Der Erfolg nach zwei bis drei Wochen: Verstopfung, Kopfweh, Migräne und Müdigkeit sind verschwunden. Pfarrer Kneipp, als dessen Wegbereiter Hahn gilt, stellte bei besonders sensiblen Patienten sogar fest, dass es bereits genügte, wenn der Betreffende jede Stunde einen Esslöffel Wasser aufnahm.

Also – Ausflüchte gelten nicht. Diese Kur ist wirklich preiswert und einfach und vor allem jederzeit und an jedem Ort durchführbar. Damit sie auch wirklich zu einem durchschlagenden Erfolg wird, darf man den Organismus nicht zu sehr belasten. Das bedeutet: weniger essen, keine tierischen Fette, wenig Fleisch, reichlich Obst und Gemüse, Vollkornprodukte, Milchprodukte. Zusätzlich drei Wochen lang dreimal täglich 1 Tasse Birkenblätter- oder Brennnesseltee trinken, außerdem ebenfalls drei Wochen lang zwischen den Mahlzeiten täglich zweimal jeweils 125 Milliliter Rote-Bete-Saft, Sauerkrautsaft oder einen Gemüsemischsaft (aus dem Reformhaus). Ideal dazu: täglich morgens Wasser treten und eine Stunde spazierengehen oder Rad fahren.

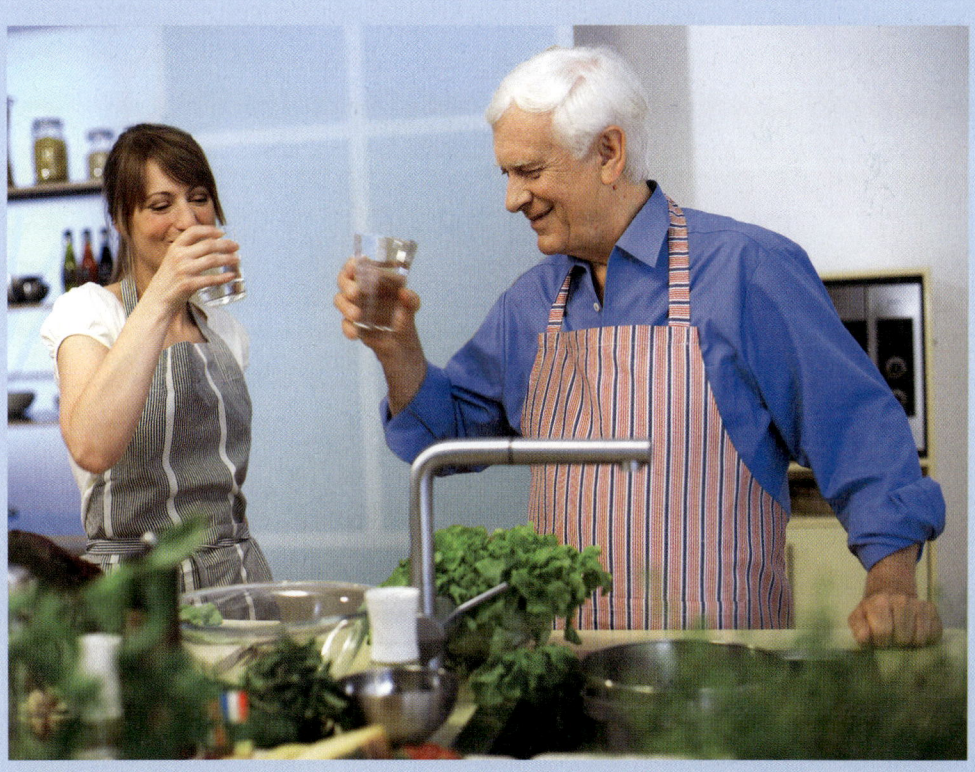

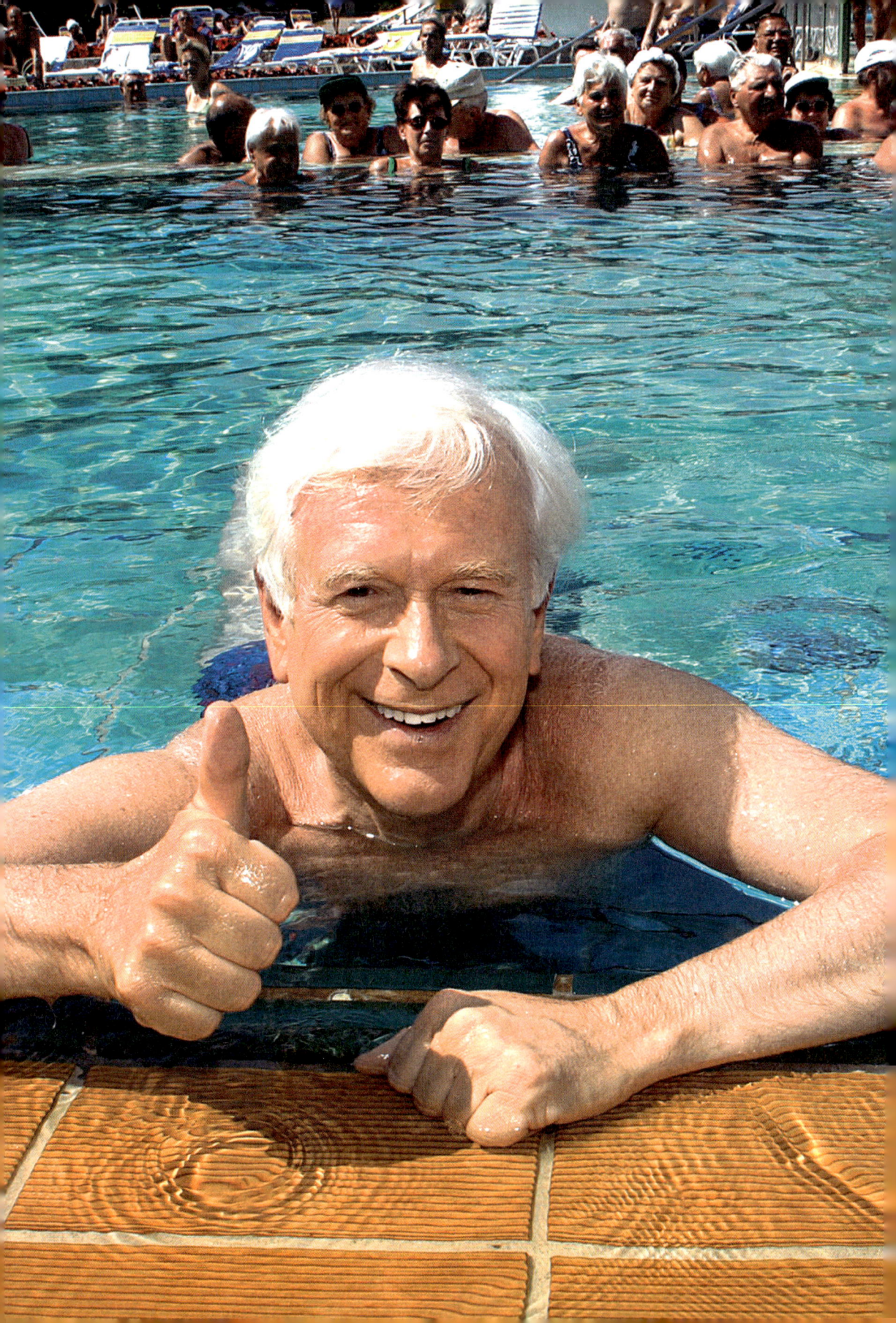

Sommer, Sonne und Urlaub richtig genießen

Für viele Menschen ist dies die schönste Zeit im Jahr – der Sommer. Das Wetter spielt meist mit, man kann raus in die freie Natur, wandern, Rad fahren, die Badeseen oder Schwimmbäder locken, ebenso Garten oder Balkon. Man kann die laue Sommerluft in Biergärten oder auf Restaurantterrassen bis in die Nacht hinein genießen. Und schließlich – die meisten haben im Sommer Urlaub und verreisen oder machen einfach Ferien zu Hause. Doch damit der Sommer auch wirklich zu einem uneingeschränkten Vergnügen wird, muss man auch einiges beachten.

Gesund durchs ganze Jahr

Das Immunsystem sommerfit machen

Allererstes Gebot, um den Sommer genießen zu können, ist natürlich Gesundheit. Wer jetzt denkt, dass man im Sommer sowieso nicht krank wird, täuscht sich leider. Die Hitze, die Trockenheit, zu intensive Sonnenbestrahlung und das bodennahe Ozon schwächen unsere natürlichen Abwehrkräfte. Daher heißt die Devise: das Immunsystem sommerfit machen. Und das geht mit ganz einfachen, natürlichen Mitteln:

- Ein starkes Team aus den Vitaminen A, C und E sowie dem Provitamin A, Beta-Karotin, sind für den Schutz der Körperzellen und für die Abwehr von Krankheitserregern und aggressiven Substanzen mitverantwortlich. Daher sollten wir uns im Sommer möglichst oft mit erntefrischen Gemüsen, die diese Vitamine reichlich enthalten, verwöhnen. Wie wäre es mit einem »Immunsalat« aus Möhren, Tomaten, grünen Paprikaschoten und reichlich Petersilie sowie einer Marinade aus Zitronensaft und Weizenkeimöl? Ist nicht nur gesund, sondern schmeckt auch noch gut.
- Auch die Spurenelemente Selen (reichlich enthalten in Sesamsamen, Pistazien, Kokosnuss, Meeresfisch, Spargel und Bohnen) und Zink (in Haferflocken, Weizenkeimen, Pinienkernen, Hähnchenfleisch und Austern) sowie Eisen (in Salat, Schnittlauch und Vollkornbrot) sind ein wichtiger Baustein für unsere Immunkraft.
- Super gut für die Immunkraft: eine achtwöchige sommerliche Kur mit Joghurt mit lebenden Bakterienkulturen (täglich 2 Becher).
- Gesunder Knoblauch: Sein Hauptwirkstoff Allicin schützt unsere Zellen vor den schädlichen Einflüssen von Umweltschadstoffen. Regelmäßig täglich 3 frische Knoblauchzehen essen oder, wenn der Geruch abstößt, dreimal täglich 2 Knoblauchkapseln (Apotheke) einnehmen.
- Hilfe für unser Immunsystem kommt auch aus der Naturheilkunde: Eine Tinktur aus dem Roten Sonnenhut (Apotheke), fachsprachlich Echinacea purpurea, stärkt die natürlichen

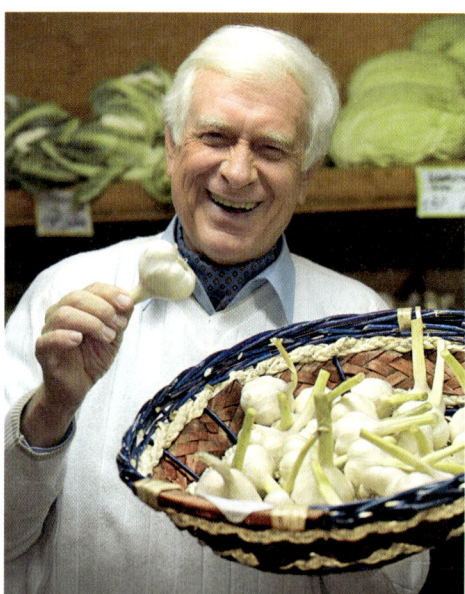

Sommer, Sonne und Urlaub richtig genießen

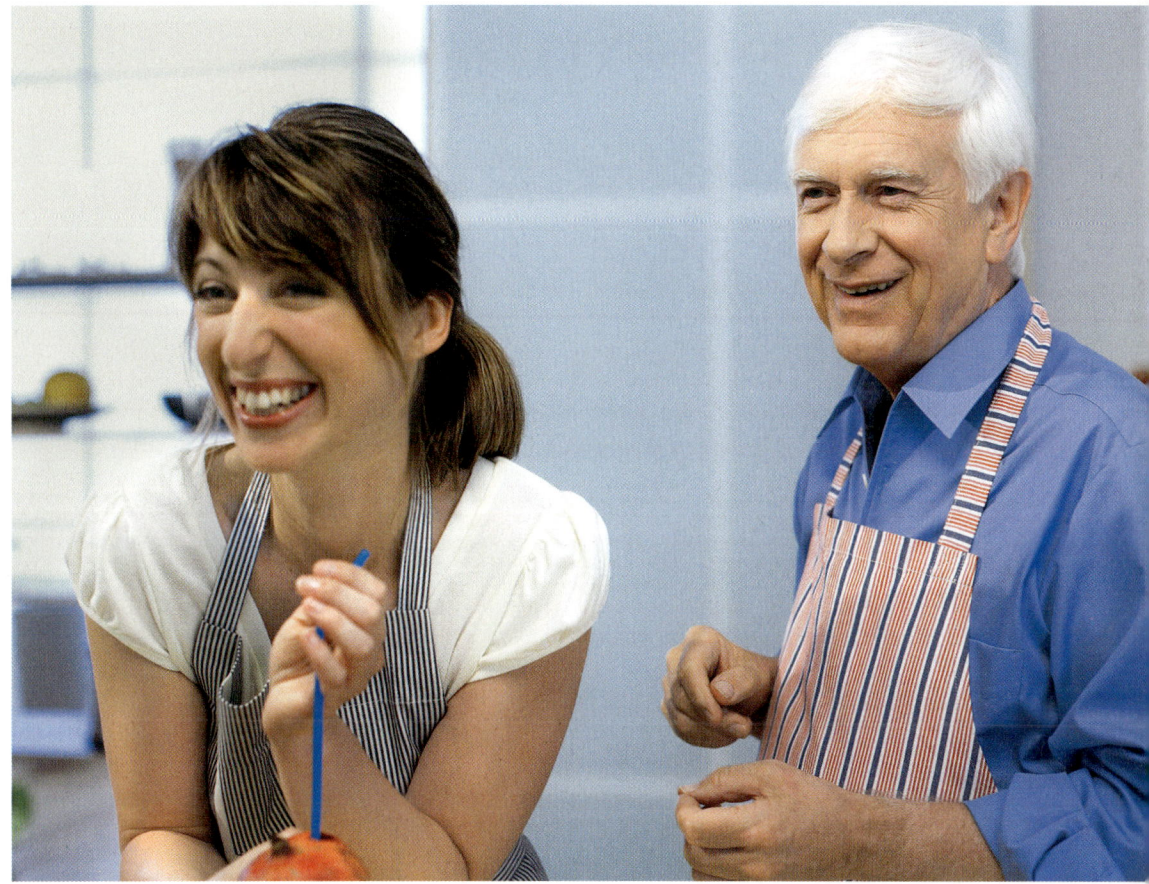

Abwehrkräfte. Empfehlung: 6 Wochen lang dreimal täglich 15 Tropfen Echinacea in etwas Wasser verrühren und einnehmen.
- Umgekehrt gilt: Alles meiden, was die Immunkraft schwächt, zu viel Pökelfleisch und Geräuchertes, zu viel Alkohol, Nikotin, Salmonellen in der Nahrung, Lärm, Stress.
- Und zum Abschluss, alles ganz simpel, aber dennoch ungeheuer wichtig: Auch ungestörter Schlaf, Küssen, Glücklichsein und einmal am Tag von Herzen zu lachen, stärkt die Abwehrkräfte unseres Körpers.

Inneres Frösteln

Verspüren Sie auch bei wunderschönem Wetter ein unangenehmes Frösteln? Gegen diese innere Kälte, die meist auf ein geschwächtes Immunsystem zurückzuführen ist, gibt es ein wirkungsvolles Rezept: Brechen Sie ein 3 Zentimeter langes Stück Zimtrinde in kleine Teile, und kochen Sie diese mit 250 Milliliter Wasser auf. Anschließend durchseihen, mit Honig süßen und sehr warm in kleinen Schlucken trinken.

Gesund durchs ganze Jahr

Gute Sonne – böse Sonne

Die Sonne. Unser Lebenselixier. Ohne sie gäbe es kein Leben auf der Erde, keine Menschen, keine Tiere, keine Pflanzen. Sie bewirkt alles organische Wachsen und Gedeihen. Und sie tut uns – in Maßen genossen – so gut. Was haben wir sie in den langen trüben Wintermonaten herbeigesehnt! Die ersten Sonnenstrahlen locken die Sonnenhungrigen dann zu Tausenden hinaus ins Freie. Laut einer aktuellen Statistik empfinden 80 % der Bevölkerung in der Sonne ein Wohlgefühl. Doch unbestritten ist: Wir können die Sonne nicht mehr so unbeschwert genießen, seit die Schreckensnachrichten von der dünner werdenden Ozonschicht, die uns vor den schädlichen UV-Strahlen der Sonne schützt, beinahe täglich durch die Medien gehen.

Warum an dieser Stelle einmal nicht das Für und Wider zum Thema Sonne abwägen, sozusagen Anklage- und Entlastungspunkte aufzählen? Klar ist: Sowohl zu viel als auch zu wenig Sonne schadet unserem Organismus.

Die Vorzüge der Sonne:
- Ohne Sonne ist kein Leben möglich. Sie regt den Stoffwechsel an, man fühlt sich vitaler, wird nicht so schnell müde. Das wirkt sich auch auf die Haut aus, ihre Durchblutung wird gefördert. Die sichtbare Folge: Man sieht an sonnigen Tagen häufig jünger, frischer aus.
- Dass Sonne gute Laune macht, spürt jeder an sich selbst. Woran das aber liegt, wissen die wenigsten. Verantwortlich dafür ist die Ausbremsung des Hormons Melatonin in der Zirbeldrüse durch die Sonne: Melatonin ist für schlechte Laune und trübe Gedanken verantwortlich – durch die Sonne wird seine Produktion vermindert.
- Die Sonne fördert die Wundheilung.
- Die Sonne kann sich positiv auf Akne, Pickel und andere Hautprobleme auswirken.
- Sie macht Lust auf die Liebe, denn durch sie wird die Bildung von Sexualhormonen angeregt.

Trotz langer, heller Tage genügend schlafen

Vor allem in den Städten bleiben die Menschen an lauen Sommerabenden zu lange auf. Man sitzt draußen im Freien, isst, trinkt, plaudert und bummelt dann noch durch die Straßen. Der US-Schlafforscher Dr. Stanley Coren betont: Auch im Sommer sollte ein Erwachsener acht Stunden schlafen. Achtung! Zu wenig Schlaf auf Dauer bringt Neurosen, frühes Altern, schlechte Laune und vermindert zum Teil erheblich die Gehirnleistung.

Sommer, Sonne und Urlaub richtig genießen

- Es ist erwiesen: Zehn Minuten Sonnenschein täglich steigern Leistungsvermögen und Vitalität um bis zu 50 %.
- Sonne mindert Alltagsbeschwerden wie Gelenk-, Rücken- oder Kopfschmerzen.
- Sie sorgt dafür, dass Vitamine und Mineralstoffe aus der Nahrung besser aufgenommen werden.
- Sie fördert die Produktion von Vitamin D – gut für ein starkes Knochengerüst. Noch eine gute Nachricht: Vitamin D stärkt außerdem das Immunsystem und schützt vor Darmkrebs. Menschen, die sich regelmäßig in der Sonne aufhalten und sich dabei wohl fühlen, leiden viel seltener an Darmkrebs.

Aber wo Licht ist, da ist auch Schatten – im wahrsten Sinne des Wortes:

- Zu viel Sonneneinstrahlung schadet der Haut – vor allem durch das Dünnerwerden der schützenden Ozonschicht, die die schädlichen UV-Strahlen abhält. Man muss allerdings unterscheiden: Nicht alle UV-Strahlen sind schädlich. Die langwelligen UV-A-Strahlen bräunen, schädigen aber nicht. Gefährlich sind UV-B- und UV-C-Strahlen, sie greifen die Hautzellen an, stören den Hautstoffwechsel und verursachen Sonnenbrand. Eine erschreckende Zahl: Bereits fünf Sonnenbrände in der Kindheit verdoppeln die Hautkrebsgefahr bei Erwachsenen. Laut WHO gibt es weltweit durch das Dünnerwerden der Ozonschicht zusätzlich 50 000 Hautkrebserkrankungen.
- Übermäßiger Sonnengenuss lässt die Haut schneller altern, sie wird faltiger, lederner, es können sich Sommersprossen bilden. Auch die Lippen mögen die Sonne nicht – sie werden rau und rissig. Und die Haare werden stumpf und brüchig.
- Zu viel Sonne lähmt das Immunsystem. Vor diesem Hintergrund wundert es nicht, dass man gerade im Sommer häufig eine Erkältung bekommt.
- Ebenfalls möglich: Kreislaufbeschwerden, Kollaps, Sonnenstich, Kopfschmerzen und Schwindelanfälle.
- Auch für das Auge kann die Sonne schädlich sein – bei längerem Sonneneinfluss besteht die Gefahr der Erkrankung an Grauem Star. Geschätzte Zahl laut WHO: 150 000 Fälle von Grauem Star allein durch das Dünnerwerden der Ozonschicht.

Wie gehen wir mit den Nachteilen der Sonne und den damit verbundenen erschreckenden Meldungen der WHO um? Müssen wir in Zukunft jeden Sonnenstrahl panisch meiden? Ich kann Sie beruhigen: sicher nicht! Wir dürfen die Sonne auch weiterhin genießen, aber eben mit Maß und Verstand:

- Ganz vorsichtig mit dem Sonnenbaden beginnen und sich nicht stundenlang den intensiven Strahlen aussetzen, zu Beginn höchstens 10 bis 15 Minuten.
- Sonnenschutzpräparate mit hohem Schutzfaktor (ab 10 bis 15) verwenden. Erst nach und nach zu niedrigeren Faktoren wechseln. Wichtig: Den Schutz bereits 30 Minuten vor dem Sonnenbad im Schatten auf die Haut auftragen und alle zwei bis drei Stunden wiederholen. Wasserfester Sonnenschutz hält bis zu 80 Minuten. Für Stirn, Nase, Schultern und Brustwarzen sollten Sie spezielle Sunblocker verwenden.
- Im Süden und auch bei uns an besonders heißen Tagen zwischen 11 und 15 Uhr die pralle Sonne meiden.
- Ganz wichtig: eine gute Sonnenbrille und eine schützende Kopfbedeckung aus Stroh oder Leinen.

Gesund durchs ganze Jahr

- Vorsicht bei Einnahme der Pille oder anderer Medikamente: Besser erst mit dem Arzt sprechen, ob man die Sonne dann meiden sollte.
- Nicht stundenlang in der Sonne braten: Gesünder ist es, sich in der Sonne zu bewegen, z. B. Strandspaziergänge zu machen oder Ball zu spielen.

Sonnenschutz von innen

So weit, so gut – das mag in der Vergangenheit ausgereicht haben, um sich gegen die Sonne zu schützen. Doch nun gibt es bereits Stimmen, die noch mehr Schutz fordern, beispielsweise die des international anerkannten und erfolgreichen Umweltmediziners Dr. Bodo Kuklinski, der bei seinen Nachforschungen im Kampf gegen die Umweltgifte Erschreckendes herausgefunden hat. Die aggressiver werdende Sonneneinstrahlung gefährdet nicht nur die Haut, sondern auch den gesamten Organismus, denn sie fördert die Entstehung von schädlichen Stoffen im Körper.

Wir sind heutzutage ständig von diesen Stoffen umgeben, bei denen es sich um hochaggressive Moleküle handelt – in der Wissenschaft freie Radikale genannt. Wir nehmen sie durch die Luft, das Wasser und die Nahrung auf. Sie zerstören unsere Körperzellen, schwächen unser Immunsystem, fördern vorzeitige Adernverkalkung, Krebs und viele andere Zivilisationskrankheiten. Eine Studie mit 30 Krankenschwestern, die einen zweiwöchigen Badeurlaub an der Ostsee verbrachten und sich täglich in die Sonne legten, kam zu dem eben genannten erschreckenden Ergebnis: Diese aggressiven Stoffe entstehen auch durch Sonnenbestrahlung, ihre Zahl steigt einige Stunden nach dem Sonnenbad im Körper des Menschen dramatisch an.

Die gute Nachricht: Ein Schutz gegen diese freien Radikale ist möglich. Die Hälfte der 30 Probanden hatte vor dem Sonnenbad mit der Einnahme von bestimmten Natursubstanzen vorgesorgt – mit Vitamin C und E, dem Provitamin Beta-Karotin und dem Spurenelement Selen, den sogenannten Antioxidanzien, also Stoffe, die uns vor Umweltgiften schützen. Bei diesen 15 Testpersonen entstanden durch das Sonnenbad keine oder nur ganz wenige hochaggressive freie Radikale.

Man kann also mehr tun – sich so von innen her gegen die schädliche Seite der Sonne wappnen. Nicht mit Pillen, sondern durch die tägliche Nahrung; gesunde Bräune durch Naturprodukte. Deshalb der Rat für alle Sonnenhungrigen: Sie sollten in der heißen Jahreszeit täglich Selen (Spargel, Meeresfisch, Kokosnuss, Weizenkeime), Vitamin E

Sport und Sauerstoff

Wer im Sommer gern und oft eine Wanderung durch die Natur macht und sich dabei und danach wohlfühlen möchte, der sollte sehr auf die Nahrung achten, die er zu sich nimmt. Es sollten vor allem fettarme Lebensmittel sein, die man in den Speiseplan einbaut: Magermilchprodukte, fettarme Käse, keine Wurst, kein fettes Fleisch. Das hat seinen besonderen Grund: Fett verbraucht im Körper große Mengen an Sauerstoff. Die Folge: Dieser Sauerstoff bleibt den Atemwegen vorenthalten. Wer sich fettreich ernährt, dem geht beim Sport die Puste aus. Man kann keine guten Leistungen mehr erbringen.

Sommer, Sonne und Urlaub richtig genießen

(Milch- und Vollkornprodukte), Vitamin C (Paprikaschoten, Petersilie, Kiwis, Grapefruits) und Beta-Karotin (Möhren) mit der Nahrung zu sich nehmen. Außerdem ist es sinnvoll, das Spurenelement Selen und die genannten Vitamine in Form eines Kombinationspräparats aus der Aptoheke einzunehmen.

Erste Hilfe bei Sonnenbrand

Und wenn alle Vorsichtsmaßnahmen nicht ausgereicht haben und man sich dennoch einen Sonnenbrand zugezogen hat, heißt es: rasch handeln, um die Folgen für die Haut so gering wie möglich zu halten. Zum Glück gibt es einige Hausmittel, mit denen man die schlimmen Auswirkungen lindern kann.

- Das sollten Sie zu Beginn der Sonnensaison immer bereithalten – für den Fall der Fälle: Wacholderöl gegen den Juckreiz. In einer dicht verschließbaren Flasche 3 Esslöffel zerdrückte Wacholderbeeren mit 240 Milliliter nativem Olivenöl extra übergießen, 14 Tage verschlossen in einem warmen Raum stehen lassen. Das Wacholderöl durchseihen, im Kühlschrank aufbewahren, die juckende Haut damit einreiben.
- Wenn die Haut »nur« unangenehm spannt: einfach 15 Minuten unter die kalte Dusche gehen. Danach pflegen Sie die Haut mit einer Lotion aus der Apotheke, die reich an Vitamin E ist.
- Die beste Erste Hilfe für entzündete und gerötete Haut: 3 Tassen Haferflocken in 1 Liter Wasser einmal aufkochen und die Flüssigkeit in eine Wanne mit kühlem Badewasser gießen, dann 15 Minuten in die Wanne legen.
- Die schmerzenden Stellen vorsichtig mit Naturjoghurt (oder Buttermilch oder Quark) bestreichen. Oder ein Leinentuch in lauwarmen Schwarztee tauchen und es auf die betreffenden Körperpartien legen. Oder Aloe-vera-Saft auf die Haut auftragen.
- Sehr hilfreich: Lavendelöl (Apotheke oder Reformhaus): 3 bis 4 Tropfen in 250 Milliliter Wasser geben, ein Leinentuch darin eintauchen, auswringen und 15 Minuten auf die betroffenen Hautstellen auflegen.
- Auch gegen trockene, spröde und rissige Lippen gibt es ein Naturmittel: Waschen Sie eine rohe Kartoffel gut ab, schneiden Sie sie durch, und reiben Sie 2 Minuten lang mit den Schnittflächen über die Lippen. Zusätzlich sollten Sie die Lippen morgens und abends mit etwas Honig einreiben.
- Menschen mit heller Haut bekommen jetzt oft die ersten Sommersprossen. Das mildert sie: Pressen Sie jeden Tag den Saft einer Zitrone aus, und reiben Sie damit die Haut ein. Oder nehmen Sie Meerrettichmilch: 250 Milliliter Milch aufkochen, 20 Gramm geriebenen Meerrettich dazugeben, noch einmal aufkochen. Kalt werden lassen, durchseihen, erwärmen. Ein Leinentuch eintauchen, auswringen und nur 5 bis 7 Minuten auflegen.

UV-Licht für die Haare

Viele, die sich in diesen Tagen auf die Sonnenbank legen, um die Haut für den Sommer etwas vorzubräunen, setzen eine leichte Kopfbedeckung auf, um die Haare zu schützen. Ein verbreiteter Irrtum. Das Licht der Sonnenbank ist eine Wohltat für die Kopfhaut und für die Haare. Das UV-Licht fördert die Durchblutung. Dadurch werden die Haarwurzeln gestärkt.

Gesund durchs ganze Jahr

Die Wehwehchen des Sommers

Das verbindet man zwar nicht unbedingt mit dem Sommer, es kommt aber leider auch vor, und gar nicht mal selten: kleinere und größere gesundheitliche Probleme. Damit man diesen richtig begegnet und sich die schönste Zeit des Jahres nicht vermiest, im Folgenden einige Anregungen.

Leider kein Einzelfall – Sommerrheuma

Damit rechnet man im Sommer nun wirklich am wenigsten, das schreibt man eher der nasskalten Jahreszeit zu, aber leider nimmt in den letzten Jahren die Zahl der Rheumaerkrankungen im Sommer drastisch zu, sogar junge Menschen sind schon davon betroffen. Auch wenn es sich hier meist um leichtere Fälle handelt, die Lebensqualität ist allemal erheblich eingeschränkt.
Die typischen Symptome: ziehende, stechende Schmerzen in den Schultern, im Nacken, in den Armen und Händen, aber auch in den Knien sowie im Rücken. Gefährdet sind all jene, die bei schlechtem Wetter zu leicht bekleidet sind oder beim Freizeitsport ins Schwitzen kommen und dann mit feuchter Kleidung herumlaufen – das schwächt die natürlichen Abwehrkräfte. Aber auch zu lange »Badesessions« im kalten Wasser können zu rheumatischen Beschwerden führen – man spricht vom Baderheuma oder auch vom Mittelmeerrheuma.

Gegen die Schmerzen dieser Art gibt es einige Tricks:
- Die heiße Dusche am Morgen, wenn die Gelenke besonders steif sind. Zusätzlich: vorher oder nachher Gymnastikübungen machen.
- Massage der betroffenen Körperstellen mit Propolismassagecreme aus dem Bienenstock (Apotheke), mit Kamillenöl oder mit Olivenöl.
- Auf Vitamin-C-reiche Ernährung achten: Paprikaschoten, Petersilie, Schnittlauch, Grapefruits.
- Regelmäßige Saunabesuche oder Wannenbäder (einmal pro Woche) mit Moorextrakt oder mit Wacholderöl-Badezusatz.
- Israelische Wissenschaftler an der Universität Tel Aviv haben herausgefunden: Das beste Rezept, das Sommerrheuma rasch zu lindern, sind Schlammpackungen oder Schwefelbäder.
- Das Wichtigste aber ist die Behandlung von innen her, durch die Einnahme von hoch dosiertem natürlichem Vitamin E (Apotheke) über einen längeren Zeitraum. Empfohlene Ration: 1 Kapsel mit 500 Internationalen Einheiten Vitamin E täglich. Es ist erwiesen, dass natürliches Vitamin E die Entzündungsvorgänge, die bei Rheuma im Organismus entste-

Sommer, Sonne und Urlaub richtig genießen

hen, bremst und die Körperzellen vor der Zerstörung durch aggressive Sauerstoffradikale schützt. Die Erfolge der Behandlung mit Vitamin E sprechen für sich: In leichten Rheumafällen besserten sich die Schmerzen nach sechs Wochen, in schweren Fällen konnten die schweren Rheumamedikamente um 50 % reduziert werden.

Schwere Beine

Leider auch kein Einzelfall im Sommer – schwere, dicke Beine mit spannender und juckender Haut, vor allem bei Frauen. Der Grund sind Wassereinlagerungen in den Beinen aufgrund einer Venenschwäche, die sich manchmal erst jetzt bei steigenden Temperaturen zeigt. Die Wärme erweitert die Wände der Blutgefäße (bereits ab 23 °C Außentemperatur), sodass die Blutzirkulation des Blutes gedrosselt wird. Dadurch kommt es zu Stauungen des Blutes und damit zu einem Anschwellen der Beine.

Abhilfe schafft man mit ein paar einfachen Maßnahmen:
- Die pralle Sonne möglichst meiden, die Venen fühlen sich im Schatten wohler.
- Auch wenn hochhackige Schuhe schicker aussehen mögen – leichte Schuhe mit flachen Absätzen tragen.
- Sehr ratsam: viel barfuß gehen, zu Hause oder auf einer Wiese. Das stärkt speziell jene Muskeln, die für den Rücktransport des Blutes aus den Beinen mitverantwortlich sind.
- Überhaupt ist viel Bewegung das Motto. Aufs Auto und den Fahrstuhl so oft wie möglich verzichten. Auf Zehenspitzen umhergehen, dabei auf und ab wippen. Im Sitzen die Füße kreisen.
- Wann immer es geht: Legen Sie die Beine hoch.

Rheumabeschwerden

Studien an der Universität Paris haben ergeben, dass der noch vor kurzem belächelte Brennnesseltee bei Rheumabeschwerden hilft. Brennnesselblätter enthalten Flavone und phenolische Karbonsäuren, die jene Botenstoffe im Körper hemmen, welche die Schmerzen auslösen und Gelenkknorpel zerstören.

- Mehrmals am Tag 5 Minuten lang kalte Wadengüsse mit der Dusche machen, beginnend bei den Zehen, dann den Wasserstrahl langsam hochführen.
- Oft schwimmen gehen.
- Und hier ein wirkungsvolles erfrischendes Naturrezept: Verrühren Sie 1 Esslöffel Franzbranntwein mit Menthol in 250 Milliliter Wasser, tränken Sie darin ein Paar Nylonstrümpfe, und tragen Sie diese dann 20 Minuten lang.
- Erleichterung pur sowohl für gesunde als auch für kranke Beine verschaffen Stütz- oder Kompressionsstrümpfe. Wer keine Probleme mit den Beinen hat, sollte einige Stunden am Tag Stütz- oder Kniestützstrümpfe tragen. Das wirkt vorbeugend, wirkt der Ausweitung der Venen entgegen. Wer bereits Probleme mit den Venen hat, der sollte sich vom Apotheker Kompressionsstrümpfe nach Maß anfertigen lassen. Die Krankenkasse übernimmt einen hohen Anteil der Kosten. Zum Glück sind Stütz- oder Kompressionsstrümpfe heutzutage nicht mehr die hässlichen »Gummistrümpfe« von früher, sie werden inzwischen aus feinstem, elastischem Gewebe hergestellt und sehen aus wie moderne Nylons.

Gesund durchs ganze Jahr

Melonen, Buchweizen und Ingwer gegen Venen-Probleme im Sommer

Wenn die Temperaturen steigen, leiden wieder viele Menschen an dicken, schweren Beinen. Was wenige wissen: Man kann gezielt mit einer bestimmten Ernährung Venenproblemen vorbeugen. Dazu muss man informiert sein, was unsere Venen brauchen, damit sie nicht schlapp machen und das Blut versacken lassen. Spezielle Wirkstoffe aus dem täglichen Essen stärken die Venenwände und die Venenklappen.

- *Die Vitamine B_6 und B_{12}:* Damit das Bindegewebe der Venenwände seine Spannkraft behält und elastisch bleibt, braucht man unter anderem die Vitamine B_6 und B_{12}. Sie sind reichlich enthalten in Vollkornbrot, Sauerkraut und Pilzen.
- *Vitamin C:* Auch dieses Vitamin festigt die Venen. Daher macht es Sinn, jeden Tag eine Portion rohes, säuerliches Obst zu konsumieren und außerdem reichlich fein gehackte Petersilie in den Salat zu mischen. Beim Gemüse ist es die Paprika, die den Venen besonders gut tut.
- *Die Aminosäuren Prolin und Glyzin:* Sie sind sehr wichtig für starke Venen. Was die Ernährung betrifft, so bedeutet das, regelmäßig Fisch, Sojabohnen bzw. Sojaprodukte, Bohnen und Erbsen zu essen.
- *Zink:* Für die Produktion von Kollagen, dem Stoff, welcher für das Jungbleiben der Venen verantwortlich ist, braucht der Körper das Spurenelement Zink. Daher sollte man zur Vorbeugung von Venenproblemen im Sommer jetzt des Öfteren Hülsenfrüchte, Wurzelgemüse, Mais und Haferflocken essen.
- *Rutin:* Dies ist ein ganz besonders wichtiger Stoff für starke Venenwände. Den sekundären Pflanzenstoff tanken wir vor allem aus Buchweizen und Zitrusfrüchten.
- *Bioflavonoide:* Nutzen Sie die Kraft der Zitrone. Sie enthält Bioflavonoide, welche die Gefäße stärken. Und auch äußerlich angewendet, ist die Zitrone gut für die Venen; gönnen Sie Ihren Venen eine sanfte Zitronenölmassage: 6 Esslöffel Weizenkeimöl werden mit 6 Tropfen Zitronenöl, 2 Tropfen Wacholderöl und 2 Tropfen Zypressenöl vermischt. Damit müssen die Beine täglich von unten nach oben massiert werden.
- *Gingerol:* Die Venen arbeiten speziell dann vorbildlich, wenn sie mit Gingerol »gefüttert« werden. Diesen Stoff liefert Ingwer, er verleiht der Wurzel ihren charakteristischen Geschmack. In unserem Körper sorgt das Gingerol für einen verstärkten Abbau des Blutgerinnungsstoffes Fibrin. Dank Ingwer bleibt also das Blut flüssig und kann daher nicht so leicht in den Venen versacken.
- *Ajoen:* Auch das Sulfid Ajoen sorgt für einen starken Abbau von Fibrin und hält das Blut in den Venen flüssig. Das Ajoen steckt im Knoblauch.
- *Adenosin:* Ein weiterer natürlicher Gerinnungshemmer ist das Adenosin. Denn es hemmt jene Enzyme, welche für die Gerinnung des Fibrins verantwortlich sind. Adenosin findet man in allen Kürbisgewächsen, allen voran in der Honigmelone.

Sommer, Sonne und Urlaub richtig genießen

Mit Kälte gegen Sommerkopfschmerz

Gerade bei großer Hitze, bei extremem Wetterwechsel oder bei Gewitterlagen leiden viele an sogenannten Alltagskopfschmerzen oder an Migräne. Auch wenn sie meist nicht lange anhalten – sie können einem dennoch den Tag zur Hölle machen. Übrigens – auch intensive geistige Arbeit oder Überanstrengung beim Freizeitsport können den Sommerkopfschmerz auslösen.

Hausmittel, die in der kalten Jahreszeit bei Kopfschmerzen oft erfolgreich sind, wirken leider im Sommer meist nicht, wie ärztliche Erfahrung gezeigt hat. Dazu gehören Kopfmassagen, heiße Duschen in den Nacken, eine heiße Wärmflasche auf dem Kopf, eine Wollmütze, Einreibungen von Stirn und Schläfen mit Franzbranntwein, Majorantee, Baldriantee oder Melissentee. Bevor man jetzt entmutigt zu Schmerzmitteln greift, sollte man es dennoch erst einmal mit Naturmitteln versuchen. Denn es gibt Hoffnung, von Deutschlands Kopfschmerzpapst Prof. Dr. Wolfgang Forth aus München, der herausgefunden hat, dass gegen Sommerkopfschmerz ganz einfach Kälte hilft – ganz nebenwirkungsfrei. Auf den Einsatz von Kopfschmerzmitteln kann dann entweder ganz verzichtet werden oder er kann stark reduziert werden.

Die Anwendung von Kälte zu therapeutischen Zwecken nennt man in der Medizin Kryotherapie, es werden meist Kältesprays auf der Basis von Ethylchlorid und Fluormethan angewandt.

Die Methode von Prof. Dr. Forth ist ganz einfach. Man braucht dazu 2 handelsübliche Kühlkissen, 1 Leinenhandtuch und 1 Nackenrolle mit waschbarem Überzug (keine Schaumstoffrolle verwenden!).

1 Kühlkissen wird aus dem Tiefkühlfach genommen (das andere bleibt als Reserve) und in das Handtuch eingeschlagen. Nun legt man die Nackenrolle auf das Kühlkissen und bettet den Nacken auf die Rolle. Wird die Rolle warm, die Rolle einfach ein wenig weiterdrehen. Die Kälte, die so zum Kopf gelangt, wirkt schmerzstillend, ist wohltuend und bringt oft schon nach Minuten Erleichterung.

Keine Chance der Sommergrippe

In den letzten Jahren leiden mehr und mehr Menschen an der Sommergrippe – wobei Ärzte der WHO festgestellt haben, dass 92 % der Bevölkerung selbst schuld an ihrem Leiden sind. Warum? Weil man im Sommer unvernünftig lebt, sein Immunsystem leichtfertig schwächt.

Hier ein paar Hinweise, um es besser zu machen:
- Auch gegen den größten Durst niemals mit eiskalten Getränken angehen. Getränke nicht übertrieben stark mit Eiswürfen kühlen.
- Auch bei Hitze gilt: Zugluft meiden. Besonders gefährlich ist das für ältere Menschen und kleine Kinder.
- Übertriebene Sonnenbäder vermeiden, sie schwächen die natürlichen Abwehrkräfte.
- Nicht in verschwitzten Anziehsachen umherlaufen, denn dann kühlt man rasch aus. Badebekleidung in zweifacher Ausführung mitnehmen, damit man nicht in nassem Badeanzug herumlaufen muss.
- Nicht zu lange in kaltem Wasser schwimmen, ein unterkühlter Körper wird schneller krank – das gilt vor allem für Kinder.

Gesund durchs ganze Jahr

- An etwas kälteren Sommertagen die Kleidung entsprechend anpassen.
- Auch das gibt's: kalte Füße im Sommer aufgrund von Durchblutungsstörungen. Dagegen helfen heiße Fußbäder, Fußmassagen, Knoblauch und, Gingkodragees aus der Apotheke.
- Wichtig ist der richtige Umgang mit einer Klimaanlage, z. B. am Arbeitsplatz. Wenn Sie das nicht können, schalten Sie sie lieber aus. Achten Sie darauf, dass Sie in den klimatisierten, kühlen Räumen ausreichend warm angezogen sind. Sonst ist die Grippe rasch vorprogrammiert, wenn man aus der Hitze draußen in die »eisige Kälte« drinnen kommt. Zu stark eingestellte Klimaanlagen sind oft schuld an geschwollenen, stark geröteten Augen. Sehr wirksam dagegen: 2 gehäufte Teelöffel Lindenblüten mit 250 Milliliter heißer Milch überbrühen, 15 Minuten zugedeckt ziehen lassen, dann durchseihen. Ein Leinentuch mit der lauwarmen Milch tränken, leicht auswringen und 10 Minuten lang auf die geschlossenen Augen legen.

Sommerlicher Hexenschuss

Wer an heißen Tagen mit schweißnasser Kleidung in Zugluft kommt, handelt sich sehr leicht einen Hexenschuss ein. Um dem vorzubeugen, rate ich: Nehmen Sie täglich 1 Kapsel Vitamin E (800 Internationale Einheiten) ein. Ist der Hexenschuss schon eingetreten, reiben Sie die schmerzenden Stellen mit Pflaumenschnaps ein, den Sie zuvor im Wasserbad erwärmt haben. Dieselbe Wirkung hat übrigens auch Franzbranntwein.

Mit diesen Tipps sollte es gelingen, die Sommergrippe zu vermeiden und den Sommer uneingeschränkt zu genießen.

Mit der Kraft der Natur gegen Nervosität

Davor sind wir leider auch im Sommer nicht gefeit: Nervosität. Die Ursachen sind natürlich vielfältig, z. B. beruflicher Stress, Streit mit dem Partner, finanzielle Sorgen. Im Sommer spielt auch die Hitze oft eine Rolle, etwa, wenn man nachts wegen der hohen Temperaturen schlecht schläft oder tagsüber nicht viel auf die Reihe bekommt, weil man so abgeschlagen ist. Das Schlechteste in dieser Situation ist es dann, ein starkes Beruhigungsmittel zu nehmen – womöglich ohne Rücksprache mit dem Arzt.

Viel besser sind da die Kräfte der Natur, und es gibt eine Reihe von wirksamen Mitteln, die gelassener machen und neue Kraft verleihen:

- Kräutertees mit beruhigender Wirkung, etwa Johanniskraut-, Basilikum- oder Melissentee. Je 1 Teelöffel mit 1 Tasse sprudelndem Wasser übergießen, 8 Minuten ziehen lassen. Durchseihen, mit etwas Honig süßen, trinken. Hausärzte raten oft, den Melissentee mit 2 Teelöffeln Melissengeist aufzuwerten.
- Hilfreich sind Baldriantropfen (Apotheke), 20 Tropfen in etwas Wasser verrühren und trinken.
- Warum nicht auch im Sommer einmal ein entspannendes Wannenbad nehmen? 500 Gramm Fichtennadeln in 3 Liter kaltem Wasser 8 Stunden ziehen lassen, dann das Ganze 30 Minuten lang kochen. Durchseihen und ins Badewasser gießen. 20 Minuten baden, danach 1 Stunde im Bett ruhen. Oder

Sommer, Sonne und Urlaub richtig genießen

Sie baden 30 Minuten lang bei einer Temperatur von 39 bis 41 °C. Geben Sie 30 Tropfen Lavendelöl ins Wasser, das erfrischt und entspannt.
- Beruhigende Aromatherapie: Mit Lavendelöl (Apotheke) entweder den ganzen Körper oder bloß die Schläfen massieren. Oder einen Teller mit etwas Wasser aufstellen, 20 Tropfen Lavendelöl dazuträufeln und die beruhigenden ätherischen Öle aus der Raumluft einatmen. Auch schon ein paar Tropfen Lavendelöl, auf ein Taschentuch gegeben, wirken Wunder. Einfach zwischendurch daran riechen.
- Ein altes Hausmittel aus Großmutters Zeiten: Apfelbrühe – schmeckt gut und wirkt hervorragend. 1 Apfel mit Schale in kleine Würfel schneiden, die Würfel in einen Küchentopf geben und mit 1/2 Liter kochendem Wasser übergießen. Die Mischung 1 Stunde ziehen lassen, dann durchseihen, mit Honig süßen und im Laufe des Tages in kleinen Schlucken trinken.
- In der warmen Jahreszeit ist unser Organismus Gerüchen gegenüber besonders aufgeschlossen. Setzen Sie daher Düfte gezielt als Lebenshilfe ein. Wenn Sie einen starken, stressreichen und anstrengenden Tag vor sich haben, dann schnuppern Sie den Duft von Lavendelöl oder Orangenöl. Es ist erwiesen: Durch angenehme Aromen ist man innerlich gestärkt, hat viel mehr Erfolg und ist wesentlich leistungsfähiger.

Gewappnet gegen Salmonellen

Im Sommer haben diese heimtückischen Erreger Hochsaison: Gemeint sind die Salmonellen. Laut Expertenmeinung werden sie immer hartnäckiger und befallen immer mehr Lebensmittel. Während man sich früher vor allem vor Fleisch, Eiern und Kartoffelsalat an heißen Tagen in Acht nehmen musste, so können heute sogar Kartoffelchips mit Paprika betroffen sein – jedenfalls dann wenn sie schlecht gelagert sind.
Doch was sind Salmonellen eigentlich genau? Ganz einfach: Es handelt sich dabei um stäbchenförmige Bakterien, die Magen- und Darmerkrankungen

---

Tipps gegen depressive Verstimmung

Wenn Sie trotz sommerlichem Wetter unter depressiven Stimmungen leiden, dann sollten Sie ein paar wichtige Maßnahmen beachten:
- *Sie dürfen keinen weißen Zucker in Kaffee oder Tee geben, sollten auch alle Desserts meiden, die Industriezucker enthalten. Das kann die Stimmung noch weiter verschlechtern. Studien in den USA haben nachgewiesen: Unmittelbar nach dem Konsum von Süßem fühlt man sich zwar kurze Zeit sehr gut. Ganz schnell aber sinkt die Stimmung wieder extrem ab.*
- *Bei Honig und Roh-Rohrzucker ist das weniger dramatisch, weil man damit auch Mineralstoffe und Spurenelemente aufnimmt, welche positive Stimmung fördern.*
- *Überhaupt kein Problem ist dunkle Schokolade mit einem Kakao-Anteil von 70 bis 80 %. Denn sie enthält große Mengen an Phenylethylamin, welches dazu beiträgt, dass in unserem Gehirn Glückshormone aufgebaut werden.*

Gesund durchs ganze Jahr

hervorrufen können. Es gibt mehr als 2000 Salmonellenarten; die gefährlichste darunter ist die Salmonella enteritidis, von der bereits eine einzige Bakterie das komplette Verdauungssystem eines Menschen für Tage durcheinanderbringen kann. Salmonellen kommen im Boden, in Pflanzen, Futtermitteln und in Exkrementen von Mensch und Tier vor. Eine Krux der modernen Massentierhaltung: Durch sie können sich die Salmonellen schnell ausbreiten.

Anfällig für Salmonellen sind insbesondere rohes Fleisch, auch vom Wild, alle Innereien, Krusten- und Schalentiere, Wurstwaren, ganz speziell Hackfleisch, Geflügel frisch und tiefgefroren, Eier, Saucen, Mayonnaisen, Desserts aus rohen Eiern (z. B. Tiramisu), Speiseeis, Kartoffel- und Fleischsalat.

Besonders gut vermehren sich Salmonellen in aufgewärmten Speisen, in rohen oder zu wenig erwärmten Eiern, ebenso bei zu geringer Erhitzung von Lebensmitteln in der Mikrowelle, bei mangelhafter Kühlung von verderblichen Speisen und bei Kontakt zu bereits infizierten Menschen. Die ideale Temperatur zur Verbreitung der Salmonellen beträgt etwa 37 °C.

Hilfreicher Brottrunk

Dr. Markus Gaisbauer, Chefarzt im Krankenhaus Bad Königshofen, weiß, wie man sich vorbeugend vor Salmonellen schützen kann: »Trinken Sie jeden Tag 1/4 Liter Brottrunk aus dem Reformhaus, am besten mit Wasser verdünnt. Die im Brottrunk enthaltenen Sauerteigbakterien stärken die Darmflora, sodass Krankheitserreger rasch ausgeschaltet werden.

Die typischen Symptome einer Salmonelleninfektion sind Bauchschmerzen, Durchfall, Übelkeit, Fieber, Erbrechen. Besonders gefährdet sind ältere Menschen und Kinder, chronisch kranke und immunschwache Leute. Eine Salmonelleninfektion dauert meist ein bis drei Tage, in Ausnahmefällen auch länger. Im Extremfall kann eine Salmonelleninfektion sogar zum Tod führen. Gerade im Sommer liest man immer wieder von verheerenden Infektionen in Altenheimen. Das liegt unter anderem daran, dass das Sonntagsessen oft schon am Vortag zubereitet und am Sonntag dann nur noch aufgewärmt wird – die ideale Temperatur für Salmonellen, um sich zu vermehren. Und natürlich sind alte Menschen aufgrund der altersbedingten Schwächung ihrer Abwehrkräfte wie oben gesagt ohnehin beliebte Opfer.

Es gibt aber – zumindest was den eigenen Haushalt betrifft – die Möglichkeit, es gar nicht erst zu einer Infektion kommen zu lassen, wenn man ein paar Regeln beherzigt:
- Nur frische Eier kaufen – und niemals welche, deren Schale beschädigt ist – und sie im Kühlschrank aufbewahren, bis maximal drei Wochen nach dem Legedatum. Fürs Frühstücksei nur wirklich frische Eier nehmen und diese mindestens vier Minuten kochen. Das Spiegelei beidseitig braten. Rührei intensiv durchbraten.
- Fleisch und sonstige Speisen stets gut gar durchbraten, auch im Inneren (die Kerntemperatur sollte mindestens 70 °C betragen).
- Tiefgefrorenes Geflügel immer im Kühlschrank auftauen und das Tauwasser wegschütten. Es darf mit keinem anderen Nahrungsmittel in Kontakt kom-

Sommer, Sonne und Urlaub richtig genießen

men. Alle benutzten Tücher, Töpfe, Küchengeräte und die Hände nach dem Umgang mit Geflügel gründlich mit heißem Wasser reinigen.
- Paniermehlreste, die mit rohen Eiern in Berührung gekommen sind, immer wegwerfen, nicht weiterverwenden.
- Oberstes Gebot ist es, auf Hygiene in der Küche zu achten. Putzschwämme und Lappen häufig wechseln.
- Leicht verderbliche Lebensmittel wie Fisch, Fleisch, Mayonnaise im Kühlschrank bei minus 6 °C aufbewahren. Nach Möglichkeit an heißen Tagen auf Kartoffelsalat, Tiramisu, Pudding, Cremes mit rohem Ei und auf Hackfleisch (Faschiertes) verzichten.
- Zimt bekämpft Salmonellen, wie Studien an der Universität von Mexiko ergeben haben. Essen Sie also beispielsweise öfter einmal Milchreis mit Zimtpulver. Oder trinken Sie Ihren Cappuccino mit etwas Zimtpulver, das darübergestreut wird.
- An besonders heißen Tagen kann man den Salmonellen ganz einfach aus dem Weg gehen: indem man keine tierischen und verarbeiteten Lebensmittel, sondern frisches Obst und rohes Gemüse isst – das aber gut waschen.

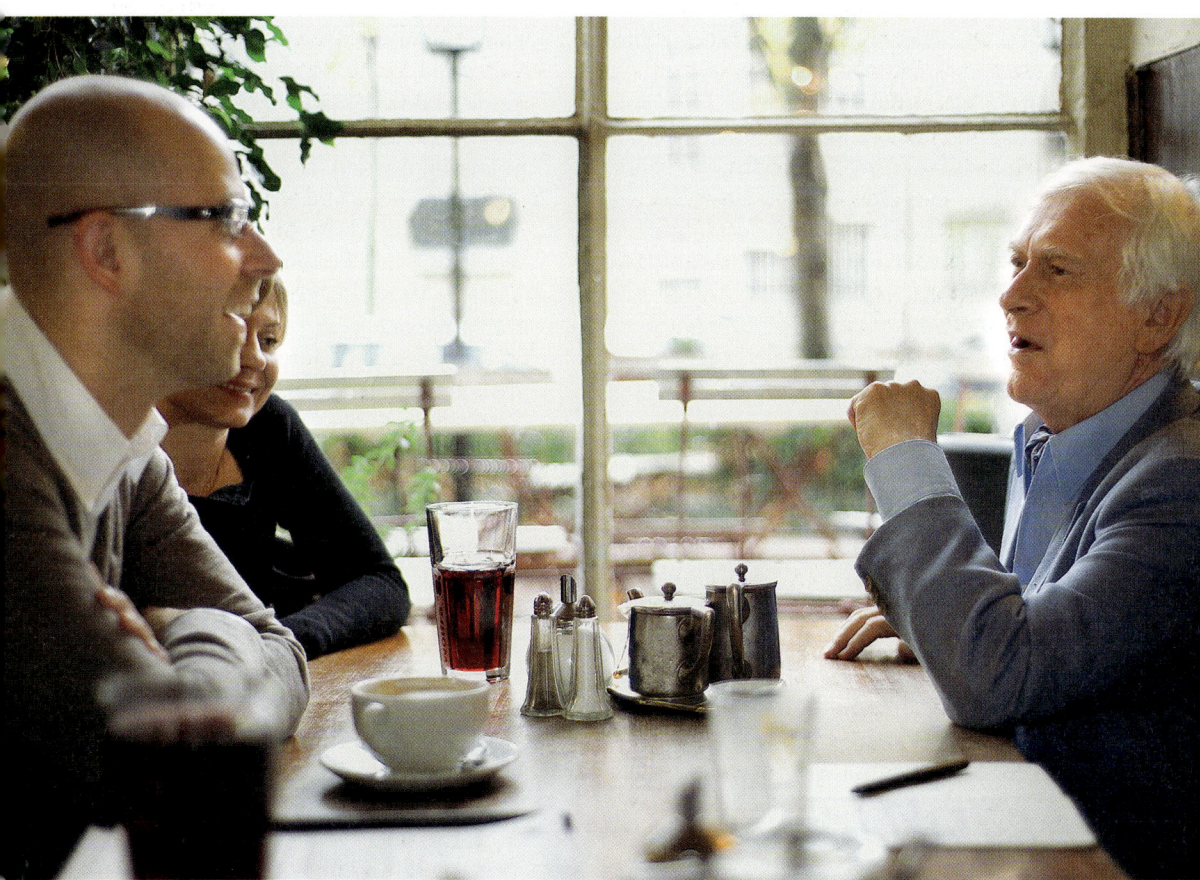

Gesund durchs ganze Jahr

Gesunder Schlankmacher Gurke

Im Sommer haben die heimischen Freilandgurken Hochsaison. Leider werden sie völlig unterschätzt, und das gänzlich zu Unrecht, denn sie haben wirklich viele Vorzüge: Gurken sind preisgünstig, schmecken gut, enthalten viel Wasser, haben wenig Kalorien und sind von daher perfekte Schlankmacher. Darüber hinaus sind sie in gewissem Maße eine Naturarznei.

Aufgrund ihres hohen Flüssigkeitsgehaltes (sie bestehen zu 95 % aus Wasser) sind Gurken an heißen Tagen ideale Durstlöscher. Nicht ohne Grund nannte man sie in der Antike die »Wasserflasche aus dem Gemüsegarten«.

Die letzte Gurke

Auch wenn der Herbst noch nicht da ist: Wenn Sie nun bald die letzten heimischen Gurken verzehren, sollten Sie die Kerne aufbewahren und trocknen. 1 Teelöffel voll in einem Mörser in kleine Stücke zerstoßen und in einer Tasse mit 750 Milliliter kochendem Wasser übergießen. Das Ganze 15 Minuten ziehen lassen, anschließend durchseihen und abkühlen lassen. Lauwarm trinken. Dieser »Gurkentee« stärkt die Nieren und die Blase für kalte Tage.

Und hier die gesunden Vorzüge der Gurke auf einen Blick:
- Sie enthält das Enzym Erepsin, das Eiweiß spaltet und so die Verarbeitung und Verdauung von Fleisch verbessert.
- Aufgrund des enormen Wassergehalts der Gurke sind die enthaltenen Vitamine, Mineralstoffe und Spurenelemente in der Gurkenflüssigkeit gelöst und können daher vom Organismus besonders schnell und leicht aufgenommen werden. Durch den raschen Übergang vom Magen in den Darm wird die Aufnahme der Vitalstoffe noch zusätzlich beschleunigt.
- Die Gurke ist wie gesagt ein perfekter Schlankmacher, da sie kein Fett und extrem wenig Kalorien enthält (nur 14 Kalorien in 100 Gramm) und dennoch rasch und dauerhaft satt macht. Der Körper holt sich das notwendige Fett für den Stoffwechsel aus den eigenen Reserven aus Hüften und Bauch. Diättipp: fünf Tage lang einmal täglich eine große Portion Gurkensalat essen – die Pfunde purzeln zusehends.
- Der hohe Gehalt an Vitamin E sorgt bei Gicht- und Rheumakranken für eine Linderung der Schmerzen.
- Das enthaltene Kupfer bekämpft Gelenkentzündungen.
- Und noch mehr Vorzüge kurz und knapp: Gurken reinigen und entgiften den Darm, lindern Nieren- und Blasen-

Sommer, Sonne und Urlaub richtig genießen

beschwerden, stärken Immunsystem und Bindegewebe, helfen gegen Verstopfung, entlasten das Herz und geschwollene Beine, aktivieren durch die Bitterstoffe Leber und Galle und entsäuern mit ihrem extrem hohen Basenüberschuss den Organismus bei zu hohem Fleischkonsum und bei Stress.

- Ein Tipp für all jene, die Gurken schlecht vertragen und Magenbeschwerden und Blähungen bekommen: Mit viel Kümmel werden sie bekömmlich.
- Aber die Gurke kann noch mehr: Sie macht auch schön. Gurkenscheiben auf der Haut versorgen den Teint mit viel Flüssigkeit und wertvollen Vitalstoffen wie etwa Magnesium, Kalium, Kupfer und Beta-Karotin. Hier das Rezept für eine erfrischende und verjüngende Gesichtsmaske: 1/2 Gurke zu einem Brei verreiben, mit Quark im Verhältnis 2 zu 1 (Gurkenmasse zu Quark) verrühren. Die Masse dick auf die Haut auftragen und 15 Minuten einwirken lassen.

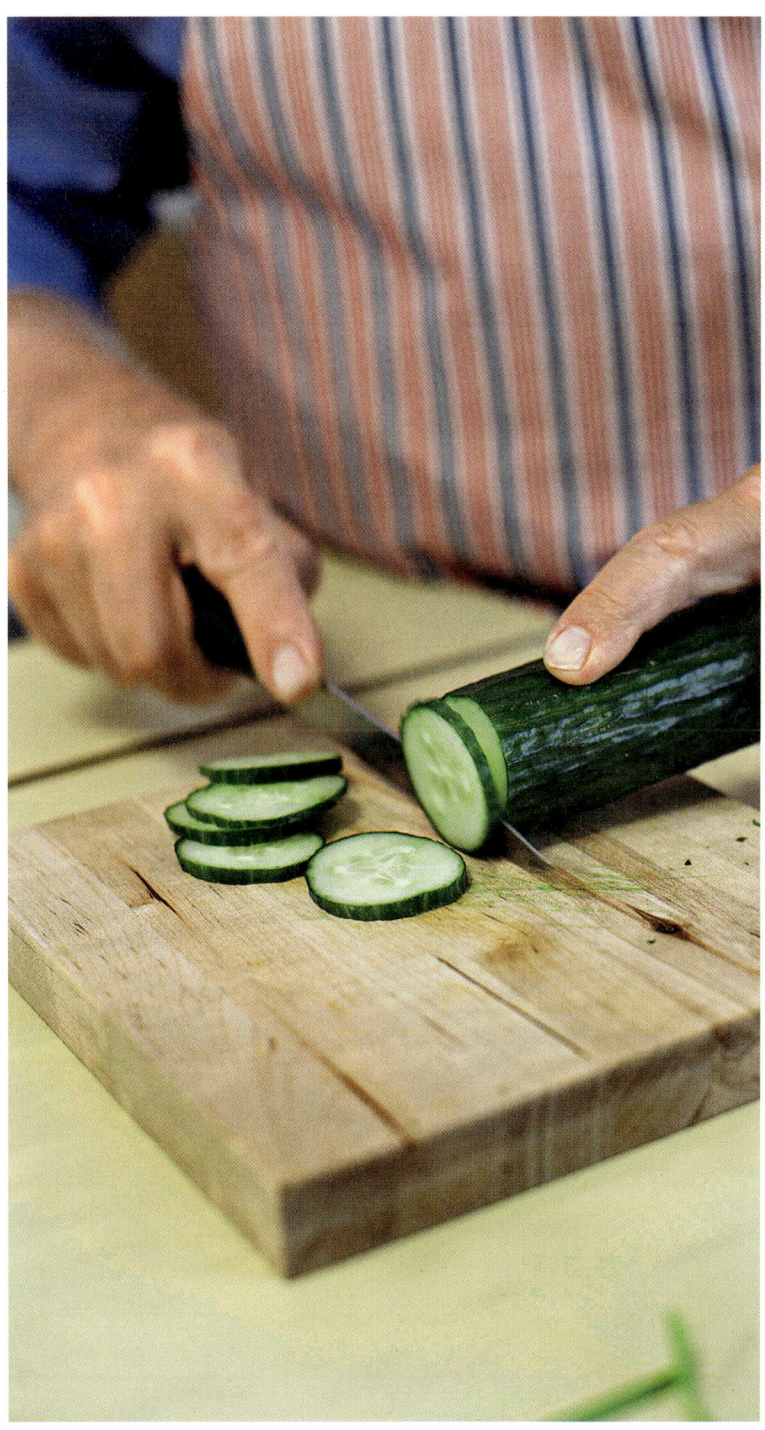

Gesund durchs ganze Jahr

Die Grapefruit hat es in sich

Die Grapefruit ist die perfekte Sommerfrucht – sie löscht mit ihrem bittersüßen Geschmack hervorragend den Durst. Mit ihrem hohen Gehalt an Vitaminen, Mineralstoffen, Spurenelementen, Pflanzenfarbstoffen und Enzymen ist sie zudem überaus gesund.

Vorzüge der Grapefruit kurz und knapp:
- Grapefruits fördern den Abbau von Fettzellen im Körper und sind daher ideal zum Abnehmen.
- Sie entgiften den Darm und schützen die Darmflora.
- Grapefruits helfen bei Venenproblemen, beispielsweise bei Krampfadern und Hämorrhoiden.
- Aufgrund ihres hohen Vitamin-C-Gehalts stärken sie das Immunsystem – Sommererkältungen haben da einen schweren Stand.
- Die Hormonproduktion wird durch Grapefruits angekurbelt.

Wer allerdings zu Nierensteinen, Sodbrennen oder saurem Aufstoßen neigt oder allergisch gegen Zitrusfrüchte ist, sollte zurückhaltend beim Verzehr von Grapefruits sein.

Die Grapefruit hat noch mehr gesunde Power in sich – und zwar in ihren Kernen, wie ein amerikanischer Wissenschaftler kürzlich entdeckte. Sie enthalten die Substanzen Glykoside und Polyphenole, die das Wachstum von Bakterien und Pilzen hemmen, sowie Bioflavonoide, die Entzündungen bekämpfen. Aus Grapefruitkernen wird ein Extrakt gewonnen, der gezielt in der Naturmedizin angewendet wird – mit großem Erfolg bei den unterschiedlichsten gesundheitlichen Problemen: bei Zahnfleischentzündungen, Halsschmerzen, Verdauungsproblemen, starkem Körpergeruch, Akne, Fußpilz und Schuppen.
- Bei Zahnfleischentzündungen: Man gibt 10 Tropfen in 250 Milliliter lauwarmes Wasser und gurgelt damit.
- Bei einer Darminfektion: Dreimal täglich 7 Tropfen Grapefruitkernextrakt

Parodontitis

An heißen Sommertagen kommt es oft zu Zahnfleischbluten. Das ist das Anzeichen für eine beginnende Parodontitis. Da hilft die Grapefruit. Ein anderes gutes Naturrezept: Spülen Sie den Mund morgens und abends mit Kamillentee aus. Und reiben Sie zwischendurch das Zahnfleisch mit Kamillentinktur ein, die Sie mit etwas Wasser verdünnt haben. Zuvor aber bitte die Hände waschen. Und suchen Sie bald den Zahnarzt auf.

Sommer, Sonne und Urlaub richtig genießen

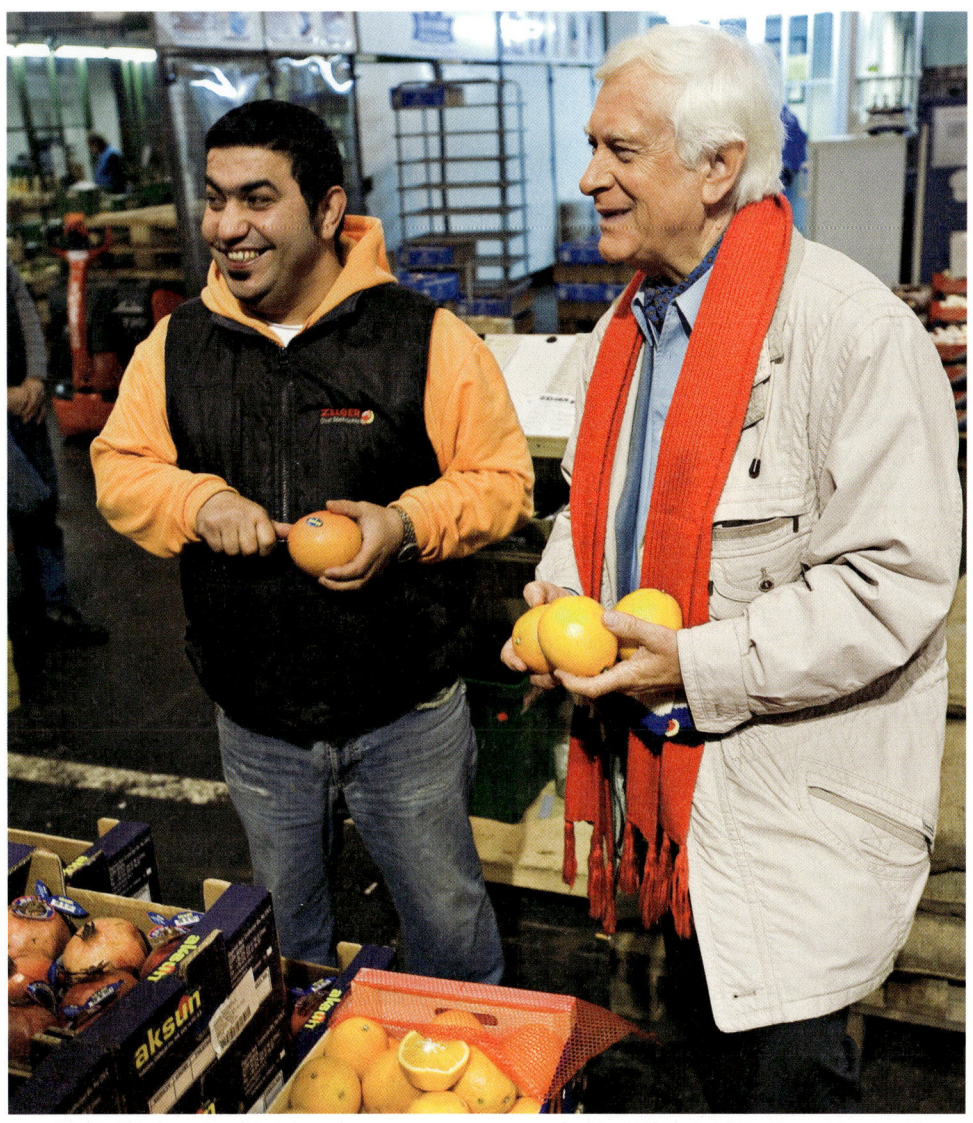

in 1 Glas Wasser verrühren und die Mischung in kleinen Schlucken trinken.
- Bei unangenehmem Körpergeruch: Nach dem Duschen die Achselhöhlen, Nacken und Rücken mit einem Gemisch aus 20 Tropfen Grapefruitkernextrakt und einem 1/2 Liter Wasser einreiben.
- Bei Akne, Fußpilz und Schuppen: Ein paar Tropfen Grapefruitkernextrakt ins Duschbad, in die Waschlotion oder ins Haarshampoo geben.

Vorsicht: Unverdünnter Grapefruitkernextrakt ist in größeren Mengen giftig und ruft Bindehautreizungen in den Augen hervor.

Gesund durchs ganze Jahr

Ausreichend trinken im Sommer!

Ausreichend zu trinken, ist immer und überall wichtig, aber zu keiner Zeit so sehr wie im Sommer.

Mangelnde Flüssigkeitsaufnahme kann schwerwiegende Folgen haben, gerade bei älteren Menschen:

- Mit dem Schweiß scheidet der Organismus auch Mineralsalze aus. Diese aber sind für den Organismus lebenswichtig und müssen daher sofort nachgeliefert werden. Besonders wichtig sind jene, die die Mineralstoffe Magnesium, Kalzium und Kalium und eine Reihe von Spurenelementen nachliefern. Denn nur mit ihrer Hilfe können Muskeln, Herz, Nerven und Nieren funktionieren.
- Die lebensnotwendigen Mineralsalze werden dem Organismus in Form von Elektrolyten zugeführt, die in Wasser gelöst sein müssen, da sie nur dann in Ionen zerfallen, die sich im Körper rasch ihren Weg zu ihrem Bestimmungsort bahnen.
- Wichtig: In Leitungswasser und Limonaden sind diese Mineralsalze nicht ausreichend enthalten, ebensowenig in alkoholischen Getränken.
- Empfohlen wird Mineralwasser; besonders gut sind Sorten mit einem hohen Anteil an Magnesium und Kalium. Mineralwasser hat keine Kalorien und bringt nicht nur körperliches Wohlbefinden, sondern fördert auch die Gehirntätigkeit und die gute Laune. Wenn Sie in jedes Glas Wasser ein paar Tropfen Zitronensaft geben, verhindert das darin enthaltene Vitamin C zudem, dass etwaige im Wasser vorhandene Nitrite im Körper zu krebserregenden Nitrosaminen werden.
- Auch ideal: mit Wasser im Verhältnis eins zu drei verdünnter Apfelsaft oder lauwarme, ungesüßte Kräutertees. Besonders bewährt haben sich Hibiskus-, Pfefferminz-, Zitronenmelisse- oder Matetee. Gesüßte Getränke dagegen führen zu noch mehr Durst und machen dick, denn der zugesetzte Zucker bringt viele Kalorien mit.
- Ebenfalls ein ideales Elektrolytgetränk ist Himbeerdicksaft, mit Mineralwasser verdünnt.

Durstlöscher Wassermelonen

Wenn Sie gerne Wassermelonen essen, dann greifen Sie jetzt zu. Sie sind an heißen Tagen ideale Durstlöscher, weil sie zusammen mit reichlich Flüssigkeit viele Vitamine, Mineralstoffe, Spurenelemente, Enzyme und Pflanzenfarbstoffe liefern.
Außerdem regulieren Wassermelonen den Säuren-Basen-Haushalt. Also: wunderbar nach Fleischgerichten.

Sommer, Sonne und Urlaub richtig genießen

Grillen: So wird's ein gesunder Genuss

Etwas gehört zum deutschen Sommer wie der Eiffelturm zu Paris: das Grillen, eines der beliebtesten Sommervergnügen der Deutschen. Es macht aber auch wirklich Spaß, einen schönen Sommertag mit einem gemütlichen Grillabend im Garten, auf der Terrasse oder dem Balkon ausklingen zu lassen … wunderbar!

Die Würstchen grillen, nicht die Hände

Am Grill wird aus dem besonnensten Mann ein Draufgänger – jedenfalls wenn man die Berichte von Ärzten über steigende Zahlen von Verbrennungen beim Grillen hört. Wenn man sich also am heißen Eisen des Grillrosts oder an der glühenden Holzkohle eine schmerzende Brandwunde zugezogen hat, tut rasches Handeln not:

- Die erste und wichtigste Maßnahme: 15 bis 30 Minuten lang kaltes Wasser über die verbrannte Hautstelle laufen lassen, so lange, bis der brennende Schmerz nachlässt. Vorsicht: Eiswürfel und Eiswasser verstärken den Schmerz.
- Brandblasen nicht öffnen, sie sind ein Schutz für die Brandwunde. Da darf nur der Arzt ran.
- Nach dem Kühlen eine Hamamelissalbe (Apotheke) mit dem Wirkstoff Hametum auftragen. Sie wirkt entzündungshemmend und schmerzstillend.
- Bei Brandverletzungen – anders als sonst – bloß nicht auf die alten Hausmittel unserer Großmütter zurückgreifen: also niemals Öl, Essig oder Mehl auf die verbrannten Hautstellen schmieren.
- Wenn die Hamamelissalbe den ersten Reiz gelindert hat, andere natürliche Mittel einsetzen, um die Heilung zu beschleunigen, z. B. Umschläge mit dem Absud von Eichenrinde: 1 Handvoll zerkleinerte Eichenrinde (Apotheke) mit 1 Liter Wasser 1/2 Stunde lang kochen, durchseihen und etwas abkühlen lassen. Dann ein Leinentuch eintauchen, auswringen und auf die Haut auflegen.

Neue Biernachrichten

Zur Biergarten- und Grillsaison eine gute Nachricht für alle, die gern Bier trinken: Japanische Forscher haben herausgefunden, dass der Gerstensaft eine hervorragende medizinische Wirkung hat. Er neutralisiert im menschlichen Organismus krebserregende Stoffe, die in gegrilltem Fleisch entstehen können. Viele Ärzte sagen: Zwei Flaschen Bier über den Tag verteilt kann man akzeptieren. Aber bitte: Nicht jeden Tag!

- Bitte unbedingt beachten: Bei größeren Verletzungen (betroffene Hautfläche mehr als sechs Quadratzentimeter) unbedingt zum Arzt!

Gesund Gegrilltes

Nicht zuletzt sollte man einige Regeln beachten, damit das Grillvergnügen auch ein möglichst gesundes wird:

- Rauch und Ruß, die von den glühenden Holzkohlen aufsteigen, enthalten große Mengen an krebserregenden Stoffen – sogenannte polyzyklische aromatische Kohlenwasserstoffe, z. B. Benzpyren. Benzpyren entsteht, wenn Fett vom Rost in die Glut tropft. Die Gifte steigen mit dem Rauch auf und gelangen ins Fleisch. Das kann man verhindern, indem man auf entsprechenden Abstand zwischen Glut und Grillgut achtet und starke Rauchentwicklung vermeidet. Das Fleisch sollte man erst auf den Rost legen, wenn die Glut mit weißer Asche überzogen ist. Ideal: ein Grill, bei dem sich die Glut nicht unter dem Grillgut befindet, sondern seitlich davon.

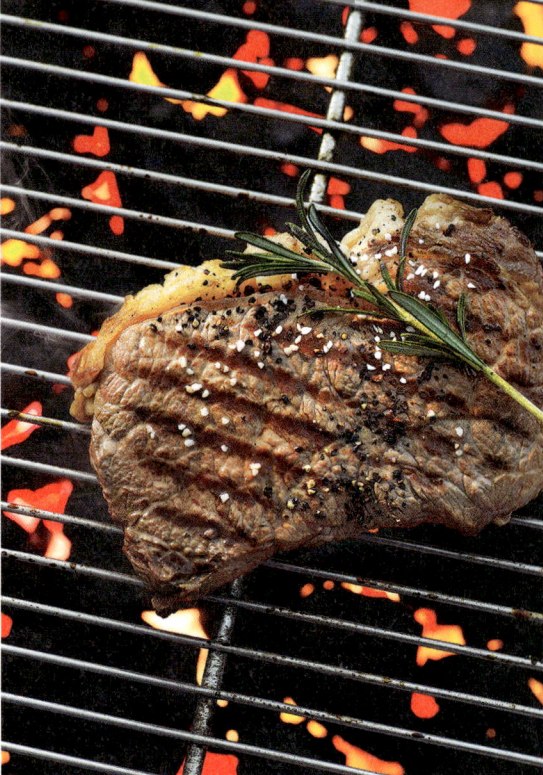

- Ganz wichtig: Niemals gepökeltes Fleisch, Fleischwurst, Kasseler oder Räucherspeck grillen. Sie sind mit Nitratsalzen hergestellt, die durch die Hitze beim Grillen und beim Essen in Nitrosamine umgewandelt werden können. Und diese wiederum erhöhen das Krebsrisiko.
- Eine gute Alternative zu Fleisch und Wurstwaren: gegrilltes Vegetarisches, beispielsweise Tomaten, Maiskolben, Zucchini, Kartoffeln. Mit der richtigen Würze ist das köstlich.
- Ein guter Tipp gegen die schädlichen Stoffe, die beim Grillen entstehen: Zum Fleisch Beilagen reichen, die die Vitamine A, C und E zu enthalten – also Paprikaschoten, Tomaten, Kiwis, Möhren, Kopfsalat, Radieschen, Maiskörner und Weizenkeimöl. Besonders der in Tomaten enthaltene rote Farbstoff Lycopin ist eine Geheimwaffe gegen die Umwandlung von Nitraten in krebserregende Nitrosamine.
- Und auch wenn es noch so schön ist: Nicht täglich grillen.

Grillpech

Das kann immer wieder passieren: Sie kaufen für den Grillabend Fleisch ein. Und dann: Das Fleisch ist zäh und bleibt auch gegart unappetitlich hart. Schneiden Sie eine Kiwi in zwei Hälften, und reiben Sie damit die Fleischstücke kräftig ein. Am besten 30 Minuten vor dem Grillen. Sie können auch mehrere Kiwis pürieren und das Fleisch in diese ungewöhnliche Marinade legen. Das Enzym Aktinidin in den Kiwis macht das Grillgut weich.

Sommer, Sonne und Urlaub richtig genießen

Plagegeister: Wespen, Mücken & Co.

Das ist die weniger schöne Seite des Sommers – die Invasion der fliegenden Plagegeister. Mücken, Wespen und Bienen umschwirren uns jetzt häufig zu Dutzenden und können einem so manchen netten Grillabend, so manchen gemütlichen Kaffeeklatsch im Garten verderben. Aber es gibt zum Glück Möglichkeiten, sich gegen die kleinen Nervensägen zu wappnen.

Hilfe, die Mücken sind da!

Gerade in den Abendstunden fallen die Mücken liebend gerne über uns Menschen her und bedienen sich an unserem Blut – auch ohne unser Einverständnis. Unglaublich: Es gibt rund 1500 verschiedene Mückenarten. Da ist es ein schwacher Trost, dass nur 130 von ihnen stechen und von diesen wiederum nur die Weibchen. Sie brauchen das im Blut enthaltene Protein zur Reifung ihrer Eier. Die Männchen dagegen trinken ganz artig Blütennektar.

Das Phänomen, dass manche Menschen häufig von Mücken gestochen werden und andere kaum oder gar nicht, ist bekannt. Wie ärgerlich, wenn man selbst Opfer ist, während die anderen Familienangehörigen unbehelligt bleiben! Des Rätsels Lösung: Mücken schätzen besonders jene Menschen, die sehr viele Pheromone – Hormone, die für die sexuelle Anziehungskraft verantwortlich sind – besitzen. Ein kleiner Trost also: Mücken-Opfer sind sexy!

Das ist natürlich kein Grund, sich nicht vor Mücken zu schützen. Und so wird's gemacht:

- Abends und im Schatten Kleidung, die Arme und Beine bedeckt, tragen, am besten aus Leinen oder Baumwolle, und möglichst nicht in grellen Farben.
- Häufig duschen – Mücken mögen Schweißgeruch; je neutraler man dagegen riecht, umso unattraktiver wirkt man für die Insekten.
- Wenn man abends nach Hause kommt, immer erst die Fenster schließen, bevor man das Licht anmacht. Einfachste Lösung: Fliegengitter anbringen.
- Kinder sollte man im Bett mit einem Moskitonetz schützen.
- Mücken mögen keine Zitronen und keine Nelken: Stellen Sie neben dem Bett eine mit Gewürznelken gespickte Zitrone auf.
- Auch diese Düfte schrecken Mücken ab: Lavendelöl, Nelkenöl, Eukalyptusöl und Lorbeeröl. Diese kann man auf unbedeckten Hautpartien verreiben. Ebenfalls wirksam: Eine Mischung aus Apfelessig und Wasser im Verhältnis eins zu eins auftragen.

Die letztgenannten Mittel wirken auf mehrfache Weise: Zum einen hat der

Gesund durchs ganze Jahr

Quendeltee gegen Mücken

Es gibt noch ein Mittel, sich die Biester vom Leibe zu halten, mit Tee aus Quendel, dem wildwachsenden Bruder des Thymians: 1 gehäuften Teelöffel Quendel mit 1 Tasse kochendem Wasser übergießen, 8 Minuten ziehen lassen, dann durchseihen. Mit dem lauwarmen Tee reibt man die mückengefährdeten Hautstellen ein.

Geruch eine abschreckende Wirkung, und zum anderen verlieren die Mücken durch ihn die Orientierung. Außerdem können sie sich beim Landeanflug auf die Haut die Hinterbeinchen an den scharfen ätherischen Ölen verbrennen, sodass sie lieber gleich wieder durchstarten.

Man kann die Mücken auch mit anderen Waffen schlagen – mit dem Verzehr von reichlich Knoblauch oder der Einnahme eines Präparats mit B-Vitaminen –, die Mücken mögen die dadurch hervorgerufenen Ausdünstungen der Haut nicht.

Wenn die Mücke dann doch einen Treffer landen konnte, ist der lästige Juckreiz unmittelbar zu spüren. Am besten behandelt man den Stich sofort:

- Die Stichstelle mit einem Eiswürfel aus dem Tiefkühlfach einreiben.
- Linderung verschafft auch das Einreiben mit der Schnittfläche einer aufgeschnittenen Zitrone oder Zwiebel.
- Kochsalz, mit etwas Speichel auf der Stichstelle verrieben, wirkt Wunder. Wer sich ekelt, nimmt statt der Spucke einen nassen Waschlappen, auf den er das Salz streut.
- Auch australisches Teebaumöl lindert den Juckreiz.

Gefährliche Stiche von Wespen und Bienen

Gerade im Spätsommer, wenn das Obst reif wird, sind sie zur Stelle und plagen ganz schön: Wespen und Bienen. Da macht mancher Biergarten- oder Cafébesuch keinen Spaß mehr, wenn man sein Bier oder seinen Kuchen gegen die Plagegeister verteidigen muss. Während des Stechens geben die Tiere ihr Gift in die Haut des Opfers ab, es bildet sich eine brennende rote Quaddel. Und leider sind diese Stiche nicht nur schmerzhaft, sondern auch alles andere als harmlos – besonders für diejenigen, die auf Wespen- und Bienengift allergisch reagieren. Das kann schnell lebensgefährlich werden. Ein Test zeigt, ob eine Insektengiftallergie vorliegt. Diese entwickelt sich immer erst nach einem Stich und tritt frühestens beim nächsten Stich auf.

Die typischen Anzeichen einer Allergie auf Wespen- und Bienengift sind heftige Schwellungen rund um die Einstichstelle, begleitet von Atemnot, Schwellungen im Gesicht und am Hals, eventuell starken Hautrötungen. Zeigen sich diese Reaktionen, sofort zum Arzt: Im Extremfall kann es zu einem lebensgefährlichen anaphylaktischen Schock kommen. Ein solcher Schock zeigt sich durch Brennen und Jucken an den Handflächen und Fußsohlen, im Rachenraum und an der Zunge, durch starke Atembeschwerden, ein Schwächegefühl und Hitzewallungen. Hier kann man eigentlich nicht noch erst einen Arzt aufsuchen, da muss sofort eine Notfallbehandlung her. Wenn man weiß, dass man diese Allergie hat, sollte man immer entsprechende Medikamente und ein Atemspray dabeihaben.

Man kann eine solche Allergie auch behandeln, vorzugsweise mit einer soge-

Sommer, Sonne und Urlaub richtig genießen

nannten spezifischen Immuntherapie, bei der über Jahre in kleinsten Dosierungen Bienen- oder Wespengiftextrakt injiziert wird, um nach und nach die Allergie-Empfindlichkeit herabzusetzen.

An oberster Stelle steht natürlich immer, die Gefahr eines Stiches von Wespen und Bienen so gering wie möglich zu halten:

- In der Nähe von Bienen oder Wespen rasche, hektische Bewegungen vermeiden – diese fühlen sich dann leicht angegriffen und wehren sich, indem sie stechen. Auch die Nähe von blühenden Blumen oder überreifem Fallobst meiden.
- Bei der Gartenarbeit sollte man sich entsprechend schützen: Kopfbedeckung, Handschuhe, Kleidung mit langen Ärmeln, lange Hosen.
- Generell gilt: keine Parfums, Haarsprays oder stark parfümierte Sonnencremes benutzen, das lockt die Biester nur an. Keine fliegenden, weiten Kleider, keine schwarzen Stoffe, keine farbigen Blumenmuster tragen. Besser: weiße, grüne und hellbraune Stoffe.
- Besondere Vorsicht ist beim Essen im Freien geboten: Keine Süßigkeiten und Fleischreste herumliegen lassen, sie wirken besonders anziehend.
- Niemals aus einer Flasche oder einer Dose trinken, die bereits geöffnet war.
- Niemals barfuß auf einer Wiese gehen.
- Vorsicht bei alten Ästen und Holzstücken. Das sind bevorzugte Plätze für Wespennester.
- Verschwitzte Kleidung sofort wechseln.
- Mülltonnen und Futterstellen von Tieren meiden.
- Schützen Sie sich mit Insekten abschreckenden Mitteln.

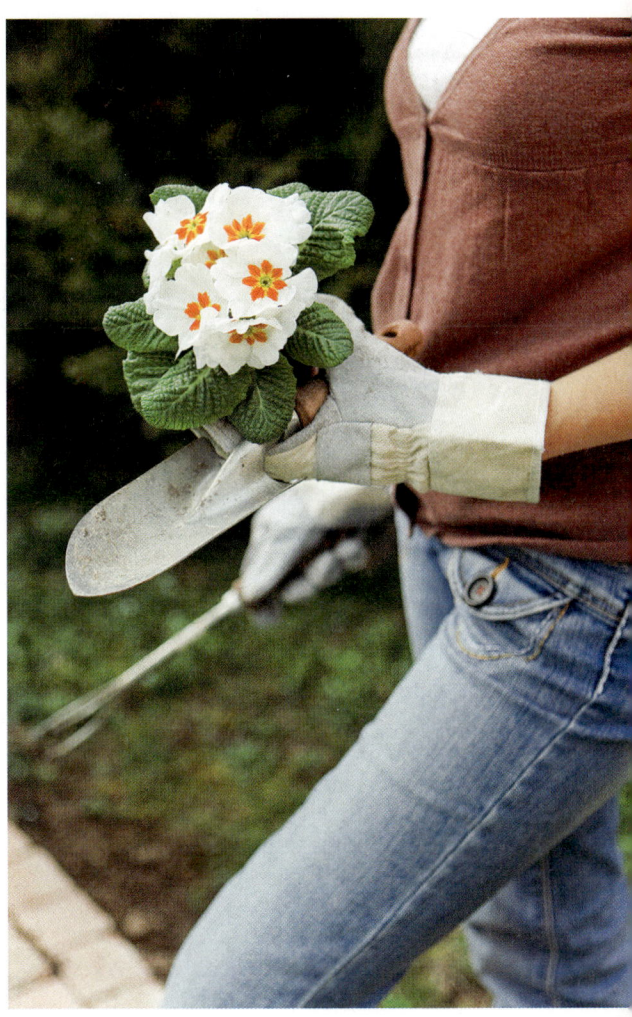

Sommerzeit – Insektenzeit

Ein Insektenstich kann Entzündungen, Rötungen, Schwellungen und Schmerzen auf der Haut hervorrufen. Dagegen hilft Kieselsäurespray. Das darin enthaltene Silizium desinfiziert die Wunde, schließt die Stichstelle schnell und lässt Rötungen und Entzündungen rasch abklingen.

Gesund durchs ganze Jahr

Schön im Sommer

Man will immer gut aussehen, aber besonders wichtig ist das im Sommer, denn schließlich ist man in dieser Zeit viel – und nur leicht bekleidet – unterwegs. Sehen und gesehen werden, heißt die Devise. Allerdings ist der Sommer auch eine harte Zeit, er verlangt Haut und Haaren einiges ab. Da ist eine ganz spezielle Pflege erforderlich, damit man das Gesehenwerden auch weiterhin genießen kann.

Sommerhaut – schön und gesund

Besonders gebeutelt im Sommer: unsere Haut. Die Sonne, häufiges Schwimmen – in vielen Fällen im Meer –, heißer Wind: Das alles trocknet die Haut aus, lässt sie schneller altern und greift ihren lebenswichtigen Säureschutzmantel an. Da ist es besonders wichtig, dass die natürlichen Abwehrkräfte in den Hautschichten gestärkt werden. Immundermatologie heißt das Zauberwort, das amerikanische Wissenschaftler in diesem Zusammenhang geschaffen haben. Das bedeutet im Klartext: Die Haut muss von außen her so gepflegt und genährt werden, dass das Bindegewebe aufgelockert und bis in die tiefsten Hautschichten durchblutet wird. Nur so kann eine ausreichende Zellregeneration stattfinden, wird der Hautstoffwechsel günstig beeinflusst. Wichtig ist, dass die Haut trotz der ständigen Sonneneinwirkung elastisch, straff und geschmeidig gehalten wird und dass der wertvolle Säureschutzmantel nicht geschädigt wird. Wenn man dies beherzigt, schafft es die Haut ohne neue Falten über den Sommer, wirkt im Herbst nicht ledern und um Jahre gealtert.

Und wie erreicht man das? Ganz einfach: Mit einer besonders intensiven Pflege auf natürlicher Basis, etwa mit dem Öl der Jojobanuss, mit Kamillenöl, Aloe vera, Weizenkeimöl, Sonnenblumenöl, Avocadoöl, Vitamin A und E, Lavendelöl und Bürzeldrüsenöl. Besonders empfehlenswert: Cremes, Lotionen und Salben mit sehr hohem Anteil an Vitamin E, dem wichtigsten Schutzvitamin für die Haut im Sommer.

Sommerpflege für die Haare

Auch die Haare wollen im Sommer besonders verwöhnt werden, um gut auszusehen. Sonne, Wind und Wasser, vor allem Salzwasser, setzen den Haaren so richtig zu, sie werden stumpf, glanzlos, brüchig und dünn. Während wir unsere Haut vielleicht noch vorbildlich pflegen, bleibt für die Haare bloß die übliche Wäsche. Das ist jetzt zu wenig. Wer Wert

Hautpflege

Speziell bei Hitze kann unser Körper über die Haut Gifte und Schadstoffe abbauen. Fördern Sie diesen Vorgang. Erwärmen Sie im Wasserbad etwas Sesam- oder Kokosöl, und massieren Sie damit den ganzen Körper. Drei Stunden danach lauwarm duschen.

Sommer, Sonne und Urlaub richtig genießen

auf schöne Haare legt, sollte etwas mehr Energie darauf verwenden:
- Nach jedem Bad im Meer die Haare mit Süßwasser ausspülen. Wenn es am Strand keine Duschen gibt, hilft eine Flasche Leitungswasser.
- Die Haare immer nur lauwarm waschen. Ein mildes Shampoo mit natürlichem Protein aus der Apotheke verwenden; das schützt vor schädlichen Umwelteinflüssen und bewahrt den physiologischen pH-Wert der Kopfhaut. Und möglichst auf das Föhnen verzichten, das geht im Sommer ja gut. Falls jedoch nicht, dann einen Mindestabstand von 15 Zentimetern zwischen Föhn und Haar einhalten. Niemals gegen den Strich des Haares föhnen.
- Es gibt auch für die Haare besondere Pflegeprogramme, die auf den Sommer abgestimmt sind: Sprays, Gels und Öle, die das Haar mit einem hauchdünnen, mit natürlichen Pflegestoffen angereicherten Schutzfilm überziehen. Spezialshampoos mit Filterwirkung und After-Sun-Shampoos verhindern das Ausbleichen und Brüchigwerden der Haare.
- Regelmäßig eine Haarkur machen, am besten eine Intensivpflege mit Langzeitwirkung, die Vitamin E, Jojobaöl, natürliches Protein sowie die Wirkstoffe Panthenol und Phytantriol enthält. Das stärkt die Widerstandskraft und verleiht mehr Elastizität, Fülle und Glanz. Anwendung: Nach der Haarwäsche das Wasser – ohne Abtrocknen – mit den Händen ausdrücken, dann die Haarkur großzügig auf die Haare auftragen und gleichmäßig mit einem Kamm von der Kopfhaut bis zu den Haarspitzen verteilen. Drei Minuten einwirken lassen, dann mit reichlich Wasser ausspülen.
- Und das gilt für das ganze Jahr: Keine Kämme mit scharfen Zinken und Bürsten mit harten, kantigen Kunststoffborsten verwenden, lieber schonende Echthaarbürsten und Rundkuppenkämme.

Gesunde Füße im Sommer

Und auch sie verdienen unsere Aufmerksamkeit, denn schließlich tragen sie unsere ganze Körperlast – und sind gerade im Sommer durch die hohen Temperaturen besonders belastet: unsere Füße. Dabei ist ein gesunder Fuß eine wichtige Voraussetzung für die Gesundheit des ganzen Körpers, speziell der Wirbelsäule und der Gelenke.

Regelmäßiges Fußtraining ist sinnvoll, das stärkt die Wirbelsäule:
- So auf die Stufe einer Treppe stellen, dass nur die vordere Hälfte der Fußsohle festen Untergrund hat, dann die Fersen beider Füße gleichzeitig anheben und wieder absenken.
- Gerade hinstellen. Die Beine in den Knien überkreuzen und die Fersen heben und senken.
- Viel barfuß umherlaufen und dabei nur mit den Fersen und Zehen den Boden berühren.
- Im Sommer sollte man überhaupt so oft wie möglich barfuß gehen, sowohl drinnen als auch draußen. Ausreichende Bewegung ist wichtig. Ideal ist auch morgendliches Wassertreten im kalten Wasser in der Bade- oder Duschwanne. Bei anhaltenden Fußbeschwerden sofort zum Orthopäden gehen.

Leider machen die Füße im Sommer auch gerne Probleme, gegen die man sofort angehen sollte:
- Bei Schweißfüßen die Füße einige Zeit jeden Tag 15 Minuten in lauwarmem

Gesund durchs ganze Jahr

Wasser, vermischt mit einer Tasse Apfelessig, baden.
- Ein anderes Anti-Schweiß-Fußbad: 4 Esslöffel Eichenrinde, 3 Esslöffel getrocknete Walnussblätter und 2 Esslöffel Thymian mischen, die Mischung in 1 Liter Wasser 10 Minuten kochen, durchseihen und den Sud in 5 Liter lauwarmes Wasser gießen. Darin die Füße 15 Minuten baden.
- Bei wegen der trockenen Haut brennenden, rissigen Fußsohlen helfen Fußbäder mit Kamillentee sowie Einreibungen mit Hirschtalgsalbe.
- Bei müden und geschwollenen Füßen nach einem heißen Sommertag hilft ein einfacher Trick: Schuhe und Strümpfe ausziehen, die Beine 30 Minuten hochlagern. Dann ein Fußbad: lauwarmes Wasser mit 1 Handvoll Kochsalz, 15 Minuten lang.
- Auch asiatischer Tigerbalm, Franzbranntwein oder Melissengeist helfen bei müden und geschwollenen Füßen. Sehr erfrischend: Reiben Sie die Füße mit Zitronenscheiben ein.
- Oberstes Gebot im Sommer: keine engen Schuhe und nur Socken und Strümpfe aus Naturfasern tragen.

Heiße Füße an heißen Tagen

So können Sie mit einem einfachen Rezept Abhilfe schaffen: Nehmen Sie einmal am Tag ein lauwarmes Fußbad, und massieren Sie danach die Füße mit Kampferöl ein, dem Sie einige Tropfen Rosmarinöl beimischen. Und laufen Sie einmal pro Woche barfuß durch taufrisches Gras.

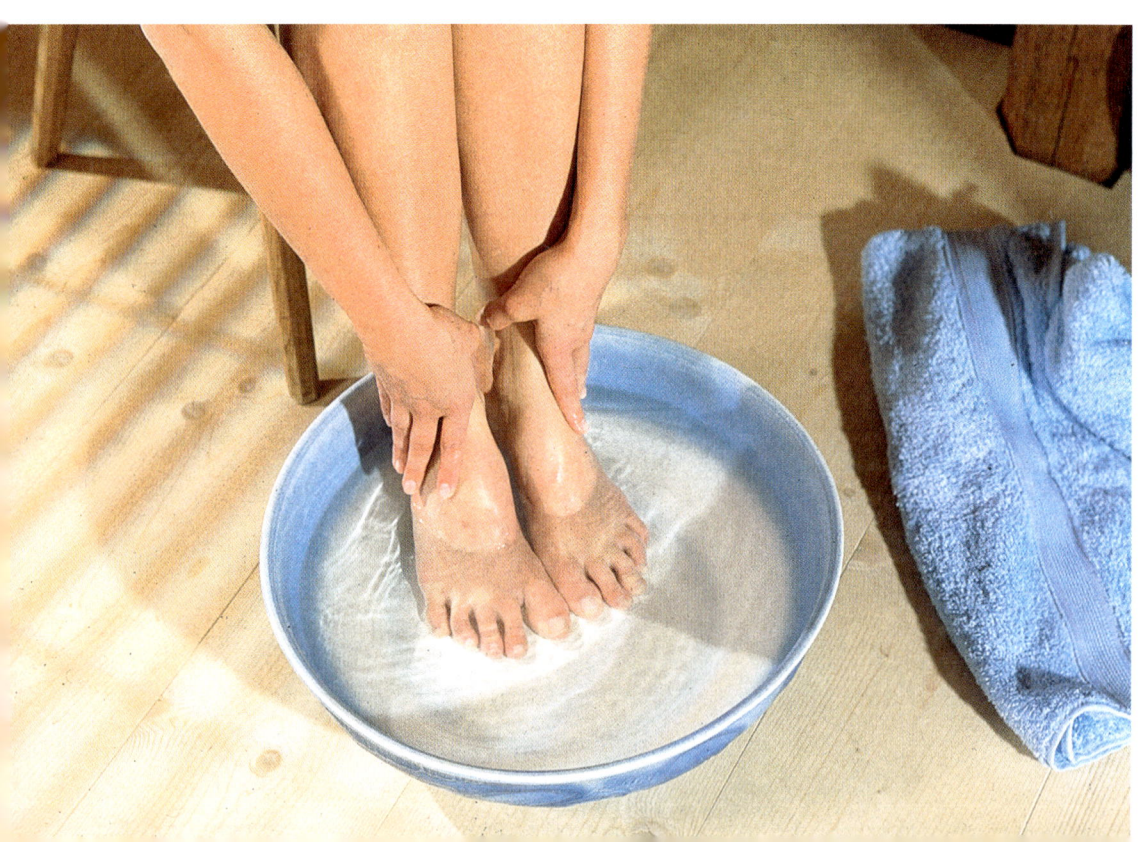

Sommer, Sonne und Urlaub richtig genießen

Heiße Sommertage überstehen

Wenn im Hochsommer die Temperaturen immer weiter steigen, kann man viele Leute, die eben noch den Sommer herbeigesehnt haben, stöhnen und jammern hören. Wie dem auch sei – unbestritten ist, dass extreme Hitze eine Belastung ist. Doch zum Glück gibt es viele hilfreiche Tricks, um die Gluthitze gut zu überstehen:

- Wie sonst auch immer: reichlich trinken – zwei bis drei Liter Mineralwasser und lauwarmen Kräutertee. Gut für Kreislauf und Verdauung.
- Keine kalten oder mit Eiswürfeln gekühlten Getränke trinken; man fängt danach erst recht an zu schwitzen.
- Wenig und leicht essen: frisches Obst, rohes Gemüse. Ideal: Melonen, weil sie viele Vitamine, Spurenelemente und Mineralstoffe liefern.
- Keinen Alkohol und keinen starken Kaffee trinken.
- Rohe Petersilie und rohe Zwiebeln stärken den Kreislauf.
- Die pralle Sonne meiden, Schatten ist besser. Noch besser: kühle Räume.
- Die Füße in einen Eimer mit kühlem Wasser halten und 1/2 Liter Apfelessig dazugeben.
- Sehr erfrischend: ein feuchtes Tuch auf die Stirn oder in den Nacken geben.
- Vorsicht vor Zugluft.
- Ein ganz einfaches Rezept gegen Erschöpfung: Nehmen Sie einfach 1 Teelöffel Honig in den Mund, und lassen Sie den Honig langsam auf der Zunge zergehen. Ein Rezept für Diabetiker: Kochen Sie 1 Tasse Wasser auf, und trinken Sie es dann so warm wie möglich in kleinen Schlucken.
- Wenn die Hitze ganz unerträglich wird: Jede Stunde kaltes oder kühles Wasser über den Puls beider Hände laufen lassen, etwa 2 bis 5 Minuten lang.
- Sorgt auch für Erfrischung: eine lauwarme – keinesfalls eiskalte – Dusche zwischendurch.
- Bequeme, leichte Kleidung aus Naturfasern, am besten Baumwolle oder Leinen, tragen.
- Stirn und Schläfen mit Melissengeist oder mit Franzbranntwein (Apotheke) einreiben. Das kühlt angenehm und beruhigt.
- Im Freien den Kopf schützen, am besten mit einem Stroh- oder Stoffhut.
- Abhilfe bei hitzebedingter Übelkeit schafft folgender Akupressurgriff: Mit dem Zeigefinger die Stirn genau in der Mitte der Augenbrauen reiben. 7 Sekunden drücken, 7 Sekunden Pause. Mehrmals wiederholen. Und wenn der Kreislauf streikt, hilft folgender Griff: Sowohl an den Kuppen der Mittelfinger als auch der Daumen sitzen Energiepunkte, die über Energiebahnen den Kreislauf anregen. Reiben und klopfen Sie jeweils die Kuppe von Daumen

Gesund durchs ganze Jahr

Eis essen – und sich wohlfühlen!

Der Besuch im Eissalon an einem heißen Sommertag gilt oft als Ernährungssünde, weil Eis so süß ist und viele Kalorien anliefert. Nun haben zwei Wissenschaftler an der Universität Wien in einer Studie bewiesen: Speiseeis ist sogar sehr sinnvoll für die Gesundheit. Es macht glücklich und schützt vor Stress.
Die beiden österreichischen Hirnforscher und Psychologen Dr. Herbert Bauer und Dr. Peter Walla haben herausgefunden:

- *Speiseeis lässt die Stimmung des Menschen steigen. Man ist besser drauf, vor allem wenn man Himbeer-Zitrone oder Vanille-Schoko geschleckt hat.*
- *Eis schafft weit bessere Laune als Schokolade oder Fruchtjoghurt.*
- *Vor allem aber kann man mit Eisessen hervorragend Stress abbauen, Stressfolgen vermeiden. Und man kann sich, wenn man einen anstrengenden Tag vor sich hat, vorbeugend mit Eis stressfest machen.*

und Mittelfinger einer Hand – immer 30 Sekunden reiben, anschließend 30 Sekunden klopfen; das Ganze mehrmals wiederholen.

- Gut für die Zunge: Wenn bei extrem hohen Temperaturen der Körper zu wenig Flüssigkeit bekommt, kann es zu einem scharfen, brennenden Gefühl auf der Zunge kommen. Die Zunge schwillt an. Da gibt es zwei Sofortmaßnahmen: Spülen Sie den Mund jede Stunde mit Salbeitee aus. Oder Sie geben mehrmals am Tag ein paar Tropfen Sesamöl auf die Zunge, lassen es 5 Minuten einwirken und spucken es dann wieder aus. Trinken Sie zwei bis drei Liter Wasser oder Tee am Tag!

Geistig fit auch bei Hitze

Mit dem Denken ist das bei großer Hitze auch so eine Sache; Konzentrations- und Leistungsfähigkeit nehmen rapide ab, man ist müde, wie ausgebrannt, häufig leidet man sogar unter Schwindel. Leider kann man sich das in den seltensten Fällen erlauben, schließlich muss man im Job ja die gewohnte Leistung bringen.

Diese »Ausfälle« sind meist auf Durchblutungsstörungen und hitzebedingte Hirnleistungsstörungen zurückzuführen. Empfohlen werden hier ausschließlich natürliche Maßnahmen; viele Hausärzte, Neurologen, Psychologen und Psychiater raten zu einem umfassenden »Sommerprogramm« fürs Gehirn:

- In heißen Sommerperioden nicht zu viel und nicht zu lange vor dem Fernseher sitzen.
- Lieber mehr lesen, dabei kurze Passagen auswendig lernen.
- Gerade für kleinere Rechenaufgaben auf den Taschenrechner verzichten und lieber mal das Gehirn einschalten. Es braucht »Denk-Nahrung« und darf nicht faulenzen.
- Eine Wunderpflanze für die Wiederherstellung der Leistungskraft des Gehirns ist der Ginkgobaum. Der in seinen Blättern enthaltene Wirkstoff fördert die Durchblutung, reaktiviert Denkprozesse, bekämpft Vergesslichkeit und Schwindelanfälle. Den Extrakt gibt es in Form von Dragees in der Apotheke.

Sommer, Sonne und Urlaub richtig genießen

Backofen Auto

Davon weiß wohl jeder ein Klagelied zu singen – von unerträglich heißen Temperaturen im Auto, wenn das Fahrzeug zum Backofen wird. Auch eine gute Lüftung reicht da nicht aus. Gerade im Stadtverkehr oder im Stau wird dies zur Qual – und darüber hinaus auch zu einer echten Gefahr, wenn man sich nicht entsprechend verhält.

Untersuchungen haben alarmierende Ergebnisse zutagegebracht:
- Bei einer Außentemperatur von 31 °C kann man im Inneren des Autos in Kopfhöhe des Fahrers bis zu 55 °C messen.
- Die Fahrleistung des Fahrers nimmt bereits bei 35 °C Innentemperatur im Auto um 30 % ab. Dies ist vergleichbar mit dem Fahren unter Alkoholeinfluss: Die Bewegungsabläufe und die Reaktionen auch auf kritische Situationen werden langsamer. Die Gefahr für Fehlreaktionen steigt.
- Körperliche Gefahren für den Fahrer: Bei etwa 55 °C Innentemperatur verliert der Organismus mit dem Schweiß innerhalb von nur einer Stunde bis zu drei Liter Flüssigkeit. Die Folge sind erhebliche Probleme für die Nieren und für den Kreislauf wie Schwindel, Herzbeschwerden, mitunter auch ein Hitzekollaps. Auch die Seele leidet: Es kommt zu Reizbarkeit, Erschöpfung, depressiven Zuständen, Ängsten.

Gerade für Vielfahrer ist ein guter Schutz gegen Überhitzung unerlässlich.
- Der einfachste Weg: ein Auto mit Klimaanlage.
- Doch längst nicht alle Autos haben eine Klimaanlage. Für diese Autobesitzer heißt es: Den Wagen für eine längere Parkdauer möglichst im Schatten parken; wenn das nicht geht, niemals sofort einsteigen und wegfahren, sondern erst alle Fenster öffnen, wenn vorhanden auch das Schiebedach. Die Lüftung voll einschalten und einige Zeit laufen lassen, dann erst einsteigen und losfahren.
- Wenn man es sich denn aussuchen kann: Ein helles Auto ist besser, da es die Sonnenstrahlen besser reflektiert. Die Folge: Die Innentemperatur beträgt im Sommer in einem hellen Auto 6 °C weniger als in einem dunkel lackierten.
- Unbedingt immer ausreichend Getränke dabeihaben – Mineralwasser, ungesüßten Kräutertee, Fruchtsäfte – und reichlich trinken, um den Flüssigkeitsverlust schnell auszugleichen.
- Auch die Wahl der Kleidung kann helfen: möglichst lockere, leichte und atmungsaktive Kleidung tragen, am besten aus Leinen oder Baumwolle.

Fit durch Siesta

Wenn es ab Juni so richtig heiß wird, sollten Sie es den Bewohnern des Mittelmeeres nachmachen und in Ihrer Freizeit – zum Beispiel in der Mittagszeit – irgendwo im Schatten ruhen und richtig faul sein. Dazu meint der Wissenschaftler Prof. Peter Axt aus Fulda: »Wer statt eines Marathonlaufs in der Hängematte liegt, statt Tennis oder Squash einen Mittagsschlaf hält, der hat die besten Chancen, fit und vital zu bleiben und länger zu leben!« Eine Studie hat aber auch ergeben: Garten- und Hausarbeit tragen enorm viel zur Fitness eines Menschen bei und halten auch schlank.

Gesund durchs ganze Jahr

- An heißen Tagen niemals mit vollem Magen ins Auto steigen. Essen Sie vor einer längeren Fahrt frische Früchte.
- Und wenn all diese Vorsichtsmaßnahmen nichts nützen und einem dennoch übel wird: Das Auto sofort abstellen und entweder an einem kühlen Platz warten, bis es wieder besser geht, oder mit dem Taxi bzw. einem öffentlichen Verkehrsmittel weiterfahren.

Schwitzen ist gesund!

So unangenehm Schwitzen auch ist – es ist lebensnotwendig, denn über den Schweiß scheidet der Organismus nicht nur Wasser, sondern auch Giftstoffe und Stoffwechselschlacken aus – ein wichtiger Reinigungsvorgang des Körpers. Außerdem ist das Schwitzen sozusagen die Klimaanlage des Menschen, damit unser Körper bei Hitze seine Temperatur halten kann. Wenn die Körpertemperatur an sehr heißen Sommertagen 37 °C zu übersteigen droht, gibt das Zwischenhirn über die Nervenbahnen an die Haut den Befehl »Abkühlen!« Und über zwei Millionen Schweißdrüsen – vor allem in den Achselhöhlen, im Nacken, am Kopf, auf der Stirn, an Hand- und Fußflächen – beginnen ihre Arbeit, um den Körper abzukühlen. Es können bis zu acht Liter Schweiß ausgeschieden werden!

Übrigens: Wenn der Schweiß austritt, ist er geruch- und farblos. Er beginnt erst zu riechen, wenn ihn Bakterien zersetzen. Also: Regelmäßiges Duschen ist an heißen Tagen unerlässlich.

Ob man viel oder wenig schwitzt, kann man nicht beeinflussen, das wird vom vegetativen Nervensystem gesteuert. Dass man das Schwitzen nicht unterbinden darf, ist klar, aber eindämmen kann man es doch, mit einfachen Maßnahmen:

- Sinnvoll sind häufige Saunabesuche, denn wenn der Körper die Hitze gewohnt ist, gerät er an heißen Tagen nicht so leicht ins Schwitzen.
- 1 Liter Wasser mit 1/2 Tasse Apfelessig mischen, einen Waschlappen eintauchen und damit den ganzen Körper abreiben, besonders die Achselhöhlen.
- Mehrmals am Tag Hände und Füße in lauwarmes Wasser tauchen. So ziehen sich die Schweißdrüsen zusammen.
- Auf ein Textiltaschentuch 2 Tropfen Lavendelöl und 2 Tropfen Salbeiöl geben und immer wieder daran riechen – das bremst die Schweißproduktion.
- Einige Tage lang, jeweils über den Tag verteilt, 1 Liter Salbeitee trinken. Dafür 1 Liter Wasser mit 3 Esslöffeln Salbeiblättern 3 Minuten kochen, durchseihen, den Tee lauwarm trinken.
- An heißen Tagen auf Alkohol, Kaffee, scharfe Gewürze, eiskalte Getränke und eiskaltes Duschen verzichten.

Vorsicht: Wer auch an weniger warmen Tagen immerzu stark schwitzt, sollte zum Arzt. Das könnte ein Anzeichen für eine Krankheit sein.

Kopfschweiß reduzieren

Bei Sommerhitze leiden viele an übermäßigem Kopfschweiß, sehr oft die Folge von Nervosität, geistiger Überarbeitung und allgemeiner Schwäche. Ein wirksames Rezept: 2 Teelöffel getrocknete Salbeiblätter (Apotheke) mit 1 Tasse kochendem Wasser übergießen, 15 Minuten ziehen lassen. Morgens und abends 1 Tasse davon trinken. Reduzieren Sie aber auch Ihren Stress!

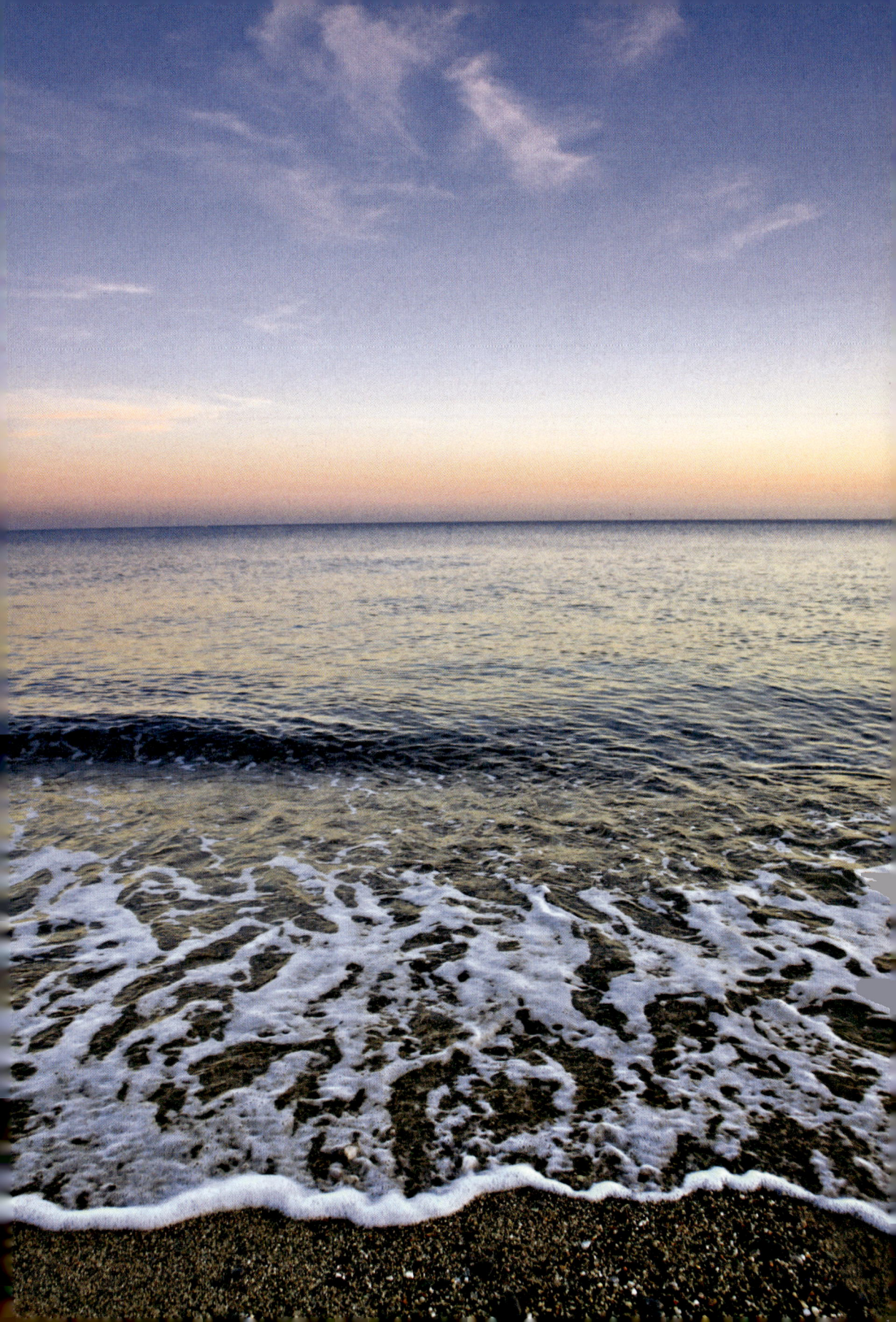

Urlaubsreisen mit Erholungsgarantie

Stressfrei in den Urlaub

Ein alljährlich wiederkehrendes Phänomen: Was als schönste Zeit des Jahres geplant war, die Urlaubsreise, endet in Enttäuschung. Der Grund: Oftmals sind die Erwartungen an den Urlaub so hoch geknüpft, dass die Realität ihnen nicht gerecht werden kann. Dabei ist es gar nicht so schwer, dass der Urlaub wirklich gelingt – man muss nur einige Regeln beachten. Und das geht bereits vor und mit dem Start in den Urlaub los:

- Viele wollen im Urlaub eine gute Figur machen – und daher schnell noch einige Pfunde loswerden. Doch davon ist abzuraten. Die reduzierte Kalorienaufnahme vermindert die Konzentration; ein gestörtes Reaktionsvermögen und ein geschwächtes Gedächtnis sind die Folge. Gerade wenn man mit dem Auto in die Ferien fährt, kann das fatale Folgen haben.
- Der Reisekrankheit vorbeugen: Jeder Vierte leidet auf einer Urlaubsfahrt, ob per Schiff, Flugzeug oder Bus, an der sogenannten Reisekrankheit – Übelkeit und Schwindelanfälle. Das muss nicht sein. Suchen Sie sich nach Möglichkeit im Bus einen vorderen Platz, auf dem Schiff und im Flugzeug einen Sitz in der Mitte. Essen Sie vor der Reise nicht zu viel und nicht zu üppig. Kauen Sie Ingwerwurzeln, rohe Petersilie oder Reise-Kaugummi-Dragees.
- Lassen Sie sich vom Arzt oder Ihrem Apotheker eine passende Reiseapotheke zusammenstellen. Sie sollten diese immer im Handgepäck bei sich tragen. Erstens ist der Koffer – speziell beim Fliegen und auch im Kofferraum des Autos – sehr oft großen Temperaturschwankungen ausgesetzt. Das tut den meisten Medikamenten nicht gut. Und zweitens kann der Koffer verloren gehen. Und dann ist auch Ihre medizinische Hilfe fort.
- Wenn Sie nachts mit dem Auto verreisen, sollten Sie vorher regelmäßig Naturprodukte verzehren, die reich an Vitamin A und Beta-Karotin sind oder den blauen Farbstoff Anthocyan enthalten. Dazu gehören beispielsweise Möhren, Spinat, Kopfsalat, Feldsalat, Tomaten, Pfirsiche, Aprikosen

Urlaubsreisen – mit Erholungsgarantie

und Heidelbeeren. Das stärkt das nächtliche Sehvermögen. Aber dennoch nicht vergessen: Die Unfallgefahr ist nachts grundsätzlich größer.

- Unerlässlich für alle, die lange Strecken mit dem Auto zurücklegen: häufige Pausen einlegen. Nutzen Sie die Rast dazu, sich zu bewegen. Zehn Kniebeugen helfen schon. Recken und strecken Sie auch den ganzen Körper. Laufen Sie ein wenig hin und her. Noch minimalistischer: Steigen Sie aus, spannen Sie Gesäß und Bauch kräftig an, und lassen Sie dann wieder locker – mehrmals wiederholen. Dann die Fäuste ballen und damit den Rücken links und rechts der Wirbelsäule auf und ab reiben. Das fördert die Durchblutung und entkrampft. Und während der Fahrt: bewusst aufrecht sitzen, die Schultern zurücknehmen und fest gegen die Rückenlehne drücken.
- Wenn Sie mit dem Flugzeug in den Sommerurlaub reisen, sollten Sie vor allem auf Langstrecken viel trinken, damit die Mundschleimhäute nicht austrocknen, was zu Halsschmerzen und Heiserkeit führen kann. Nehmen Sie stilles Mineralwasser, denn kohlensäurehaltiges Mineralwasser führt in Flughöhe zu Blähungen und Schluckauf. Die Wirkung von Alkohol wird verstärkt. Kaffee und Schwarztee führen zu einem Flüssigkeitsverlust, weil sie stark treiben.

Während eines langen Fluges werden die Beine oft schwer und kalt, und sie schwellen an. Ziehen Sie spätestens dann die Schuhe aus, legen Sie die Füße auf Ihrem Handgepäck hoch, und massieren Sie sie. Lockern Sie die Kleidung. Bewegen Sie ständig Ihre Zehen. Für die Flugreise sollten Sie täglich eine Kapsel natürliches Vitamin E (200 Internationale Einheiten) nehmen. Dadurch wird das Blut flüssiger.

- Die ersten Nächte am Urlaubsziel sind oftmals alles andere als erholsam, das mag an der fremden Umgebung liegen oder auch am ungewohnten Bett. Verzichten Sie dennoch auf Schlaftabletten, gehen Sie vor dem Zubettgehen lieber noch ein wenig draußen spazieren. Geben Sie 5 Tropfen Lavendelöl oder Baldrianöl auf ein Textiltaschentuch, und legen Sie es auf das Kopfkissen. Oder trinken Sie 125 Milliliter Wein. Achtung: Wenn Sie eine Klimaanlage in Ihrem Zimmer haben, dann sollten Sie nachts warme Kleidung tragen, etwa einen Jogginganzug. Sonst können Sie sich im Schlaf erkälten, und der Urlaubsspaß ist zumindest für die nächsten Tage ganz gehörig eingeschränkt.
- Wenn Sie von der weiten Anreise in den ersten Tagen am Ferienort müde sind, holen Sie sich mit einem alten Indianerrezept neue Kraft. Gehen Sie ein bis zwei Stunden barfuß durch eine Wiese oder über einen weichen Strandsand. Sie fühlen sich danach garantiert wie neugeboren.
- In den ersten drei Tagen am Ferienziel sollten Sie vor allem ruhen und sich entspannen. Stürzen Sie sich keinesfalls hektisch in Urlaubsaktivitäten. Die Statistik besagt: In diesen ersten drei Tagen ist das Immunsystem durch die Umstellung geschwächt. Infektionen haben da ein leichtes Spiel, wenn man den Körper überfordert.

Wenn Sie diese einfachen Ratschläge beherzigen, gelingt der Start in den

Urlaub gewiss – und einem erholsamen Aufenthalt steht nichts mehr im Wege.

Urlaubsspaß im Wasser ist gar nicht ohne

Für die meisten von uns bedeutet Urlaub automatisch Urlaub am Meer; Sonne, Wasser und Strand locken und versprechen Urlaubsfreude sowie Erholung pur. Doch Vorsicht, diese paradiesischen Zustände gibt es keineswegs mehr überall. Jahr für Jahr schocken in der Urlaubszeit Berichte von schlechter Wasserqualität und katastrophalen Bedingungen an Stränden. Betroffen ist leider immer wieder für uns so nah gelegene Mittelmeer, doch längst nicht nur dieses.

Der Grund liegt in der zunehmenden Umweltverschmutzung. Phosphate, Nitrate, Gifte und Müll aus Haushalten, Landwirtschaft, Industrie sowie vom Tourismus schädigen das Meerwasser nachhaltig. Zwar ist nach Auftreten der Algenpest in vielen Badeorten am Mittelmeer einiges getan worden, doch gibt es immer noch viele Urlaubsorte ohne Kläranlage, gerade bei exotischen Reisezielen, wo die Abwässer von Großstädten einfach ins Meer geleitet werden. Man muss wissen, dass das Auftreten von Algen selbst zwar nicht gesundheitsschädlich ist, aber die erste Warnung der Natur, dass sich im Wasser zu viel Stickstoff befindet.

Auch wenn sich die örtlichen Fremdenverkehrsstellen häufig um eine Verbesserung der Wasserqualität ihrer Gemeinde bemühen, werden sie von der Industrie und den Politikern oft nicht oder nicht ausreichend unterstützt. Doch das ist kurzsichtig, wie Hygienewissenschaftler warnen, denn: Wo Abwässer unkontrolliert ins Meer geleitet werden, gibt es im Wasser jede Menge Krankheitserreger – Viren, Bakterien, Parasiten. Und das hat

Gute Figur am Strand: Übungen für Po und Bauch

Wenn Sie am Badestrand einen knackigen Po zeigen wollen, dann sollten Sie vorher regelmäßig die Gesäßmuskeln kräftigen und trainieren:

Legen Sie sich auf den Rücken, stellen Sie die Füße mit angewinkelten Beinen auf, legen Sie die Arme neben sich. Klemmen Sie sich einen Ball zwischen die Knie, und versuchen Sie, ihn so lange wie möglich zu halten. Heben und senken Sie dabei das Becken.

Wenn Sie diese Übung kontinuierlich ein paar Minuten täglich durchführen, wird der Erfolg nicht ausbleiben. Wer Probleme mit der Halswirbelsäule hat, darf diese Übung allerdings nicht ausführen! Dafür gibt es eine andere hervorragende Übung, die man den ganzen Tag zwischendurch machen kann. Stellen Sie sich locker hin, und spannen Sie 15- bis 20-mal hintereinander ganz fest den Po an. Die Spannung muss jedes Mal 10 Sekunden durchgehalten werden. Dann gleich wieder locker lassen und weiterarbeiten. Das schafft ein knackiges, festes Hinterteil.

Zur guten Sommerfigur gehört aber auch ein straffer Bauch. Den können Sie mit »Bauchschnellen« erreichen. Wo immer Sie stehen oder sitzen: Spannen Sie die Bauchmuskeln an, und lassen Sie sie dann wieder locker. Jeweils 30-mal.

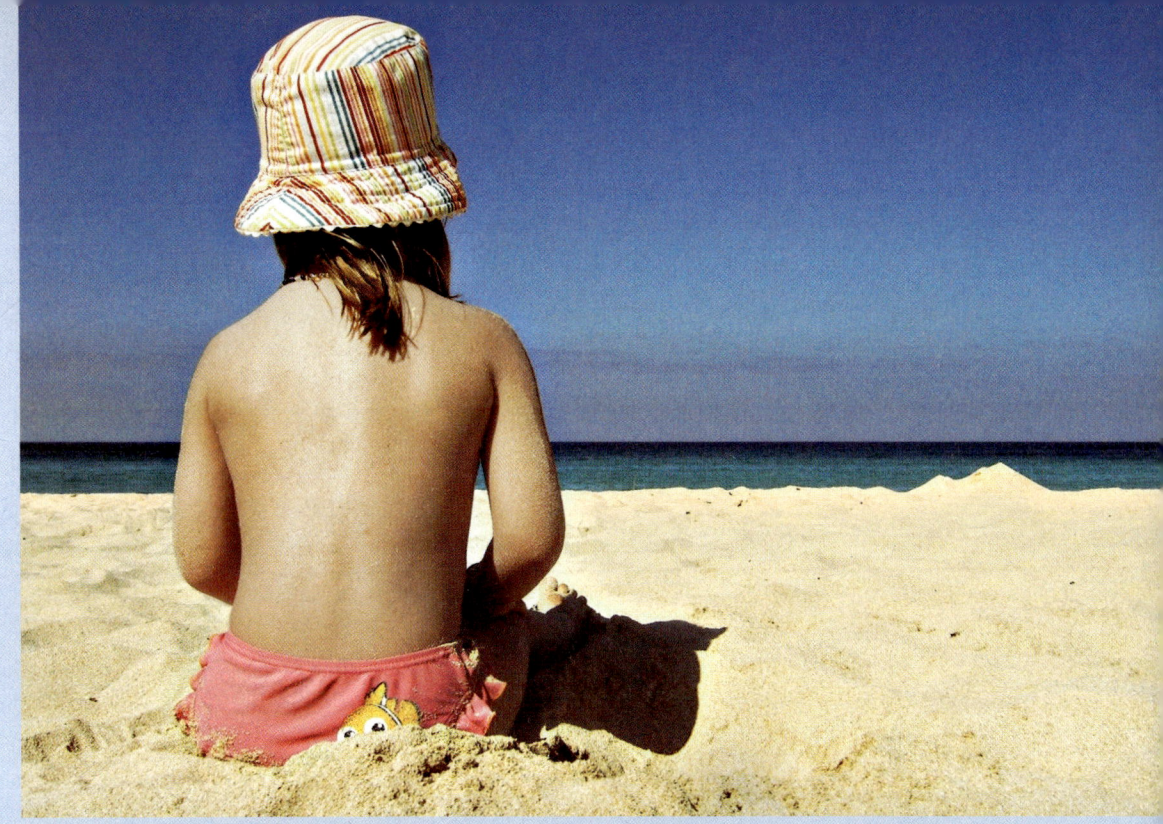

wiederum für die Gesundheit der Badenden weitreichende Folgen: Das Risiko für Kinderlähmung, Hepatitis, Cholera, Ruhr und andere Infektionskrankheiten steigt, ebenso das für Wurmbefall und Hauterkrankungen. Auch den gefürchteten Reisedurchfall kann man sich schon durch den Kontakt mit verseuchtem Wasser einfangen, da minimale Spuren des Wassers beim Schwimmen durch den Mund in den Körper gelangen.

Damit Sie nicht im vermeintlichen Urlaubsparadies eine unliebsame Überraschung erleben, sollten Sie sich vor Antritt der Reise bei Hygiene- und Tropeninstituten, bei seriösen Tourismusorganisationen und Autofahrerclubs nach der Wasser- und Strandqualität der von Ihnen bevorzugten Urlaubsorte erkundigen. Am besten sind Badeorte, deren Küsten und Strände saniert sind. Grundsätzlich gilt: Lassen Sie sich nicht von traumhaften Urlaubsfotos in Prospekten verleiten.

Natürlich muss man auch im Urlaub selbst aufpassen:
- Nach dem Schwimmen im Meer unter einer Süßwasserdusche abspülen.
- Nasse Badekleidung sofort ausziehen.
- Buchten und Strände, die von streunenden Hunden bevölkert sind oder zum Ausführen genutzt werden, meiden.
- Auch wenn Einheimische dort baden sollten: Alle Gewässer mit sichtbarem Schmutz meiden.
- Nicht in der Nähe von Abwasserzuflüssen von Industrieanlagen, Ankerplätzen und Hafenanlagen schwimmen.
- Beim Schwimmen möglichst kein Wasser schlucken.
- Kinder sollten den Sand am Strand nicht mit dem Mund berühren.
- Vorsicht vor Quallen: Der Kontakt mit ihnen kann zu äußerst schmerzhaften und gefährlichen Verätzungen und Nervenstörungen führen.
- Vorsicht Schistosomiasis: Gehen Sie im sonnigen Süden nie in natürlichen, verunreinigten Süßwasserseen baden.

Sogenannte Zerkarienlarven können aus dem Wasser in die Haut eindringen und so Schistosomiasis (früher Bilharziose), u. A. mit Hautausschlag und Grippesymptomen auslösen.

Die Kehrseite der Urlaubsfreuden – Reisegelbsucht und Reisedurchfall

Immer beliebter werden Reisen in exotische Länder, etwa nach Afrika und Asien. Doch Vorsicht: Dort erwarten uns neben den Schönheiten der Natur und Kultur auch Gefahren, mit denen viele nicht rechnen: Ein köstliches Essen in einem vornehmen Restaurant, ein Becher Speiseeis oder ein Stück Melone an der Straßenecke können zu schweren Störungen von Magen und Darm, zu Durchfall, Fieber und anderen Unpässlichkeiten führen. Sehr gefährlich ist die Reisegelbsucht, die Hepatitis A. Von ihr hat man in jedem Fall länger etwas als von dem Urlaub selbst: Bis zu ein Jahr lang kann man sich mit ihren Folgen herumschlagen.
Der gefürchtete Reisedurchfall, auch Montezumas Rache oder Hammer des Orients genannt, wird durch Viren, Bakterien oder Parasiten verursacht. Grundsätzlich gilt: Wenn nicht Komplikationen wie Fieber oder starkes Erbrechen dazukommen, kann man meist ohne ärztliche Hilfe zurechtkommen, weil der Körper die Erreger alleine besiegen kann. Entscheidend ist die geeignete Reiseapotheke. Wichtig ist außerdem der rasche Ausgleich der verloren gegangenen Flüssigkeit. Das bedeutet: viel trinken. Hier das bewährte Rezept der WHO: 20 Gramm Zucker und 4 Gramm Salz in 1 Liter Wasser oder Orangensaft verrührt trinken. Das regt die Flüssigkeitsaufnahme der Darmschleimhaut an. Wer an Reisedurchfall erkrankt ist, sollte nichts oder nur wenig essen und sich körperlich schonen. Eine Therapie mit Antibiotika ist meist nicht nötig. Es gibt einen wunderbar passenden Spruch, der helfen kann, den durch Nahrungsmittel verursachten Reisedurchfall zu vermeiden: »Koch es! Brat es! Schäle es! Oder vergiss es!« Mit dieser Devise ist man eigentlich schon auf der sicheren Seite.

Hier einige Regeln, die man unbedingt beachten sollte, um von der Reisegelbsucht und von Reisedurchfall verschont zu bleiben:
- Hände weg von Schalentieren und Muscheln, wenn Sie den Eindruck

Gefahren im Hotel

Vorsicht! Wenn in Ihrem Ferienhotel schmutziges Wasser aus dem Wasserhahn oder aus der Dusche kommt, dann ist es eventuell mit Legionellen verseucht. Diese Bakterien können Lungenentzündung mit tödlichem Ausgang auslösen. Drehen Sie alle Wasserhähne ganz auf »heiß«, und lassen Sie das Wasser fünf Minuten laufen. Die Bakterien sterben ab 70 °C ab.
Gehen Sie auf Teppichböden im Hotel niemals barfuß. Hier besteht große Gefahr für die Übertragung von Fußpilz. Benutzen Sie mitgebrachte Hausschuhe oder Sandalen.
Sie sollten in fremden Betten außerdem niemals nackt schlafen, vor allem dann nicht, wenn Sie das Gefühl haben, dass die Bettwäsche nicht wirklich sauber ist.

Urlaubsreisen – mit Erholungsgarantie

- haben, sie könnten aus verschmutztem Gewässer kommen!
- Auf alle ungekochten, nicht gebratenen Nahrungsmittel verzichten. Hände weg von rohen Salaten und von Rohkostgemüse. Man weiß nie, mit welchem Wasser diese Naturprodukte gewaschen und ob sie nicht mit Fäkalien gedüngt wurden.
- Meiden Sie Speiseeis und Mayonnaisen (mit rohem Ei hergestellt).
- Kein rohes und kein halb rohes Fleisch essen – Salmonellen, Leber- und Lungenegel drohen.
- Kein Leitungswasser und nur Mineralwasser aus einer Flasche, die Sie selbst öffnen, trinken. Auf Eiswürfel verzichten. Auch die Zähne mit selbst geöffnetem Mineralwasser putzen.
- Auf kalten Tee, auf rohes Fleisch, auf ungekochte Meeresfrüchte verzichten.
- Kaufen Sie grundsätzlich keine Nahrungsmittel von Straßenhändlern.
- Milch und Joghurt nur direkt nach dem Öffnen des Bechers trinken.
- Niemals Früchte essen, die bereits geschält oder geschnitten auf der Straße angeboten werden. Nur solche Früchte essen, die eine schützende Schale haben und die Sie selbst unmittelbar vor dem Verzehren geschält haben. Lassen Sie daher auch die Finger von Obstsalaten und ebenso von Obst, das nicht geschält werden kann.
- Vor den Mahlzeiten die Hände gründlich reinigen, am besten mit selbst mitgebrachten Erfrischungstüchern.
- Teller und Essbesteck sollten sauber und trocken sein.
- Achten Sie darauf, dass Ihnen beim Schwimmen in freien Gewässern, aber auch im Hotelpool, kein Wasser in den Mund kommt.
- Auf der sicheren Seite mit Reisedurchfall sind Sie bei trockener Nahrung wie etwa Brot, bei sehr heißer Nahrung, bei Speisen mit sehr hohem Zuckergehalt

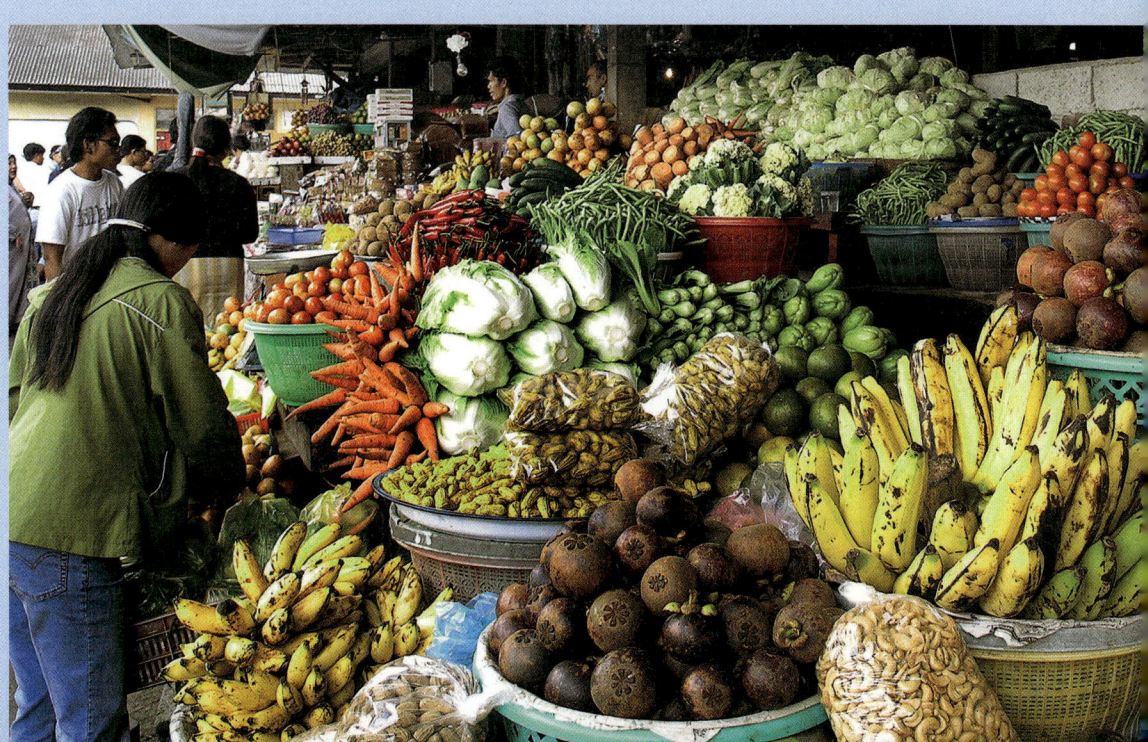

wie Gelee oder Sirup, bei heißem Kaffee oder Tee.
- Gegen die Reisegelbsucht kann man vom Arzt vor Reiseantritt Immunglobulininjektionen bekommen. Inzwischen gibt es aber auch eine spezielle vorbeugende Schutzimpfung, die Sie für zehn Jahre immunisiert.

In Maßen genießen: Alkohol im Urlaub

Leider stören alkoholisierte und grölende Urlauber, gerade in großen Ferienorten, immer wieder die Nachtruhe der anderen Gäste. Da kann man dann schon einmal ins Nachdenken über das Thema »Alkohol im Urlaub« kommen. Aber bitte: möglichst objektiv!

Was gegen Alkohol im Urlaub spricht:
- Das ist natürlich altbekannt: Übertriebener Alkoholkonsum schadet der Gesundheit. Das ist gerade im Urlaub kontraproduktiv, schließlich möchte man sich da erholen. Ganz auf Alkohol im Urlaub verzichten bzw. höchstens einmal ein wenig kosten sollte daher, wer sich regenerieren möchte, wer Magen, Darm und Leber sanieren, Stress abbauen und die natürlichen Abwehrkräfte stärken will.
- Alkohol enthält viele Kalorien. Wer knackig-schlank nach Hause zurückkehren möchte, sollte ebenfalls auf Alkohol verzichten oder ihn zumindest stark reduzieren.
- Bitte bedenken: Alkohol verführt zu Leichtsinn, und das kann gerade beim Schwimmen oder anderen sportlichen Betätigungen gefährlich werden.
- Eine fatale Mischung: Alkohol und Sonne. Ein schwerer Kreislauf- oder Hitzekollaps kann die Folge sein, denn durch den Alkohol weiten sich die Blutgefäße der Haut und werden noch mehr durchblutet. Man gerät enorm ins Schwitzen. Der Organismus kann diese Hitze nicht mehr verkraften und kollabiert. Bei den ersten Anzeichen: sofort in den kühlen Schatten, Mineralwasser trinken. Übrigens: Auch Rauchen in praller Sonne kann zu einem Kreislaufkollaps führen.

Was für den Alkohol im Urlaub spricht:
- Ein besonderer Genuss: in entspannter Urlaubsstimmung ein Glas Wein zu einem guten Abendessen trinken.
- Bei älteren Menschen kann dieses Glas Wein den Kreislauf sinnvoll unterstützen und kann das Einschlafen im fremden Hotelzimmer erleichtern. Aber bitte: Immer schön Maß halten.
- Bei Nervosität im Flugzeug oder auch richtiger Flugangst kann man durchaus das freundliche Angebot der Stewardess annehmen, ein Gläschen Sekt oder Wein nach dem Start zu trinken. Die angenehme Folge: Man fühlt sich ruhig und entspannt. Aber eine halbe bis eine Stunde vor der Landung sollte man keinen Alkohol mehr trinken. Ein »Schlaftrunk« kann übrigens auch bei längeren Busreisen helfen.
- Ein gutes Rezept in Ländern, in denen man kein Wasser aus der Leitung trinken sollte: etwas Wein zusammen mit Mineralwasser aus der Flasche trinken. Der Alkohol hat eine vorbeugende Wirkung gegen gefährliche Darmkeime und etwaige Salmonellen.

Viel besser als sein Ruf – Urlaub zu Hause

Für die meisten bedeutet Urlaub ganz automatisch: verreisen. Doch nimmt die

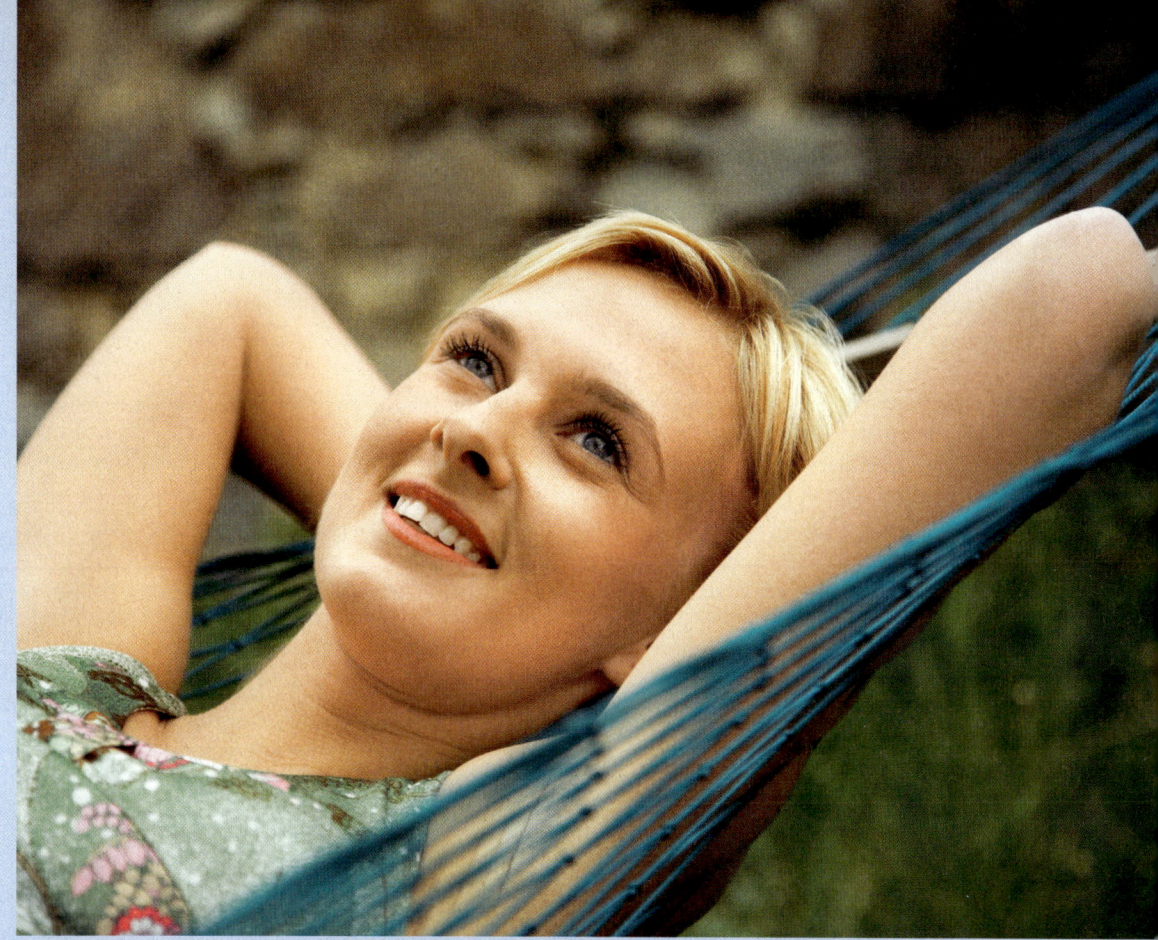

Zahl derer, die ihre Ferien zu Hause verbringen, zu. Das kann verschiedene Gründe haben: Mal mag es am Geld hapern, mal an der Zeit für eine längere Reise, vielleicht spielt auch die Gesundheit eine Rolle. Und in Zeiten internationalen Terrors und steigender Kriminalität in den Urlaubsländern kann einem die Lust auf den Urlaub im Ausland schon einmal vergehen.

Doch nicht verzagen: Die schönste Zeit des Jahres muss keine verlorene Zeit sein, auch wenn man sie zu Hause verbringt. Es gibt so tolle Möglichkeiten – Ausflüge in die Umgebung, Schwimmbadbesuche, den eigenen Garten oder den eigenen Balkon. Die Vorteile eines solchen Urlaubs zu Hause liegen auf der Hand:

- Man teilt seine freie Zeit nicht mit Massen anderer Urlauber, beispielsweise am Strand, in Restaurant oder in der Eisdiele.
- Der Urlaub zu Hause ist Balsam für die Nerven, weil man endlich einmal Zeit für sich hat – und das in der vertrauten Umgebung. Das ist die Gelegenheit, Dinge zu tun, die man am liebsten zu Hause tut, zu denen man aber das ganze Jahr über keine Zeit hat: etwa lesen, malen, einen Einkaufsbummel machen, einen neuen Fahrradweg in nächster Nähe ausprobieren, ins Kino gehen, Restaurants in der Umgebung testen.
- Für eine Hausfrau und Mutter allerdings kann ein solcher Urlaub zu Hause auch die Hölle werden, zumindest dann, wenn die anderen Familienmitglieder die Erwartung haben, von ihr bedient zu werden. Diese Gefahr droht natürlich auch beim Urlaub in

Gesund durchs ganze Jahr

Schwimmen tut gut

Nützen Sie die freie Zeit: Gehen Sie regelmäßig schwimmen. Rückenschwimmen ist besonders gesundheitsfördernd. Sie können damit die Rückenmuskeln und die Atemwege stärken. Wirbelkörper, Bandscheiben und Nerven in der Wirbelsäule werden durch Bewegung im Wasser vor Schäden geschützt.

einem Ferienhaus, wo sie für die Hausarbeit zuständig ist. Mein Tipp daher: Ob Ferien zu Hause oder in der Ferienwohnung – jeden Tag sollte ein anderes Familienmitglied das Frühstück für alle zubereiten, mindestens eine Mahlzeit täglich sollte auswärts eingenommen werden, oder alle sollten sich gemeinsam darum kümmern. So wird auch die Mutter in den Ferien in Ferienstimmung kommen.

Unbestritten ist: Man muss einige Dinge beachten, damit der Urlaub zu Hause auch wirklich eine Erholung wird und nicht eine Fortsetzung des Alltags. Es kann sonst schwierig sein, sich zu Hause wirklich zu erholen, da die Alltagspflichten wie Putzen, Einkaufen, Kochen ja auch während des Urlaubs bestehen bleiben. Voraussetzung für einen erholsamen Urlaub zu Hause ist, dass man lernt, mit den Ferien in den eigenen vier Wänden richtig umzugehen:

- Auch wenn es schwerfällt – das Telefon ruhig einmal klingeln lassen. Ideal ist da ein Anrufbeantworter.
- Lassen Sie die Post ungeöffnet. Wenn überhaupt, sichten Sie sie erst in den letzten beiden Urlaubstagen. Natürlich müssen alle notwendigen Zahlungen und Termine vor dem Urlaub eingehalten worden sein.
- Reduzieren Sie Putzen und Einkaufen auf ein Minimum.
- Nutzen Sie die Zeit für angenehme Dinge: Wanderungen, Radtouren und andere sportliche Betätigungen, Zoobesuche, Kurztrips in die Umgebung.

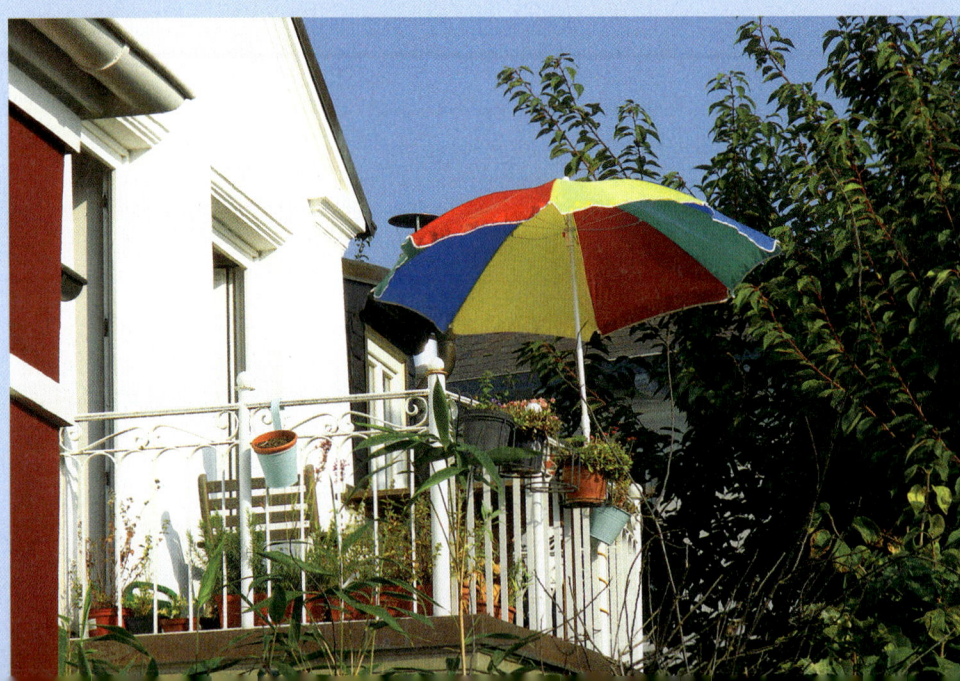

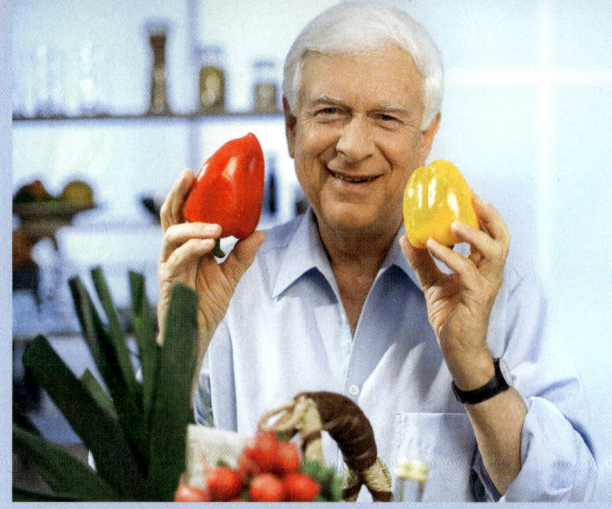

- Wenn das Wetter mitspielt: Verwandeln Sie den Balkon, die Terrasse oder den Garten in eine Urlaubs-Oase mit Liegestuhl, Sonnenschirm, einem Eimer Wasser für die Füße, wenn es zu heiß wird. Kaufen Sie sich ein paar neue CDs mit Ihrer Lieblingsmusik, und frönen Sie dem süßen Nichtstun.
- Nutzen Sie vielleicht auch die Zeit für eine kleine Aufbaukur – mit Vitaminen, Spurenelementen und Mineralstoffen.

Die Urlaubserholung bewahren

Es ist traurig, aber leider wahr: Auch der schönste Urlaub geht einmal zu Ende. Der stressige Alltag mit seinen Pflichten hat einen viel zu schnell wieder. Da sollte man versuchen, die Erholung, die Kräfte, die man im Urlaub getankt hat, so lange wie möglich mit in den Alltag hinüberzuretten. Wir selbst sind mit dafür verantwortlich, wie lange Entspannung und Ausgeglichenheit anhalten:

- Ganz falsch ist es, erst am letzten Abend vor Wiederbeginn von Arbeit und Schule aus den Ferien zurückzukommen. Ideal: noch zwei, drei Tage Zeit zu Hause, um ein wenig zu faulenzen und sich langsam wieder daheim einzugewöhnen.
- Sich wenigstens in der Freizeit nicht gleich wieder überfordern. In den ersten Tagen nach dem Urlaub früh schlafen gehen. So vermeidet man ein Leistungstief.
- Haben Sie gute Vorsätze für den Alltag – und setzen Sie diese auch um: Stehen Sie früher auf, nehmen Sie sich Zeit für ein gesundes Frühstück. So vermeiden Sie Stress und Hektik am Morgen.
- Stellen Sie ein Urlaubssouvenir am Arbeitsplatz auf. Erzählen Sie Arbeitskollegen und Freunden von Ihren Erlebnissen. Damit können Sie die Urlaubsstimmung noch einmal fühlen.
- Besuchen Sie Restaurants der Länder, in denen Sie Ihren Urlaub verbracht haben: Gehen Sie zum Italiener, zum Griechen, zum Spanier, essen Sie asiatisch oder mexikanisch... Auch das ruft die Urlaubsstimmung zurück.
- Gift für die Erholung ist mangelnde Bewegung nach dem Urlaub. Seien Sie sportlich, gehen Sie auch daheim wandern, Rad fahren, schwimmen oder wenigstens spazieren.

Nach dem Urlaub

Wer nach dem Sommerurlaub am Arbeitsplatz viel Stress und dadurch blanke Nerven hat, der sollte sich dagegen mit Naturkräften stark machen. Stellen Sie in dem Raum, in dem Sie arbeiten, eine Duftlampe auf, und gießen Sie in die Verdunstungsschale eine Mischung aus 3 Tropfen Lavendelöl, 3 Tropfen Bergamotteöl und 2 Tropfen Neroliöl. Die aufsteigenden Dämpfe beruhigen und entspannen schnell.

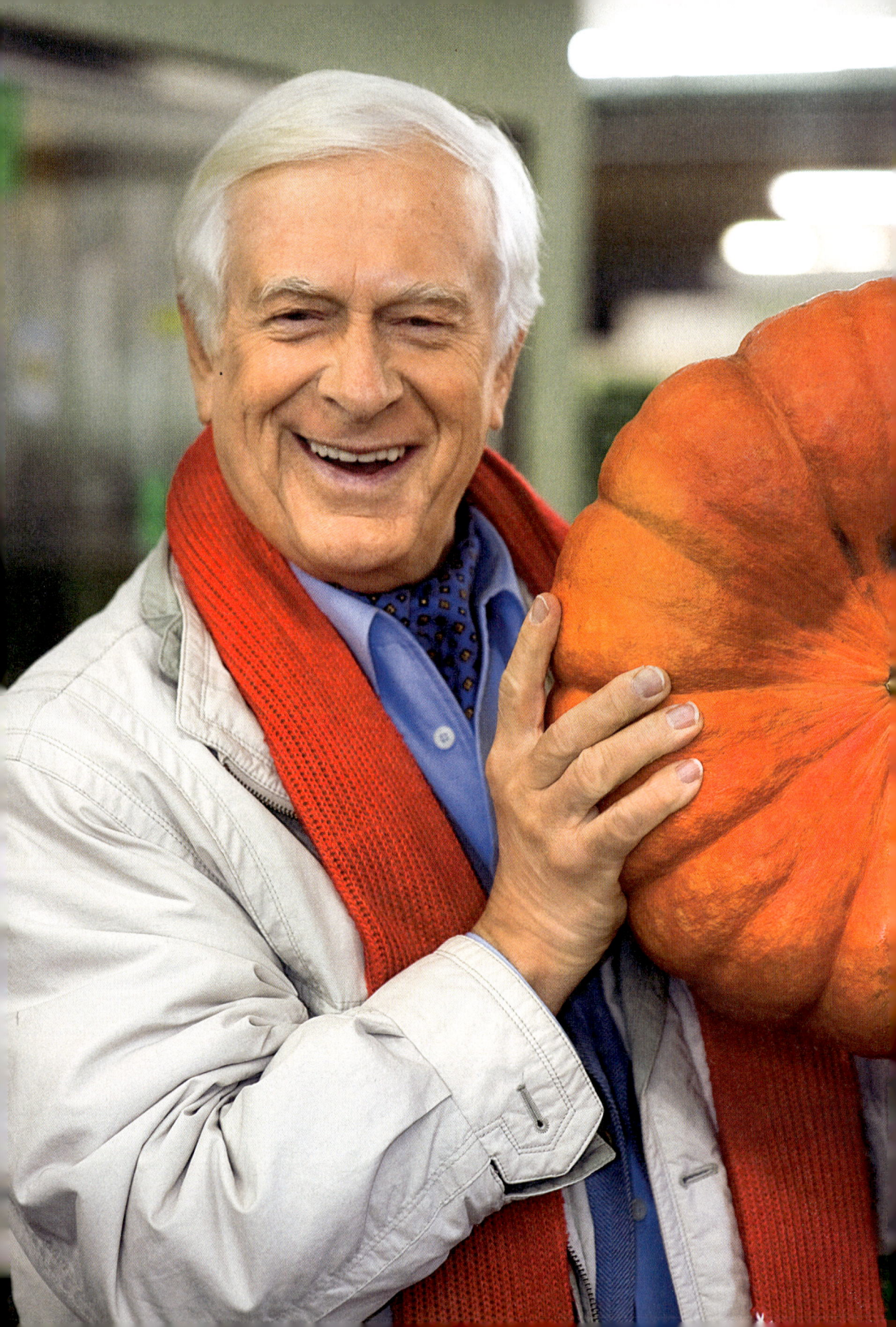

Fit und ohne Erkältung durch die Herbsttage

Der Herbst – nach einem heißen Sommer erfreut er mit gemäßigteren Temperaturen. Und er hat seine ganz eigenen Reize, der Frühherbst kann noch einmal den Sommer zurückbringen, der Oktober verzaubert durch prächtig buntes Laub und strahlende Tage – und im trüben November stellt sich allmählich schon die erste Vorfreude auf Weihnachten ein. Genießen Sie den Herbst – und tun Sie ihm nicht unrecht: Es ist eine wundervolle Jahreszeit!

Gesund durchs ganze Jahr

Herbstkur für müde Sommerhaut

Speziell nach dem Sommer wirkt die Gesichtshaut bei vielen Menschen strapaziert: Sie ist durch Hitze, Sonne, Meerwasser und durch wenig Schlaf trocken, neigt zur Bildung von neuen, kleinen Falten und lässt einen im wahrsten Sinne des Wortes alt aussehen. Man kann sich allerdings schön essen. Es gibt spezielle Nahrungsmittel, welche der Haut eine Menge Wirk- und Schutzstoffe liefern. Und diese Naturprodukte sollte man in nächster Zeit essen. Das alles gehört zu einer hautfreundlichen Ernährung:

- Reife Avocados sind reich an Vitamin E, schützen die Haut vor aggressiven Schadstoffen, den gefürchteten freien Radikalen, und festigen von innen das Bindegewebe.
- Grüner Tee wehrt ebenfalls die freien Radikaln ab, welche die Haut alt und krank machen. Dadurch kann grüner Tee den Alterungsprozess in der Haut bremsen.
- Milch, Buttermilch, Joghurt, und zwar ganz besonders von der Ziege, liefern interessante Mengen des B-Vitamins Niacin. Und das kann Hautschäden reparieren.
- Wer regelmäßig Äpfel isst, hat in den meisten Fällen eine jugendliche Haut. Unser Teint altert vorzeitig, weil Zucker aus der Nahrung und eine hohe Insulinausschüttung Prozesse in diese Richtung auslösen. Äpfel dagegen halten den Blutzuckerspiegel konstant, wirken Insulinausschüttungen entgegen.
- Fenchel ist reich an dem Mineralstoff Kalium. Dieses ist wichtig für den Wasserhaushalt in der Haut und für sämtliche Zellfunktionen, welche die Haut verjüngen.
- Geflügelfleisch ohne Haut liefert hochwertiges Eiweiß, das der Körper für die Produktion von Schönheits-Hormonen braucht. Zusätzlich hilft Kalium beim Neuaufbau von elastischen Fasern im Bindegewebe.
- Weintrauben sind ein wichtiger Helfer für eine schöne, jugendliche Haut. Sie liefern Fruchtsäuren, welche der Faltenbildung vorbeugen.
- Unsere Haut mag auch Sojasprossen, am besten selbst frisch gekeimt. Sogenannte Isoflavone wirken wie körpereigene Hormone, polstern die Haut, machen Sie elastisch und beugen Falten vor.
- Der rote Farbstoff in den Tomaten – das Lycopin – schützt die Hautzellen vor dem schädigenden Einfluß von Sonne, Zigarettenrauch und anderen Umweltschadstoffen.
- Wassertrinken ist für das Jungbleiben der Haut enorm wichtig. Denn Wasser agiert von innen her als Füll- und Stützsubstanz der Hautzellen. Es hilft außerdem, Nährstoffe an diese Hautzellen heranzubringen.

Fit und ohne Erkältung durch die Herbsttage

Schlankheitskur im Herbst

Wenn es wieder kühler wird und die Lust an der Bewegung zurückkehrt, versuchen viele, einen guten alten Vorsatz endlich in die Tat umzusetzen: ein paar überschüssige Pfunde abbauen. Ein amerikanischer Arzt in San Diego hat jetzt endlich eine Diät entwickelt, die man garantiert durchhält, die sogenannte heimliche Schlankheitskur. Das Geheimnis: Man kann sich selbst beim Abnehmen überlisten und beschwindeln:

- Planen Sie keine Diät mit lästigen Kalorienberechnungen. Tun Sie so, als wollten Sie gar nicht abspecken.
- Gestalten Sie das Frühstück als exotisches Fest. Essen Sie zum Kaffee oder Tee ausschließlich frische, duftende Früchte. Zum Abspecken besonders geeignet: Ananas, Kiwis, Mangos, Melonen, Äpfel. Essen Sie sich satt.
- Für den kleinen Hunger zwischendurch sollten Sie immer Obst parat haben: in der Tasche, am Arbeitsplatz, im Handschuhfach des Autos. Beispielsweise einen Apfel, eine Orange, eine Birne.
- Machen Sie viermal am Tag eine Pause, um zu trinken, damit der Organismus nicht austrocknet. Trinken Sie jeweils 250 Milliliter Mineralwasser, eventuell mit Zitronensaft.
- Deutlich vor zwanzig Uhr zu Abend essen. Danach höchstens einen Apfel.
- Viel Gemüse, wenig oder gar keine Beilagen, sehr wenig Fleisch essen.
- Essen Sie light bei Wurst, Käse, Aufstrichen. Schmeckt genauso gut, enthält aber viel weniger Fett und Kalorien.
- Betrügen Sie das Auge: kleine Portionen auf kleinen Tellern – sieht nach mehr aus.
- Wenigstens zweimal pro Woche sollte der Fernseher abends aus bleiben; stattdessen lieber früher ins Bett gehen oder noch einen Spaziergang machen. So fällt auch die Versuchung durch Knabbereien und Süßigkeiten weg.
- Einmal die Lieblingsanziehsachen, die jetzt nicht mehr passen, anprobieren – ein Anreiz zum Abnehmen.

Nach dem Urlaub

Haben Sie über den Sommer auch Gewicht zugelegt? Dann sagen Sie sicher: Der Urlaubsspeck muss weg! Sie sollten außer einer reduzierten Kost und regelmäßiger Bewegung zusätzlich zwei Tricks anwenden. Eine Studie an der John-Hopkins-Universität im US-Staat Maryland hat ergeben: Umgeben Sie sich mit kalten, blaugrünen Farben, und lauschen Sie leiser Flötenmusik. Damit können Sie den Appetit zügeln. Außerdem sollte beim Essen sehr helles Licht herrschen. Bei Schummerlicht isst man mehr.

Gesund durchs ganze Jahr

Gesunde Nieren, auch in der kühlen Jahreszeit

Wenn in den nächsten Wochen draußen die Temperaturen sinken, müssen wir unsere Nieren warm halten, weil sie sehr kälteempfindlich sind. Unsere Nieren sind lebenswichtig. Sie filtern und reinigen jeden Tag 1500 Liter Blut und überwachen dabei die Versorgung des Körpers mit Nährstoffen. Daher ist es wichtig, dass wir zum Start in die kalte Jahreszeit unsere Nieren schonen und stärken. Da kann man mit einer gezielten »nierenfreundlichen« Ernährung helfen.

- Nützen Sie die ausklingende Melonenzeit. Egal, ob Wassermelone, Zucker- oder Honigmelone: Sie alle liefern die Bioaktivstoffe Karotinoide. Und diese stärken die Nieren.
- Allzu viel Eiweiß kann die Nieren belasten, weil sie dann zu viel Harnstoff abbauen müssen. Daher ist die Molke ein ideales Milchprodukt. Sie liefert Vitamine und Mineralstoffe, hat aber einen geringen Eiweißanteil. Ein Glas Molke im Laufe des Tages, das tut den Nieren gut.
- Die Nieren brauchen auch Vitamin C. Sie freuen sich daher über gut gekaute Paprikaschoten in den Farben Grün, Rot und Gelb, über Chicorée, Orangen, Mandarinen und Äpfel.
- Anregend für die Nieren wirkt eine rohe zarte Salatgurke, in Räder geschnitten. Denn der elektrolytreiche Saft der Gurke stärkt die Abwehrkraft der Nieren.

Das A und O für gut funktionierende Nieren ist eine ausreichende Versorgung des Körpers mit Flüssigkeit. Eineinhalb bis zwei Liter pro Tag – Suppen, Saucen und Salatdressing mit einberechnet – sollten es mindestens sein. Nur Nieren- und Herz-Patienten müssen die Menge der Flüssigkeit mit dem Arzt besprechen.

- Ideale Getränke sind Leitungswasser und Mineralwasser, denn sie sind absolut kalorienfrei.
- Auch ungesüßte Kräutertees machen Sinn: Spezielle Tees für die Nieren sind Brennnesseltee, Goldrutentee oder Schlehdorntee.
- Hier eine bewährte Herbstkur für die Nieren: Essen Sie 2 bis 3 Tage – am besten an einem Wochenende – jeden Tag 250 bis 300 Gramm gedünsteten Naturreis auf fünf Mahlzeiten aufgeteilt. Vermischen Sie den Reis mit jeweils 200 Gramm Apfelkompott, und essen Sie das Ganze nach Belieben mit ein wenig Honig gesüßt.

Fit und ohne Erkältung durch die Herbsttage

»Herbstliches Bauchsyndrom«

Kalte Luftmassen sind nicht nur für unsere Atemwege eine Gefahr, sondern erstaunlicherweise auch für den Magen-Darm-Trakt. Dieses Leiden heißt bei Medizinern »herbstliche Bauchkrise« oder »herbstliches Bauchsyndrom«. Typische Symptome: aufgedunsener Oberbauch, Verdauungsprobleme (Verstopfung oder Durchfall), entzündete Magenschleimhaut, unangenehmes Aufstoßen und Säuregeschmack im Mund nach dem Essen. All das schlägt auch auf die Stimmung, führt zu Nervosität, Kopfschmerzen und leichten depressiven Verstimmungen. Betroffen sind keineswegs nur gestresste Berufstätige, auch Kinder und ältere Menschen können darunter leiden. Die Ursachen: Anfälligkeit gegen kaltes Herbstwetter, schwache Nerven und der Einfluss von Umweltschadstoffen, die man im Herbst verstärkt einatmet.

Viele greifen ohne Rücksprache mit dem Arzt zu magensäurehemmenden Medikamenten, doch ist das wegen der möglichen Nebenwirkungen nicht ratsam. Dennoch ist rasches Eingreifen geboten, da daraus sonst Gastritis oder Magen-Darm-Geschwüre werden können:

- Eine vorübergehende Ernährungsumstellung auf Schonkost ist ratsam. Seien Sie dabei nicht zu streng, aber vermeiden Sie zu reichhaltige Mahlzeiten und tierische Fette. Diese werden unter dem Einfluss der vermehrten Magensäure biochemisch verändert und rufen dann das unangenehme Sodbrennen und Aufstoßen hervor.
- Gut für den Magen sind die Kräuter Dill und Petersilie sowie die Gewürze Anis, Fenchel, Kümmel und Cayennepfeffer (Vorsicht: nicht zu viel davon) – die Bildung der Verdauungssäfte wird angeregt, lebenswichtige Nährstoffe werden besser verwertet.
- Bei Blähungen, die im Frühherbst durch zum Teil extreme Temperaturschwankungen verursacht werden, hilft ein Bauernrezept: 4 Teelöffel Dillsamen werden mit 1/2 Liter kochendem Wasser überbrüht, den Sud 15 Minuten ziehen lassen, anschließend durchseihen. Eine Tasse trinkt man tagsüber, eine Tasse am Abend, natürlich ungesüßt.
- Setzen Sie für einige Zeit auf eine Art Mini-Trennkost: Das bedeutet, Eiweiße und Kohlenhydrate nicht innerhalb von einer Mahlzeit zusammen zu essen. Das entlastet den Magen.
- Milch und Milchprodukte meiden.
- Etwas Sauerkraut essen, gut kauen.
- Einige Tage nach jeder Mahlzeit 1 Teelöffel Heilerde für den inneren Gebrauch (Apotheke) mit 250 Milliliter Wasser verrühren, trinken. Oder 10 Tropfen Propolis-Tinktur aus dem Bienenstock (Apotheke) in etwas Wasser geben, trinken.

Gesund durchs ganze Jahr

Herbstgastritis

Wenn der Temperaturunterschied zwischen Tag und Nacht extrem wird, erwacht ein Leiden zu neuem Leben: die chronische Magenschleimhautentzündung – auch Gastritis genannt. Den Sommer über hat sie meist Ruhe gegeben, jetzt meldet sie sich mit Macht zurück. Die Betroffenen sollten bereits bei den ersten Anzeichen etwas dagegen unternehmen. Zum Glück gibt es zahlreiche wirksame natürliche Mittel, die die Einnahme von starken Medikamenten mit Nebenwirkungen ersparen:

- Eine Rollkur mit Kamillentee: 1 Esslöffel Kamille mit 250 Milliliter kochendem Wasser übergießen, 10 Minuten ziehen lassen. Dann ungesüßt und in langsamen Schlucken die ganze Tasse trinken. Danach hinlegen und je 3 Minuten auf dem Rücken, auf der linken Seite, auf dem Bauch und schließlich auf der rechten Seite liegen bleiben. Auf diese Weise kann der Kamillentee auf die gesamte Magenschleimhaut lindernd und heilend einwirken.
- Sehr wirksam: Knoblauchtinktur aus der Apotheke. Bei starken Schmerzen 10 Tropfen in etwas lauwarmes Wasser oder auf 1 Stück Würfelzucker geben – allerdings nicht auf Dauer einnehmen.
- Alkohol, Nikotin und starken Bohnenkaffee einige Zeit strikt meiden.
- Eine geeignete Diät, die lindernd wirkt: Vollkornhaferbrei, Naturreisbrei, Haferschleimsuppe oder Leinsamenschleim.
- Zweimal die Woche in heißem Wasser mit Fichtennadelzusatz baden, das wirkt beruhigend.
- Einige hilfreiche Kräutertees: Mariendisteltee, Malventee (Käsepappeltee) oder Tausendguldenkrauttee (alle aus der Apotheke). Genießen Sie sie jeweils ungesüßt, und trinken Sie dreimal täglich 1 Tasse.
- Ganz besonders vielversprechend: milchsauer vergorener Kartoffelsaft (Drogerie, Reformhaus). Über einen längeren Zeitraum 15 Minuten vor jeder Hauptmahlzeit ein Schnapsgläschen davon trinken. Wirkt sogar gegen Magengeschwüre.

Gut für Magen, Darm und Immunsystem

An kalten Herbsttagen haben viele Menschen Magen- und Darmprobleme. Es kann jetzt sehr schnell zu einer Infektion kommen. Dagegen kann man vorbeugen. Ärzte an der Uni Erlangen haben herausgefunden: Wer regelmäßig Äpfel und Möhren isst, baut Abwehrstoffe auf, die enthaltenen Zuckerstoffe bekämpfen Giftstoffe und schädliche Keime.
An kühlen Herbsttagen trinkt man auch gern wieder Tee. Wenn Sie damit gleichzeitig Ihr Immunsystem stärken wollen, sollten Sie grünen Tee trinken. Die Polyphenole der Teeblätter bauen einen natürlichen Schutz gegen Erkältungsviren auf. Fragen Sie beim Apotheker oder im Fachhandel nach schadstoffkontrolliertem grünem Tee.

Fit und ohne Erkältung durch die Herbsttage

Den Körper winterfit machen

Wenn man jetzt im Herbst seinen Organismus auf den bevorstehenden Winter richtig vorbereitet, hat man dann, wenn es so richtig kalt wird, weniger Probleme, und man kann die Wintermonate ohne gesundheitliche Beeinträchtigungen überstehen. Schließlich will man die Weihnachtszeit und den Beginn des Neuen Jahres fit und gesund erleben!

Winterfest mit Lecithin

Jetzt im Herbst tut man gut daran, den Organismus für den Winter zu stärken. Sehr zu empfehlen ist da Lecithin aus der Sojabohne, das zu Recht als Elixier für Vitalität und Gesundheit bezeichnet wird. Es ist eine hochwertige, lebenswichtige Fettsubstanz, die in unserem Körper in allen Zellen und Zellstrukturen vorhanden ist. Wie kann man mit Lecithin seinen Körper winterfit machen?

- Lecithin stärkt die Wände all unserer Körperzellen und verbessert damit ihre Versorgung mit Vitalstoffen.
- Es verhindert die Bildung von Gallensteinen – besonders im Winter wichtig, wenn man üppiger und fetter isst.
- Lecithin stärkt die Nerven – das kann man gerade in der dunklen Jahreszeit brauchen, wenn einem angesichts des Wetters die Decke auf den Kopf fällt.
- Es stärkt die Leistungskraft des Gehirns.
- Lecithin stärkt durch seinen hohen Linolsäure- und Cholingehalt die Leber,

Wacholder-Kur im Herbst

Wenn Sie Ihre Atemwege für die kalte Jahreszeit stärken wollen, ist es gut, vorbeugend eine 3-Wochen-Kur mit Wacholdersirup durchzuführen. So wird er zubereitet: 250 Gramm Wacholderbeeren werden in 1 1/2 Liter Wasser weich gekocht, zerdrückt, nochmals gekocht und dann ausgepresst. Dann rühren Sie in diesen Saft 1 Kilogramm braunen Rohrohrzucker und kochen das Ganze unter ständigem Rühren so lange ein, bis daraus ein dicker Sirup geworden ist. Diesen füllen Sie in Gläser, lagern ihn dunkel. Zum Stärken der Atemwege nimmt man 3 Wochen lang jeden Tag 1 Teelöffel Sirup ein und lässt ihn langsam im Mund zergehen.
Der Wacholderbeerentee hingegen ist eine sehr gute Naturarznei zur Blutreinigung: 1 Teelöffel zerdrückte Früchte werden mit 1/4 Liter kochendem Wasser übergossen, 15 Minuten ziehen lassen, durchseihen, mit etwas Honig oder ungesüßt trinken. Setzen Sie Wacholderbeeren nie im Übermaß ein. Das könnte die Nieren reizen.

Gesund durchs ganze Jahr

regeneriert sie und kann sogar der Entstehung einer Fettleber vorbeugen. Das ist in der dunklen Jahreszeit, von besonderer Bedeutung, denn dann wird nachweislich mehr Alkohol getrunken.
- Lecithin senkt das Risiko für Herzinfarkt, Schlaganfall und andere Herz-Kreislauf-Erkrankungen, das im Winter höher ist als im Sommer. Bei Kälte ziehen sich die Blutgefäße zusammen, das Blut selbst wird dicker. Wenn bereits arteriosklerotische Ablagerungen vorhanden sind, kann es zu den genannten Folgen kommen.

Der Fahrplan für eine vernünftige Nahrungsergänzung mit Lecithin: Mindestens 4 Wochen lang dreimal täglich 1 Esslöffel flüssiges Naturlecithin (Apotheke) einnehmen und langsam im Mund zergehen lassen. Es gibt Lecithin auch in Form von Granulat, Faszikeln oder Dragees.

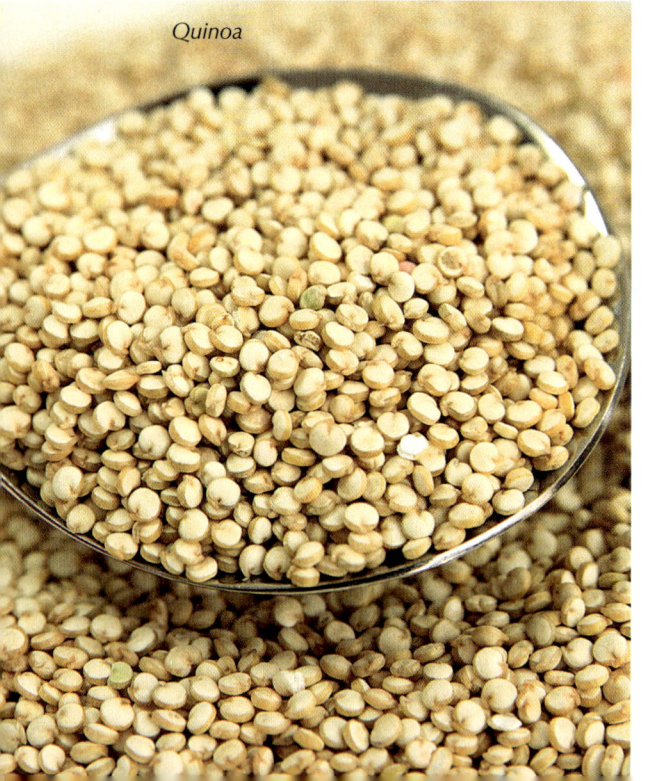

Quinoa

Quinoa senkt die Cholesterinwerte

Gegen steigende Cholesterinwerte zu Beginn der kalten Jahreszeit hilft auch Quinoa. Die auch »Inkakorn« genannten kleinen Körner werden in Peru, Chile und Bolivien angebaut. Sie liefern glutenfreie Stärke und schnelle Energie und schmecken im Salat, als Beilage oder als Burger. Quinoa ist auch für Diabetiker geeignet.

Mit Aloe vera die Abwehrkraft stärken

Auch mit Aloe vera kann man sich auf den bevorstehenden Winter vorbereiten, denn Aloe vera ist nicht nur ein kosmetisches Hautpflegemittel, sondern auch eine wertvolle Naturarznei.
Ein kurzer Ausflug in Botanik und Geschichte: Die Aloe ist ein Liliengewächs, von dem es etwa 300 Arten gibt. Allerdings wird nur die Aloe vera barbadensis, die wahre Aloe, für Heilzwecke und für die Kosmetik genommen. Ihre Heilwirkung ist seit vielen tausend Jahren bekannt, schon Nofretete und Kleopatra verwendeten sie, ebenso die Sumerer, Chinesen und Mayas, später dann Alexander der Große und Kolumbus. Im 17. Jahrhundert wurde die Aloe vera von Mönchen in unsere Regionen gebracht.
Worauf beruht die Heilwirkung dieser Pflanze? Ein Blick auf ihre Inhaltsstoffe zeigt es: Ihre Blätter enthalten 160 Wirkstoffe, darunter 13 Mineralstoffe, 13 Vitamine, 15 Enzyme, Fettsäuren, Aminosäuren, ätherische Öle, die schmerzstillende Acetylsalizylsäure und als Hauptwirkstoff das Acemannan, das gegen Viren, Bakterien, Pilze und Allergien wirkt.

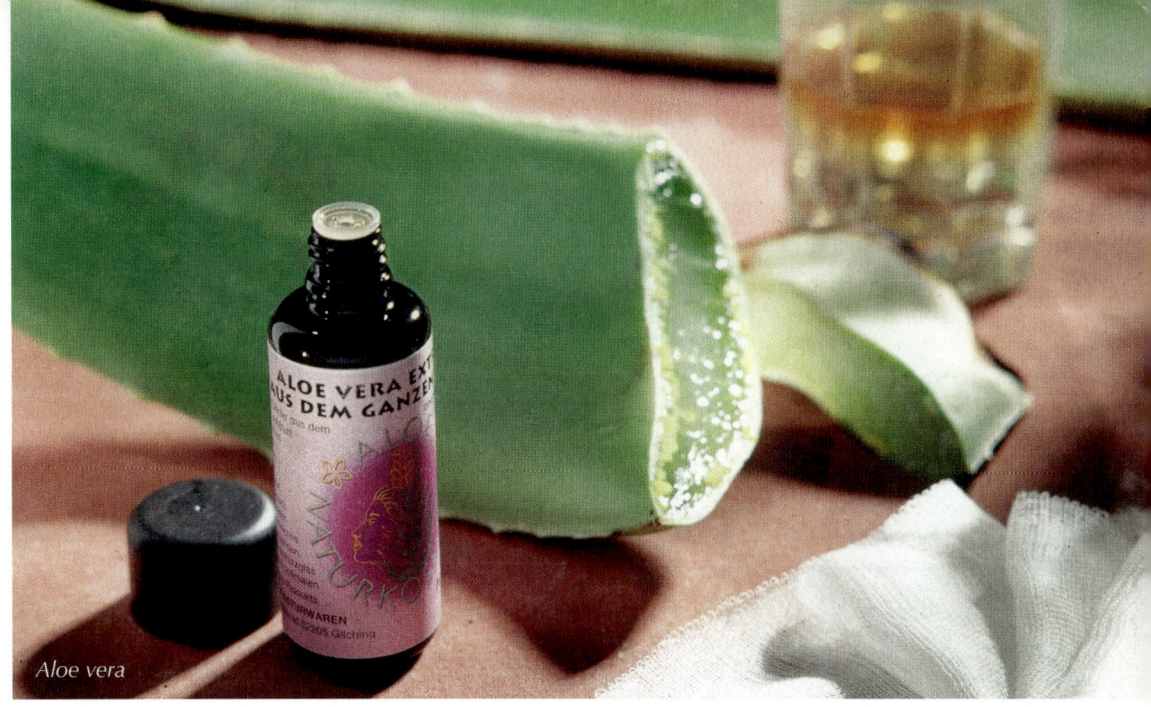
Aloe vera

- Bei besonders starker Erschöpfung können Sie frisches Gel aus den Blättern der Pflanze essen. Dieses Gel wird sonst überwiegend in der Kosmetik angewendet.
- Ein schnelles Fitmacherrezept nach einem anstrengenden Tag: 5 Esslöffel Aloe-vera-Saft mit 8 Esslöffeln Kefirmilch, 4 Esslöffeln Maracujasaft, 8 Esslöffeln Möhrensaft und 1 Teelöffel Zitronensaft mischen.

Wem es nicht zu aufwendig ist: Man kann eine Aloe vera auch zu Hause großziehen, muss allerdings vier Jahre warten, bevor man dann einmal im Jahr aus den äußeren Blättern Saft und Gel ernten kann. Ergiebiger ist da sicher der Weg in Apotheken, Reformhäuser und Drogerien. Bitte aber darauf achten, dass der Saft keinerlei Konservierungsstoffe aufweist und dass er aus biologisch angebauten Pflanzen gewonnen wurde. Die besten Aloe-vera-Präparate kommen aus Biofarmen in Mexiko.
Vorsicht: Wenn der Aloe-vera-Saft sehr bitter schmeckt, dann hat er keine gute Qualität.

Mit Kind in den Winter

Gerade Kinder sind im Winter eigentlich ständig krank oder zumindest erkältet. Damit sie die Winterfreuden dennoch genießen können und nicht die meiste Zeit zu Hause verbringen müssen, sollte man sie gezielt winterfit machen:

- Zu Hause sollte striktes Rauchverbot gelten, denn Zigarettenqualm schwächt das Immunsystem. Es ist erwiesen: Kinder von Rauchern sind im Winter besonders oft krank.

Die Atemwege auf den Winter vorbereiten

Es ist jetzt an der Zeit, die Atemwege für den Winter zu stärken und gegen die Kälte abzuhärten. Dazu eignet sich ideal das Küchenkraut Ysop. 2 Teelöffel getrocknetes und zerkleinertes Ysopkraut mit 250 Milliliter kochendem Wasser übergießen und 5 bis 8 Minuten ziehen lassen. Den Tee durchseihen und lauwarm, mit etwas Honig gesüßt, in kleinen Schlucken trinken.

Gesund durchs ganze Jahr

- Bei Kindern, die sowieso eine schwache Abwehr haben, sollte man über eine Grippeimpfung nachdenken.
- Die Wohnung nicht überheizen, das trocknet die Schleimhäute aus, was die Abwehr gegen Krankheitserreger schwächt. Ebenso: Für genug Luftfeuchtigkeit in der Wohnung sorgen.
- Ein Muss: regelmäßiges Händewaschen, sobald das Kind nach Hause kommt.
- Das Kind in der Wohnung nicht zu warm anziehen, es soll nicht schwitzen. Draußen jedoch auf warme Anziehsachen achten, am besten nach dem Zwiebelprinzip in mehreren Schichten. Die Luftschichten dazwischen regulieren Wärme und Kälte. Wenn es zu warm wird, einfach eine Lage ausziehen.
- Das Kind mit in die Sauna nehmen, jedenfalls wenn es nicht zu klein ist.
- Ein abendliches Wannenbad macht durch das warme Wasser, die Kräuterbadezusätze und den aufsteigenden Dampf stark gegen Viren und Bakterien. Hilft auch bei ersten Erkältungssymptomen.
- Auch für Stubenhocker gilt: Bei jedem Wetter täglich nach draußen gehen und sich bewegen. Frische Luft macht die Abwehrkräfte stark. Auch jetzt nicht den ganzen Nachmittag und Abend vor dem Fernseher sitzen, das ist schlecht für die Augen, für die Lunge und für die Wirbelsäule – und macht dick. Zu hohe Blutdruck- und Cholesterinwerte bei vielen Kindern heutzutage sind der traurige Beweis.

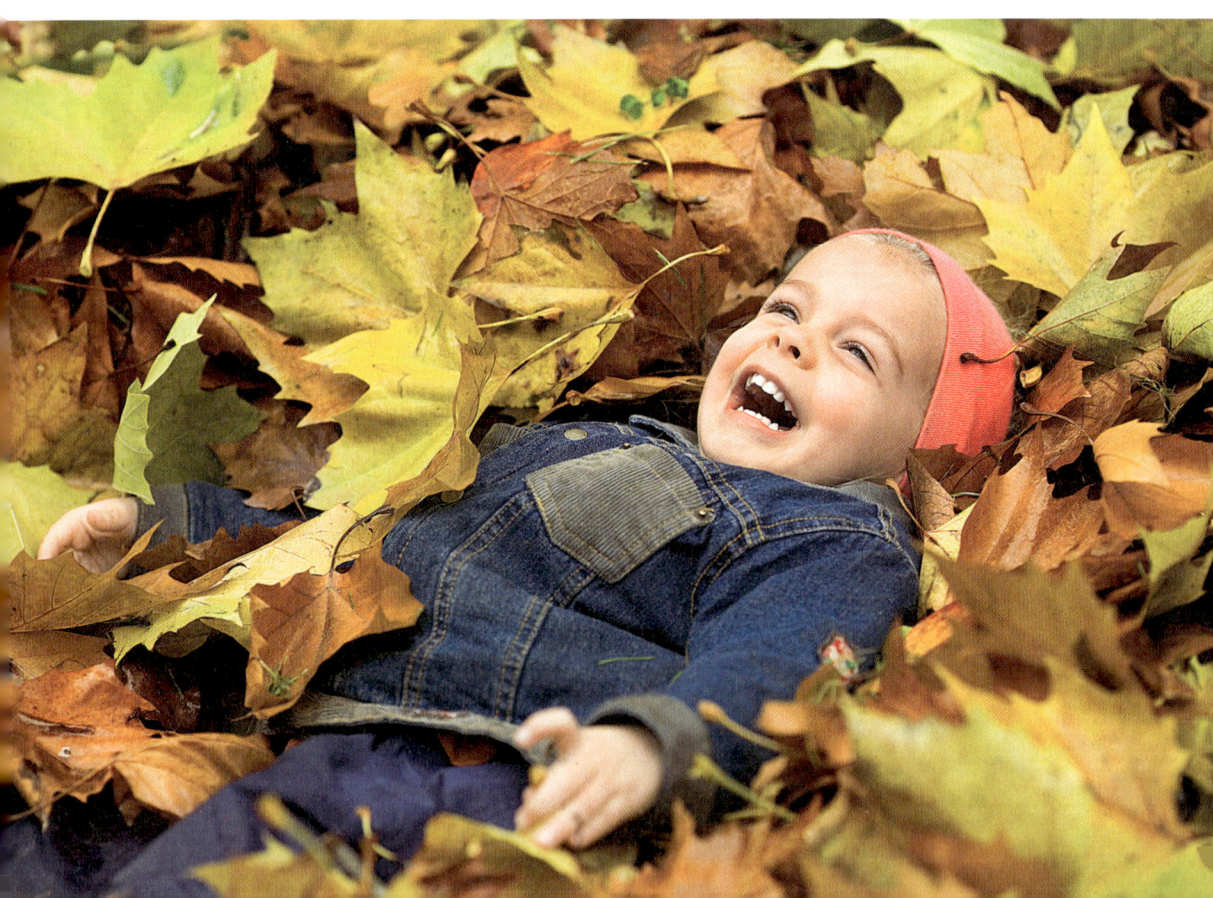

Fit und ohne Erkältung durch die Herbsttage

Erkältungen ganz einfach verhindern

Bald ist es wieder so weit: Der erste Schnupfen, die erste Erkältung sind da. Klar, die Temperaturen sinken, man hat Kontakt zu anderen erkälteten Menschen, da ist es nur eine Frage der Zeit, bis man selbst an der Reihe ist.

Mehr Hygiene, weniger Erkältungen

Dabei kann man eine Erkältung mit vielen einfachen Maßnahmen verhindern, z. B. indem man nicht von fremden Telefonen aus telefoniert – diese sind voll von Bakterien und Viren. Auf dieses erstaunliche Ergebnis kam eine Untersuchung der WHO. Abhilfe schafft da die wöchentliche Reinigung der Telefonhörer mit Medizinalkohol (Apotheke) gerade in Erkältungszeiten. Für unterwegs eignen sich wunderbar Hygienetücher.
Es geht beinahe noch einfacher: Regelmäßiges Händewaschen wirkt Wunder als Vorbeugung gegen viele Krankheiten. Händewaschen ist in der heutigen Zeit etwas aus der Mode gekommen. Eine Untersuchung der WHO hat Alarmierendes ergeben: In den zivilisierten Ländern waschen sich die meisten Menschen nur einmal am Tag die Hände, und zwar am Morgen. Natürlich haben die wenigsten noch Kontakt zu echtem Schmutz, doch allein der Handschweiß ist eine Brutstätte für Bakterien und Viren. Faustregel: Vor jeder Mahlzeit die Hände waschen, ebenso, wenn man nach Hause kommt. Erwiesen ist, dass die meisten Erkältungserreger über den Mund- und Rachenraum in den Organismus eingeschleust werden, beim Niesen und Husten unserer Mitmenschen beispielsweise, oder wenn wir uns an den Mund fassen. Die Devise lautet also: regelmäßige Mundhygiene durch Zähneputzen, Mundspülungen und Gurgeln (morgens und abends). Zu empfehlen sind spezielle Mundwässer, Salbeitee, Propolis-Tropfen aus dem Bienenstock (alles aus der Apotheke) und Zwiebelwasser (vgl. S. 280). Damit stärkt und desinfiziert man den Mund- und Rachenraum. Zu Grippezeiten sollte man größere Menschenansammlungen meiden und einen Abstand von etwa 1,50 Meter zu seinen Mitmenschen halten – so macht man auch um Viren einen großen Bogen. Das gilt auch für Küsschen und Umarmungen zur Begrüßung. Warum es nicht machen wie die Japaner? Sie tragen, wenn sie erkältet sind, in der Öffentlichkeit einen Mundschutz.

Jetzt brauchen wir die vier wichtigsten Herbst-Vitamine

Im Herbst ist unsere Immunkraft vielen Attacken durch Viren und Bakterien ausgesetzt. Um uns dagegen zu wappnen, sollten wir in dieser Zeit unsere Ernäh-

Gesund durchs ganze Jahr

rung sehr gezielt zusammenstellen. Was wir jetzt am dringendsten brauchen, das sind die wichtigsten vier Herbst-Vitamine, die uns stärken und schützen.

- Jetzt ist der Bedarf an Vitamin C groß. Wenn Erkältungsviren angreifen, muss das Immunsystem fit sein. Vitamin C ist an der Produktion bestimmter Abwehrzellen und am körpereigenen Interferon beteiligt. Dieses Eiweiß fördert wiederum die Herstellung eines Enzyms, welches der Infektion den Kampf ansagt. Da Vitamin C außerdem auch das Kollagen in unserer Haut mitaufbaut, damit sie elastisch und jung bleibt, wird unser Teint winterfest. Gute Vitamin-C-Quellen sind Orangen, Mandarinen, Paprikaschoten, Petersilie, Sanddornsaft.
- Wenn es schon am Nachmittag draußen dunkel wird, brauchen unsere Augen verstärkt Vitamin A, damit der Netzhaut genügend Sehpurpur zur Verfügung steht. Dieser ist nämlich für das gute Sehen in der Dämmerung wichtig. Außerdem werden mithilfe des Vitamins A die Mund-, Rachen- und Nasenschleimhäute widerstandsfähig. Gute Vitamin-A-Quellen sind Möhren, Grünkohl, Hühnerei, Milch und Milchprodukte.
- Wer schwache Nerven hat, leidet in den kommenden Monaten besonders. Da kann Vitamin B_1 – auch Nerven-Vitamin genannt – helfen. Gute Vitamin-B_1-Quellen sind Naturreis, Sonnenblumenkerne, Weizenkeime, Haselnüsse, grüne Erbsen.
- Zu den wichtigen Vitalstoffen im Herbst gehört auch das Vitamin E, weil es uns jung erhält, Entzündungen im Körper bekämpft und die Bildung von Fresszellen fördert, welche gefährliche Keime vernichten. Gute Vitamin-E-Quellen sind alle Vollkornprodukte, Mandeln, Walnüsse, Olivenöl, Rapsöl und Sonnenblumenöl.

Kombinieren Sie die Vitamine A, C, E und B_1. Dann kommen Sie gesund und fit durch den Herbst.

Schwitzkur gegen Erkältung

Spüren Sie Erkältungsviren in sich und wollen mit einer Schwitzkur schnell wieder gesund werden? Dann nehmen Sie abends ein heißes Fußbad, essen einen Teller Suppe mit Knoblauch und scharfen Paprikaschoten und legen sich anschließend ins Bett. Oder Sie schlüpfen abends in einen Jogging- oder Trainingsanzug, setzen eine warme Wollmütze auf und nehmen bequem in einem Sessel Platz. Dann die Beine in einen Eimer mit heißem Wasser stecken und sich eine mit heißem Wasser gefüllte Wärmflasche ins Kreuz legen. Jetzt trinken Sie noch 1/2 Liter sehr warmen Lindenblütentee mit 2 Teelöffeln Honig und 2 Teelöffeln Melissengeist. Wenn Sie dann so richtig schwitzen, die Füße aus dem Wasser nehmen, abtrocknen, sich ins Bett legen und bis zur Nasenspitze zudecken. Nach etwa 1 Stunde die schweißnasse Kleidung wechseln und sich gesund schlafen. Wichtig: Das Rezept darf man nur anwenden, wenn man einen gesunden, starken Kreislauf hat und wenn man nicht allein zu Hause ist.

Fit und ohne Erkältung durch die Herbsttage

Die Füße schön warm halten

Kalte Füße sind häufig der erste Weg zu einer deftigen Erkältung oder einem grippalen Infekt, denn sie machen den Körper anfällig für Infektionskrankheiten.
Wer längere Zeit mit kalten Füßen umherläuft, dessen Mundtemperatur sinkt um bis zu 3 °C – also leichtes Spiel für eindringende Viren und Bakterien, denn das ist gerade ihre Wohlfühltemperatur. Die Devise lautet daher: Besonders die Füße immer schön warm halten:

- Mehrmals am Tag die Füße mit beiden Händen mit Franzbranntweingel oder Propolis-Salbe massieren.
- Abendliches Fußbad vor dem Zubettgehen: Die Füße 15 Minuten in einen Eimer mit heißem Wasser, vermischt mit 1 Handvoll Kochsalz, halten.
- Regelmäßig Knoblauch essen, am besten 3 frische Zehen täglich.
- Vollkornprodukte essen, vor allem Naturreis und Hirse.
- Warme Schuhe tragen.
- Drinnen möglichst oft in warmen Wollsocken umherlaufen.
- Regelmäßige Saunabesuche.

Ein starkes Immunsystem kann auch vor Dickleibigkeit schützen

Keine Frage: Wir alle sollten gerade im Herbst etwas tun, damit wir uns vor einer Erkältung schützen können. Sowohl ein lästiger Schnupfen als auch ein grippaler Infekt sind unangenehm und mindern unsere Lebensqualität ganz gehörig. Doch nun kommt noch ein Grund dazu, warum wir eine Erkältung, die immer von Viren ausgelöst wird, vermeiden sollten: Da gibt es nämlich das Adeno-Virus Ad.36. Und das macht dick. Das hat eine Studie an der amerikanischen Louisiana-State-Universität von Prof. Dr. Nikhil Dhurandhar ergeben. 30 % der fettleibigen Amerikaner haben das Ad.36-Virus im Körper. Es befällt Fettstammzellen des Menschen und wandelt sie in Fettgewebezellen um. Und die sind für Übergewicht und Fettleibigkeit verantwortlich. Wer sich vor Erkältungen schützt, schützt sich also gleichzeitig auch vor dem »Dickmacher-Virus«.

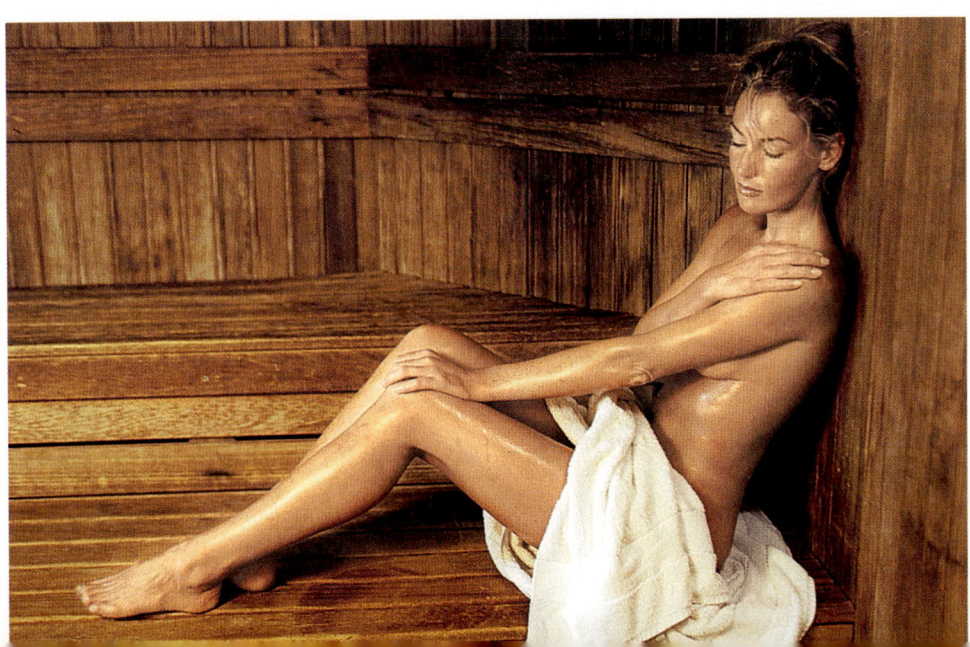

Gesund durchs ganze Jahr

Kampf dem ersten Schnupfen

Natürlich ist ein Schnupfen sehr lästig. Niemand hat gerne eine verstopfte, laufende und rote Nase oder freut sich, wenn er hustet und niest. Auf der anderen Seite hat ein Schnupfen auch seine guten Seiten: Die natürlichen Abwehrkräfte werden gestärkt und fit gemacht für ernstere Erkältungskrankheiten. Daher lohnt es meist auch nicht, mit einem Schnupfen zum Arzt zu gehen – der kann daran eh nichts ändern. Ein Schnupfen kommt und geht von selbst.

Doch sinnvoll sind natürlich die bewährten Hausrezepte, um den Verlauf und die Folgen des Schnupfens abzumildern:

Schnupfen

Einen leichten, beginnenden Schnupfen kann man sehr wirksam mit einem uralten Kräuterrezept stoppen: Lassen Sie sich in der Apotheke je 10 Gramm Lindenblüten, Zinnkraut und Salbei sowie je 5 Gramm Brombeerblätter und Ackerstiefmütterchen mischen. 2 Esslöffel davon mit 250 Milliliter kochendem Wasser übergießen, 15 Minuten zugedeckt ziehen lassen. Mit Honig süßen und 1/2 Teelöffel Rum dazugeben. Von dem Tee 2 bis 3 Tassen pro Tag langsam, in kleinen Schlucken trinken.

- Einige Zeit zweimal am Tag 1/4 Liter Rote-Bete-Saft trinken. Der darin enthaltene Pflanzenfarbstoff Betanin hat antibakterielle Wirkung und macht die Krankheitserreger inaktiv.
- Einige Tage einmal am Tag 1 Multivitamin-Brausetablette ohne Zucker (Apotheke) in 1 Tasse heißem Kräutertee auflösen und trinken.
- Abends vor dem Zubettgehen 1 Tasse Lindenblütentee trinken.
- Ausschließlich Papiertaschentücher zum Säubern der Nase verwenden und nach einmaligem Gebrauch entsorgen.

Hausmittel bei verstopfter Nase

- Zweimal am Tag ein heißes Fußbad nehmen. Dafür 250 Gramm Kochsalz oder 1/4 Liter Apfelessig in einem Eimer verrühren.
- Wattestäbchen in Olivenöl tauchen und damit die Nasenlöcher einreiben.
- Minutenlang Trockenfrüchte oder trockenes Vollkornbrot kauen – wirkt schleimlösend.
- Mehrmals am Tag – und vor allem vor dem Zubettgehen – asiatischen Tigerbalm oder japanisches Heilpflanzenöl (Apotheke) unter die Nasenlöcher reiben. Das macht die Atemwege frei.
- 1 große Zwiebel schälen und in grobe Würfel schneiden. Die Würfel in heißes

Fit und ohne Erkältung durch die Herbsttage

Wasser geben und das Ganze einmal kräftig aufkochen lassen. Dann den Topf mit dem heißen Zwiebelwasser vom Herd ziehen, etwas abkühlen lassen und die aufsteigenden Dämpfe 10 Minuten inhalieren.
- Einige Tage lang jeweils 1 Liter Salbeitee trinken. Die getrockneten Salbeiblätter (Apotheke) werden 3 Minuten gekocht.
- Auf Fleisch und Wurst verzichten, dafür reichlich Obst und Gemüse essen.
- Atemübungen können die Nasenlöcher wieder frei machen.

Hausmittel bei laufender Nase

- Die Nase mit Propolis-Salbe aus dem Bienenstock (Apotheke) einreiben, wenn sie läuft.
- Vorübergehend weniger trinken. Bei Durst den Mund mit Kräutertee spülen.
- Wenig frisches Obst, dafür Trockenfrüchte essen.
- Vor dem Zubettgehen 1 Tasse Rosenblütenblättertee (Apotheke) mit 2 Teelöffeln Melissengeist und 2 Teelöffeln Honig trinken.

Ratschläge für die gerötete Nase

- Die Nase mehrmals am Tag mit Zinnkrauttee waschen: 1 Esslöffel Zinnkraut (Apotheke) mit 1 Tasse kaltem Wasser über Nacht ansetzen. Am nächsten Morgen den Sud aufwärmen und durchseihen. Ein Leinentuch zum Waschen der Nase mit dieser Flüssigkeit verwenden.
- Ein sehr wirksames Rezept aus Großmutters Zeiten: Mehrmals täglich 5 bis 8 Esslöffel Apfelessig in 1/2 Liter warmes Wasser rühren, einen Wattebausch eintauchen, etwas ausdrücken und 5 Minuten auf die Nase legen.
- Beim Kochen und bei Tisch nur wenig Salz nehmen, dafür mit reichlich Hefeflocken (Reformhaus) würzen.
- Einige Zeit dreimal täglich 2 Esslöffel Löwenzahn-Frischpflanzensaft (Reformhaus) – in etwas Wasser verrührt – einnehmen und langsam im Mund zergehen lassen.

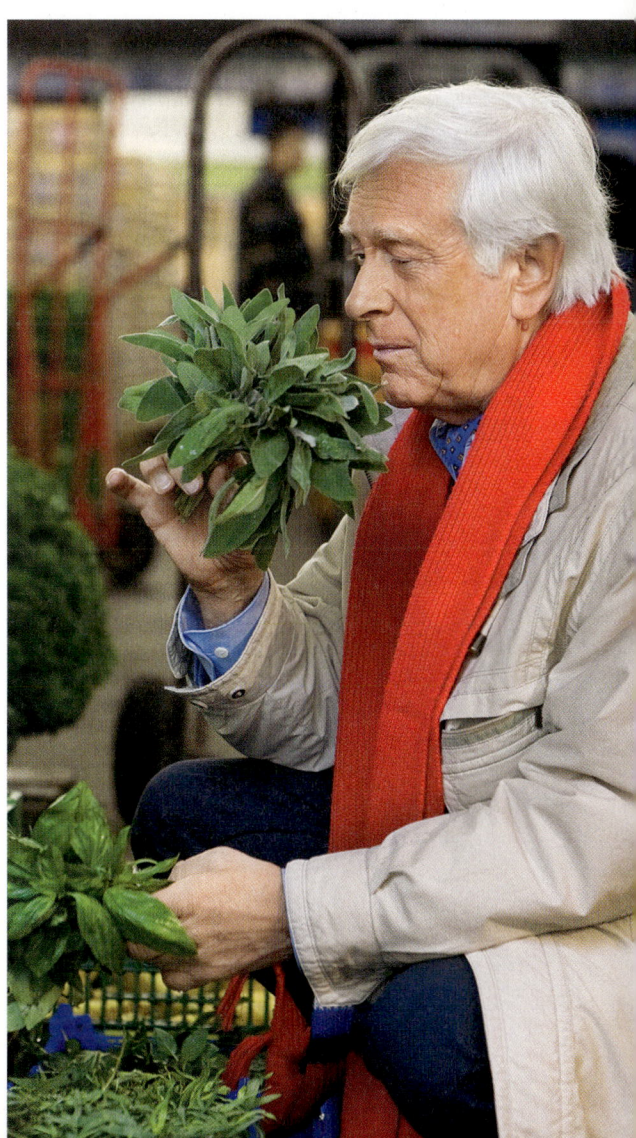

Gesund durchs ganze Jahr

Glücksgefühle als Schnupfen-Abwehr

Jetzt ist sie wieder da – die Schnupfenzeit. Wenn wir gesund bleiben wollen, müssen wir uns vor einer Infektion schützen. Eine ungewöhnliche, aber überaus wichtige Maßnahme dafür: Bemühen Sie sich, Ihr Leben so zu planen, dass Sie sich in den kalten Monaten möglichst glücklich fühlen. Wissenschaftler an der Carnegie Mellon University in Pittsburgh in Pennsylvania haben nachgewiesen: Die innere Kraft des Glücks schützt vor Infektionen und wehrt die Rhino-Schnupfen-Viren ab. Nervöse, depressive, frustrierte Menschen bekommen viel schneller einen Schnupfen. Sie sollten sich daher als Abwehrmaßnahme gegen Erkältungen bemühen, jeden Tag aufs Neue Glückshormone im Gehirn zu bilden. Das kann man auf verschiedene Weise erreichen: Essen Sie jeden Tag eine Banane. Bauen Sie Hirse in den Speiseplan ein: als Hirseflocken in der Suppe, als Hirseauflauf oder Hirsebrei.

- Die Nase längere Zeit mit einer hoch dosierten Vitamin-E-Salbe (Apotheke) pflegen.
- Übrigens: Wichtig ist richtiges Schnäuzen. Sie sollten nie beide Nasenlöcher gleichzeitig ausschnäuzen. Immer eines zuhalten und das andere schnäuzen. Im anderen Fall kann durch den Druck Nasensekret in die Stirn- und Nebenhöhlen gelangen und dort schmerzhafte Entzündungen auslösen.

Zur Schnupfen-Vorbeugung: Nasenschleimhaut pflegen

Oft reicht es schon, dem Schnupfen vorzubeugen, indem wir unsere Nasenschleimhaut ausreichend feucht halten, denn auf trockenen Schleimhäuten tummeln sich Krankheitserreger.

Die Nase hat wirklich viel zu tun: Sie muss die Atemwege mit sauberer Luft versorgen, die eingeatmete Luft muss aufgewärmt, angefeuchtet und gefiltert werden, und die Bronchien müssen sowohl vor der kalten Außenluft als auch vor der Austrocknung geschützt werden. All das kann die Nase nur dann erledigen, wenn ihre Schleimhäute gut durchblutet und feucht sind, ebenso die Flimmerhärchen im Nasenraum.

Gift für ein gesundes Milieu in unserer Nase sind trockene, überheizte Räume, Klimaanlagen, Umweltschadstoffe, Staub und chemische Substanzen.

Eine trockene Nasenschleimhaut kann die eindringenden Viren und Bakterien nicht mehr abwehren, sie haben dann leichtes Spiel. Die Folge: ein Schnupfen mit trockener, verstopfter Nase. Man muss daher, wenn man selbst noch keinen Schnupfen hat, seine Nasenschleimhäute immer feucht halten, und wenn man bereits erkrankt ist, den ausgetrockneten Schleimhäuten möglichst schnell wieder Flüssigkeit zuführen.

Sowohl zur Vorbeugung eines Schnupfens als auch zur Therapie hat die Forschung inzwischen ein Nasenspray entwickelt, das einerseits die Nasenschleimhäute befeuchtet und Krusten löst und andererseits die angegriffenen Schleimhäute schnell regeneriert. Es wird empfohlen, von diesem Spray viermal täglich 1 bis 2 Stöße in die Nase zu sprühen, dabei tief einatmen.

Fit und ohne Erkältung durch die Herbsttage

Hausmittel gegen Halsschmerzen

Halsschmerzen gehören zum Herbst wie der Tannenbaum zu Weihnachten. Daher werden sie meist nicht recht ernst genommen – doch das kann fatale Folgen haben, denn das scheinbar so harmlose Halsweh kann gefährlich werden für Herz und Kreislauf. Eine unbehandelte Halsentzündung kann im Extremfall sogar zu einer Herzerkrankung führen.

Besonders anfällig für Halsschmerzen sind Menschen, die zu leicht bekleidet sind (auch an den Füßen!), die häufig der Zugluft ausgesetzt sind, die grundsätzlich eine trockene Mundschleimhaut haben. Zum Glück gibt es eine Reihe von guten Hausmitteln, sodass man nicht gleich zu starken Medikamenten greifen muss:

- Man kann vorbeugend Vitamin C sowie Multivitaminpräparate oder Kombinationen mit Mineralstoffen und Spurenelementen (Apotheke) einnehmen, das stärkt die Abwehrkräfte.
- Schon bei den ersten Anzeichen zu Halsbonbons mit Kräutern (Apotheke) greifen, die wirken oft Wunder.
- Einmal pro Stunde mit Salbeitee pur oder mit 250 Milliliter Salbeitee, in den man 1 Teelöffel Apfelessig einrührt, gurgeln. Wenn das nicht hilft, dann muss man zu einer stärkeren natürlichen Maßnahme greifen: Mit 60 Milliliter purem Aloe-vera-Saft gurgeln. Er wirkt antiviral und antibakteriell.
- Auch ratsam: Einen Brei aus Bockshornkleesamenpulver (Apotheke) und heißem Wasser auf ein Tuch streichen und dieses um den Hals legen. Einwirken lassen, bis der Wickel nicht mehr warm ist. Dann wiederholen.
- 1/2 Liter Apfelessig mit 1/2 Liter warmem Wasser mischen, ein Tuch eintauchen und um den Hals legen, dann ein trockenes Wolltuch darumwickeln. Über Nacht einwirken lassen.
- Bei Halsschmerzen sollten die Getränke nicht zu heiß und nicht zu kalt, sondern angenehm warm sein.
- Besser als ihr Ruf: Halstabletten mit antiseptischen Substanzen, Menthol und Anisöl. Sie lindern Hals- und Schluckbeschwerden deutlich. Die enthaltenen antiseptischen Stoffe bremsen die Entzündung, sodass eine bakterielle Infektion nicht mehr entstehen kann. Allerdings sollte man die Tabletten nicht länger als drei Tage einnehmen.
- Ein tolles Hausmittel gegen Heiserkeit ist Petersilienmilch: 1 gehäuften Teelöffel Petersiliensaft in 1 Tasse warmer Milch verrühren und in kleinen Schlucken trinken. Anschließend gründlich mit lauwarmem Salbeitee gurgeln.
- Hilfe durch Akupressur: Den Punkt LU 11 (im Nagelwinkel des Daumens an der Zeigefingerseite) mit dem Daumennagel der anderen Hand mehrmals ganz fest 10 bis 30 Sekunden drücken.

Gesund durchs ganze Jahr

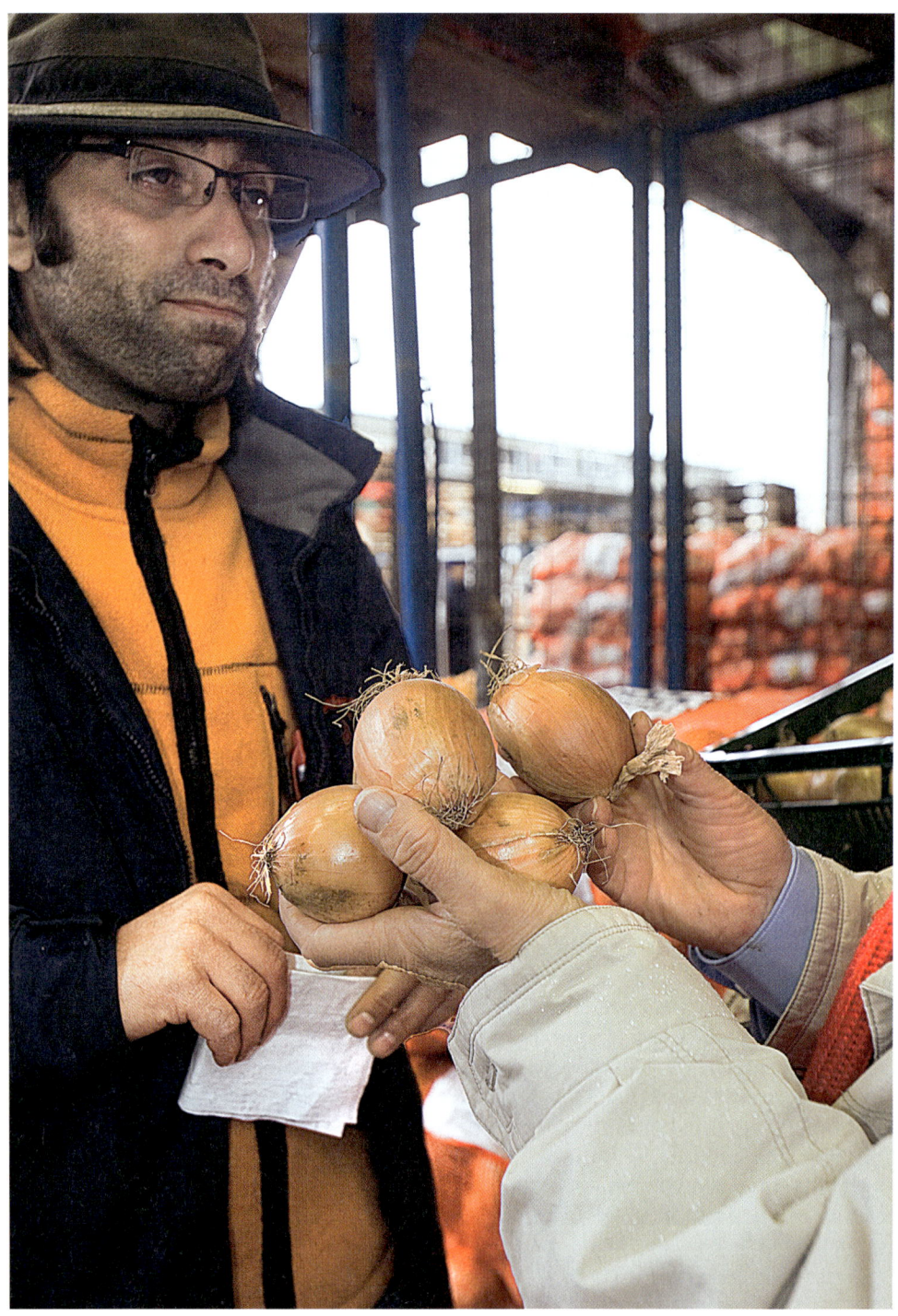

Fit und ohne Erkältung durch die Herbsttage

Zwiebelpower gegen Husten und Heiserkeit

Die Zwiebel ist eine wahre Wunderwaffe bei Husten und Heiserkeit. Ein Blick auf ihre wertvollen Inhaltsstoffe: Sie enthält beinahe alle bekannten Vitamine, allen voran das Vitamin C, außerdem die Mineralstoffe Kalium, Kalzium, Jod, Phosphor, Eisen und Selen. Und ihr besonderes Plus: die Phytonozide, die beißenden, schwefelhaltigen ätherischen Öle (genau jene, die uns beim Zwiebelschneiden weinen lassen!) und der Pflanzenfarbstoff Quercetin, der die Produktion der allergieauslösenden Histamine im Körper blockiert. Schließlich enthält die Zwiebel pflanzliche Hormonstoffe, wie etwa das Prostaglandin A, das zu hohen Blutdruck senkt.

Und hier meine Rezepte für die Zwiebelpower bei Husten und Heiserkeit:
- Einnehmen von selbst gemachtem Hustensirup: 1 große Zwiebel schälen, fein würfeln, 150 Gramm Honig darübergießen. Mehrere Stunden stehen lassen. Von dem dabei entstehenden Saft jede Stunde 1 Teelöffel einnehmen.
- Inhalieren mit Zwiebeldämpfen wie auf Seite 274/245 beschrieben.
- Ein weiteres Rezept gegen Husten: 1 große geschälte Zwiebel aushöhlen, und unten ein kleines Loch einstechen. Die Zwiebel auf ein leeres Glas setzen und in die Aushöhlung Honig füllen. Dieser mischt sich mit dem Zwiebelsaft und tropft ins Glas. Von der Mischung jede Stunde 1 Teelöffel einnehmen.
- Zwiebelwickel: 5 im Backofen erwärmte Zwiebeln schälen und klein hacken, dann fingerdick auf ein Leinentuch auftragen. Die Zwiebelstücke in das Tuch einschlagen, das Tuch um den Hals legen, darüber ein zweites Tuch legen. So lange tragen, bis die Zwiebelstücke kalt geworden sind.

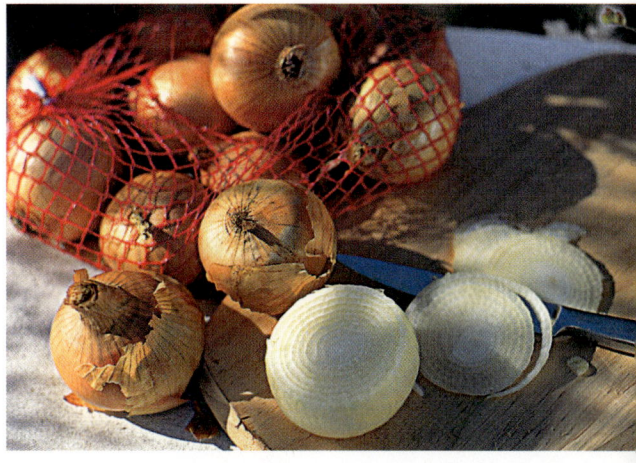

Gesund durchs ganze Jahr

- Bei Heiserkeit: 1 Zwiebel in Ringe schneiden und in eine Suppentasse geben, mit 250 Milliliter lauwarmem Wasser aufgießen, einige Stunden zugedeckt stehen lassen. Dann die Zwiebelringe herausnehmen, von dem Zwiebelwasser etwas trinken, mit dem Rest kräftig gurgeln.
- Das hat zwar nicht direkt etwas mit Husten und Heiserkeit zu tun, soll aber dennoch nicht unerwähnt bleiben: Bei Schlafproblemen 250 Milliliter Milch in einem Topf 10 Minuten ziehen lassen – nicht kochen! 1 geschälte Zwiebel halbieren und die Hälften mit den Schnittflächen nach unten in die Milch legen, zugedeckt 15 Minuten ziehen lassen, wieder nicht kochen. Danach die Zwiebelhälften herausnehmen, die Zwiebelmilch in eine Tasse gießen, mit etwas Honig süßen und vor dem Zubettgehen in kleinen Schlucken trinken.
- Und hier noch ein Einsatzgebiet für die Zwiebel: eine schmerzhafte Ohrenentzündung als Begleitung einer Erkältung. Zwar sollte man damit unbedingt zum Arzt gehen, aber in der Zwischenzeit hilft 1 geschälte Zwiebel, die fein verrieben auf zwei Stofftaschentücher aufgeteilt und darin eingeschlagen wird. Dann legt man jeweils ein Taschentuch mit der Zwiebelmasse auf ein Ohr und zieht eine warme Mollmütze darüber. 1 Stunde einwirken lassen.

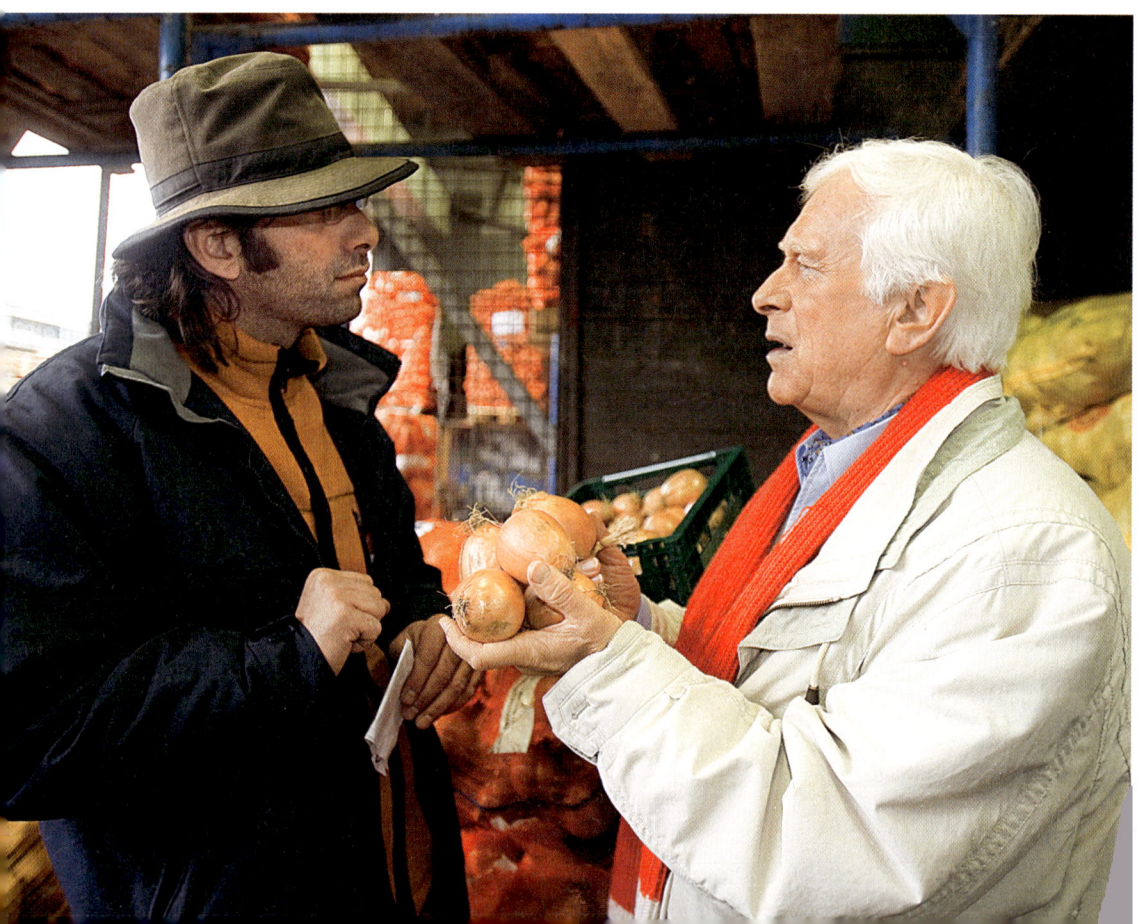

Fit und ohne Erkältung durch die Herbsttage

Fieber ist gut!

Es hat schon seinen Sinn, dass die Natur es so eingerichtet hat, dass man bei Erkältungen oft auch etwas Fieber bekommt. Das Falscheste, das man dann tun kann, ist, zu einem fiebersenkenden Medikament zu greifen, denn Fieber ist ein wichtiger Schutz für den Körper. Seine Heilkraft wird von keinem Medikament übertroffen. Es ist sozusagen eine Selbsthilfereaktion des Organismus, denn es regt das natürliche Abwehrsystem an. Die Fieberreaktion wird durch bestimmte, von den eindringenden Erregern abgegebene Substanzen ausgelöst. Der Befehl an den Körper zu fiebern kommt vom Gehirn. Fieber, sogar bis zu 40 °C, ist gut, denn so wird der Organismus schneller mit einer Erkältung fertig. Wer nicht fiebern kann oder wer das Fieber mit Medikamenten künstlich senkt, schlägt sich länger mit der Krankheit herum, da die Ausbreitung der Viren und Bakterien nicht gebremst wird.

Und wie soll man mit Fieber umgehen?

- Oberstes Gebot: einige Tage Bettruhe, um den Organismus zu schonen, denn Überanstrengung kann gefährliche Folgen für Herz und Kreislauf haben. Der Extremfall: Fieber bei Sport kann zum Tod führen!
- Hunger haben die wenigsten, wenn sie Fieber haben – umso besser für den Verdauungstrakt. Wer doch etwas essen will und kann, sollte zu Leichtem greifen: Früchte, Kompott, Hühnersuppe.
- Ganz wichtig: ausreichend trinken, und zwar Wasser, verdünnte Fruchtsäfte und ungesüßte Kräutertees.
- Fiebersenkende Mittel nur dann einsetzen, wenn die Körpertemperatur über 40 °C steigt, längere Zeit nicht unter 39 °C sinkt, wenn Begleitsymptome wie Gliederschmerzen, Kopfschmerzen, allgemeine Schwäche unerträglich werden, wenn Herz und Kreislauf überfordert sind. Und bitte immer in Rücksprache mit dem Arzt.
- Wenn der Arzt für eine Fiebersenkung ist, sollte man es erst einmal auf natürliche Weise mit einem Brustwickel versuchen: Ein Leinentuch in lauwarmes Wasser tauchen, etwas auswringen und auf die Brust auflegen. Mit einem trockenen Badetuch abdecken. Alle 15 Minuten wechseln, bis die Temperatur auf 38 °C abgesunken ist. Wenn dem Patienten kühl wird, muss der Wickel sofort abgenommen werden.
- Gerade kleine Kinder neigen zu hohem Fieber, die 40 °C sind da rasch erreicht. Bitte nicht die Nerven verlieren, denn das hohe Fieber zeigt, dass das Abwehrsystem in Ordnung ist. Je rascher und höher Kinder fiebern, desto schneller sind sie wieder gesund. Das stärkt die Abwehr gegen weitere Infektionen.
- Auf jeden Fall wichtig: regelmäßiges Fiebermessen, mit einem herkömmlichen Thermometer, mit einem modernen Digital-Fiebermesser oder mit einem Ohrthermometer. Man misst unter dem Arm in der Achselhöhle sieben bis zehn Minuten, im Mund zwei bis drei Minuten, im After ebenfalls zwei bis drei Minuten oder im Ohr etwa ein bis zwei Minuten.

Gesund durchs ganze Jahr

Wellness für Körper und Seele

Das Tote Meer im Badezimmer

Kuren am Toten Meer haben sich bei verschiedenen Krankheiten bewährt: bei Schuppenflechte, Neurodermitis, Weißfleckenkrankheit, Rheuma, Asthma. Das Geheimnis des Toten Meeres, dessen Salz sich schon Ägyptens Königin Kleopatra anliefern ließ, liegt zum einen in seiner großen Reinheit, zum anderen in seinem Mineralstoffgehalt: Es ist besonders reich an Magnesium, Kalium, Mangan, Eisen und Kalziumchlorid sowie an Bromiden; seine Zusammensetzung ist einzigartig auf der Welt.

Man kann das Salz aus dem Toten Meer gegen die oben genannten Krankheiten einsetzen, aber auch gegen Wirbelsäulenleiden, Stress, Muskelverspannungen, Schlaflosigkeit und Erschöpfung. Seine Wirksamkeit wurde in den letzten Jahren in Studien an verschiedenen Universitäten nachgewiesen.

Zum Glück kann man sich das Tote Meer auch nach Hause holen. Für ein Bad zu Hause löst man 500 Gramm – das sind zwei Beutel einer Packung – in 3 Liter heißem Wasser auf und gießt die Salzlösung in die Badewanne, die mit 37 °C warmem Wasser gefüllt ist. Dann umrühren. Badedauer: 15 bis 20 Minuten, nicht länger; danach duschen und für eine Stunde ab ins Bett. Sie werden sehen: Man fühlt sich wie neugeboren, das Bad wirkt beruhigend, entspannend und schmerzlindernd. Andere Anwendungsmöglichkeiten: Man kann das Salz mit Öl verrühren und als Maske aufs Gesicht auftragen oder es als Fußbad gegen müde Füße und Schweißfüße verwenden.

Bitte unbedingt beachten: Das Salz ist nur für die äußerliche Anwendung geeignet und darf nicht mit den Augen in Berührung kommen.

Greifen Sie ins Gewürzregal, und brauen Sie einen Tee

Während in der schönen Jahreszeit in der Küche frische Kräuter sehr beliebt sind, greift man jetzt im Herbst und dann im Winter verstärkt zu Gewürzen, um den Geschmack von Speisen zu verfeinern, aber auch um die Verdauung besser anzuregen. Viele dieser Gewürze eignen sich aber gerade in der Zeit, wo die Tage kürzer und ungemütlich werden, für einen Tee, der wärmt, die Durchblutung fördert und die Laune verbessert. Gewürztees sind vor allem bei jungen Menschen wieder sehr gefragt.

- Ein absoluter Hit bei Frauen und Männern ab 30 ist der Ingwertee. Wenn draußen die Temperaturen sinken und man die Kälte auch in beheizten Räumen bis in die Knochen spürt, trinkt man gern Ingwertee. Er ist so einfach

Fit und ohne Erkältung durch die Herbsttage

zuzubereiten: Man schält eine frische Ingwerwurzel, schneidet 5 dünne Scheiben ab und legt sie in eine Tasse. Dann gießt man kochendes Wasser darüber und lässt das Ganze zugedeckt 10 Minuten ziehen. Danach lässt man die Ingwerscheiben in der Tasse, wartet, bis der Tee etwas abgekühlt ist, süßt mit ganz wenig Honig und trinkt langsam in kleinen Schlucken. Man spürt nach wenigen Minuten, wie eine wohlige Wärme den ganzen Körper durchflutet.

- Wenn tagelang keine Sonne zu sehen ist, dann belastet das bei vielen Menschen die Seele. Dagegen gibt es einen Kombi-Gewürztee. Mischen Sie zu gleichen Teilen Anis-, Fenchel- und Kümmelsamen, und zerreiben Sie die Körner ein wenig in einem Mörser. Geben Sie von der Mischung 1 gehäuften Teelöffel in eine große Tasse, gießen Sie mit kochendem Wasser auf, und lassen Sie den Tee 8 Minuten ziehen. Dann durchseihen, etwas abkühlen lassen, mit etwas Honig gesüßt trinken.
- Bei Verdauungsproblemen wie Blähungen, Völlegefühl und Bauchgrimmen macht es Sinn, einen Fencheltee zu brauen. 1 Teelöffel Fenchelsamen wird mit 1/2 Liter kochendem Wasser übergossen, 8 bis 10 Minuten ziehen lassen, durchseihen, lauwarm ungesüßt trinken.

Nützen Sie an ungemütlichen Tagen die »3 W« der Gewürztees: würzig, warm, wohltuend.

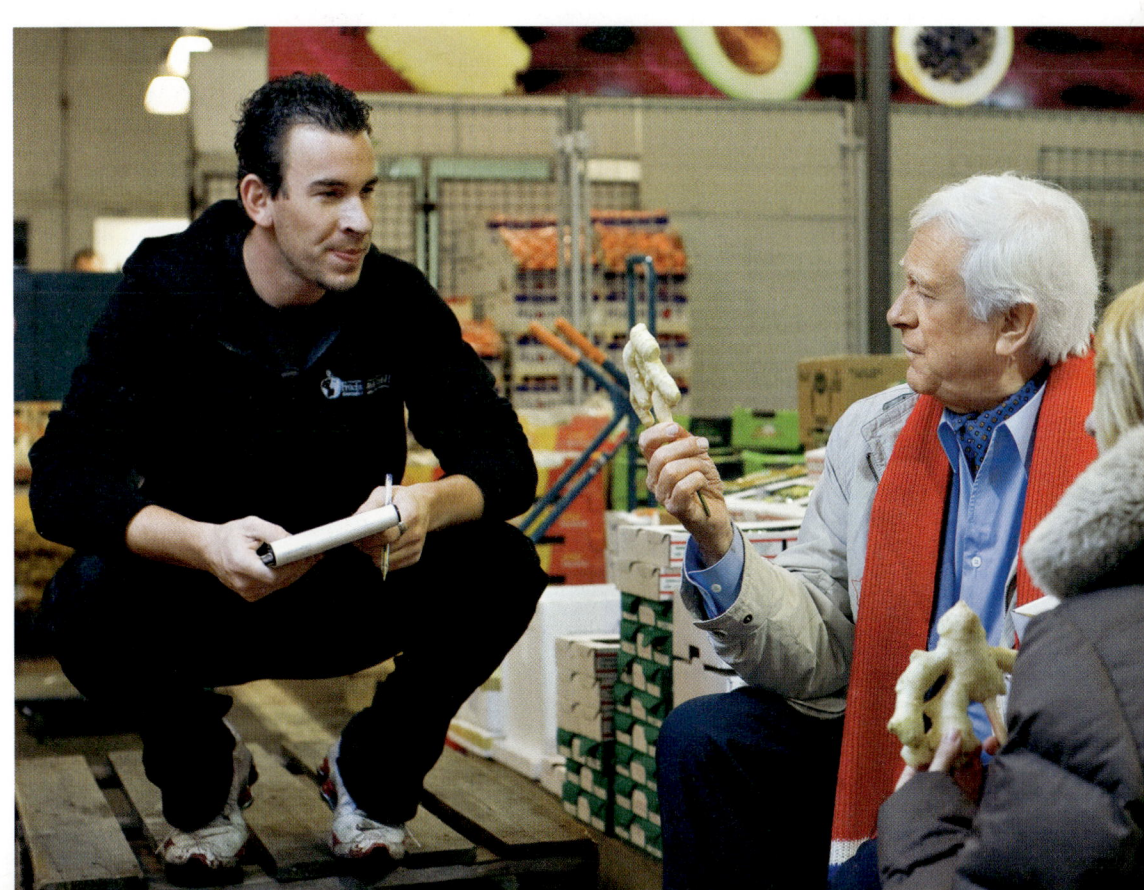

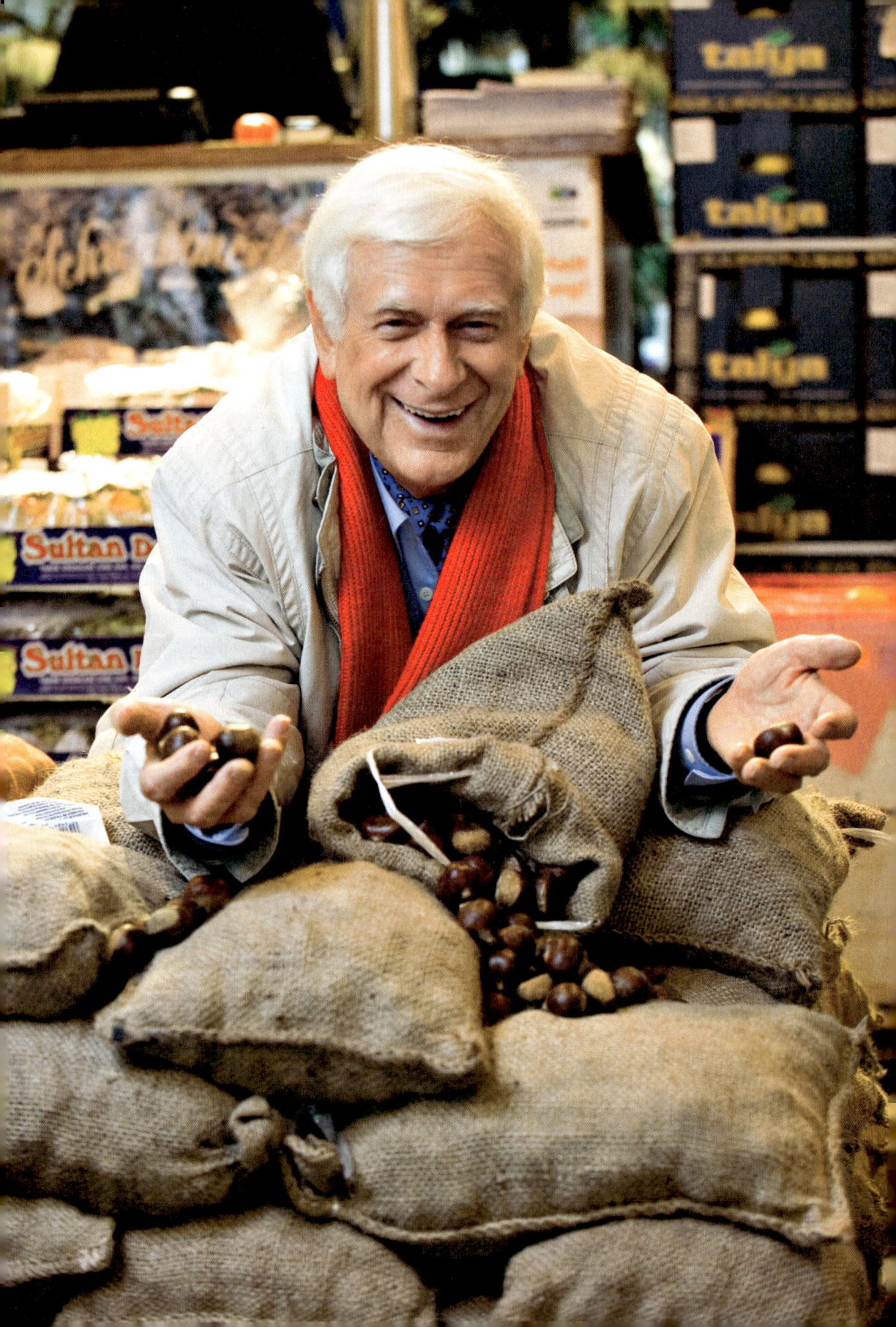

Winter: von außen gut geschützt, innen schön warm

Winter – des einen Freud, des anderen Leid. *Die einen lieben den Winter – die Kälte draußen, die Gemütlichkeit drinnen –, freuen sich über Schnee, die anderen hassen ihn: zu kalt, zu ungemütlich. Sie warten schon sehnsüchtig auf den Frühling. Die kalte Jahreszeit scheidet die Geister. Sie hat unbestreitbar ihren ganz speziellen Reiz, und mit ein bisschen gutem Willen kann man auch ihre Tücken – die lästigen Erkältungen, grippalen Infekte und sonstigen Wehwehchen – gut überstehen. Sehen Sie selbst…*

Gesund durchs ganze Jahr

Frost: Purer Stress für Haut und Haar

Frostschutz für unsere äußere Hülle

Der Winter mit Kälte und eisigem Wind ist purer Stress für die Haut. Auch trockene Heizungsluft und der ständige Wechsel von Wärme drinnen und Kälte draußen tun ihr Übriges. Die unschöne Folge: Die Haut wird rau und altert schneller, Falten vertiefen sich. Das muss nicht sein, denn es gibt für die Haut den Frostschutz:

- Fetthaltige Cremes und Salben verwenden, denn ein höherer Fettanteil schützt gegen das Austrocknen der Haut in stark geheizten Räumen mit niedriger Luftfeuchtigkeit. Nicht ratsam: Cremes mit hohem Feuchtigkeitsanteil, sie verstärken das Kältegefühl im Freien.

Gegen müde Winterhaut

Bei müder und unreiner Winterhaut hilft ein ganz einfaches Heilmittel: Alle zwei Tage ein Gesichtsdampfbad mit Salbei machen. Dazu 1 Handvoll getrockneter Salbeiblätter mit 1 Liter Wasser aufkochen, dann etwas abkühlen lassen. Den Salbeidampf 10 Minuten auf den Teint einwirken lassen, dann mit Küchenpapier abtupfen und das Gesicht mit dem warmen Salbeitee waschen, abtrocknen.

- Besonders bewährt: Öle aus den natürlichen Substanzen der Aloe vera, aus dem Bisabolol der Kamille, dem Jojobaöl und aus den Schutzvitaminen A und E; außerdem Salben, Cremes und Lotionen ebenfalls mit hoch dosiertem Vitamin E (Apotheke). Das Vitamin E stärkt die natürlichen Abwehrkräfte der Haut, macht sie geschmeidig und widerstandsfähig gegen Kälte, Schnee, Regen und Nebel.
- Ein großes Don't: unmittelbar nach der Gesichtswäsche ins Freie zu gehen! Das kann zu schmerzhaften Erfrierungen führen. Hilfreich ist da der gute alte Haarföhn, denn so kann man die Haut wirklich gründlich trocknen.
- Besonders empfindlich sind die Ohren, denn sie sind kaum durch Fett geschützt. Also: immer schön die Ohren eincremen.
- Das Gleiche gilt auch für die Lippen: Ein Pflegestift erhält sie geschmeidig und bewahrt sie vor Frostschäden und Rissen. Oder die Lippen mehrmals am Tag mit Weizenkeimöl, Honig oder Kakaobutter einreiben. Bei Herpesbläschen sollte man beim ersten Jucken, Kribbeln und Brennen sofort 100-prozentigen biologischen Aloe-vera-Saft, Teebaumöl oder Propolis-Tinktur aus dem Bienenstock einmassieren.
- Für Skifahrer gilt: Niemals den notwendigen Sonnenschutz – auch bei Wolken

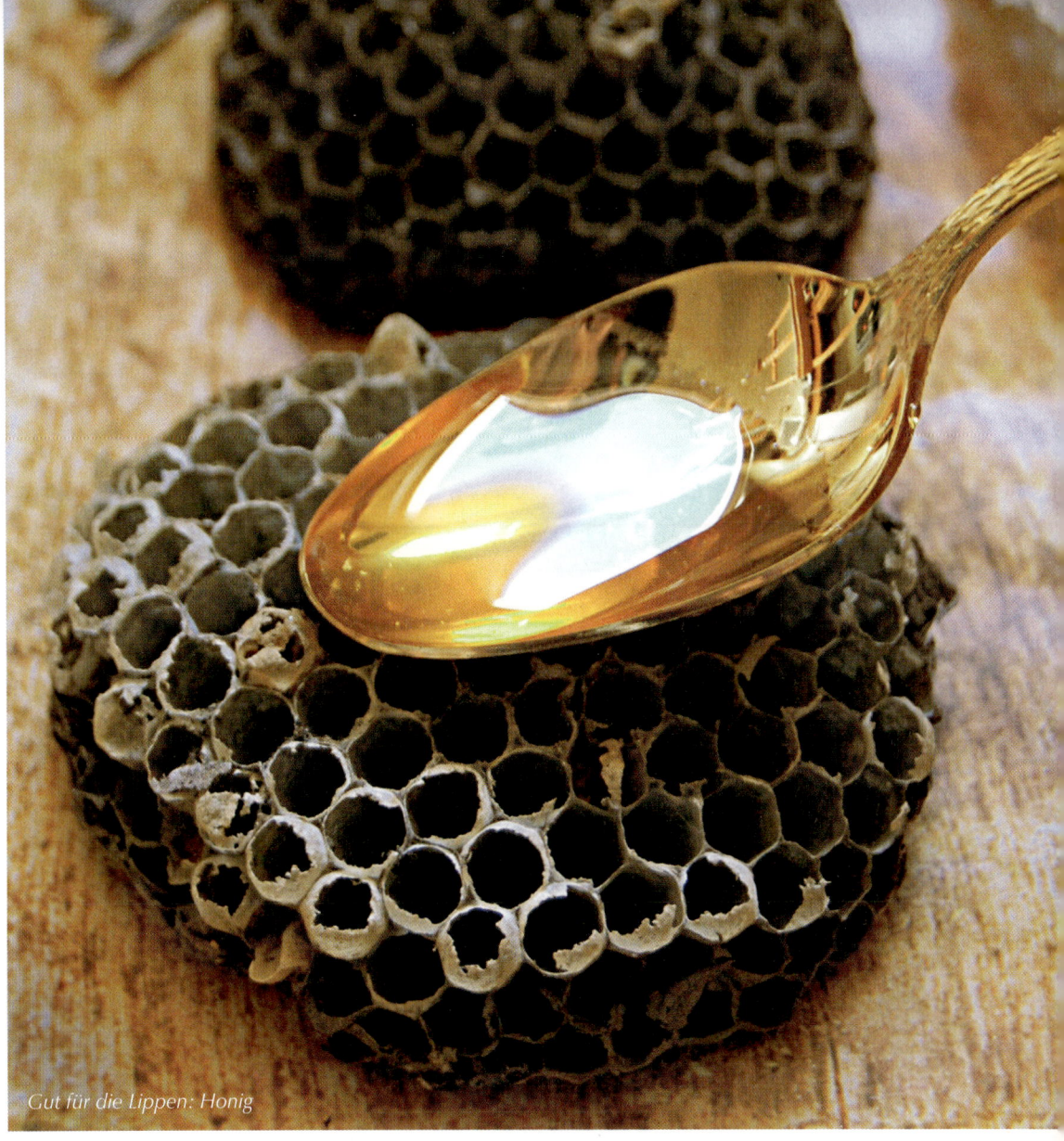

Gut für die Lippen: Honig

und Nebel – vergessen! Schutzfaktor 15 muss schon drin sein.
- Wie immer unerlässlich: ausreichend trinken, mindestens zwei bis drei Liter Mineralwasser täglich. Das bewahrt das jugendliche Aussehen der Haut und bekämpft neue Faltenbildung.
- Gegen die trockene Heizungsluft empfiehlt es sich, Schalen mit Wasser auf die Heizung zu stellen oder feuchte Tücher im Raum auf zuhängen. Auch Luftbefeuchtungs- oder Luftreinigungsgeräte sind geeignet. Vor allem aber: Trinken Sie viermal am Tag eine Tasse Jasmintee, er füllt die Feuchtigkeitsspeicher im Körper auf. 1 Teelöffel Jasmintee mit kochendem Wasser übergießen, nur 45 Sekunden ziehen lassen.
- Und hier das Rezept für eine Feuchtigkeitsmaske: Verrühren Sie 1 zerdrückte Banane mit 1 Esslöffel Quark und 1 Teelöffel Jojobaöl. Tragen Sie den Brei als Gesichtsmaske auf, und lassen Sie ihn 20 Minuten einwirken.

Gesund durchs ganze Jahr

Ganz unangenehm – ständig kalte Hände

Einfaches Hausmittel dagegen: Zwei Schüsseln bereitstellen, in die eine gibt man sehr warmes, in die andere kaltes Wasser. Nun die Hände 5 Minuten in das warme Wasser, danach 30 bis 40 Sekunden ins kalte Wasser tauchen. Gut abtrocknen. Auch empfehlenswert: In einer Schale 3 Tropfen Rosmarinöl mit 1 Teelöffel Arnikaöl verrühren und damit die Hände einmassieren. Über Nacht wirken lassen. Auch von innen kann man kalte Hände wirkungsvoll bekämpfen: mit Knoblauch- und hoch dosierten Ginkgopräparaten (Apotheke). Auch ein Glas Rotwein am Abend kann helfen.

- Wenn Sie an einem kalten Tag Ihre Badewanne zum Kurzentrum machen und eine zarte, glatte Haut haben wollen, dann sollten Sie ein Bad à la Kleopatra genießen: Verrühren Sie in 1 Liter warmer Milch 150 Gramm Honig und 150 Gramm Meersalz. Gießen Sie die Mischung in das Badewasser mit 38 °C. Baden Sie darin 20 Minuten. Anschließend gut abtrocknen und im Bett eine Stunde nachschwitzen.

Winterpflege für strapazierte Hände

Auch sie leiden unter der kalten Jahreszeit, besonders wenn man keine Handschuhe trägt: die Hände. Nach einer Reihe kalter Wintertage rächen sie sich mit geröteter, geschwollener, trockener, rauer und rissiger Haut. Und das sieht nicht nur unschön aus, sondern fühlt sich auch nicht gut an – und ist noch dazu völlig überflüssig. Denn: Es gibt zahlreiche wirksame Naturrezepte dagegen:

- 1 Esslöffel Puderzucker mit ein paar Tropfen Mandelöl mischen und damit die Hände mehrmals am Tag einreiben. Das überzeugende Ergebnis: samtigweiche Haut schon nach wenigen Anwendungen.
- 5 Esslöffel Weizenkeimöl im Wasserbad erwärmen, das Öl dann großzügig in die Hände einmassieren. Baumwollhandschuhe überziehen und das Öl über Nacht einwirken lassen.
- Ein altes Hausmittel aus Großmutters Zeiten: 7 Möhren ganz fein raffeln und mit etwas Olivenöl zu einem Brei verrühren. Diesen auf die Hände auftragen und 10 Minuten einwirken lassen, dann abwaschen.
- Ganz besonders unangenehm: Frostbeulen. Dagegen hilft ein Tee aus Kalmuswurzeln oder Eichenrinde (Apotheke). Die Hände 15 Minuten lang im lauwarmen Bad baden, dann 30 Sekunden in kaltes Wasser tauchen und gut abtrocknen. Danach mit Propolis-Salbe (Apotheke) einreiben. Auch hilfreich: Nach dem Bad ganz dick Kampfersalbe (Apotheke) auftragen und über Nacht einwirken lassen.
- Erste Hilfe bei stark schmerzenden Händen: Tonerde (Apotheke) mit normaler Handcreme zu einem glatten Brei vermischen und damit die Hände einreiben, 4 Minuten einwirken lassen, dann mit Kamillentee abwaschen.
- Bei geschwollenen Händen hilft eine sanfte Massage von den Fingerspitzen bis zum Arm. Und: abends 5 Tropfen Zitronenöl in 250 Milliliter kalter Milch verrühren, ein Tuch darin eintauchen, auswringen und 10 Minuten lang die Hände darin einschlagen.

Winter: von außen gut geschützt, innen schön warm

Winterfitness fürs Haar

Nicht nur die Haut, auch das Haar leidet unter Winterkälte, Wind, Schnee, Eis und trockener Raumluft. Die leider nur zu sichtbare Folge: Es wird trocken, spröde, brüchig, glanzlos und verliert seinen Halt. Der Winterbeginn ist daher die beste Zeit, um das Haar fit für die bevorstehende Zeit zu machen. Probieren Sie die folgenden natürlichen Rezepte doch einmal aus:

- Bei Haarausfall: Zwei- bis dreimal die Woche Hirse essen: als Hirseflocken, Hirsebrei, Hirsefrikadellen, Hirseauflauf. Sie enthält das wertvolle Spurenelement Silizium, auch Kieselsäure genannt – und das ist gut für Haut und Haar. Oder: 1 Eigelb mit 5 Esslöffeln Olivenöl und 10 Esslöffeln Rum verrühren, die Masse ins Haar einmassieren und über Nacht einwirken lassen. Dieser chinesische Akupressurgriff regt den Haarwuchs an: Mit der Spitze des rechten Zeigefingers von der Nasenwurzel hinauf zur Schädeldecke in gerader Linie die Stirn massieren. Oder täglich Klettenwurzelöl in die Kopfhaut einmassieren: 1 Klettenwurzel waschen und fein zerkleinern und im Verhältnis 1 zu 4 Mandel- oder Olivenöl darübergießen. Die Flasche mit der Mischung 14 Tage in einem warmen Raum stehen lassen, dann durchseihen.
- Bei sprödem Haar: 1 Eigelb mit einem großen Glas Cognac oder Weinbrand verrühren und in die Haare massieren, 20 Minuten einwirken lassen, danach mit lauwarmem Wasser auswaschen.
- Bei Spliss: 1 Eigelb mit 30 Milliliter Mandelöl (Apotheke) mischen und etwas Zitronensaft dazugeben. Damit die Haarspitzen einreiben, 2 Stunden einwirken lassen. Waschen Sie danach die Haare mit Avocado- oder Kamillenshampoo. Unterstützend dazu: Kapseln mit dem Vitamin Biotin (Apotheke) einnehmen.
- Bei schuppigem, trockenem Haar: 3 Wochen lang täglich 3 Tassen Brennnesseltee trinken, das Haar einige Zeit ausschließlich mit Brennnesseltee waschen. 6 Wochen Haare nicht föhnen. 8 Wochen lang jeden Tag 1 Kapsel mit dem Spurenelement Zink (Apotheke) einnehmen. Vollkornprodukte, Meeresfisch, Möhren und Kiwis essen.
- Bei glanz- und kraftlosem Haar: die Kopfhaut regelmäßig mit Weizenkeimöl (Reformhaus) oder mit Kresse-Frischpflanzensaft (Reformhaus, Drogerie) einreiben. Und für das letzte Spülen nach der Haarwäsche statt Wasser lieber Kamillentee nehmen.

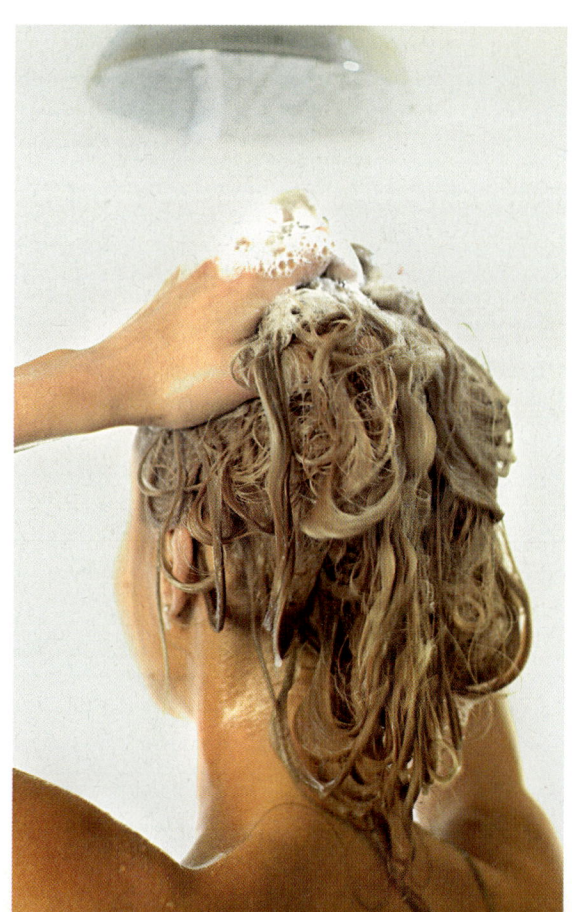

Gesund durchs ganze Jahr

Besser als ihr Ruf – Winterkälte

Auch wenn man den Winter einfach leid ist und sich monatelang nach dem Frühling sehnt – die Kälte hat auch ihre positiven Seiten.
- Klingt unglaublich, ist aber wahr: Bei besonders großer Kälte ist die Gefahr einer Grippeepidemie geringer, weil sich in diesem Klima die Viren nicht so rasch und so leicht vermehren können.
- Pollen-Allergiker freut's: Bei frostiger Winterluft können sie endlich einmal frei durchatmen und die Abwehrkräfte der Atemwege für das Frühjahr stärken.

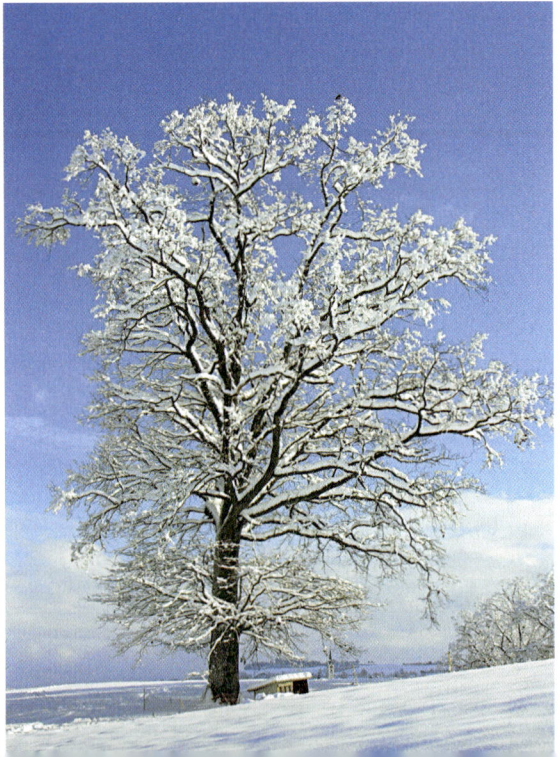

- Winterkälte macht schlank ... gut, das ist jetzt etwas sehr einfach – aber tatsächlich: Wenn man sich bei frostigen Temperaturen ein bis zwei Stunden draußen aufhält, verbrennt der Organismus, je nach Körpergröße und Körpergewicht, täglich etwa 300 bis 600 Kalorien mehr als sonst. Also – ohne schlechtes Gewissen ran an das nächste Stück Kuchen.

Und jetzt das große Aber: Winterkälte tut nur dann gut, wenn man einige Dinge beachtet:
- Unerlässlich: sich warm anziehen, und zwar in mehreren Schichten. Zuunterst schweißdurchlässige Unterwäsche, darüber wärmende, Feuchtigkeit aufsaugende Baumwolle oder Wolle. Darüber dann eine Jacke und eine Hose, die vor Wind und Nässe schützen.
- Niemals ohne Kopfbedeckung ins Freie gehen, denn über die Kopfhaut gibt unser Körper – vergleichbar dem Schornstein eines Hauses – sehr viel Wärme ab, die, wenn zu viel verloren geht, nicht mehr so rasch ersetzt werden kann. Die Folge: Das Immunsystem ist gefährdet.
- Auch die Füße müssen immer warmgehalten werden. Eine einzige Stunde draußen mit kalten Füßen umherzulaufen, bedeutet ein Absinken der Tempe-

Winter: von außen gut geschützt, innen schön warm

ratur im Mundraum um bis zu drei Grad Celsius – leichtes Spiel für Viren und Bakterien. Winterschuhe sollten eine halbe Nummer größer sein als Sommerschuhe, denn die Füße sind in weiteren Schuhen besser vor Kälte geschützt, weil sich zwischen Fuß und Schuh ein Luft- und Wärmepolster bildet. Aber: ruhig ab und zu eine Minute mit nackten Füßen durch sauberen Schnee laufen – das hat eine ähnliche Wirkung wie Wassertreten. Anschließend die Füße gut abtrocknen und warm einpacken. Wenn es doch passiert ist, dass man sich Frostbeulen an den Füßen eingefangen hat, hilft folgendes altes Hausrezept: Die Frostbeulen etwa drei Wochen lang täglich mit dem abgekühlten Kochwasser von Pellkartoffeln abwaschen, gut abtrocknen und mit Leinöl einreiben.

> **Gut für die Ohren**
>
> *Man kann an kalten Wintertagen mit Kaugummikauen einer Ohrenentzündung entgegenwirken – einfach und lecker zugleich. Durch die Kaubewegungen öffnet sich die eustachische Röhre zwischen Mittelohr und Mundhöhle. Dadurch wird das Ohr entlüftet und bleibt trocken. Bakterien, die eine Entzündung auslösen, können sich nicht ansiedeln.*

- Möglichst auf Alkohol verzichten, denn er weitet die Gefäße, sodass zu viel Wärme abgegeben wird. Die extreme Folge können Erfrierungen sein. Das ideale Getränk für kalte Tage: warmer Lindenblütentee.
- Die Kälte steigert unseren Bedarf an Vitamin E. Daher: reichlich Nüsse, Vollkornbrot und Milchprodukte essen. Auch der Verzehr von Haferflocken ist ratsam, denn sie wirken leistungssteigernd, machen geistig und körperlich stark und aktivieren den Botenstoff Dopamin, eine Vorstufe des Gute-Laune-Hormons Serotonin.
- Ebenfalls wichtig ist Vitamin D_3. In der kalten Jahreszeit leiden zwei Drittel aller Frauen und Männer über 50 an einem gravierenden Vitamin-D_3-Mangel, einfach weil die Sonne zu wenig scheint. Die Folge: Osteoporose. Es empfiehlt sich, einige Zeit täglich eine Brausetablette mit 1500 mg Kalzium und 400 IE (Internationalen Einheiten) Vitamin D_3 (Apotheke) einzunehmen.
- Wer bei großer Kälte wandert: Unbedingt durch die Nase atmen und den Mund geschlossen halten. So wird die eingeatmete Luft auf für die Bronchien angenehme 37 °C angewärmt.
- Wer dennoch ständig friert, sollte jetzt einige Zeit auf kalte Mahlzeiten, vor allem Salate, verzichten, denn der Magen braucht beim Verdauen von kalter Küche viel Energie. Dafür darf gerne das Frühstück etwas deftiger ausfallen, so wird mehr körpereigene Wärme produziert. Damit man davon nicht träge wird, empfiehlt sich ein Brot mit Schinken, das bringt das Gehirn am Morgen schneller in Schwung als Rührei.

Und: Sie sollten regelmäßig die Durchblutung im ganzen Körper aktivieren. Massieren Sie mit dem Zeige- und Mittelfinger in kreisenden Bewegungen den gesamten Fuß (nackt), beginnend bei den Zehen. Danach umfassen Sie fest jede Zehe, ziehen und drücken sie.
Wenn Sie diesen kleinen »Knigge« für die kalte Zeit beachten, können Sie die Kälte so richtig genießen.

Gesund durchs ganze Jahr

Den Kreislauf auf Trab bringen

Hätten Sie das gedacht? Nicht nur die Sommerhitze, sondern auch der Winter bedeutet bei den meisten Menschen eine Belastung für den Kreislauf. Die Gründe liegen auf der Hand: zu wenig Bewegung, Verengung der Blutgefäße bei kalten Außentemperaturen und häufigere Erkältungen, die den Kreislauf wiederum belasten. Wichtig daher: den Kreislauf fit und stabil halten. Das ist mit den richtigen Maßnahmen ganz einfach:

Chinesische Heilgymnastik

Mit einer Übung aus der chinesischen Heilgymnastik kann man den Kreislauf hervorragend stärken: Setzen Sie sich kerzengerade auf einen Stuhl ohne Seitenlehnen, die Füße locker auf den Boden stellen. Legen Sie die Handflächen links und rechts von sich auf die Sitzfläche. Nun drücken Sie mit der linken Handfläche, danach mit der rechten Handfläche sechsmal auf die Sitzfläche des Stuhls. Danach heben Sie zuerst die linke Hand – mit der Handfläche nach oben – empor, als wollten Sie eine Schale zur Decke heben, dann mit der rechten Hand. Hände ausschütteln und die Übung wiederholen. Immer nur vor dem Essen machen.

- Reichlich trinken: täglich mindestens zwei bis drei Liter Mineralwasser, stilles Mineralwasser oder Leitungswasser.
- Täglich zwei bis drei Äpfel essen, denn die darin enthaltenen Pektine senken erhöhte Cholesterinwerte. Und das entlastet den Kreislauf.
- Regelmäßig Knoblauch essen oder Knoblauchpräparate aus der Apotheke einnehmen. Wirkstoffe aus dem Knoblauch halten die Gefäße elastisch.
- Auf ausreichende Versorgung mit den Mineralstoffen Kalium (z. B. in Bananen, getrockneten Feigen, roher Petersilie und Pellkartoffeln) und Magnesium (Naturreis, Vollkornprodukte, Hirse und Leinsamen) achten.
- Ebenfalls unerlässlich für einen stabilen Kreislauf: Vitamin E. Das liefern Weizenkeime, Weizenkeimöl, Mais, Milch- und Vollkornprodukte.
- Die Wirkstoffe des Weißdorn – die Procyanidine – verbessern die Herzleistung, stärken die Herzkranzgefäße und stabilisieren den Kreislauf. Besonders sinnvoll ist eine Weißdornkur – mit Tee, Saft, Tinktur oder einem Präparat aus der Apotheke – nach einer Erkältung, wenn man noch abgeschlagen ist.
- Auf ausreichend Bewegung achten. Faustregel: mindestens dreimal pro Woche jeweils 20 Minuten, z. B. wandern, laufen, Rad fahren, Gymnastik machen, Treppen steigen.

Winter: von außen gut geschützt, innen schön warm

Winterfitness durch den Magen

Vitalcocktail für den Winter

Ein ganz besonderer Push für unsere Abwehrkräfte ist eine spezielle Vitalkur für die Körperzellen.
Dazu ein kurzer Blick auf die Abläufe in unserem Körper: Verantwortlich für die Steuerung unserer Immunkraft ist die Thymusdrüse hinter dem Brustbein, sie bildet Körperzellen zu hochaktiven Abwehrzellen aus und erteilt dem gesamten Organismus den Auftrag, sich gegen Feinde – Gifte und Krankheitserreger – zu wappnen. Erwiesen ist, dass jede einzelne unserer 60 Billionen Zellen ein spezielles Abwehrsystem gegen Schnupfen, Erkältungen und grippale Infekte entwickeln kann, wenn sie regelmäßig mit einem Cocktail aus den drei Vitaminen A, C und E versorgt wird. Die drei Vitamine haben unterschiedliche Aufgaben, Vitamin A stärkt die gesamte Zellstruktur, Vitamin C stärkt und schützt die Zellflüssigkeit und Vitamin E stärkt die Zellwand gegen eindringende Krankheitserreger. Wichtig: Nur die Kombination aus diesen drei Vitaminen hat Powerwirkung, sie arbeiten im Team: Wenn ein Krankheitserreger die Zellwand berührt, wird er von einem Vitamin-E-Molekül festgehalten und inaktiviert. Das Vitamin C nimmt den Eindringling dann dem Vitamin E ab, damit dieses weiter die Zelle schützen kann, und führt ihn den Abwehrzellen zu. Der ganze Vorgang wird vom Vitamin A gesteuert.

Wenn das kein überzeugendes Argument für eine Winterkur mit einem Immuncocktail aus den drei Vitaminen ist! Empfohlene Anwendung: einmal im Monat eine Woche lang.
Und so wird's gemacht: Möhren liefern Vitamin A, Orangen das Vitamin C, Weizenkeimöl das Vitamin E. Dazu wird noch der Saft der Roten Bete gegeben, denn er liefert den roten Farbstoff Betanin, der die Krankheitserreger angreift, sie in der Entwicklung hindert und über die Harnwege abtransportiert.
Und hier das Rezept (Angaben für zwei Personen): 250 Milliliter frisch gepressten Orangensaft, 125 Milliliter Möhrensaft und 125 Milliliter Rote-Bete-Saft in ein Gefäß gießen und 1 Teelöffel Weizenkeimöl dazurühren. Gut umrühren, in Gläser füllen, in langsamen, kleinen Schlucken trinken. Täglich einmal.

Sonne essen: für die Knochen und die Laune

Die Tage werden immer kürzer. Draußen scheint selten die Sonne. Viele gehen morgens im Finstern aus der Wohnung und kommen abends im Dunkeln nach Hause. Das bedeutet: In unserer Haut kann kein Vitamin D gebildet werden. Das funktioniert nur bei Sonnenschein oder hellem Tageslicht. Das bedeutet aber auch, dass unsere Knochen nicht mehr

Gesund durchs ganze Jahr

optimal das Kalzium aus der Nahrung aufnehmen können, dass unser Immunsystem geschwächt und die gute Laune gefährdet ist. Denn für das alles ist zu einem guten Teil das Vitamin D zuständig. Seit einiger Zeit weiß man außerdem, dass Vitamin D auch am Aufbau der Muskelkraft beteiligt ist.

Was also müssen wir tun? Ganz einfach: Wir müssen das Vitamin D, das wir in der schönen Jahreszeit selbst produzieren, von außen über die tägliche Nahrung zuführen. Man könnte es so formulieren: Wir müssen ab sofort Sonne essen. Das ist für Kinder, Jugendliche und reifere Menschen besonders wichtig.

Dazu sollten wir wissen: Das Vitamin D ist in unseren Lebensmitteln nicht eben häufig zu finden. In Pflanzen kommt es kaum vor. Daher sind jetzt in den nächsten Monaten jene Naturprodukte besonders wichtig und wertvoll, die interessante Mengen an Vitamin D liefern:

- An erster Stelle sind da Meeresfische zu nennen, allen voran Hering, Lachs, Makrele, Heilbutt, Thunfisch, Sardinen und Aal. Die Vitamin-D-Übermittlung funktioniert auch bei der geräucherten Makrele und bei Sardinen aus der Dose, allerdings nur mit Haut und Gräten. Darin sind übrigens auch große Mengen an Kalzium enthalten.
- Pilze sind wertvolle Lieferanten für Vitamin D. Da aber viele Pilze in freier Natur belastet sind, ist es sinnvoll, das Vitamin D von Zuchtchampignons zu tanken. Und da gibt es eine Faustregel: 200 Gramm Champignons ersetzen zwei Tage Sonnenschein, was das Vitamin D betrifft.
- Milch und Milchprodukte sind ebenfalls Vitamin-D-Lieferanten. Trinken Sie des Öfteren ein Glas Milch, essen Sie Naturjoghurt, und streichen Sie etwas Butter aufs Brot.
- Auch Eier – vor allem das Eigelb – versorgen uns mit Vitamin D.

Wenn Sie triste Stimmung haben, ständig erkältet sind und die Knochen stärken wollen, dann vergessen Sie nicht, Vitamin D über die Nahrung zu tanken.

Schon die Römer wussten: Ein Grünkohl-Tag macht fit

Die Grünkohlzeit hat wieder begonnen. Und sie dauert den ganzen Winter. Ernährungswissenschaftler der Universität München empfehlen, ab jetzt regelmäßig Grünkohl in den Speiseplan einzubauen. Ideal wäre: einmal die Woche. Interessant ist, dass bereits die Römer der Antike Grünkohl angebaut und verzehrt haben. Das Gemüse mit seinen verzweigten, gekräuselten Blättern stammt ursprünglich aus dem Mittelmeerraum.

Grünkohl ist ein Nährstoffwunder. Er enthält viele wichtige Vitalstoffe und kann daher unsere Gesundheit in der kalten Jahreszeit schützen und unterstützen:

- Der Bioaktivstoff Beta-Karotin stärkt die Sehkraft, die Immunkraft und die Atemwege. 125 Gramm Grünkohl decken den Tagesbedarf an Beta-Karotin.
- Grünkohl ist reich an Vitamin C. Dies ist in den Blättern des Gemüses in einer Vorstufe als sogenanntes Ascorbigen gespeichert und wird auch bei langem Kochen nicht zerstört, wie das bei Vitamin C sonst der Fall ist; es wird durch Enzyme stabil gehalten. Damit schützt Grünkohl vor Erkältungen.
- Die B- Vitamine stärken die Nerven und machen stressfest. Das Vitamin C hilft dabei.

Winter: von außen gut geschützt, innen schön warm

- Was wenige wissen: Grünkohl ist reich am Mineralstoff Kalzium für die Knochen und fürs Herz. Eine Portion von 200 Gramm liefert so viel Kalzium wie 2 Gläser Milch.
- Grünkohl versorgt uns – wie die Zwiebel – mit dem Bioaktivstoff Quercetin. Er wirkt antibakteriell.
- Der zähe, dicke Speisebrei vom Grünkohl zieht langsam durch den Darm und nimmt alle Gift- und Schadstoffe mit. Dadurch wird der Darm gereinigt, die Verdauung wird gefördert, und das Risiko für Gastritis, Magengeschwüre und Darmkrebs sinkt.
- Der ballaststoffreiche Speisebrei des Grünkohls saugt auch Gallensäure auf und transportiert sie ab. Das zwingt die Leber, neue Gallensäure zu produzieren. Und dazu bracht die Leber körpereigenes Cholesterin. Auf diese Weise kann Grünkohl einen erhöhten Cholesterinspiegel senken.

Ernährung gegen das Frieren: Essen für die Mitochondrien

Wir erlebten in den letzten Wintern eine ganz spezielle, kuriose Situation: Es war im Grunde genommen – was die Temperaturen draußen betrifft – gar nicht so kalt. Und dennoch frieren wir. Die Meteorologen sprechen dabei von einer gefühlten Kälte. Viele fragen sich: Warum ist das so? Sind wir durch die warmen Winter schon so verweichlicht?
Zum Teil mag das schon stimmen. Der Hauptgrund aber sind unsere Mitochondrien. Das sind kleinste, stäbchenförmige Kraftwerke, die sich in allen unseren Körperzellen befinden. Sie erzeugen Energie und sorgen so dafür, dass wir nicht frieren. Warum aber erfüllen sie bei so vielen Menschen nicht diese Aufgabe?

Die Antwort ist ganz einfach: Unsere Mitochondrien können nur dann Energie und Wärme erzeugen, wenn sie das richtige, wertvolle Heizmaterial zugeführt bekommen. Wenn wir uns falsch ernähren, dann können unsere kleinen Kraftwerke keine Wärme produzieren.

Wie muss daher unsere Nahrung in der Winterzeit – egal, wie kalt oder warm es gerade ist – aussehen?

- Unsere Kraftwerke in den Zellen brauchen viel Vitamin E aus Weizenkeimen, Weizenkeimöl, Olivenöl, Rapsöl, aus Nüssen, Vollkornprodukten, Naturreis, Hirsegerichten. Unsere Mitochondrien holen sich Kraft aus Knoblauch, Zwiebel, Lauch, Kürbis, Paprikaschoten, Maronen, Linsen.
- Auch Gewürze helfen unseren Kraftwerken, Wärme zu produzieren: Gewürznelken, Zimt, Kardamom, Senf und ganz besonders Ingwer. Wer jeden Tag Ingwertee trinkt, wird nicht frieren. 5 dünne Scheiben einer frischen Ingwerwurzel werden in einer Tasse mit kochendem Wasser übergossen, dann zugedeckt 10 Minuten stehen gelassen. Danach den Ingwertee langsam in kleinen Schlucken trinken.
- Wir sollten alles meiden, was unsere Mitochondrien bei der Erzeugung von Energie und Wärme stört. Dazu gehören Nikotin, zu viel Koffein, zu viel Alkohol, zu viele Zitrusfrüchte und eine ganze Ananas auf einmal.

Unsere Mitochondrien brauchen aber auch ununterbrochen Sauerstoff. Daher müssen wir uns draußen im Freien Bewegung verschaffen, Atemübungen machen. Wer das alles beherzigt, wird bei Temperaturen, wie sie jetzt herrschen, nicht mehr frieren …

Gesund durchs ganze Jahr

Winterfit durch Saunagänge

Kein Geheimnis, dass der regelmäßige Gang in die Sauna gesund ist. Die in der Sauna abgegebene Wärme gelangt überwiegend durch die Haut in den Körper, die Schleimhäute der Atemwege werden aufgeheizt und die Körpertemperatur steigt um 1 bis 2 °C. Durch das dadurch entstehende künstliche Heilfieber werden sämtliche Stoffwechselvorgänge sowie der Kreislauf angeregt, die natürlichen Abwehrkräfte werden gestärkt.

Und so geht's: Sich zuerst gut unter der Dusche reinigen, abtrocknen, 10 Minuten saunieren, kalt oder kühl duschen, eventuell ein Luftbad, dann wieder 10 bis 15 Minuten saunieren, anschließend wieder eine kalte oder kühle Dusche, abtrocknen, ruhen, eventuell eine Massage.

Die Liste der Vorzüge der Sauna ist lang: Saunen ist gut
- gegen Verspannungen und Verkrampfungen (äußerlich wie innerlich!),
- gegen Schnupfen oder eine beginnende Erkältung,
- gegen rheumatische Beschwerden,
- Wirbelsäulenprobleme,
- Gelenkverletzungen,
- Durchblutungsstörungen,
- Bluthochdruck (siehe links).
- Ferner stärken Saunagänge Herz und Kreislauf. Und vorbeugend helfen sie gegen Stress, Nervosität und Schwangerschaftsprobleme.

Auch wenn man glaubt, gesund zu sein, darf man nur in die Sauna, wenn der Arzt das Okay gibt. Dann aber gilt: Wer es mag und es verträgt, für den ist es eine regelrechte Medizin.

Ganz wichtig: Nach jedem Saunabesuch ein bis zwei Liter Mineralwasser trinken.

Sauna bei Bluthochdruck

Viele, die an Bluthochdruck leiden, bekommen vom Arzt den Rat, regelmäßig in die Sauna zu gehen. Doch da sollten Sie vorsichtig sein: Verzichten Sie zwischen und nach den Saunagängen auf extrem kalte Abkühlung. Bei einem Sprung ins eisige Wasser oder beim Untertauchen in ein kleines Becken mit kaltem Wasser schnellt nämlich der Blutdruck enorm in die Höhe. Dadurch sind Herz und Kreislauf für einige Minuten sehr gefährdet. Wenn Sie sich abkühlen wollen, dann müssen Sie zuerst die Beine und Arme kalt duschen, und zwar immer zuerst das linke Bein und den linken Arm, dann erst das rechte Beine und den rechten Arm. Dann erst den Kopf. Jetzt erst dürfen Sie den ganzen Körper ins kalte Wasser tauchen. Danach sofort wieder sehr warm duschen.

Winter: von außen gut geschützt, innen schön warm

Winterzeit – Erkältungszeit

Erkältungen richtig vorbeugen

Am besten ist es natürlich, wenn man erst gar keine Erkältung bekommt. Auch wenn das angesichts der Millionen von Viren und Bakterien um einen herum schwierig erscheint – unmöglich ist es nicht. Es gibt einige nützliche Tipps und Tricks, um Erkältungen aus dem Weg zu gehen:

- Zink einnehmen, nach Absprache mit dem Arzt oder Apotheker täglich 1 bis 2 Kapseln. Parallel dazu ist es sinnvoll, zweimal täglich 500 mg Vitamin C zuzuführen.
- Quasi ein Wundermittel zur Vorbeugung gegen Erkältungen sind alle Arten von Zitrusfrüchten – Orangen, Zitronen, Limetten, Mandarinen und alle ihre Verwandten sowie Grapefruits. Sie enthalten reichlich Vitamin C und das stärkt bekanntlich die Abwehrkräfte. Der Nachteil: Vitamin C wird im Körper schnell verbraucht und abgebaut, daher muss man es mehrmals am Tag aufnehmen. Also: Ein paar Orangen morgens reichen keineswegs für den ganzen Tag als Schutz aus. Am schnellsten gelangt das Vitamin übrigens aus einer flüssigen Quelle in den Körper: 1/2 Liter Hagebuttentee oder Sanddornsirup mit Wasser aufgegossen langsam trinken, jeden Schluck auf die Mundschleimhäute einwirken lassen.

Warmer Kopf, warme Hände und warme Füße – bester Erkältungsschutz

Man kann es nicht oft genug sagen: Gehen Sie an eiskalten Tagen immer nur mit Kopfbedeckung, Handschuhen und mit warmen, festen Schuhen aus dem Haus. Sie schwächen sonst Ihre Immunkraft und handeln sich sehr leicht einen grippalen Infekt ein.
Wer eine Stunde im Freien mit kalten Füßen umherläuft, bei dem sinkt die Temperatur in den Mund-, Nasen- und Rachenschleimhäuten um 2 bis 3 °C. Die Schleimhäute trocknen aus, sind nicht mehr optimal durchblutet und können keine Viren und Bakterien abwehren.
Über den Kopf verliert der Mensch 40 % seiner körpereigenen Wärme, weil sich hier nur wenige Rezeptoren befinden, welche den Wärmeverlust bremsen. Kann der Körper die verlorene Wärme nicht schnell genug nachproduzieren, sinkt die Immunkraft dramatisch.

Gesund durchs ganze Jahr

Ölziehkur

Im Winter sind wir besonders vielen Viren und Bakterien ausgesetzt, die den Mund besiedeln und von dort aus den Körper erobern wollen. Um diesen Angriff abzuwehren, empfiehlt sich die Ölziehkur, in Russland ein uraltes Rezept: Morgens auf nüchternen Magen 1 Esslöffel kalt gepresstes Sonnenblumenöl in den Mund nehmen und es 10 bis 15 Minuten zwischen den Zähnen hin und her ziehen. Nicht schlucken! Dann ausspucken. Das Öl sollte weißlich geworden sein, wenn nicht, war die Zeit zu kurz. Dann Mund ausspülen und Zähne ohne Zahnpasta putzen. So ist die Mundhöhle wieder frei von Krankheitserregern. Außerdem wirkt die Ölziehkur gegen Kopfschmerzen, Bronchitis, Zahnschmerzen, Thrombosen, Ekzeme, Magengeschwüre, Darmerkrankungen, Herz- und Nierenbeschwerden sowie Frauenleiden.

- Sehr wirksam als Schutz gegen Erkältungen ist die Rote Bete. Sie enthält einen Farbstoff, das Betanin, das Krankheitserreger bekämpft und ihren Abtransport aus dem Körper fördert. Man kann Rote Bete roh oder gekocht essen, am besten solche aus biologischem Anbau, weil die Rübe – wie ein Schwamm – aus dem Boden leider auch alle Schadstoffe aufsaugt. Am einfachsten ist sicher der Verzehr von Rote-Bete-Saft. Zur Vorbeugung empfiehlt es sich, einige Zeit jeden Tag 250 Milliliter Rote-Bete-Saft zu trinken oder eine Dessertschale mit Rote-Bete-Salat zu essen.
- Öfter Meerrettich in den Speiseplan einbauen, am besten frisch gerieben, in der Suppe, zu etwas Schinken und aufs sparsam bestrichene Vollkorn-Butterbrot. Meerrettich hemmt und bekämpft Erkältungsviren und killt Bakterien in den Atemwegen. Sind die Atemwege angegriffen, hilft dagegen ein Naturrezept: 60 Gramm geriebenen Meerrettich, 80 Gramm klein gehackte Kresse, 1 klein gehackte Knoblauchzehe sowie die klein geschnittene Schale 1 Bio-Orange mit 4 Zimtstangen 15 Tage in 2 Liter Weißwein ansetzen, dann das Ganze durchseihen und mit der gleichen Menge Rohrzucker aufkochen. Dreimal am Tag 1 Teelöffel einnehmen.
- Abends 10 Tropfen Teebaumöl oder 20 Tropfen Propolis-Tinktur (Apotheke) in ein Glas lauwarmes Wasser geben und damit gurgeln. Das desinfiziert die Mundhöhle und macht sie frei von Viren, die man sich tagsüber mit der Atemluft eingefangen hat.
- Hier das Rezept für einen speziellen Immuncocktail: 7 Tage lang 1/2 Liter Rotbuschtee zubereiten, ihn lauwarm werden lassen und 1 Teelöffel Vitamin-C-Granulat einrühren. Das Vitamin C in Kombination mit dem Flavonoid Aspalathin aus dem Rotbuschtee baut die Immunkraft auf.
- Abends ein heißes Fußbad – 15 Minuten lang – oder morgens eine heiße Dusche, 10 Minuten lang. Dabei sollte das Wasser vor allem auf die Wirbelsäule auftreffen. Wer ausreichend Zeit hat, kann auch vor dem Zubettgehen ein heißes Wannenbad mit Eukalyptusöl genießen.
- Genügend Schlaf: jede Nacht acht bis neun Stunden.
- Wie immer: reichlich trinken – zwei bis drei Liter Wasser täglich.

Winter: von außen gut geschützt, innen schön warm

- Nicht rauchen.
- Regelmäßig reichlich Bewegung an der frischen Luft.
- Unbedingt kalte Füße vermeiden.

Gegen Schnupfen

Im Winter hat der Schnupfen Hochkonjunktur. Sicher – das ist keine bedrohliche Erkrankung, aber lästig ist er doch. Bei einem starken Schnupfen fühlt man sich aber oft richtig krank, ist müde, abgeschlagen und möchte sich eigentlich am liebsten im Bett verkriechen. Daher sollte man einem Schnupfen rechtzeitig den Riegel vorschieben, damit es erst gar nicht so weit kommt. Und die Liste der Hausmittel ist lang – Sie werden staunen, was für ungewöhnliche, ja auch kuriose Rezepte es gibt:

- 125 Milliliter Holundersaft (aus dem Reformhaus) mit 125 Milliliter heißem Wasser mischen, 1 Teelöffel Honig und 2 Gewürznelken dazugeben, dann das Ganze noch einmal kurz erhitzen. In kleinen Schlucken trinken.
- 250 Milliliter Apfelessig und 125 Milliliter Wasser in einem Topf mischen und erhitzen. Dann die aufsteigenden Dämpfe 15 Minuten lang einatmen.
- Einige Tage drei- bis fünfmal täglich je nach Stärke des Schnupfens 15 Tropfen Allium cepa D2, die homöopathische Tinktur aus dem Zwiebelsaft (aus der Apotheke), auf ein kleines Stück Vollkornbrot geben und dieses lange und intensiv kauen.
- Ganz einfach: Bei Bedarf immer mal wieder an einem Fläschchen japanischem Heilpflanzenöl oder Eukalyptustinktur schnuppern.
- Auch der bereits vorgestellte ACE-Vitalcocktail (S. 293) ist eine wirksame Waffe gegen den Schnupfen. Eine Woche lang jeden Tag einen Cocktail genießen.
- Regelmäßig eine in frisch gepressten Zitronensaft getauchte Ingwerwurzel kauen.
- Fünfmal am Tag 1 gehäufte Gabel mit rohem, frischem Sauerkraut essen. Gut und lange kauen.
- Möglichst viele Produkte mit Hagebutte verzehren, z. B. Hagebuttentee oder Hagebuttenkonfitüre; denn Hagebutten enthalten viel Vitamin C – gut für die Abwehrkräfte.
- Ein uraltes Bauernrezept: 3 Esslöffel Vollkorngerste in 250 Milliliter Milch aufkochen, durchseihen, dann mit 1 Teelöffel Honig und 2 Teelöffeln Melissengeist nach dem klassischen Klosterfrau-Rezept verrühren. Vor dem Zubettgehen lauwarm trinken.

Gute Nachricht für den Winter: Wer sich rechtzeitig zu Beginn einer Erkältung Zink zuführt, stoppt die eindringenden Erkältungsviren, bremst ihre Vermehrung, verhindert ihr Eindringen in die Schleimhäute und kann damit die Dauer der Erkrankung erheblich verkürzen:

- Zweimal täglich einen Teller selbst gemachte Hühnersuppe essen. Wichtig: Die Suppe muss mit Gemüse und vor allem mit dem Fleisch der Hühnerbrust zubereitet sein. Und: Sie sollte sehr warm gegessen werden. Klingt kurios, des Rätsels Lösung ist aber ganz einfach. Hühnerbrust enthält reichlich das Spurenelement Zink. Und das wiederum ist sehr hilfreich im Kampf gegen den Schnupfen.

Als Wissenschaftler kürzlich das Geheimnis der guten alten Hühnersuppe erforschten, stellten sie fest, dass die Wirksamkeit von in Hühnerfleisch enthaltenem Zink darauf beruht, dass es hier in einer speziellen Zusammensetzung,

Gesund durchs ganze Jahr

der Bindung an die Eiweißbestandteile Histidin, vorhanden ist. Aus Obst und Gemüse beispielsweise kann Zink oft gar nicht richtig resorbiert werden, da es mit den Obst- und Pflanzensäuren eine stabile Verbindung bildet, aus der es schwer zu lösen ist. Wem die Sache mit der Hühnersuppe zu mühsam ist, der kann natürlich auch auf die »Hühnersuppe aus der Apotheke« zurückgreifen: auf Kapseln, in denen Zink mit dem Eiweißbaustein Histidin kombiniert wird. Tägliche Dosis für gesunde Menschen: 1 Kapsel; wer bereits an einer Erkältung leidet, braucht entsprechend mehr. Zink ist außerdem vorhanden in Haferflocken, Datteln, Käse.

Gegen Husten

Fast jede Erkältung greift die Atemwege an. In den meisten Fällen ist Husten eine Reizung der Atemwege und Bronchien – durch Fremdkörper wie Staub, Schleim, Gase oder Kälte, die der Organismus entfernen möchte. Durch diese Fremdkörper entsteht in der Schleimhaut ein Reiz, der Signale zum Hirn weiterleitet. Das Gehirn befiehlt dann den Muskeln des Oberkörpers, des Rückens und des Bauches, die Atemwege wieder frei zu husten.

Mit Gewürzen gegen Schnupfen

Wenn der Schnupfen gar nicht mehr weichen will, kann die Fenchel-Dill-Therapie Hilfe bringen. 20 Gramm Fenchel und 80 Gramm getrocknete Dillspitzen mischen, 1 Esslöffel davon auf ein Backblech streuen und die Mischung kurz bei 250 °C erhitzen. Dann das Backblech herausnehmen und ein wenig von den Gewürzdämpfen einatmen.

Husten ist nicht gleich Husten. Es gibt den Reizhusten (meist Vorbote einer Erkältung), das Hüsteln oder Räuspern (meist nervlich oder seelisch bedingt), den tief sitzenden Husten mit Schleimauswurf und den krampfartigen Husten (meist Folge einer asthmatischen Erkrankung).

Übrigens: Husten ist keine selbstständige Erkrankung, sondern immer Symptom oder Folge einer Erkrankung. Das bedeutet: Wenn auch ein harmloser Husten nach sieben Tagen nicht vorbei ist, muss man zum Arzt – ebenso wenn man beim Husten Schmerzen hat und wenn es in der Brust rasselt und pfeift. In allen anderen Fällen sollte man aber zunächst mit natürlichen Hausmitteln gegen den Husten ankämpfen:

- Kartoffelwasser und Milchbrötchen helfen gegen Reizhusten.
- Holundersaft (aus dem Reformhaus): Einige Zeit jeden Tag 250 Milliliter davon lauwarm oder kalt in kleinen Schlucken trinken. Der dunkle Farbstoff der Holunderbeeren löst den Hustenschleim und regeneriert die bereits angegriffenen Flimmerhärchen in den Bronchien.
- Möhrensirup: 250 Milliliter Möhrensaft mit 2 Esslöffeln Honig und etwas Wasser unter ständigem Rühren zu einem dicken Sirup verkochen. Davon mehrmals am Tag 3 bis 4 Teelöffel einnehmen und langsam im Mund zergehen lassen.
- Zwiebelsirup aus Zwiebel und Honig (Zubereitung siehe Seite 51).
- Inhalieren mit Zwiebeldämpfen wie auf Seite 274/275 beschrieben.
- Kräutertees mit Thymian und Eibischwurzel. Für den Thymiantee wird 1 Teelöffel Thymian mit 1 Tasse kochendem Wasser übergossen, 10 Minuten

Winter: von außen gut geschützt, innen schön warm

ziehen lassen, durchseihen. Für den Eibischwurzeltee 1 Esslöffel Eibischwurzeln in 250 Milliliter kaltem Wasser 4 Stunden ansetzen, durchseihen. Etwas erwärmen, mit wenig Honig süßen. Thymian empfiehlt sich auch als Badezusatz. Einfach 2 Liter Tee ins Badewasser gießen. Und außerdem Speisen ruhig reichlich mit Thymian würzen.

- Bei Hustensaft sind jene zu empfehlen, die mit Thymian und Spitzwegerich zubereitet sind.
- Kinderärzte empfehlen: 1 Teelöffel Fenchelhonig langsam im Mund zergehen lassen.
- Besonders empfehlenswert im Kampf gegen den Husten ist das Heilkraut Spitzwegerich, das man schon im Mittelalter als Hustenkraut bezeichnete. Spitzwegerich ist in der ganzen Welt verbreitet, wächst am Wegesrand, neben Feldern, auf Wiesen, sogar in Mauerritzen. In der Naturheilkunde verwendet man das ganze Kraut. Seine Wirksamkeit ist auf das Zusammenspiel dreier Wirkstoffgruppen zurückzuführen: Schleimstoffe (lindern den Hustenreiz in den Bronchien, wirken infektionshemmend auf Schleimhäute und Rachenraum), Gerbstoffe (entziehen den Bakterien auf den Schleimhäuten die Nährstoffe, sodass diese zugrundegehen) und die Substanz Aucubin, ein natürliches Antibiotikum. Spitzwegerich wirkt bei Husten mit starker, zäher Verschleimung, bei hartnäckiger Bronchitis, aber auch bei Entzündungen im Mund- und Rachenbereich. Entzündungen in den Bronchien werden bekämpft, Schmerzen in der Brust werden gelindert.
Spitzwegerich als Heilkräutertee: 2 Teelöffel getrocknete Spitzwegerichblätter (Apotheke) mit 1 Tasse kochendem Wasser übergießen, zugedeckt 10 Minuten ziehen lassen, durchseihen. Täglich 3 bis 4 Tassen lauwarm trinken, mit etwas Honig gesüßt.
Spitzwegerich als Saft: 50 Gramm Spitzwegerichblätter in einem Mörser zerstoßen, mit etwas Wasser zum Kochen bringen, etwas Honig dazugeben. Den Saft 1 Stunde stehen lassen, dann durchseihen. Jede Stunde 1 Teelöffel davon langsam im Mund zergehen lassen.
Spitzwegerichsirup ist sehr beliebt – vor allem bei Kindern: 50 Gramm getrocknete Spitzwegerichblätter mit 1 Liter kochendem Wasser übergießen, 30 Minuten zugedeckt ziehen lassen, durchseihen, die Heilkräutermasse in einem Tuch fest ausdrücken. Dann den Aufguss so lange erhitzen, bis nur noch die halbe Menge Flüssigkeit übrig ist. Nun 300 Gramm Honig dazurühren, die Flüssigkeit in dunkle Flaschen umfüllen und davon nach jeder Mahlzeit 3 bis 4 Teelöffel Sirup einnehmen. Natürlich geht's auch schneller – einfach in der Apotheke einen fertigen, hoch dosierten Spitzwegerichsirup kaufen. Davon nehmen Erwachsene einige Zeit dreimal täglich 1 Esslöffel, Kinder dreimal täglich 1 Teelöffel – sehr wirksam gegen Katarrhe der oberen Luftwege. Achtung Diabetiker: Bitte darauf achten, dass der Spitzwegerichsirup zuckerfrei ist.

- Sehr kurios, aber höchst wirksam: 250 Milliliter Milch erhitzen, darin 2 weiße Brötchen kochen und diese mit der Milch zu einem dicken Brei anrühren. Diesen Brei trägt man auf Brust und Hals auf und lässt ihn 20 Minuten einwirken.

Gesund durchs ganze Jahr

Verschleppte Erkältung

Wenn man den Husten oder eine hartnäckige Bronchitis einfach nicht los wird, sollte man eine Drei-Wochen-Kur mit einem Heilkräutertee aus der Schlüsselblume machen: 2 Teelöffel getrocknete Blüten und Blätter der Schlüsselblume (Apotheke) mit einer Tasse kochendem Wasser übergießen, 10 bis 15 Minuten ziehen lassen, anschließend durchseihen. Morgens und abends 1 Tasse lauwarm trinken.

- Vielfach bewährt hat sich der gute alte Ölfleck aus Großmutters Kochbuch: Etwas Olivenöl erwärmen. Vorsicht: Es darf nicht heiß werden! Dann ein Leinentuch eintauchen, es etwas auswringen und auf die Brust legen. Darüber ein trockenes Leinentuch und ein Wolltuch legen und den Ölfleck über Nacht einwirken lassen.
- Bei leichtem Husten helfen auch Hustenbonbons. Sie fördern die Speichelproduktion. Und das wieder beruhigt die gereizte Rachenschleimhaut. Besonders hilfreich sind Eukalyptus- und Eibischbonbons.
- Ein weiteres Naturrezept, mit dem man fest sitzenden Schleim im Bereich der Atemwege lösen kann: 4 getrocknete Feigen in kleine Stücke schneiden und diese mit 1 gehäuften Teelöffel Thymiantee in eine Tasse geben, alles mit kochendem Wasser übergießen, 8 Minuten ziehen lassen, dann durchseihen. Davon dreimal täglich 1 Tasse schluckweise trinken.
- Hilfreich ist auch, Brust und Rücken mit dem flüssigen Hauptwirkstoff Soledumcineol aus dem Eukalyptusblatt (Apotheke), mit Franzbranntweingel oder asiatischem Tigerbalm einzureiben. Und danach sofort gut zugedeckt ins Bett – das fördert die Durchblutung im Bereich der Atemwege.
- Hilfe gegen Erkältung kommt auch aus der Küche: Reichlich Brokkoli, Paprika, Spinat, Sauerkraut, Orangen, Mandarinen und Grapefruits essen. Das enthaltene Beta-Karotin und Vitamin C stärken die Atemwege.
- Auch die chinesische Akupressur weiß Abhilfe. Der dafür wichtige Energiepunkt heißt KG 22. Er liegt genau in der kleinen Vertiefung am oberen Rand des Brustbeins, zwischen den beiden Schlüsselbeinenden. Hier mit dem Zeigefinger in kreisenden Bewegungen 30 Sekunden drücken, kurze Pause, dann die Übung wiederholen.

Gegen Heiserkeit

Unliebsamer Begleiter von Erkältungen ist oft Heiserkeit. Unangenehm, wenn einen die Stimme im Stich lässt. Zum Glück gibt es auch dagegen einige wirksame Naturrezepte. Bitte beachten: Wenn die Heiserkeit auch bei Behandlung mit natürlichen Mitteln nach einigen Tagen nicht verschwunden ist, unbedingt zum Arzt gehen – es könnte sein, dass die Stimmbänder geschädigt sind. Und das gefährdet die Stimme für immer.

Einige Sofortmaßnahmen helfen gegen Heiserkeit:
- Auch wenn es schwerfällt: Absolutes Redeverbot für 2 bis 3 Tage, auch nicht flüstern. Das belastet die Stimmbänder sogar noch mehr.
- Sofort mit dem Rauchen aufhören.
- Nichts Kaltes und nichts Heißes trinken, nur lauwarme Flüssigkeiten sind jetzt erlaubt.

Winter: von außen gut geschützt, innen schön warm

Wenn man zunächst diese Erste-Hilfe-Maßnahmen beachtet hat, kann man zu den Naturrezepten übergehen.
- Quarkwickel: Auf ein feuchtes Leinentuch ganz dick kalten Quark auftragen, das Tuch dann um den Hals legen, darum ein weiteres Tuch und abschließend ein Wolltuch wickeln. Über Nacht einwirken lassen.
- Kartoffelwickel: 5 heiße Pellkartoffeln zerdrücken, auf ein Leinentuch auftragen, ins Tuch einschlagen und auf den Hals auflegen. Darüber ein zweites Tuch binden. So lange tragen, bis der Wickel kalt ist.
- Malventee: 2 gehäufte Teelöffel wilde Malvenblüten mit 250 Milliliter kaltem Wasser übergießen und über Nacht stehen lassen. Dann den Tee durchseihen, leicht erwärmen und damit gurgeln oder ihn trinken. Achtung: Malvenblüten soll man nie mit kochendem Wasser übergießen, dabei werden wertvolle Schleimstoffe zerstört.
- Auch Gurgeln hilft, entweder mit australischem Teebaumöl, mit Salbeitee oder mit Eibischwurzeltee.
Anwendung von Teebaumöl: 10 Tropfen in ein Glas lauwarmes Wasser geben, gut umrühren.
Salbeitee: 2 Esslöffel Salbeiblätter mit 1/2 Liter Wasser zum Kochen bringen, 10 Minuten ziehen lassen, dann den Tee durchseihen und lauwarm zum Gurgeln verwenden.
Eibischwurzeltee: 1 Esslöffel Eibischwurzel in 250 Milliliter kaltes Wasser geben, 1 Stunde ziehen lassen, durchseihen, erwärmen.
- Inhalieren mit Salzwasser: Entweder 1 Handvoll Kochsalz in 2 Liter sehr warmes Wasser geben und durch den Mund die aufsteigenden Dämpfe einatmen oder ein Inhalationsspray mit einer Heilsalzlösung (Apotheke) mehrmals am Tag in den Mund sprühen.
- Klingt sehr kurios, ist es aber nicht – dieses alte Bauernrezept: Im Backofen 3 Bratäpfel mit etwas Honig zubereiten und noch lauwarm ganz langsam essen. Das Geheimnis: Dabei werden Enzyme frei, die sich positiv auf die Stimmbänder auswirken.

Inhalieren – gut für die Atemwege

Die Vorteile des regelmäßigen Inhalierens liegen auf der Hand: Die Atemwege, die im Winter unter trockener, überheizter Luft leiden, werden befeuchtet, sodass die festsitzenden Sekrete in den Bronchien aufgeweicht und leichter abgehustet werden können. Die dem Wasserdampf beigefügten natürlichen Pflanzenwirkstoffe hemmen vorhandene Entzündungen – sehr förderlich für den Heilungsprozess.

Natürlich gibt es einige wichtige Punkte zu beachten, damit das Inhalieren auch wirklich den gewünschten Nutzen hat.
- Faustregel: Zweimal am Tag inhalieren, niemals länger als 10 bis 15 Minuten. Wichtig: Unmittelbar danach nicht ins Freie gehen, besser eine Stunde warten. Die Gefahr einer Erkältung ist zu groß.

> **Gut zu wissen**
>
> *Zwei alte Hausrezepte gegen Heiserkeit haben aus medizinischer Sicht ausgedient: das Trinken von heißer Honigmilch (verschleimt die Stimmbänder und behindert die Heilung) und das Gurgeln mit Kamillentee (trocknet die Mundschleimhaut aus).*

Gesund durchs ganze Jahr

- Die ideale Temperatur für die Inhalation: höchstens 50 °C. Ansonsten kann man sich Schleimhäute, Stimmbänder und Luftröhre verbrühen.

Und so wird's gemacht:
- Man bringt 1/2 Liter Wasser zum Kochen, nimmt den Topf vom Herd und gibt 30 bis 40 Tropfen Eukalyptustinktur hinein, etwas umrühren. Das Gesicht über die aufsteigenden Dämpfe halten, dabei tief ein- und ausatmen.
- Oder: je 2 Esslöffel Kamillenblüten und Thymian in 2 Liter kochendes Wasser geben. Alles einmal aufkochen, dann 10 Minuten ziehen lassen. Danach 10 Minuten lang die aufsteigenden Dämpfe – nicht zu heiß – einatmen.
- Noch praktischer: ein sogenannter Erkältungsbalsam-Inhalator (Apotheke). Man nimmt das Mundstück ab, gibt 30 Tropfen Flüssigbalsam aus dem Eukalyptusblatt (Apotheke) ins Gefäß, gießt 250 Milliliter heißes Wasser darauf, setzt das Mundstück wieder auf und inhaliert. Beim Einatmen hält man Mund und Nase an das Mundstück, beim Ausatmen führt man das Gesicht vom Gerät weg.
- Übrigens: Das gute alte Tuch über dem Kopf beim Inhalieren hat ausgedient. Ärzte warnen vor Hitzestau, der zu Kreislaufbeschwerden und weiteren Komplikationen, vor allem bei Kindern und älteren Leuten, führen kann. Ideal ist es – auch wenn es komisch aussehen mag –, während des Inhalierens einen Regenschirm knapp über den Kopf zu halten. So kommen die Dämpfe da an, wo sie sollen, und Sie haben dennoch genug frische Luft.

Mit Kräutertee gegen die Widrigkeiten des Winters

Leider weit verbreitet: Bei den ersten Anzeichen von Erkältungen oder Husten fahren viele gleich die schwersten Geschütze aus der Apotheke auf. Dabei geht es viel sanfter. Im Grunde genommen benötigen Sie gegen die wichtigsten winterlichen Beschwerden nicht mehr als fünf Kräutertees, diese sollten Sie immer zu Hause haben:
- Salbeitee ist besonders wertvoll bei Entzündungen des Mund- und Rachenbereiches, aber auch gut bei Husten und Heiserkeit und zur Stärkung der natürlichen Abwehrkräfte der Atemwege. Gurgeln: vgl. S. 303. Zum Trinken gegen Bronchitis und andere Erkältungen: 2 bis 3 gehäufte Esslöffel Salbeiblätter in 1 Liter kaltes Wasser einrühren, zum Kochen bringen und 3 Minuten kochen lassen, dann durchseihen, abkühlen lassen und ungesüßt über den Tag verteilt trinken.
- Lindenblütentee: Damit kann man sich richtig schön ins Schwitzen bringen

Spannungskopfschmerzen

Wenn die verschleimten Atemwege schon auf den Kopf übergegangen sind, helfen ebenfalls ganz einfache Naturrezepte: entweder mit asiatischen Tigerbalm, mit dem man die Schläfen einreibt, oder mit 10-%igem Pfefferminzöl, mit dem man Stirn, Schläfen und Nacken massiert. Sehr hilfreich ist auch eine Kartoffel-Auflage: 500 Gramm heiße Pellkartoffeln mit Schale zerdrücken und den Brei in ein Leinentuch wickeln. Dieses Kartoffeltuch drei- bis viermal am Tag auf die Stirn legen, dabei die Augen schließen.

Winter: von außen gut geschützt, innen schön warm

und auf diese Weise eine Erkältung vertreiben: 2 Teelöffel Lindenblüten (Apotheke) mit 1/2 Liter kochendem Wasser überbrühen, 10 Minuten ziehen lassen. Den Tee durchseihen. 2 Esslöffel Honig und 2 Teelöffel Melissengeist (enthält den Stoff Alpha-Pinen, der die Immunkraft gegen Erkältungskrankheiten stärkt) einrühren. Schluckweise trinken. Dann ab ins Bett.

- Malventee bei Magen- und Darmproblemen sowie bei eitrigen Mandeln: 2 Teelöffel Malvenblüten (Apotheke) mit 1 Tasse kochendem Wasser aufgießen, 10 Minuten ziehen lassen, durchseihen, ungesüßt trinken. Gegen Magen- und Darmbeschwerden: 1 Tasse trinken, dann die Rollkur: Je 5 Minuten auf den Rücken, auf die rechte Seite, auf den Bauch und auf die linke Seite legen. Gegen eitrige Mandeln und entzündetes Zahnfleisch mehrmals am Tag gurgeln.
- Melissentee: hilft bei starker Nervosität. 1 Teelöffel Melissenblätter (Apotheke) mit 1 Tasse kochendem Wasser überbrühen, 8 Minuten ziehen lassen, durchseihen, mit etwas Honig süßen und in kleinen Schlucken trinken.
- Mariendisteltee: zum Entgiften der Leber und zum Beruhigen des Magens nach zu üppigem Essen. 1 Teelöffel Mariendistelfrüchte (Apotheke) mit 1 Tasse kochendem Wasser überbrühen, 10 Minuten ziehen lassen, ungesüßt oder mit wenig Honig trinken. Dreimal täglich 1 Tasse trinken.

Grundsätzlich gilt: Zum Süßen von Kräutertees (wenn erlaubt) ausschließlich Honig verwenden, da er heilende Substanzen enthält. Aber: erst in den Tee geben, wenn dieser unter 40 °C hat, sonst gehen die Vitalstoffe des Honigs zugrunde.

Blutreinigung

Im Winter sollte man jeden Monat eine Woche lang täglich Blutreinigungstee trinken: 2 Teelöffel Heidekraut mit 250 Milliliter kochendem Wasser übergießen, 10 Minuten ziehen lassen. Durchseihen. Lauwarm, schluckweise und ungesüßt trinken. Wirkstoffe wie Flavonglykoside, Saponine, Enzyme und Arbutin haben eine ausschwemmende Wirkung.

Ernährung und Antibiotika

Wenn einen trotz aller Vorbeugung eine Erkältung so erwischt hat, dass man mit Naturarzneien nichts mehr ausrichten kann und stattdessen zu Antibiotika greifen muss, sollte man folgendes beachten, um die Nebenwirkungen möglichst gering zu halten: Wenig essen, fette, sehr süße und stark gewürzte Speisen meiden, ebenso Fleisch, blähende Nahrungsmittel, Milch, Kaffee und Alkohol. Ideal sind hingegen Zwieback und Gemüsebrühe. Reichlich Kräutertees oder stille Mineralwässer trinken, außerdem täglich Joghurt essen.

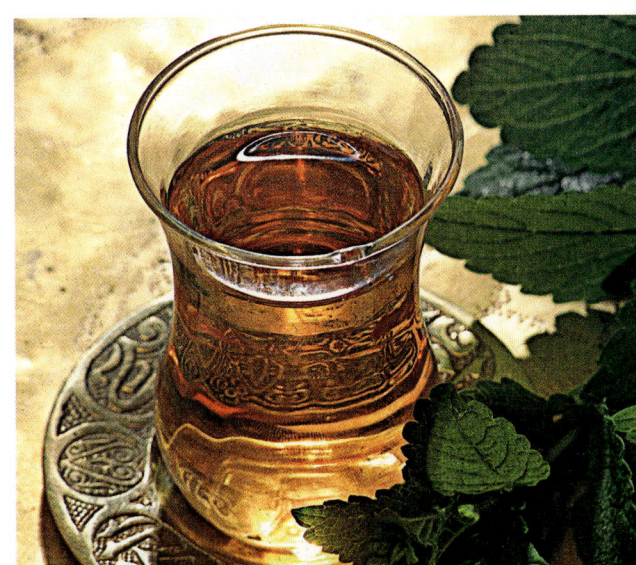

Gesund durchs ganze Jahr

Gesunde Heilerde

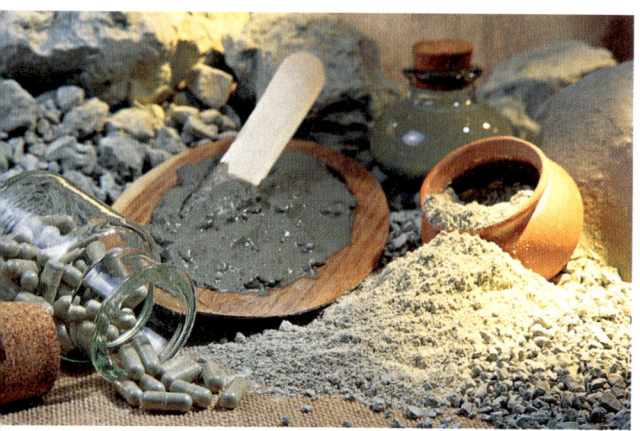

Zu den üblichen Wehwehchen, die einen im Winter begleiten, kommen leider noch andere, weniger typische: Magen- und Gelenkbeschwerden. Auch hier muss man nicht gleich schwere Geschütze aus der Apotheke auffahren, sondern kann es erst einmal mit einem natürlicheren Mittel versuchen, der Heilerde. Heilerde ist ein naturreiner Löss, entstanden aus Gesteinen, die mit den Gletschern der Eiszeit aus Skandinavien nach Deutschland transportiert und dabei in der Natur zu feinem Pulver zerrieben wurden und unter Einfluss von Wasser verwittert sind. Heilerde ist reich an Mineralstoffen und Spurenelementen. Die Naturmedizin kennt zwei Formen von Heilerde, die zur äußerlichen und die zur inneren Anwendung. Die Heilerde zur äußerlichen Anwendung kann man vielfach einsetzen: bei Gelenkbeschwerden, Verstauchungen, Blutergüssen, Verrenkungen, Zerrungen, Prellungen, rheumatischen Beschwerden, aber auch bei Akne, Pickeln und Ekzemen.

Wer nun im Winter unter Gelenk- oder rheumatischen Beschwerden leidet oder sich vielleicht sogar bei einem Sturz auf glatter Straße eine Verstauchung oder Prellung zugezogen hat, der wendet die Heilerde wie folgt an:

● Trockenes Heilerdepulver nach Bedarf in eine Schüssel geben und Wasser dazugeben, daraus einen Brei anrühren. Den Brei dann auf ein Leinentuch geben und das Tuch auf die schmerzenden Stellen legen. Über Nacht einwirken lassen. Das Angenehme: Je nachdem, ob man besser Wärme oder Kälte verträgt, kann man die Heilerde mit warmem oder kaltem Wasser anrühren.

Für den inneren Gebrauch kann man Heilerde bei Magenbeschwerden, Sodbrennen, Aufstoßen, Blähungen, Völlegefühl, Mundgeruch, nach übermäßigem Genuss von Alkohol, Nikotin und fetten Speisen ebenso einsetzen wie bei Durchfall. Die Wirkung der Heilerde beruht zum einen auf den wertvollen Inhaltsstoffen, zum anderen auf ihrer Konsistenz: Fein wie sie ist, bildet sie in Magen und Darm eine riesige Oberfläche, sodass Krankheitserreger, Gifte und schädliche Fettverbindungen aufgesaugt, gebunden und durch den Darm abtransportiert werden. Bei Magenproblemen wird die Heilerde so eingesetzt:

● Unmittelbar nach einer Mahlzeit 1 gehäuften Teelöffel Heilerde für den inneren Gebrauch in ein Glas geben, mit 250 Milliliter stillem Mineralwasser oder Leitungswasser aufgießen, gut umrühren und dann rasch trinken. Täglich ein- bis zweimal anwenden.

Winter: von außen gut geschützt, innen schön warm

Mit Jojobaöl durch den Winter

Jojobaöl – ein wertvoller Helfer im Winter. Vorab: Der Name ist irreführend, denn es ist eigentlich kein Öl, sondern flüssiges Wachs, das in einem schonenden Verfahren aus der Jojobanuss, der Frucht des Jojobastrauchs, gepresst wird.

Jojobaöl ist nicht nur ein Kosmetikum, sondern findet darüber hinaus auch als Naturheilmittel sein Wirkungsfeld. Es wird nicht ranzig, bleibt bis zu 25 Jahre wirksam und verträgt Temperaturen bis zu 300 °C. Ein Blick auf seine Inhaltsstoffe zeigt, warum es so wertvoll ist: Es enthält heilsame Fettsäuren, ungesättigte und gesättigte Alkohole, die Vitamine A und E, Aminosäuren, entzündungshemmende Wachssubstanzen und natürliche Konservierungsstoffe. Seine Einsatzgebiete sind:

- Bei verstopfter Nase: Es bringt die Schleimhäute zum Abschwellen und macht die Nase wieder frei. Einfach ein paar Tropfen unter die Nasenlöcher geben und das Öl aufziehen. Man kann das Öl auch mit 2 Tropfen Basilikumöl oder 1 Tropfen Teebaumöl mischen.
- Bei Bronchitis oder Husten mischt man zu gleichen Teilen Jojobaöl, Pfefferminzöl, Kampferöl und Eukalyptusöl. Gut verrühren. Vor dem Zubettgehen Hals, Brust und Rücken damit einreiben. Über Nacht einwirken lassen.
- Bei Halsschmerzen mischt man 20 Milliliter handwarmes Jojobaöl mit 5 Tropfen Melissenöl, tränkt damit ein Leinentuch, legt es an den Hals, wickelt ein trockenes Tuch darüber und lässt das Ganze über Nacht oder tagsüber mindestens 4 Stunden einwirken.
- Bei Ohrenschmerzen: 10 Milliliter Jojobaöl mit 5 Tropfen Lavendelöl mischen, einen Wattebausch damit tränken und

Mit Ölen gegen Gelenkbeschwerden

Die Naturmedizin kennt einige einfache, aber höchst wirkungsvolle Rezepte, um Gelenkschmerzen zu lindern: 3 Tropfen Zimtöl (Apotheke) mit 1 Esslöffel Olivenöl verrühren und damit abends die schmerzenden Stellen einreiben. Dazu zweimal am Tag 1 Esslöffel Honig mit 3 Tropfen Zimtöl einnehmen.
Schmerzende Hand- oder Fußgelenke kann man auch mit Weizenkeimöl oder Olivenöl massieren. Die Wirkung ist auf das reichliche Vitamin E in diesen Ölen zurückzuführen. Rheumatische Beschwerden kann man bekämpfen, indem man Lavendelöl in die entsprechenden Stellen einreibt.

Gesund durchs ganze Jahr

diesen ins Ohr stecken. Etwa 1 Stunde einwirken lassen.
- Bei Kopfschmerzen: 10 Milliliter Jojobaöl mit ein paar Tropfen 10-prozentigem Pfefferminzöl mischen und damit 15 Minuten Schläfen, Stirn bzw. die schmerzenden Stellen mit bloßen Fingern einreiben.
- Bei Stress: 20 Milliliter Jojobaöl mit 2 bis 3 Tropfen Rosenöl oder mit einem Tropfen Weihrauchöl mischen und damit Nacken und Bauchnabel einreiben – beruhigt ungemein.
- Bei sexueller Unlust: An einem Fläschchen Jojobaöl riechen oder sich gegenseitig damit einreiben. Besonders anregend: dem Jojobaöl einige Tropfen Rosenöl beigeben. Diese Mischung fördert allein durch den Duft die Entspannung von Körper, Geist und Seele.

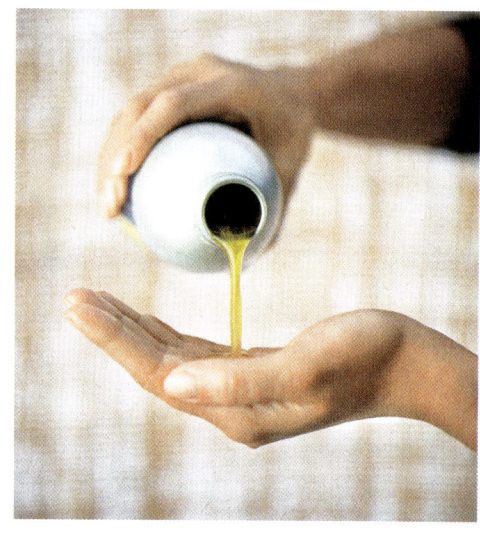

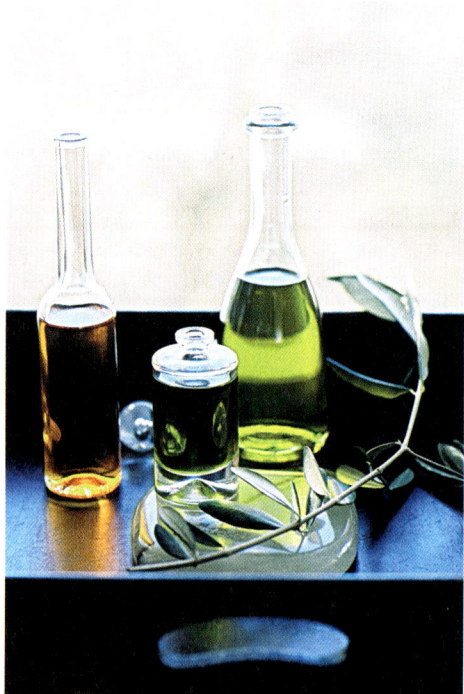

Leinsamen gegen Stirnhöhlen-Entzündung

Eine Stirnhöhlen-Entzündung heilt viel schneller, wenn man zur ärztlichen Behandlung unterstützend eine Leinsamen-Auflage macht. Hier das Rezept: 500 Gramm goldgelber Leinsamen aus dem Drogeriemarkt wird mit wenig Wasser gekocht und als heißer Brei in einen Leinenbeutel gefüllt. Diesen Beutel legen Sie 5 Minuten lang auf die schmerzenden Stellen auf der Stirn auf. So eine Auflage muss mehrmals am Tag wiederholt werden. Ganz wichtig aber ist es, bei einer vorhandenen und abklingenden Stirnhöhlen-Entzündung dem Kopf den ganzen Tag über regelmäßige Wärme zukommen zu lassen. Legen Sie Ihre Eitelkeit ab, und tragen Sie draußen im Freien eine dicke Wollmütze und drinnen in Räumen eine leichte, dünne Wollmütze, beide tief in die Stirne gezogen, am besten bis zur Nasenwurzel.

Winter: von außen gut geschützt, innen schön warm

Winternervosität

Darunter leiden viele Menschen: eine verstärkte Nervosität im Winter. Der Grund: eine Schwächung des vegetativen Nervensystems durch äußere Einflüsse wie Stress, Ärger, Hektik und Lärm sowie ein Mangel an Substanzen im Gehirn, die wichtig für den Nervenstoffwechsel sind.

Man kann zum Glück etwas für den Aufbau eines stärkeren Nervenkostüms tun, indem man darauf achtet, genügend »Nervennahrung« zu sich zu nehmen.

- Vitamin B_1, das »Nervenvitamin«: Es ist im Naturreis und in Bohnen enthalten.
- Vitamin B_2: in Milch, Milchprodukten, Forellen und Hering.
- Vitamin B_5: enthalten in Champignons.
- Vitamin B_6: reichlich enthalten in Nüssen, Hefeflocken, Kartoffeln, Bananen.
- Vitamin B_{12}: in Quark, Makrelen und Sauerkraut.
- Niacin: enthalten in Vollkornbrot und Vollkornteigwaren.
- Pantothensäure: in Milchprodukten und Linsen.
- Folsäure: in Grün- und Wurzelgemüse.
- Magnesium: enthalten in Naturreis, in Trockenfrüchten wie Datteln, Feigen und Rosinen.
- Eine Kombination all dieser Substanzen ist in Vollkornprodukten und in Weizenkeimen enthalten.
- Besonders wichtig: Lecithin, das in den Nervenzellen gebraucht wird, vom Körper aber nicht selbst produziert werden kann. Es ist enthalten in Maiskeimen, Leinsamen, Erbsen, Sonnenblumenkernen, Milchprodukten und Sojabohnen.

Ganz allgemeiner Tipp: Stress abbauen, Pausen machen, sich am Wochenende erholen, Urlaub machen, ausreichend Schlaf, weniger rauchen, wenig Alkohol und Kaffee, Lärm meiden.

Einige Rezepte zum Stärken der Nerven:
- Dreimal täglich 1 Esslöffel Naturlecithin (Apotheke) im Mund zergehen lassen bzw. in Form von Kapseln, Dragees oder Granulat (ebenfalls aus der Apotheke) einnehmen.
- Dreimal täglich 1 Tasse Melissentee mit etwas Honig trinken.
- Abends 1 Tasse Baldriantee trinken.
- 1 Teelöffel Honig im Mund zergehen lassen.
- 1 Banane essen.
- Dreimal täglich 2 Esslöffel Johanniskraut in etwas Wasser verrühren und trinken. Oder Johanniskrautdragees (Apotheke) nehmen.
- Zweimal täglich 1 Teelöffel Lavendelöl in etwas Tee oder Wasser gelöst einnehmen. Versuchen Sie, die Mischung möglichst lange im Mund zu lassen.

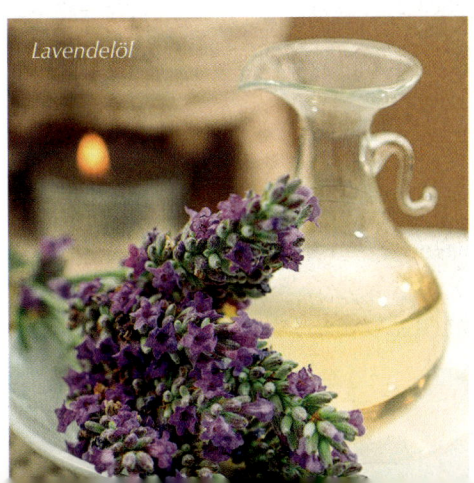

Lavendelöl

Gesund durchs ganze Jahr

Hausmittel gegen Blasenkatarrh

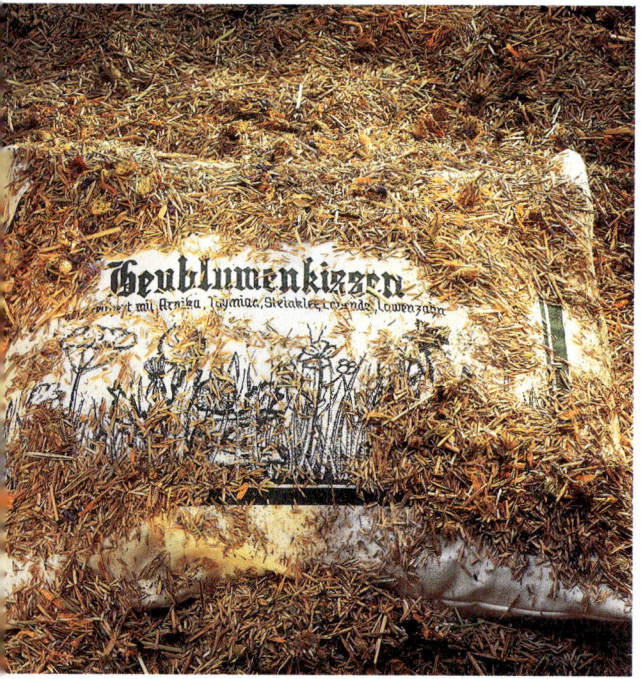

Auch das ist ein Begleiter des Winters, aber einer, auf den man gerne verzichten kann: der Blasenkatarrh. Kälte führt bei vielen Menschen – vor allem bei Frauen und Mädchen – zu einem Blasenkatarrh oder einer schmerzhaften Blasenentzündung. Bitte unbedingt bereits bei de ersten Anzeichen zum Arzt gehen. Natürlich ist es dennoch sinnvoll, auch auf natürliche Mittel zurückzugreifen – die Liste der Rezepte ist auch hier lang:

- Unerlässlich für die Heilung: Wärme, v. a. Bettwärme. Mindestens für 2 bis 3 Tage ins Bett, zusätzlich eine Wärmflasche auf den Unterleib legen.
- Hört sich merkwürdig an, ist aber höchst wirksam. Klar, denn auch hier geht es um die so wichtige Wärme: 3 Kilogramm Pellkartoffeln mit wenig Wasser zubereiten und diese noch ganz heiß mit einer Gabel zerdrücken. Den Kartoffelbrei in ein Leinentuch einschlagen und dieses auf die Blasengegend legen. Pellkartoffeln strahlen eine besonders intensive und lang anhaltende Wärme aus.
- Ebenfalls mit Wärme arbeitet der Heublumensack. Man füllt einen kleinen Leinensack mit einigen Handvoll Heublumen (Apotheke) und erhitzt ihn über Wasserdampf. Dann legt man den heißen Heublumensack auf.
- Immer noch en vogue: Großmutters altbewährtes Sitzbad. Zweimal pro Woche in die Wanne gehen. Die Badedauer sollte 20 Minuten betragen, die Wassertemperatur von 35 auf 42 °C gesteigert werden. Nach dem Sitzbad ab ins Bett und mindestens 1 Stunde ruhen.
- Brennnesselwurzeltee aus der Apotheke: 3 Wochen lang täglich 3 Tassen trinken.
- 5 Tropfen Kamillenöl (Apotheke) in 1/2 Liter Wasser geben, ein Leinentuch

Winter: von außen gut geschützt, innen schön warm

eintauchen, auswringen und auf den Unterleib legen. Darüber ein trockenes Tuch ausbreiten, danach für 1 Stunde ab ins Bett – gut zugedeckt.
- Auch bei Blasenproblemen wieder im Einsatz: Rote-Bete-Saft. Einige Zeit täglich 1/2 Liter davon trinken. Der Farbstoff Betanin in der Roten Bete stoppt Viren und Bakterien, die bei der Blasenentzündung im Körper aktiv geworden sind.
- Auch hilfreich: 250 Milliliter Traubensaft täglich trinken.
- Empfehlenswert: eine Drei-Wochen-Kur mit täglich 1 Liter Heidekrauttee, vielen auch als Erikatee bekannt.
- Täglich 750 Milliliter Preiselbeersaft trinken. Die roten Farbstoffmoleküle der Preiselbeeren – vor allem der amerikanischen Cranberry-Preiselbeeren – bekämpfen die Kolibakterien, die den Blasenkatarrh auslösen.

Darmkatarrh

Unliebsamer Begleiter einer Erkältung ist in vielen Fällen ein Darmkatarrh mit Durchfall. Geben Sie eine Prise Zimtpulver und eine Prise Cayennepfeffer in einen Topf mit heißem Wasser. Lassen Sie das Ganze 20 Minuten köcheln. Nehmen Sie von diesem Gemisch jede Stunde 2 Esslöffel ein.

- Sogar Kürbis hilft, denn in seinem Fruchtfleisch sowie in den Kernen sind entzündungshemmende Substanzen enthalten, die sogenannten Delta-7-Sterole. Um davon zu profitieren, können Sie einige Zeit lang täglich ein Kürbisgericht essen oder, wem dies nicht so zusagt, täglich 1 Esslöffel Kürbiskerne knabbern.

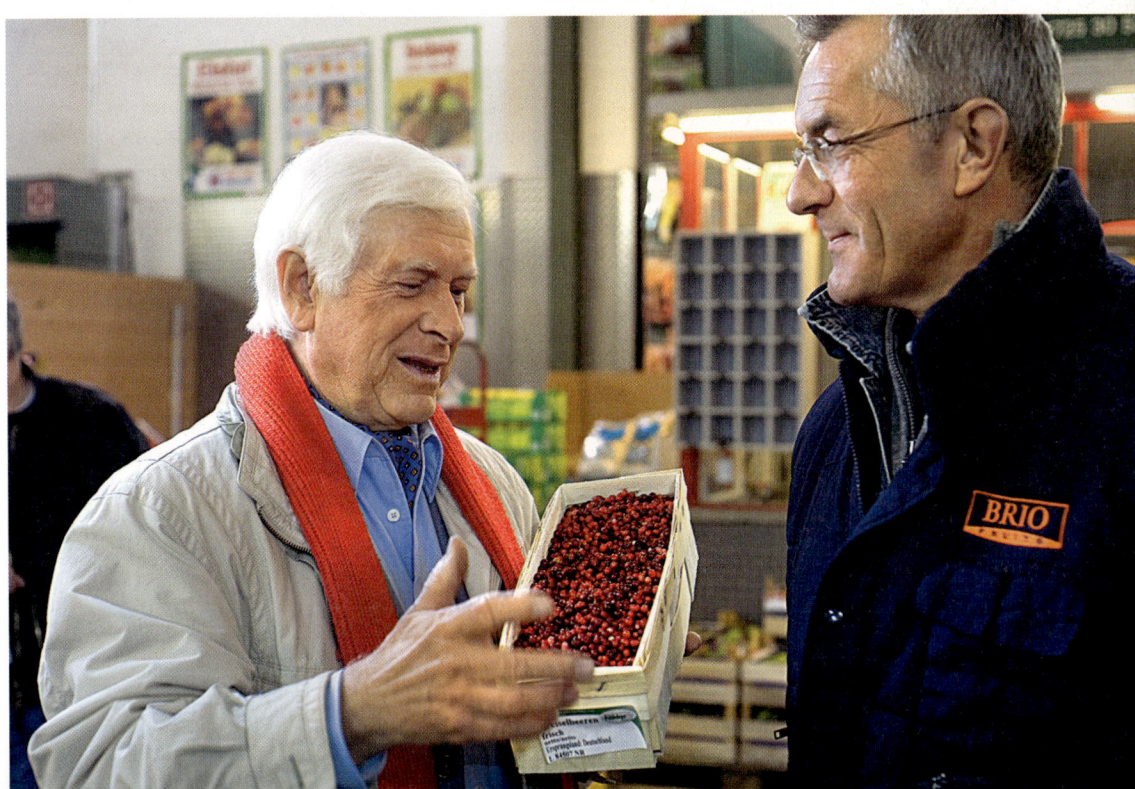

Gesund durchs ganze Jahr

Schutz gegen Allergien im Winter

Allergiker haben niemals Ruhe, selbst im Winter nicht – jedenfalls wenn sie nicht nur gegen Pollen, sondern auch gegen Hausstaub und Tierhaare allergisch sind. Betroffen sind in Mitteleuropa rund vier Millionen Menschen, davon zwei Millionen Frauen. Auch eine solche Allergie ist eine krankhafte Überreaktion des Immunsystems auf Umweltbelastungen.

Bei einer Hausstauballergie sind Milben die Übeltäter, die im und vom Hausstaub leben – besser gesagt: Nicht sie selbst sind es, sondern ihre Exkremente, die mit dem Hausstaub in die Atemwege gelangen. Die Folge: Husten, Fieber, Asthmaanfälle, Migräne und Hautausschläge. Das große Problem an dieser Allergie ist, dass man ihr nicht ausweichen kann, denn Staub gibt es auch in der saubersten Wohnung. Doch gibt es Mittel und Wege, sich in der kalten Jahreszeit in seinen eigenen vier Wänden davor ein wenig zu schützen:

- Die Wohnung trocken und möglichst staubfrei halten, gut lüften. Bitte beachten: bei schönem, sonnigem Wetter Fenster auf, bei nassem Wetter Fenster geschlossen lassen.
- Die ideale Heizung: Zentralheizung mit den Heizkörpern unter den Fenstern – bitte regelmäßig entstauben und feucht abwischen. Oder Fußbodenheizung. Ganz schlecht sind Ventilatorheizöfen, die den Staub aufwirbeln.
- Bei einer Hausstauballergie keine Luftbefeuchtungsgeräte benutzen. Die Raumluft soll sogar relativ trocken sein, sonst vermehren sich die Hausstaubmilben zu sehr.
- Keine schweren Gardinen oder Vorhänge, keine Polstergarnituren – das sind Staubfänger. Besser: Kunststoffjalousien vor den Fenstern.
- Auch besser keine Tapeten, sondern ein waschbarer Farbanstrich.
- Mit einem weitverbreiteten Irrtum kann an dieser Stelle aufgeräumt werden: Teppichböden und Teppiche sind nicht besonders gefährlich, im Gegenteil: Hier findet man die wenigsten Hausstaubmilben.
- Leider lieben Hausstaubmilben Betten. Keine Rosshaarmatratzen, keine Schafwoll- oder Kamelhaardecken nehmen, stattdessen Schaumstoffmatratzen (bitte nach zwei Jahren ersetzen) und Kopfkissen aus Schaumgummi. Die Bettwäsche sollte aus Leinen sein, jede Woche wechseln und auskochen. Matratzen und Bettbezüge müssen täglich gelüftet werden. Die ideale Schlafzimmertemperatur: 15 bis 18 °C. Am besten die Heizung abstellen, bloß die Wärme aus den Zimmern nebenan nutzen.
- Für Kinder, die auf die Hausstaubmilbe allergisch sind, gilt: Sie sollten in der Schule nicht unmittelbar neben der Zentralheizung sitzen, weil sie dort zu

Winter: von außen gut geschützt, innen schön warm

viel Staub abbekommen – er wird von der aufsteigenden Heizungsluft mit aufgewirbelt. Beim Putzen (Staubwischen, Staubsaugen) sollten sie nicht anwesend sein. Spielsachen sollten nicht aus Stoff, sondern aus Holz oder Kunststoff und mit glatten Oberflächen sein. Falls es doch ein Lieblingsstofftier gibt, muss es regelmäßig gewaschen und in der Tiefkühltruhe in einem Plastiksack aufbewahrt werden.

Besonders heimtückisch ist die Tierhaarallergie, denn betroffen sind häufig auch jene Menschen, die niemals ein Tier bei sich zu Hause besessen haben. Die Erklärung: Tierbesitzer tragen kleinste Spuren der Tierhaare mit ihrer Kleidung überall hin. So hat man große Mengen von Tierhaarallergenen in öffentlichen Verkehrsmitteln, in Schulen und Kindergärten gefunden. Für Tierhaarallergiker gilt: keine fell- und federtragenden Haustiere und auch sonst kein Kontakt zu solchen Tieren – etwa im Zoo oder Zirkus. Wer allergisch auf Hausstaub oder Tierhaare ist, muss trotz der genannten Maßnahmen zu einem Allergiespezialisten, denn der muss entscheiden, welche Medikamente zu verschreiben sind: Antihistaminika, kurzfristig vielleicht auch Kortison, die Mineralstoffe Kalzium und Magnesium, ein homöopathisches Mittel oder Thymuspräparate. Möglich ist auch eine Hyposensibilisierung, eine spezifische Immuntherapie, Neuraltherapie oder Akupunktur. Es müssen dabei nicht immer schwere Geschütze aufgefahren werden, bewährt ist auch die homöopathische Therapie mit sogenannten Desarell-Präparaten aus Bienenextrakt, Herzsame, Ameisensäure und Zaunrebe (unspezifische Desensibilisierung).
Wichtig ist auch eine naturnahe ausgewogene Ernährung, mit viel rohem Obst und Gemüse sowie Vollkornprodukten.

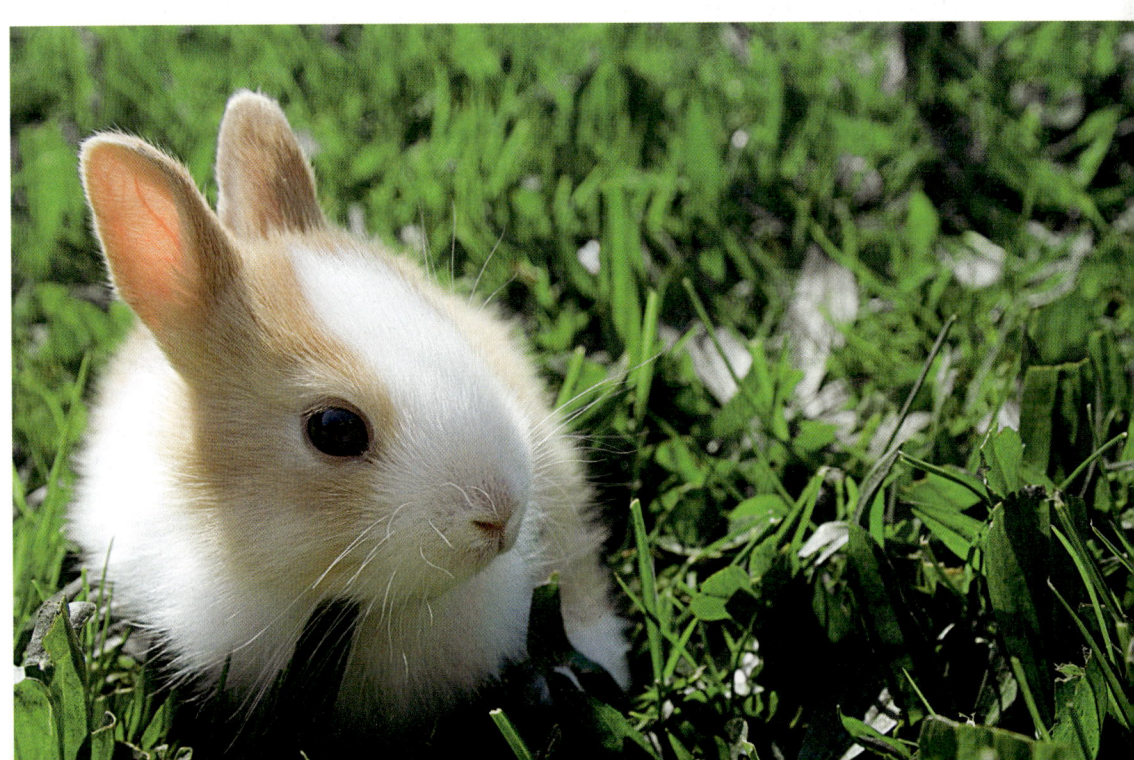

Gesund durchs ganze Jahr

Feiertagspfunde loswerden

Nach dem ganzen hemmungslosen Schlemmen an den Weihnachtsfeiertagen ist der Gang zur Waage meist ein im wahrsten Sinne des Wortes schwerer Gang – und sofort ist ein neuer guter Vorsatz da: abnehmen!

Damit dies aber auch wirklich dauerhaft von Erfolg gekrönt ist und man den unliebsamen Jo-Jo-Effekt vermeidet, muss man sich leider den ernährungswissenschaftlichen Gesetzen des Abnehmens beugen. Know-how ist alles.

Hier die wichtigsten Abspecktipps:
- Nicht übertreiben lautet die Devise, denn weniger ist nicht unbedingt mehr. Wer nämlich ganz eifrig sein will und die vorgegebene Kalorienanzahl von 900 bis 1000 Kalorien pro Tag unterschreitet, muss Erstaunliches feststellen: Er nimmt zu! Die Erklärung ist ganz einfach: Der Organismus schaltet seinen Betrieb auf Notzeiten und verwertet die wenige Nahrung, die er bekommt, umso intensiver.

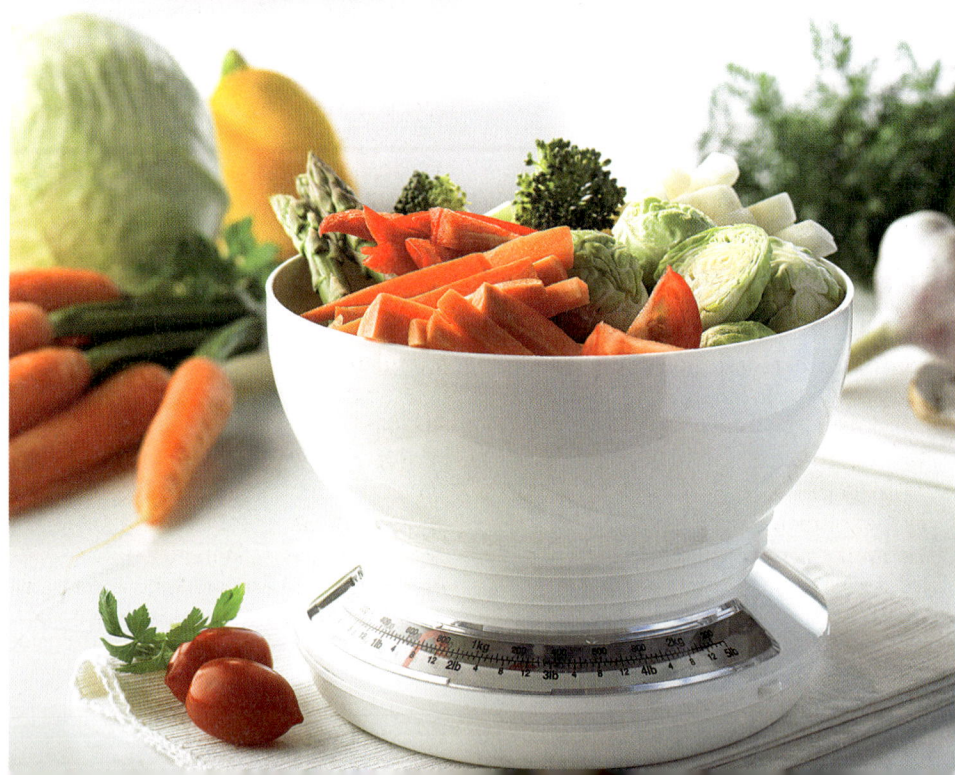

Winter: von außen gut geschützt, innen schön warm

- Ganz besonders wichtig für Frauen: Die Diät unbedingt mit Kalziumpräparaten unterstützen, denn Kalziummangel kann die Ursache für eine spätere Osteoporose sein.
- Und: Bewegung heißt das Zauberwort! Denn ohne sportliche Bewegung baut der Körper durch die reduzierte Nahrungsaufnahme Flüssigkeit und Muskelmasse ab, nicht aber Fett – und das wirkt sich negativ auf den Stoffwechsel aus. Daher: Wer diäten will, muss sich auch bewegen. Ideales Maß: viermal die Woche 25 Minuten wandern oder flott gehen. Nur so wird Fett in neue Muskelmasse umgewandelt. Ein Wermutstropfen: Leider kann man selten gezielt am Gesäß, am Bauch und an den Armen Fett verbrennen, auch wenn Fitnessstudios das gerne glauben machen. Bei jedem Menschen gibt es eine andere individuelle Abfolge des Fettabbaus, und die ist nicht zu ändern.
- Ganz wichtig: Niemals beim Fernsehen essen, denn da stopft man gedankenlos in sich hinein. Sinnvoll ist, den ersten Hunger mit Obst oder Salat zu stillen, dann isst man danach nicht mehr so viel. Und: Täglich 3 Liter Mineralwasser trinken.
- Übrigens: Vorsicht vor extremen Crash-Diäten! US-Mediziner haben herausgefunden: Wer in kurzer Zeit viel abnimmt, erhöht das Risiko für einen Herzinfarkt. Das schützende, »gute« HDL-Cholesterin sinkt nämlich bei extremen Gewichtsschwankungen rasant. Damit gewinnt das gefährliche »böse« LDL-Cholesterin die Oberhand.

Wirsing – eine echte Vitamin-C-Bombe

Kohl ist nicht nur gut gegen überschüssige Pfunde, sondern auch überaus gesund. Besonders wertvoll: Wirsing, der zu Beginn des Winters frisch geerntet und daher reichlich (und preiswert!) angeboten wird. Dass er gerade jetzt geerntet wird, hat seinen Sinn, denn erst durch den Frost entfalten seine wertvollen Inhaltsstoffe ihre Wirkung so richtig. Seit man um seine positiven Eigenschaften weiß, ist er auch seinen schlechten Ruf als Arme-Leute-Essen los. Hier seine Vorzüge auf einen Blick:

- Wirsing ist der wichtigste Vitamin-C-Lieferant im Winter – enthält sogar doppelt so viel Vitamin C wie die Zitrone. Ganz besonders überzeugend: Während sich dieses so wichtige Vitamin bei anderen Lebensmitteln durch zu lange Lagerung und durch Erhitzen rasch abbaut, ist es beim Wirsing durch den Einfluss von mehreren Coenzymen so stabil, dass auch das Kochen ihm nichts anhaben kann.
- Auch die Umweltbelastung stört den Wirsing nicht: Er enthält kaum Schadstoffe, und wenn dann nur in den äußeren Blättern. Diese also bitte entfernen und den Rest einfach gut waschen.

Der Hit: Kohlsuppen-Diät

Wer rasch (aber trotzdem dauerhaft) Pfunde verlieren will, greift auf dieses Wundermittel zurück: 1 großen Weißkohlkopf, 150 Gramm Zwiebeln, 5 Möhren, 200 Gramm Lauch und 1 Bund Staudensellerie klein schneiden, mit 2 Würfeln Gemüsebrühe in 1 1/2 Litern Wasser weich kochen, mit Sojasauce würzen. Man darf davon morgens, mittags und abends essen, so viel man will.

Gesund durchs ganze Jahr

- Wirsing enthält auch Methyl-Methionin-Sulfonium-Bromid – schützt Magen und Darm vor Geschwüren.
- Erwiesen: Häufiger Genuss von Wirsing senkt das Krebsrisiko.
- Last but not least: Wirsing kann Wetterfühligkeit und Migräne bekämpfen. Dann bitte schonend dünsten und mit Pellkartoffeln servieren.

Warum also angesichts all dieser Vorzüge nicht öfters Wirsing essen? Hier ein Rezept für einen köstlichen Eintopf: 250 Gramm Lammfleisch, 3 Zwiebeln und 250 Gramm Kartoffeln in Würfel schneiden. 500 Gramm Wirsing putzen, waschen und ohne Strunk hobeln. Das Fleisch 10 Minuten in einem Topf in etwas Öl anbraten, Zwiebeln dazugeben, 3 Minuten braten. Wirsing dazugeben, 2 Minuten anbraten, die Kartoffeln dazugeben, 125 Milliliter Gemüsebrühe dazugießen. Mit Salz, Pfeffer und Kümmel abschmecken. Zugedeckt 30 Minuten kochen. Mit reichlich gehackter Petersilie bestreuen und servieren.

Entschlacken und Entgiften

Wer mit noch mehr Power in das Neue Jahr starten will und den Organismus mal so richtig von den Altlasten des letzten Jahres befreien will, der sollte jetzt eine Entschlackungs- und Entgiftungskur starten. Wichtig dabei:
- Reichlich trinken, und zwar gesunde Getränke ohne Kalorien, denn nur so können Gifte und Schlacken über die Haut und die Harnwege abtransportiert werden.
- Essen in ganz geringem Maße ist erlaubt, aber nur Naturprodukte, die den Körper nicht belasten, ihn zugleich aber mit allen lebenswichtigen Stoffen wie Vitaminen, Mineralstoffen, Spurenelementen, Enzymen und Ballaststoffen versorgen (z. B. Kartoffeln).
- Die Kur unbedingt am Wochenende durchführen und auf anstrengende körperliche Tätigkeit verzichten.
- Pro Tag 1 1/2 Kilogramm Pellkartoffeln zubereiten und diese über den Tag verteilt essen. Kräutersalz ist erlaubt, Butter und Quark nicht.
- Dazu über den Tag verteilt zwei bis drei Liter Mineralwasser trinken.

Das hört sich für Sie furchtbar an? Keine Sorge, Sie werden sehen: Sie kriegen keinen Hunger, sind immer satt.
Gehen Sie außerdem jeden Tag ein wenig spazieren, und schlafen Sie nachts zehn Stunden. Der Blick auf die Waage am Montagmorgen belohnt, denn man hat sich in den zwei Tagen nicht nur entschlackt, sondern auch etwas abgenommen. Und das Wichtigste: Sie fühlen sich voller Energie, die Verdauung ist wieder im Lot, und Sie starten mit Elan ins Jahr.

Kohlgerichte ohne Blähungen genießen

Wer nach dem Genuss von Kohlgerichten unter Blähungen leidet, sollte das erste Kochwasser weggießen und zu jedem Kohlgericht die Gewürze Kümmel und Fenchel verwenden. Übrigens: Auch andere Kohlsorten wie Weiß- und Rotkohl, Rosenkohl und Grünkohl sind gesund. Unbedingt auf das heimische Angebot an Gemüse zurückgreifen, importierte Gemüsesorten sind meist Treibhausware oder haben einen langen Weg bis zu uns zurückgelegt, was schon aus Umweltgründen nicht zu befürworten ist.

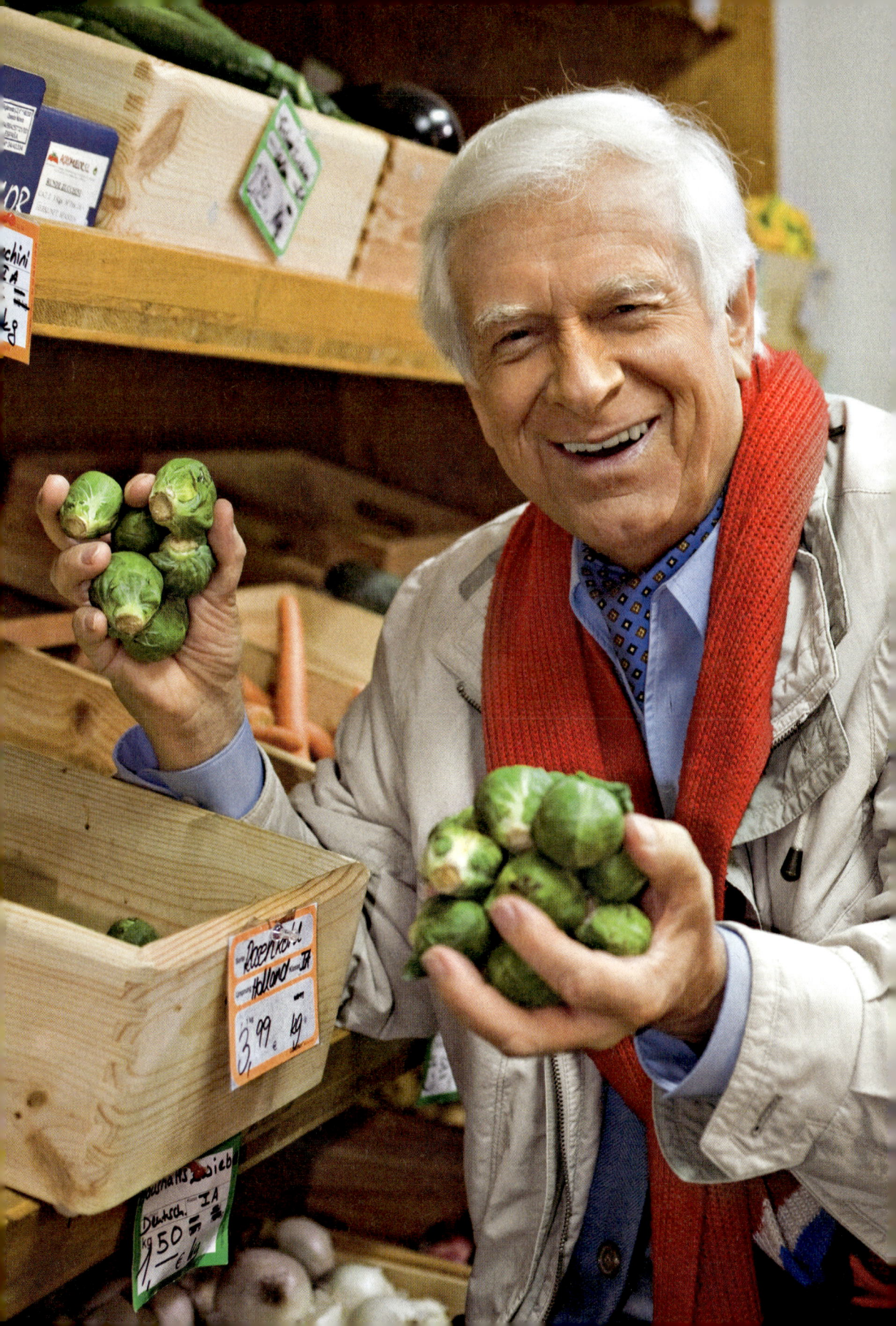

Weihnachtszeit und Silvester – ohne Reue essen und trinken

Oh, du fröhliche...! Für viele die schönste Zeit im Jahr: die Weihnachtszeit. Kerzen, Plätzchenduft, besinnliche Stunden, Weihnachtslieder, die Vorfreude – nichts strahlt so viel Gemütlichkeit aus wie diese Wochen vor Weihnachten. Leider geht aber auch immer mehr von diesem Zauber vor lauter Hektik unter: die Weihnachtseinkäufe, eine Weihnachtsfeier, die die nächste jagt, die Frage, was man an Heiligabend kocht... Dabei ist es mit ein wenig Organisation und Planung gar nicht schwer, die schönste Zeit des Jahres rundum zu genießen. Lesen Sie selbst!

Adventsstress nein danke!

Alle Jahre wieder: Mit Beginn des Advents kommt keineswegs Ruhe und Besinnlichkeit auf, sondern der Stress geht erst richtig los: im Job Überstunden, um zu den Feiertagen möglichst viel Freizeit zu haben, endlose Weihnachtseinkäufe für all unsere Lieben, erste Planungen für das große Festmahl, Weihnachtsfeiern im Büro, Verein, Kindergarten... Für so profane Dinge wie ausreichend Schlaf, gesundes Essen und Innehalten bleibt da keine Zeit mehr. Die Folge ist leider, dass wir zum eigentlichen Höhepunkt der Adventszeit, dem Heiligen Abend, völlig kaputt sind und eigentlich nur noch eines wollen: Ruhe. Das betrifft vor allem Frauen mit der Doppelbelastung Haushalt und Beruf. Gerade sie sind häufig von den stressigen Vorbereitungen so kaputt, dass sie Weihnachten mit einer Grippe oder einem grippalen Infekt flachliegen.

Weihnachtszeit und Silvester – ohne Reue essen und trinken

Aber bitte: Das muss nicht so nicht weitergehen, machen Sie endlich Schluss mit dem unnötigen Vorweihnachtsstress, damit Sie das Fest gesund und entspannt genießen können.

Und es ist gar nicht so schwer, etwas dafür zu tun:

- Vernachlässigen Sie gerade jetzt die Mahlzeiten nicht, räumen Sie ihnen ausreichend Zeit (und Qualität) ein. Frühstücken Sie gut, lassen Sie, wenn es die Zeit nicht zulässt, das Mittagessen ruhig aus und gönnen sich dafür ein frühes und gesundes Abendessen. Für den kleinen Hunger zwischendurch: eine Banane, ein Apfel, ein paar Trockenfrüchte. Wenn Sie einmal partout keine Zeit zum Essen haben, sollten Sie getrost an der nächsten Ecke eine Tüte mit heißen Maronen kaufen. Sie liefern so viele Vitalstoffe, dass sie ein mehrgängiges Menü ersetzen und Kraft für viele Stunden geben.
- Sie können sich auch »gelassen essen«: mit Nahrungsmitteln, die den Stress bekämpfen helfen. Sie enthalten große Mengen des Nervenvitamins B_1 (beispielsweise Vollkornprodukte, Naturreis), des Antistressmineralstoffs Magnesium (ebenfalls Vollkornprodukte, Naturreis, aber auch Sojaprodukte, Nüsse und Mandeln), des Nervenmineralstoffs Kalium (beispielsweise Meeresfisch, Milchprodukte, Kartoffeln und Vollkorn) und des Antistressvitamins C (Orangen, grüne Paprikaschoten, Petersilie, Kiwis, Sauerkraut, Hagebuttentee). Falls Sie es alleine über die Nahrung nicht schaffen, ausreichend Antistressstoffe zu sich zu nehmen, können Sie vorübergehend auch Vitamin-C-Präparate und Magnesiumpräparate einnehmen.

Und wenn auch das nicht reicht und Sie der Vorweihnachtsstress trotz allem fest im Griff hat, müssen Sie zu anderen Mitteln greifen – aber bitte nur zu nebenwirkungsfreien Hausmitteln wie sie nachfolgend vorgestellt werden:

- Johanniskraut: Zweimal täglich 2 Esslöffel Johanniskrautsaft in etwas Wasser auflösen, die Mischung in langsamen Schlucken trinken.
- Das wirkt oft Wunder: 1 Teelöffel Honig langsam auf der Zunge zergehen lassen.
- Sonnenblumen- oder Sesamsamen: einfach gemütlich knabbern.
- Bis zum Fest dreimal täglich 1 Esslöffel flüssiges Naturlecithin aus der Sojabohne einnehmen.
- Brennnesselsamen-Tonikum (Apotheke): jeden Tag 1 Schnapsgläschen voll davon trinken.
- Bienenblütenpollen (Apotheke) enthalten reichlich Mineralstoffe, Spurenelemente und natürliche Hormonstoffe – allesamt perfekte Stressbekämpfer.
- Anisplätzchen schon jetzt genießen, nicht erst unterm Weihnachtsbaum. Anis hat eine stark beruhigende Wirkung auf die Nerven und schafft bessere Laune.
- Einmal am Tag reichlich Kopfsalat essen. Im weißen Saft des Strunks und der Blätter befindet sich der Wirkstoff Lactucarium. Er wirkt beruhigend, stärkt die Nerven und fördert abends das Einschlafen.
- So viel Zeit muss sein, auch im allergrößten Weihnachtsstress: Genießen Sie zweimal pro Woche ein heißes Wannenbad. Dazu lösen Sie 250 Gramm Kochsalz oder Meersalz im Badewasser auf und baden etwa 25 Minuten darin. Auch ein Melissen- oder Lavendelbad eignet sich ideal.

Gesund durchs ganze Jahr

Nikolausgaben machen geistig fit und stressfest

Was wäre der Nikolaustag ohne die klassischen roten Säckchen, über die sich nicht nur Kinder, sondern auch Erwachsene freuen. Oft hat so ein Säckchen seines Inhalts wegen ein schlechtes Image. Doch da können auch sehr gesunde Sachen drinnen sein:

- Herrlich duftende Mandarinen, die sich noch obendrein so gut schälen lassen, liefern uns reichlich Vitamin C, das uns vor Erkältungen schützt und stark gegen Stress macht, aber auch Müdigkeit bekämpft. Was wenige wissen: Vitamin C ist auch am Aufbau von Glückshormonen beteiligt, hilft somit die Laune zu verbessern. Außerdem liefern Mandarinen den Bioaktivstoff Rutin, und der stärkt das Bindegewebe, beugt somit Cellulite vor.
- Oft bringt der Nikolaus auch Bananen. Sie liefern den beruhigenden Bioaktiv-Stoff Katecholamin und den pflanzlichen Hormonstoff Serotonin, der für die gute Laune mitverantwortlich ist.
- Von ganz besonderem Wert sind die Erdnüsse in so einem Nikolaussäckchen. Sie liefern besonders große Mengen wertvolles Eiweiß. Und mit dem Stoff Tryptophan fördern sie den Schlaf.
- Dann gibt es in jedem Nikolaussäckchen Trockenfrüchte: Dörrpflaumen, Datteln, Feigen, getrocknete Apfelchips. All diese Trockenfrüchte haben konzentriert die wichtigsten Mineralstoffe und Spurenelemente wie Magnesium, Kalium, Eisen, aber auch B-Vitamine und Vitamin E. Trockenfrüchte geben rasche Energie und helfen uns, mit Stresssituationen besser fertig zu werden. Trockenfrüchte sind zum Beispiel ideal als Pausennahrung für Schulkinder. Jedes Trockenobst hat aber auch noch seine spezielle Wirkung: Datteln geben Kraft, Dörrpflaumen fördern die Verdauung, Feigen bringen gute Laune, und die Apfelchips oder Apfelringe wirken sich positiv auf Cholesterin- und Blutdruckwerte aus.

Sie sehen: Mit so einem Nikolaussäckchen kann man in gewisser Weise auch ein Stück Gesundheit schenken.

So bleibt der Darm agil

Von Beginn der Adventszeit bis Silvester hat die Verstopfung Hochkonjunktur. Klar, mag da jeder sagen: der Stress in der Vorweihnachtszeit, dann das große Schlemmen, und das alles bei mangelnder Bewegung. Doch daran liegt es nicht

Walnussgenuss gegen Stress

Ein Wundermittel gegen Stress und andere Wehwehchen ist die Walnuss mit ihren vielen Vitalstoffen: B-Vitamine B_1, B_2, B_6, B_{12} und Folsäure (für Herz und Kreislauf), Biotin (für gesunde Haut, Haare und Nägel), Vitamin E (bei Gelenkschmerzen und -erkrankungen), Magnesium, Kalium, Kalzium, Eisen, Zink, Selen, Kupfer, Phosphor, leicht verdauliches, hochwertiges Eiweiß sowie ungesättigte Fettsäuren. Um im Advent einfach und ohne viel Aufwand in den Genuss ihrer positiven Kräfte zu kommen, sollte man eine kleine Schale mit Nüssen und Rosinen aufstellen. Die schmecken köstlich und helfen gegen den Stress vor dem Fest. So kann man schnell Antistressstoffe tanken – und gut schmeckt es auch

Weihnachtszeit und Silvester – ohne Reue essen und trinken

beziehungsweise nur sekundär, denn sonst wäre ja mit etwas gesunder Ernährung und viel Bewegung nach den Feiertagen ja alles in bester Ordnung. Ist es aber nicht.

Ein amerikanischer Wissenschaftler hat eine direkte Verbindung zwischen Gehirn und Darm nachgewiesen. Die verblüffende Folgerung aus dieser Erkenntnis: Die Verstopfung zu dieser Zeit hat ihre Ursache in dem Stress, den diese Wochen mit sich bringen: der Vorweihnachtstrubel, die Aufregungen und sicher auch manche familiäre Streitigkeiten an den Feiertage selbst, dann das Neue Jahr, das immer auch eine gewisse Sorge vor der Zukunft mit sich bringt.

Um den gestressten Darm mit seinem gestörten Nervensystem wieder auf Touren zu bringen, braucht es ein spezielles Programm:
- Sich unbedingt auch in der stressigen Adventszeit zwischendurch etwas Entspannung gönnen, z. B. in der Sauna, bei einer schönen Wanderung.
- An den Feiertagen zwischendurch viel Gemüse und Obst essen.
- Zum Fest Streit, Missgunst, Ärger und Intrigen in der Verwandtschaft aus dem Weg gehen.
- Silvester in netter Gesellschaft verbringen und keine trüben Gedanken an die Zukunft zulassen.
- Und wenn all das nicht ausreicht: Nehmen Sie ein schonendes Abführmittel, das die Peristaltik, die natürliche Eigenbewegung des Dickdarms, anregt und Magen, Leber, Herz und Kreislauf nicht belastet. Besonders empfehlenswert sind Mittel mit den Wirkstoffen Bisacodyl und Natriumpicosulfat in Form von Zäpfchen, Dragees oder Tropfen aus der Apotheke.

Schenken Sie doch einmal Gesundheit!

Ja, ja, der leidige Geschenkestress. Man hat alljährlich einen mehr oder minder großen Kreis von Verwandten und Freunden zu beschenken, doch fällt es oft schwer, das Passende zu finden, weil man zu wenig von den Interessen des Betreffenden weiß, weil man sich zu wenig Gedanken macht, weil man auf den letzten Drücker zum Einkaufen losgezogen ist. Gerade wenn man ältere Menschen nach ihren Wünschen fragt, bekommt man oft die Antwort: »Ach, nichts, nur, dass ich gesund bin!« Na bitte, das sollten Sie sich nicht zweimal sagen lassen – schenken Sie doch einfach Gesundheit:
- Gesund, lecker und zudem eine Freude fürs Auge ist ein randvoll gefüllter Geschenkkorb mit Obst und Gemüse.
- Wie wäre es mit einer »gesunden Hausbar«? Mit leckeren Getränken wie Heidelbeersaft, Holundersaft, Sauerkrautsaft, Rote-Bete-Saft und anderen flüssigen Köstlichkeiten aus dem Reformhaus oder der Apotheke.
- Schön ist auch ein Geschenkkorb mit allerlei Gesundem aus dem Reformhaus: kalt gepresste Pflanzenöle, verschiedene Müslis, Vollkornprodukte … Das kann oder will sich nicht jeder leisten. Oder Sie verschenken eine Art Hausapotheke mit Naturheilmitteln wie Tees, Tinkturen und Salben, mit Vitaminen, Mineralstoffen, Spurenelementen.
- Ganz einfach und immer eine Freude: ein Gutschein für ein Kurwochenende, für eine Massage, für einen Sauna- oder Thermalbadbesuch oder ein Abo für ein Fitnessstudio.
- Für Leseratten: Gesundheitsratgeber aus der Buchhandlung.
- Ein Fitness- oder Sportgerät.

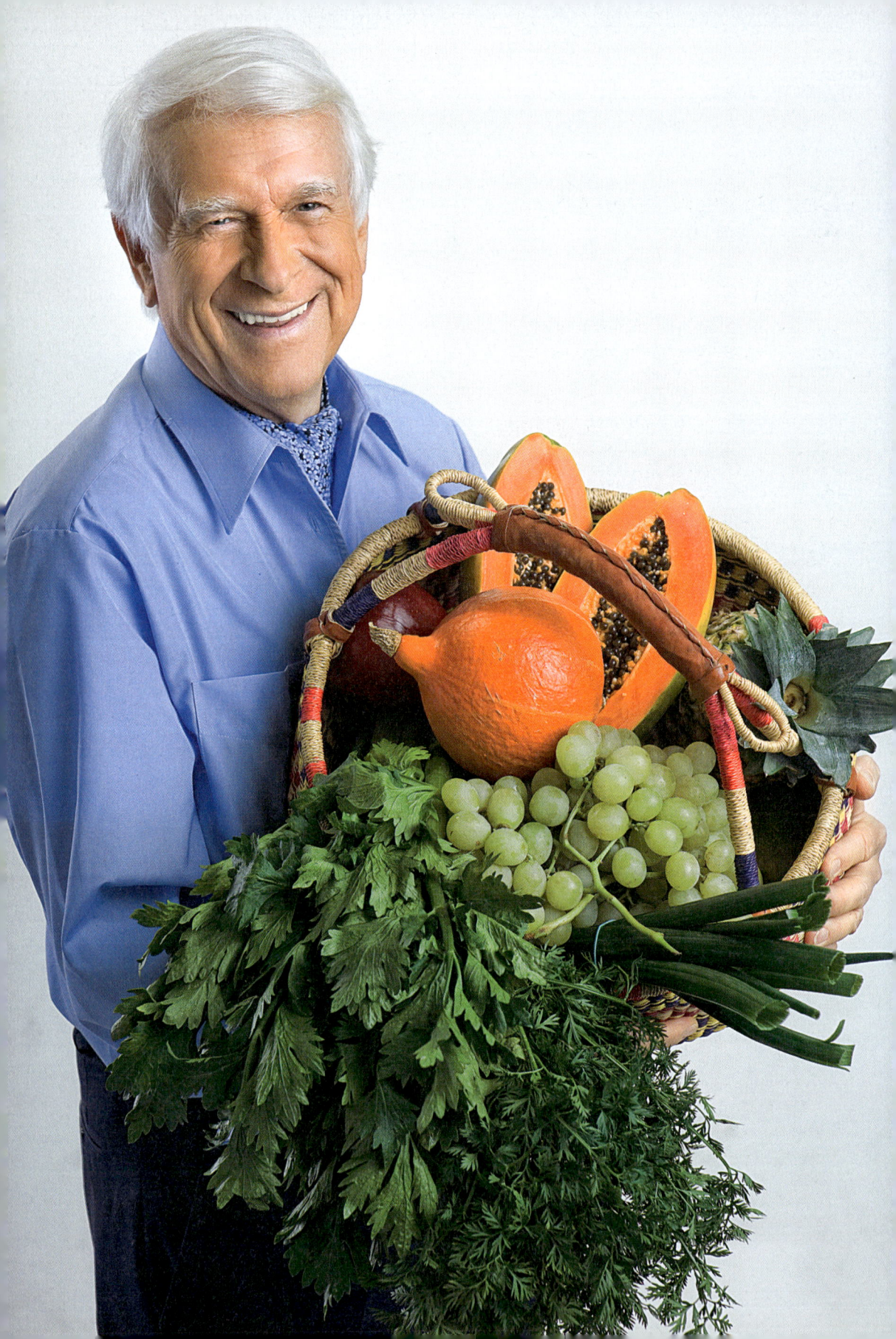

Weihnachtszeit und Silvester – ohne Reue essen und trinken

Den Festtagsbraten ohne Reue genießen

Auch wenn man sonst noch so gesund lebt – Weihnachten ist den meisten eine kulinarische Sünde wert: Plätzchen, Schokolade, Festtagsbraten, mehrgängige Menüs … und das mehrere Tage lang. Diesen Genuss sollte sich auch niemand versagen – allerdings sollte man ein paar Tricks beherzigen, damit man die Schlemmereien ohne schlechtes Gewissen und ohne böses Erwachen nach den Feiertagen genießen kann:

> **Gesundes Festessen**
>
> *Der Gänsebraten zu den Feiertagen ist nicht die große Gefahr für unser Körpergewicht. Viel gefährlicher sind die vielen Plätzchen und Süßigkeiten, die wir überall angeboten bekommen. Sie können daher jedes Festessen massiv entschärfen, wenn Sie zum Abschluss Obstsalat anstelle des obligatorischen Gebäcks genießen.*

- Sehr hilfreich: ein Fastentag vorab. An diesem Tag nur 1 Scheibe Vollkornbrot essen und 4 bis 5 Tassen Fastentee trinken: 3 Teile Kamille, 2 Teile Schafgarbe, 1 Teil Pfefferminze mischen. 1 gehäuften Teelöffel davon mit 1 Tasse kochendem Wasser übergießen und 8 Minuten ziehen lassen. Durchseihen und lauwarm trinken.
- Das Fleisch mit knackigen Salaten und Pellkartoffeln genießen, auf Klöße und Nudeln verzichten.
- Die Festtagsgans oder -ente so schlank wie möglich halten, indem man das Fleisch beim Braten mit der Gabel ansticht, sodass das Fett auslaufen kann.
- Falls Sie ein Anhänger des traditionellen Weihnachtskarpfens sind: Er ist gesünder, wenn Sie ihn nicht braten oder backen, sondern in einem Sud mit Wurzelgemüse und Kräutern ziehen lassen.
- Zu den Mahlzeiten jeweils 125 Milliliter Sauerkrautsaft, Rote-Bete-Saft, Kartoffelsaft oder naturtrüben Apfelsaft trinken, das reinigt Magen und Darm von Gärstoffen und Giften.
- Beugt den Folgen von zu viel Fleisch vor: 250 Milliliter Brottrunk zu jeder Mahlzeit trinken. Die hochaktiven Brotsäurebakterien sorgen für einen raschen Abbau der Harnsäure, beruhigen den Magen nach zu fettem Essen, stärken die Darmflora und unterstützen das Immunsystem. Wem der Brottrunk pur zu sauer schmeckt, der kann ihn mit Wasser verdünnen.
- Während der Feiertage täglich 1 Liter Mineralwasser, am besten stilles, gegen Durst und zum Entschlacken trinken.
- Vor jeder Mahlzeit 1/4 Liter Wasser mit 2 Teelöffeln Apfelessig trinken oder zwischen 8 Uhr morgens und 6 Uhr abends zu jeder vollen Stunde 1/4 Liter stilles Wasser mit etwas Zitronensaft trinken. Dann haben Sie immer einen kalorienfrei gefüllten Magen und deutlich weniger Hunger.
- Erste Hilfe nach einem zu üppigen Mahl: Unmittelbar nach der Mahlzeit 1/4 Liter stilles Mineralwasser, mit 1 Teelöffel Heilerde für den inneren Gebrauch (Apotheke) vermischt, trinken. Die Heilerde bindet die Fette.
- Gegen sonstige Sünden wie Süßigkeiten, zu viel starken Kaffee und zu viel Alkohol: Vitamin C (Kiwis, Orangen, Paprikaschoten), Vitamin B_1 (Naturreis, Weizenkeimflocken) und täglich 2 Magnesiumkautabletten (Apotheke) mit der Dosierung Mg 5.

Vitalkur nach den Feiertagssünden

Kaum sind die Weihnachtstage vorbei, steht auch schon die nächste Gelegenheit für kulinarische Sünden ins Haus: Silvester und Neujahr. Doch sollte man im Interesse von Magen, Darm, Leber, Galle, Herz und Kreislauf nicht nonstop sündigen, sondern eine knackig kurze Vitalkur einlegen, sozusagen eine kleine Vital- und Gesundheitsinsel zwischen den Feiertagen schaffen. Nach dieser kurzen Ruhepause kann der Organismus die nächste kulinarische Sünde wieder meistern.

So sieht die Vitalinsel aus: An einem Tag legt man einen Obsttag ein, an dem man ausschließlich Obst isst, so lange bis man satt ist: Äpfel, Birnen, Trauben, Ananas, Grapefruits, Orangen, Melonen, Mandarinen, Kiwis, Papayas. Dazu über den Tag verteilt zwei bis drei Liter stilles Mineralwasser oder ungesüßten Kräutertee trinken. Die Belohnung erhält man sofort: Man fühlt sich bereits nach einem Tag wieder wohler, das unangenehme Völlegefühl verschwindet.

Wenn man es jetzt noch schafft, einen Gemüse- oder Rohkosttag mit Möhren, Gurken, Paprikaschoten, Rettich und Lauch anzuschließen, ist das perfekt.

So sieht der Tagesplan dafür aus: Morgens eine Schnitte Vollkornbrot mit wenig Butter, belegt mit rohem Gemüse, mittags einen großen Salatteller, abends eine Rohkostplatte. Dazu wieder über den Tag verteilt zwei bis drei Liter Wasser oder Kräutertee trinken.

Auch Bewegung nach den faulen Tagen tut dem Körper gut, zwei Tage lang täglich zwei Stunden an der frischen Luft wirken Wunder. Falls dazu Zeit und Gelegenheit fehlen, tut es zur Not auch die einfache Variante: einen Eiswürfel lutschen und kurz ein Fenster öffnen, das versorgt zumindest mit Sauerstoff.

Ihr Organismus wird Ihnen diese beiden Tage »Fresspause« danken: Er ist wieder mit reichlich Vitaminen, Mineralstoffen, Spurenelementen, Enzymen und Ballaststoffen versorgt. Damit haben Sie ein Gegengewicht zu den Weihnachtssünden geschaffen und sich Kraft für die Silvestergenüsse geholt.

Standfest für die Silvesternacht

Für die meisten von uns unvorstellbar – Silvester ohne Alkohol. Wenigstens ein Glas Sekt oder Champagner, um auf den Jahreswechsel anzustoßen, sollte schon drin sein. Das ist auch kein Problem, wenn man das Jahr über alkoholmäßig nicht sündigt und auch Silvester im Rahmen bleibt. Damit das schlechte Gewissen auch ganz sicher im Zaume bleibt: Laut Studie der WHO sind Sekt und Champagner, in kleinen Mengen genossen, durchaus gesund, sie regen den Kreislauf, den Stoffwechsel, die Verdauung und die Durchblutung in Händen, Beinen und im Muskelbereich an und lösen Verspannungen der Rücken- und Nackenmuskulatur. Übrigens – das wissen die Franzosen schon lange: Rotwein in kleinen Mengen bremst die Adernverkalkung und schützt vor Herzinfarkt.

Aber bitte – die Formulierung »in Maßen genießen« wörtlich nehmen. Zu einem Besäufnis sollte die Silvesternacht sicher nicht werden, sonst endet das alles andere als gesund. Hier einige Tipps zum Umgang mit Alkohol:

- Beim Alkohol sind Frauen wirklich das schwache Geschlecht, sie vertragen weniger, und der Alkohol kann auch mehr Schaden anrichten. Der Grund: Frauen haben weniger von dem Enzym Dehydrogenase im Körper als Männer. Das aber ist mitverantwortlich für den Abbau des Alkohols. Außerdem haben sie mehr vom Hormon Östrogen in der Leber, und dieses wiederum bremst den Alkoholabbau. Die Folge: Die Blutalkohol-Konzentration bei der Frau steigt, die Leber wird mehr belastet.

- Ebenfalls ein Hormon, und zwar das Hormon Androgen, ist dafür verantwortlich, dass manche Männer mehr Alkohol vertragen als andere. Je höher der Androgenspiegel, desto besser die Alkoholverträglichkeit, denn Androgen schützt die Leberzellen. Sichtbares Zeichen für einen hohen Androgenspiegel: eine starke Brustbehaarung.
- Um die unangenehmen Folgen des Alkohols so gering wie möglich zu halten: Nicht zu viel trinken. Niemals Bier, Sekt, Wein und Schnaps mischen und immer bei einer Sekt- oder Weinmarke bleiben. Was kaum jemand weiß: Der gute alte Tipp, zu jedem Glas Alkohol ein Glas Mineralwasser zu trinken, ist alles andere als hilfreich, wenn das Mineralwasser Kohlensäure enthält, denn Kohlensäure verstärkt die Alkoholwirkung. Vor dem Trinken unbedingt etwas essen.

Nach dem Motto »Vorbeugen ist die beste Medizin« hier ein paar Tipps:
- Eine vorbeugende Kräuterteekur zum Stärken der Leber ist hilfreich: Einige Tage lang täglich 1 Liter Mariendisteltee (Apotheke) ungesüßt trinken, die Bitterstoffe des Kräutertees helfen der Leber, den Alkohol abzubauen.
- Ein altes Hausmittel, ehe man in die Silvesternacht startet: 1 hartes Ei schälen und halbieren, das Eigelb herausnehmen und in die Eiweißmulde ein paar Tropfen Apfelessig, ein paar Tropfen Olivenöl und einen Klacks Senf geben. Dann das Eigelb wieder an seinen Platz geben und das ganze Ei essen. Gute Grundlage, um den Alkohol besser abzubauen.
- Vorbeugend die Vorräte des Körpers an Magnesium und B-Vitaminen auffüllen: etwa 2 Magnesiumkautabletten (Apotheke) sowie Mineralstoffe, Vitamine und Spurenelemente, ebenfalls aus der Apotheke, essen.
- Mehrmals täglich 1 Glas Rote-Bete-Saft trinken, der Eiweißbaustein Betanin beeinflusst positiv den Fettstoffwechsel und entlastet die Leber bei ihrer Entgiftungsarbeit. Hilft auch gut: Selleriesaft.
- 3 Wochen lang dreimal täglich 1 Tasse Schafgarbentee trinken. Die Bitterstoffe beugen Leberschäden vor und verbessern die Leberfunktion.
- Und hier der Supertrick: Vor dem Start in die Silvesternacht dreimal im Stundentakt ein Stück Vollkornbrot, auf das Sie 5 Tropfen Nux vomica geträufelt haben, kauen.

Gute Vorsätze?

Gehören Sie zu jenen, die sich fürs Neue Jahr vorgenommen haben, mit dem Rauchen aufzuhören? Wie schon am vergangenen Silvestertag? Aber Sie denken, Sie schaffen es nicht? Wenden Sie einen Trick an. Besorgen Sie sich Tropfen vom Gelben Enzian (Apotheke). Geben Sie 30 Tropfen in ein Glas lauwarmes Wasser, und gurgeln Sie mehrmals am Tag damit. Das nimmt die Lust auf eine Zigarette.

Die Sache mit den guten Vorsätzen

Das kennt nun wirklich jeder von uns: gute Vorsätze, die man sich pünktlich zum Jahresende für das Neue Jahr macht. Die Liste ist lang. Ob man sie dann auch einhält, steht auf einem ganz anderen Blatt. Doch hier ein paar Vorsätze, die man wirklich einhalten sollte, im Interesse der eigenen Gesundheit:

- Eine der wichtigsten Voraussetzungen für Gesundheit und Vitalität: ausreichend schlafen. Nur im Schlaf kann sich unser Organismus für den nächsten Tag regenerieren.
- Wichtig: Schaffen Sie sich Wohlfühlinseln mit positiven Gedanken, schönen Erlebnissen und guter Laune, das stärkt die natürlichen Abwehrkräfte gegen Krankheiten und das Altern.
- Übergewicht abbauen, jedes Kilo zu viel treibt Blutdruck und Cholesterinwerte hoch, gefährdet Herz und Kreislauf, belastet die Gelenke. Auch die Gefahr für Diabetes steigt.
- Ausreichend trinken, täglich mindestens zwei bis drei Liter Wasser oder ungesüßte Kräutertees.
- Bewegung: Stoffwechsel, Herz und Kreislauf müssen in Bewegung bleiben, das hält jung und gesund. Faustregel: Täglich mindestens 20 Minuten wandern, laufen, Rad fahren, schwimmen, Ball spielen, Gymnastik machen, tanzen oder Gartenarbeit machen. Gut ist auch: Treppensteigen statt Aufzug, kurze Wegstrecken zu Fuß gehen, in der Mittagspause spazieren gehen.
- Gesunde Ernährung: viel frisches Obst, und schonend zubereitetes Gemüse – gerne auch Obst und Gemüse in Form frisch gepresster Säfte. Fisch. Tierische Fette meiden, lieber Pflanzenöle nehmen. Fleisch nur in kleinen Mengen.
- Nicht rauchen! Rauchen verkürzt das Leben. Wer ab 15 regelmäßig raucht, verkürzt sein Leben um 15 Jahre. Es bringt immer etwas aufzuhören, auch noch mit 40. Eine erschreckende Zahl: In Mitteleuropa sterben jährlich 100 000 Menschen an den Folgen des Rauchens. Das sind 300 Tote pro Tag.
- Auch richtiges Atmen trägt zu Fitness und Gesundheit bei, da der Organismus ausreichend Sauerstoff braucht. Eine Übung: einmal am Tag hinstellen und richtig aus- und einatmen. Beim Ausatmen den Bauch einziehen, um alle verbrauchte Luft aus dem Körper zu pressen, beim Einatmen den Bauch herausstrecken, damit genügend Platz in den Bronchien für die frische Luft ist.

Zitronenlimonade

Wenn Ihre Leber von der vielen Feierei etwas überfordert ist, dann sollten Sie in nächster Zeit täglich vor dem Frühstück 1 Glas selbst gemachte Zitronenlimonade trinken. Pressen Sie 1 Zitrone aus, und rühren Sie den Saft in 1 Glas trinkwarmes Wasser. Die Zitrone liefert dem Blut basische Stoffe. Das nützt auch der Leber.

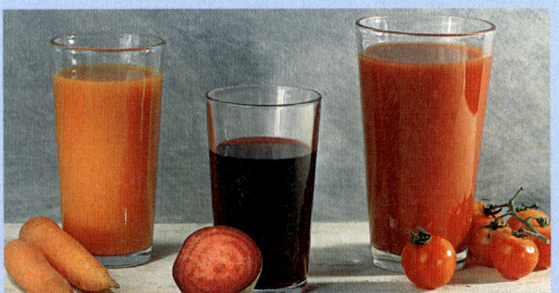

Weihnachtszeit und Silvester – ohne Reue essen und trinken

Silvesterkater ade

Aua – es ist erst der 1. Januar, und schon ist der erste gute Vorsatz für das Neue Jahr gebrochen: Wir haben den Jahreswechsel doch etwas zu feuchtfröhlich begangen. Die Folge: ein zünftiger Silvesterkater. Zum Glück gibt es einige gute Hausmittel, um den unliebsamen Gast ganz schnell wieder loszuwerden:

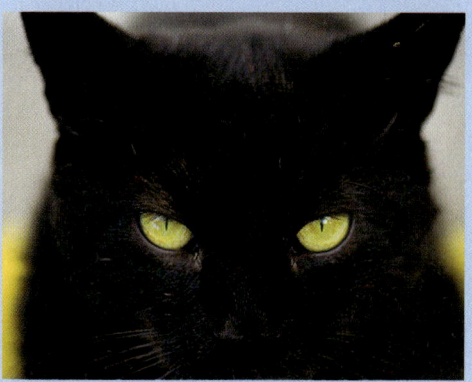

- Wenn das Katerchen eher sanft daherkommt, dann genügt ein ganz sanftes Hausmittel: 250 Milliliter Orangensaft auspressen, 5 Esslöffel Artischockensaft (Reformhaus) und 2 bis 3 Teelöffel Honig dazurühren. Langsam trinken. Das Vitamin C macht wieder frisch und fit. Der Wirkstoff Cynarosid aus der Artischocke regeneriert die Leber und beschleunigt den Abbau des Alkohols.
- Ebenfalls hilfreich gegen den »kleinen« Silvesterkater: 2 Rollmöpse und 1 Salzgurke intensiv kauen. Auch 1/2 Salzhering leistet gute Dienste. All diese pikanten Genüsse liefern dem Organismus Mineralsalze, die mit dem Alkohol aus dem Körper ausgeschwemmt worden sind.
- Viermal am Tag 125 Milliliter Rote-Bete-Saft (Reformhaus) in kleinen Schlucken trinken. Der Eiweißbaustein Betanin in der Roten Bete beeinflusst den Fettstoffwechsel positiv und entlastet dadurch die Leber bei ihrer Arbeit. Eine ähnliche Aufgabe erfüllt auch der Selleriesaft. Man trinkt dreimal am Tag 125 Milliliter davon.
- Wenn das Tierchen schon etwas wilder ist: in 250 Milliliter Tomatensaft 1 rohes Eigelb und 1 Teelöffel Worcestersauce einrühren, mit Pfeffer und Kräutersalz würzen. Zügig trinken.
- Sehr wirksam: japanisches Heilpflanzenöl (Apotheke). Alle 2 Stunden 1 Tropfen auf die Zunge geben und tief durch den Mund ein- und durch die Nase ausatmen.
- Und wenn der Kater eine ausgewachsene Wildkatze ist: aus 125 Milliliter Wasser, 1 Gemüsebrühwürfel und 3 Esslöffeln Vollkornhaferflocken eine Haferschleimsuppe zubereiten. 1 Tasse starken, ungesüßten Bohnenkaffee und den Saft von 1/2 Zitrone dazugießen. Umrühren. Mit Todesverachtung essen. Es sieht schrecklich aus. Es schmeckt schrecklich. Aber es ist wirksam!
- Auch mit Homöopathie kann man dem Alkoholkater beikommen. Nux vomica, eine Tinktur aus der Brechnuss (Apotheke), heißt das Zaubermittel mit dem wenig appetitlichen Namen. Nehmen Sie über den Tag verteilt drei- bis viermal stündlich 5 Tropfen auf einem Stück Brot ein.
- Auch mit Akupressur kann man die Bestie zähmen: Setzen Sie den Zeigefinger der rechten Hand genau in der Mitte des Nackens an, und massieren Sie entlang der Mitte der Schädeldecke bis zur Stirn nach vorne. Mehrmals wiederholen.

Übrigens – all diese hilfreichen Tipps lassen sich natürlich wunderbar auf den Faschingskater übertragen!

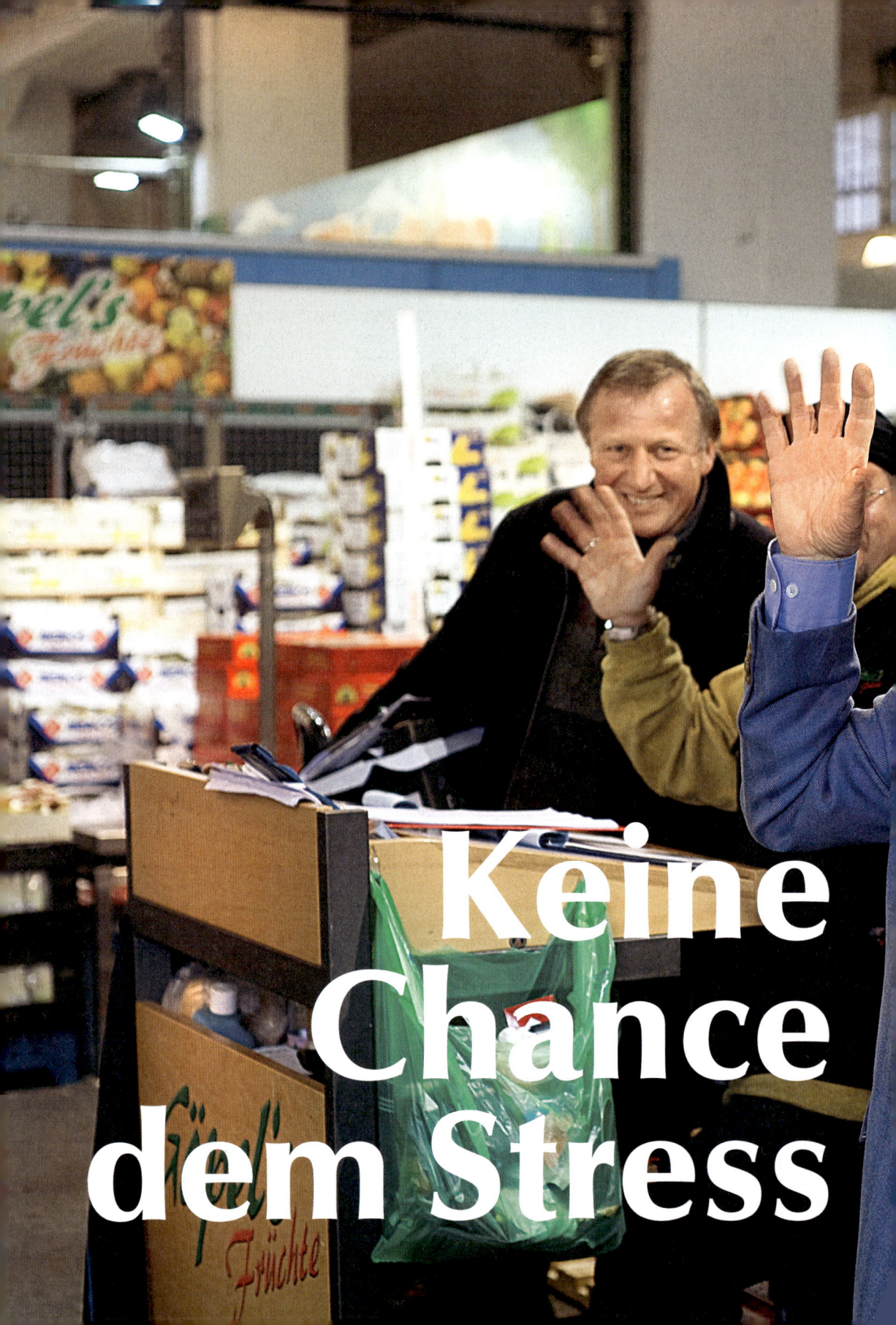

Keine Chance dem Stress

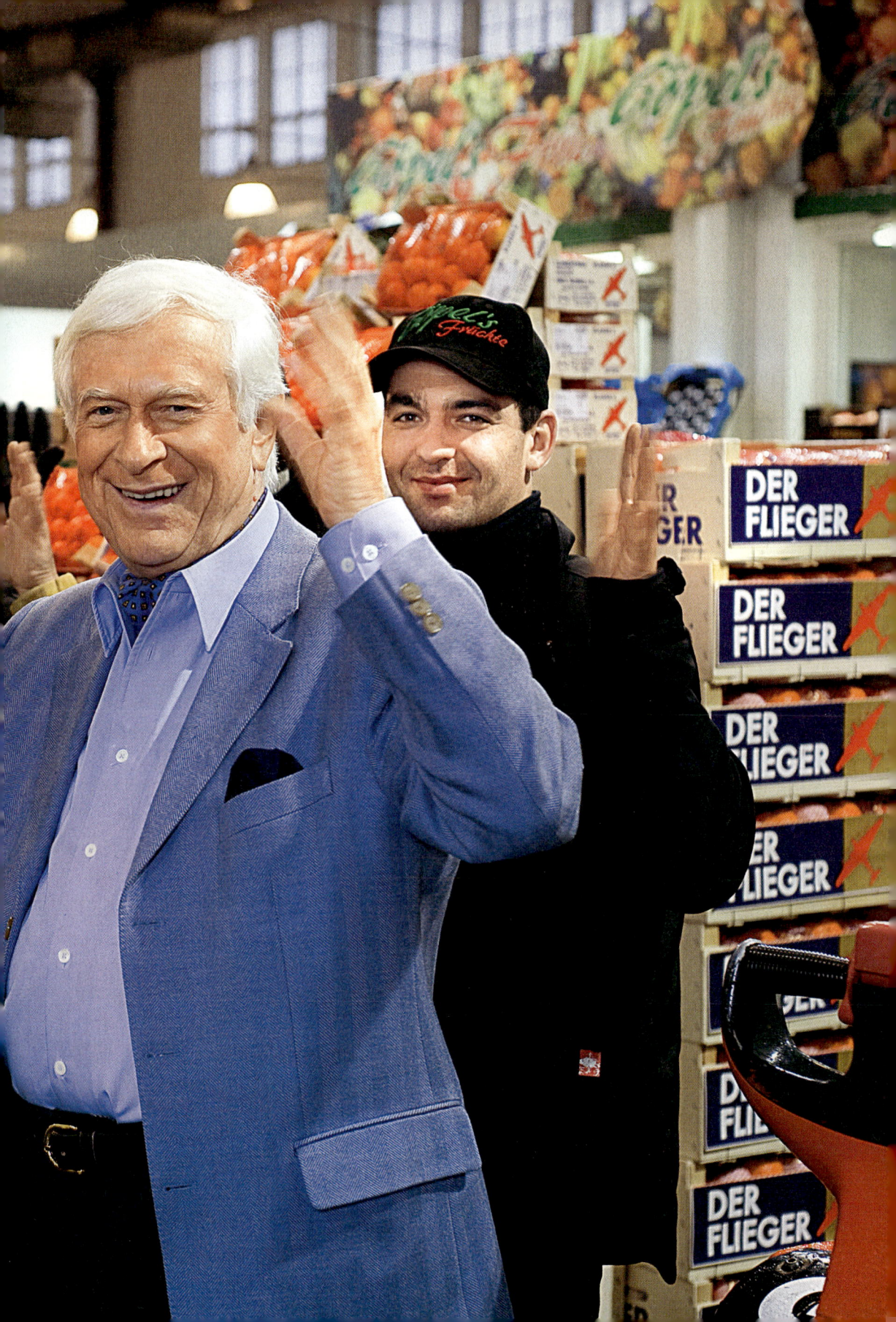

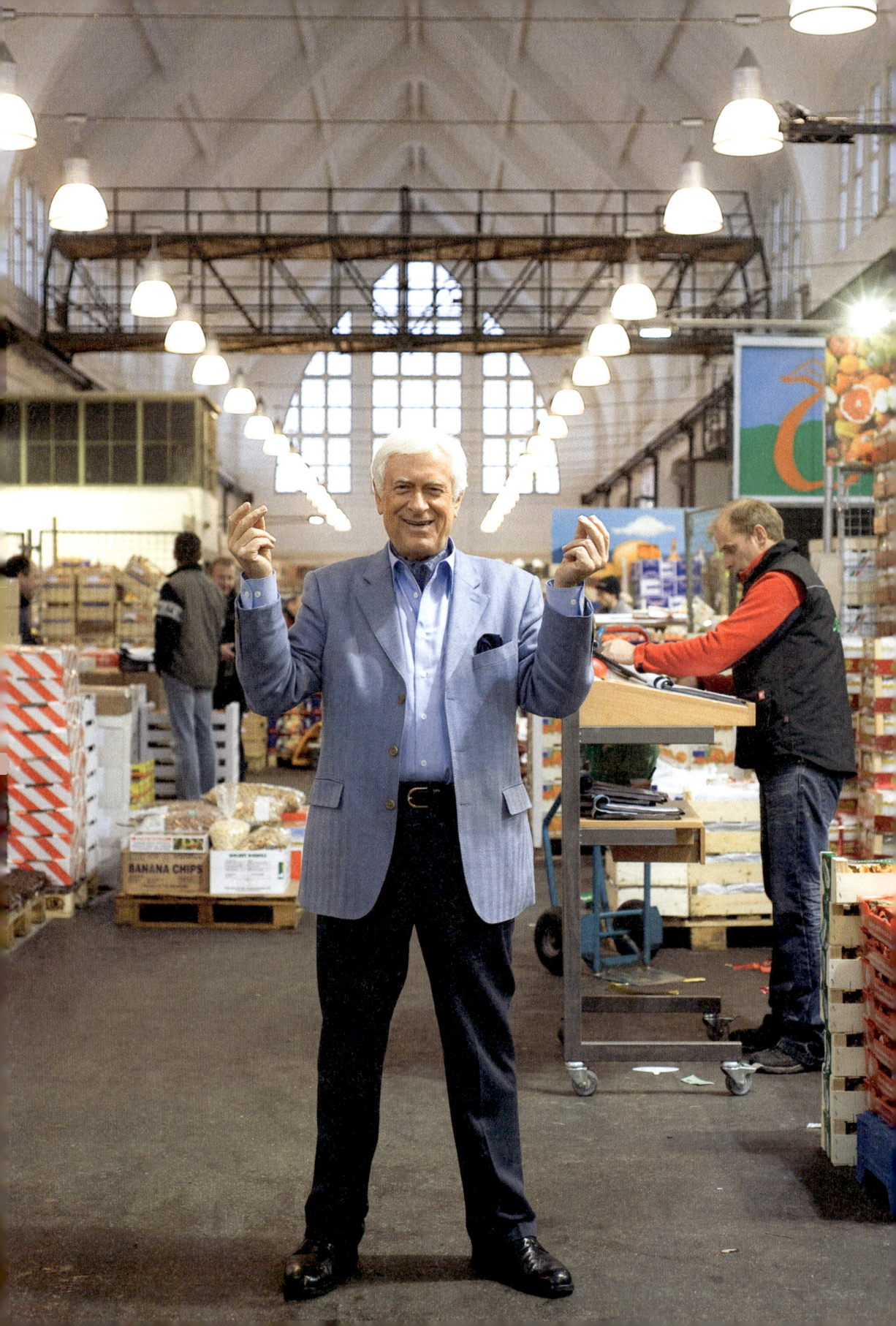

Abschalten und Entspannen

Permanenter Stress macht krank – das ist kein Geheimnis mehr. Das Leben heute mit seinen gestiegenen Anforderungen im Berufsleben, mit seiner Hektik und – ja, man kann es so nennen – dem Freizeitstress, den wir uns selbst machen in dem Wunsch, in unserer kostbaren Freizeit möglichst viel zu erleben, ist anstrengender als früher, kostet Kraft und Nerven. Viele von uns sind heutzutage ständig müde, gereizt, schlecht gelaunt oder deprimiert. Sie leiden unter Nackenverspannungen, Kopfschmerzen und Migräne. Die beste Lösung wäre in vielen Fällen: abschalten, zu sich selbst finden. Dass das möglich ist, beweisen die folgenden Tipps – vorausgesetzt, man ist auch bereit, etwas zu ändern.

Keine Chance dem Stress

Den Stress einfach wegmeditieren

Wie aber kann das gehen, inmitten unseres hektischen Alltags abzuschalten und zu sich selbst zu finden? Immer wieder empfohlen wird autogenes Training oder Meditation. Doch das lehnen wiederum viele mit der Begründung ab: zu abgehoben, zu aufwendig. Gerade für diese Skeptiker haben amerikanische Wissenschaftler an der amerikanischen Harvard-Universität eine Methode der Entspannung entwickelt, die wirklich jeder durchführen kann, ohne zuvor einen Kurs machen zu müssen.

Es ist eine vereinfachte Form der Meditation, die sogenannte »simple Meditation«. Das Geheimnis dabei: Die Entspannung läuft nicht über eine ganz spezielle Methode, sondern über die Konzentration auf die vielen kleinen und kleinsten Dinge des Lebens, die wir nur mehr nebenher oder gar nicht mehr beachten – eine tolle Möglichkeit, um für ein paar Minuten aus der Hektik des Alltags auszusteigen und neue Kräfte zu tanken.

Wichtig ist. die »simple Meditation« bewusst einzuleiten. Denn: Stress erfasst uns automatisch und unwillkürlich, und die dagegen notwendige Entspannung kommt nicht von selbst, sondern muss gezielt herbeigeführt werden.

Und so funktioniert die sogenannte »simple Meditation«:

- Die »Lippenbremse« zur Entspannung: Wenn man sehr gestresst, gereizt oder frustriert ist, geht man an die frische Luft oder ans geöffnete Fenster. Aufrecht hinstellen und tief durch die Nase einatmen. Dann die Lippen fest zusammenpressen und durch den Mund ausatmen. Das heißt: Man presst die Luft gegen den Widerstand der Lippen heraus. Das entspannt außerordentlich. Denken Sie dabei an nichts anderes als an diesen Vorgang.
- Gehen Sie in den nächsten Park oder in den Garten. Suchen Sie eine gerade Strecke, und gehen Sie auf diesem Weg dann einfach hin und her. Vergessen Sie rund um sich alles andere. Konzentrieren Sie sich nur aufs Gehen. Beobachten Sie, wie Sie einen Fuß vor den anderen setzen. Erleben Sie ganz bewusst, wie Ihre Fußsohlen Kontakt mit dem Boden aufnehmen, Kraft aus der Erde holen.

Stress einfach wegkauen

Wer Stress hat und zur Ruhe kommen möchte, der kann einfach zuckerfreien Kaugummi kauen. Untersuchungen an der Berliner Charité haben ergeben, dass Kaugummikauen Stress abbaut und auch stressbedingtem nächtlichem Zähneknirschen vorbeugt.

Abschalten und Entspannen

- Die wohl einfachste Übung: Setzen Sie sich an einen Tisch. Nehmen Sie eine Orange zur Hand, eine Mandarine, eine Grapefruit oder auch einen Apfel. Machen Sie diese Frucht vorübergehend zum Mittelpunkt Ihres Lebens. Atmen Sie den Geruch ein. Tasten Sie sie mit den Fingern ab. Denken Sie darüber nach, woher diese Frucht kommt, welche wertvollen Inhaltsstoffe sie liefert. Dann schälen Sie sie langsam und essen Stück für Stück, ganz konzentriert. Klingt unglaublich, funktioniert aber: Ein einfacher Essvorgang wird zu einer wertvollen Entspannungsübung, die Ihnen im größten Stress wieder neue Vitalität gibt. Schöner Nebeneffekt: Man gewöhnt sich das gedankenlose In-sich-Hineinstopfen ab.
- Legen Sie sich flach auf den Boden, und zwar auf den Rücken, ohne Schuhe und Strümpfe. Betten Sie den Kopf bequem auf eine Nackenrolle, und beobachten Sie nun der Reihe nach all Ihre Zehen. Bewegen Sie sie, und lassen Sie sich vom Spiel der Zehen faszinieren. Alles andere im Leben muss dabei unwichtig werden.
- Gehen Sie in die Natur hinaus, an einen Fluss oder einen kleinen Bach. Und nun schauen Sie einfach dem vorbeiströmenden Wasser zu. Wer zu Hause einen kleinen Zimmerspringbrunnen oder ein Aquarium hat, der beobachtet das kleine Schauspiel eben dort – wirkt genauso entspannend.

Das klingt doch alles ganz simpel, oder? Stimmt, ist es auch – und doch so wirksam, wie die Wissenschaftler der Harvard-Universität nachgewiesen haben. Mit diesen einfachen Übungen kann man nicht nur Stress abbauen, sondern auch erfolgreich dessen Begleiterscheinungen wie Kopfschmerzen, Verspannungen, Bluthochdruck, Schlaflosigkeit, Magenbeschwerden, Nervosität sowie chronische Schmerzen bekämpfen.

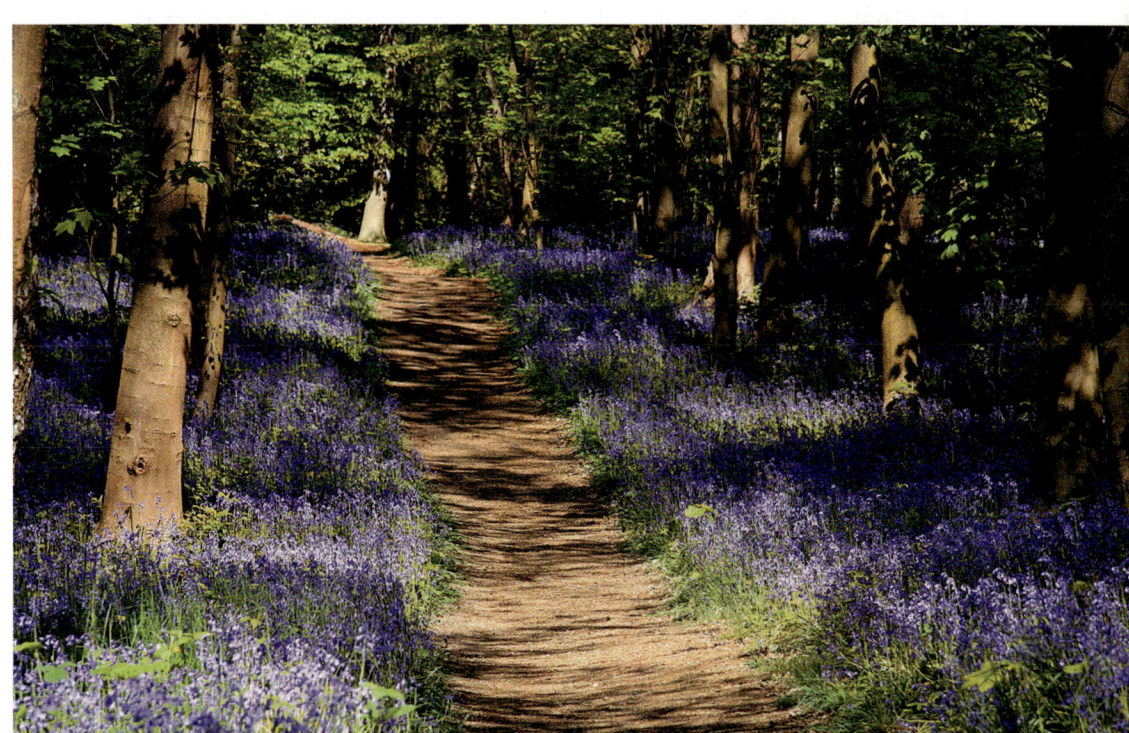

Keine Chance dem Stress

Schwingende Hände besiegen den Stress

Duft-Qigong – ein wunderbares Mittel für all jene, die unter Druck stehen, unter Stress, Erschöpfung, Lärm und Hektik leiden. Duft-Qigong ist nichts anderes als das Ausführen von einfachen Bewegungen und Übungen mit beiden Händen. Der seltsam anmutende Name ist doppelt begründet: Zum einen wird man durch die Übungen aufnahmebereiter für Düfte und Gerüche des Lebens, zum anderen scheidet man Gifte aus und »duftet« dann nicht sonderlich gut.

Der Grundsatz des Qigong beruht darauf, dass man durch Atmungs- und Bewegungsübungen Schwingungen im Körper erzeugt, mit denen man die körpereigene Energie harmonisiert und besser der Umwelt anpassen kann.

Das Schöne daran: Qigong kann jeder machen, weil es so einfach ist. Es gibt Hunderte von Qigong-Übungen, hier eine kleine Auswahl:

- Stellen Sie sich locker hin, halten Sie die Hände mit den Handflächen zueinander, und schwingen Sie sie nun synchron in einem Bogen nach oben hin und her.
- Danach zeichnen Sie in der Luft mit den Händen einen Bogen nach unten.
- Schließlich schwingen Sie die Hände so, dass in der Luft eine querliegende Acht geschrieben wird.
- Danach führen Sie die Hände auseinander und zusammen, auseinander und zusammen.

Die Wirksamkeit von Qigong ist in Studien bewiesen worden: Bei Probanden wurden nach der Durchführung von Qigong-Übungen im EEG positive Veränderungen beobachtet.

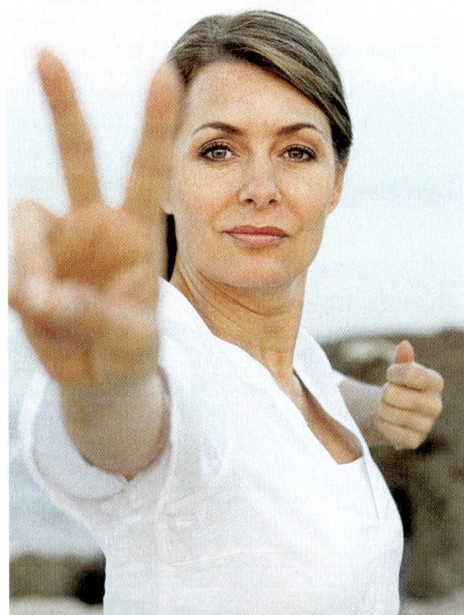

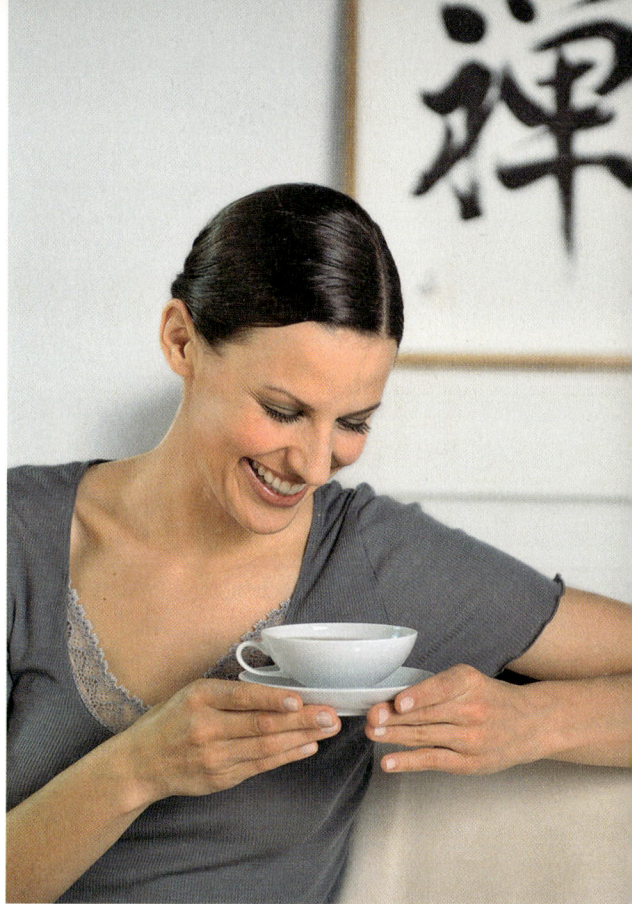

Schattenboxen

Wenn Sie total gestresst sind, wenn Sie sich seelisch und körperlich schlecht fühlen, dann können Sie sich ganz schnell wieder mit einer einfachen Übung aus der chinesischen Medizin aufbauen: mit Schattenboxen. Stellen Sie sich locker hin, hören Sie anregende Musik, ballen Sie die Hände zu Fäusten, und schlagen Sie damit in der Luft wild umher, als ob Sie gegen die Luft boxen wollten. Achten Sie darauf, dass Anspannung und Entspannung wechseln, dass Sie wirklich in der Luft einen Widerstand, den Sie sich vorstellen, kraftvoll überwinden.

Und noch ein Tipp: Wer unter einer beginnenden Erkältung leidet, aber noch nicht richtig krank ist, kann sich mit einem speziellen chinesischen Tee helfen. Dieser liefert dem Organismus Wärme und Energie, die Krankheitserreger werden bekämpft, das Wohlbefinden wird wiederhergestellt. Hier das Rezept:
Zu gleichen Teilen Holunder- und Lindenblüten (aus der Apotheke) mischen und 1 Esslöffel davon in eine Kanne geben. Dann 1 Zimtrinde und 1 dünne Scheibe einer Ingwerwurzel in 1/2 Liter Wasser aufkochen und mit dieser Flüssigkeit die Teemischung in der Kanne übergießen. Das Ganze 10 Minuten ziehen lassen, durchseihen, mit etwas Honig süßen, in kleinen Schlucken trinken.
Wenn Sie die Erkältung in drei Tagen loswerden wollen, streichen Sie sämtliche Kohlenhydrate und jegliches Fett. Essen Sie ausschließlich Gemüse und wenig mageres Fleisch. Ganz wichtig: reichlich trinken, mindestens 2 1/2 Liter täglich.

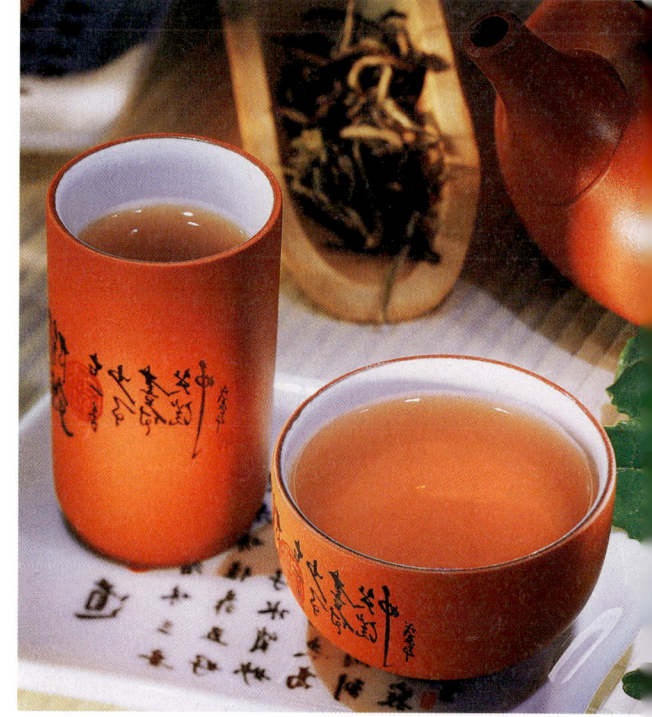

Keine Chance dem Stress

Noch mehr Entspannungstipps

Man kann noch einiges mehr tun, um »runterzukommen«, um dem Stress keine Chance zu geben. Ein Spaziergang, die klassische Milch mit Honig, ein entspannendes Bad, ein paar Hausmittelchen – den hilfreichen Tipps sind kaum Grenzen gesetzt.

Entspannen und genießen

Unbezahlbar: der Spaziergang an der frischen Luft, wann immer Zeit, Wetter und Gelegenheit es zulassen. Atmen Sie die Düfte der Natur ein – gerade im Frühling besonders hilfreich. Viele dieser Düfte sind verwandt mit biologischen Lockstoffen. Wenn sie durch unsere Nase ins Gehirn gelangen, lösen sie dort Glücksgefühle aus. Darum sind wir an manchen Frühlings- und Frühsommertagen besonders gut gelaunt.

Runterkommen und cool bleiben

Es gibt sie einfach, diese Tage, an denen man gereizt und streitlustig ist. Zum Glück gibt es dagegen verschiedene einfache Mittel, z. B. den Verzehr einer reifen Avocado – das baut Aggressionen ab. Aber auch ein Kräutertee kann beruhigend wirken: Mischen Sie je 20 Gramm Haferstroh, Kamillenblüten und Melissenblätter, 15 Gramm Heidekraut und Passionsblume. 2 Teelöffel dieser Mischung mit 250 Milliliter kaltem Wasser ansetzen, einmal aufkochen, 10 Minuten ziehen lassen, durchseihen. Täglich 3 Tassen davon trinken.
Oder trinken Sie Wasser mit Honig: zweimal am Tag ein Glas Wasser mit einem Teelöffel Honig verrühren und trinken. Lassen Sie jeden Schluck lange im Mund. Das beruhigt wunderbar. Schöner Nebeneffekt: Auch das Herz wird gestärkt.
Nach einem anstrengenden Tag, an dem man nicht abschalten kann und keine Ruhe zum Einschlafen findet, können ein paar Tropfen Melissen- oder Rosmarinöl auf das Kopfkissen geträufelt Wunder wirken.
Noch ein wirksames Rezept aus der Natur: Lassen Sie je 50 Gramm Hopfenzapfen und Haferkraut, 80 Gramm Gänsefingerkraut und 40 Gramm Silberweidenblätter in der Apotheke mischen. 3 gehäufte Esslöffel davon werden mit 1/2 Liter dunklem Bier aufgekocht. Das Ganze 15 Minuten ziehen lassen und 30 Minuten vor dem Zubettgehen trinken.

Balsam für die Nerven

Total verlockend nach einem nervenaufreibenden Tag: ein erholsames Wannenbad. Aber auch eine entspannende Massage oder eine ausgiebige Dusche wirken auf Körper und Seele Wunder. Die ideale Zeit dafür ist zwischen 17 und 18 Uhr, denn zu dieser Tageszeit reagieren Haut

Abschalten und Entspannen

und Muskeln am besten auf die Massage und auf das warme Wasser. Und unsere Sinne können die Düfte von Badezusätzen besonders genießen.

Ein Tipp: Ins nicht zu heiße Badewasser (38 °C) einen Spezialmix geben. Erwärmen Sie 1 Tasse Bienenhonig im Wasserbad und verrühren Sie den Honig dann mit 1/2 Liter warmer Milch. Geben Sie diese Mischung ins Badewasser, und baden Sie 25 Minuten darin. Danach 30 Minuten im Bett ruhen.

Lavendelbad: Um ruhig und entspannt zu Bett zu gehen, hilft ein Lavendelbad. Überbrühen Sie 1 Handvoll Lavendelblüten mit 2 Liter kochendem Wasser. 10 Minuten zugedeckt ziehen lassen. Durchseihen und ins Badewasser gießen. 20 Minuten darin baden.

Gesund schwitzen: Diese Schreckensmeldung hat Millionen Saunafreunde schockiert – Saunieren soll dumm machen. Dabei haben Untersuchungen der Uni Erlangen lediglich ergeben, dass man nach zwei Saunagängen durch die Hitze vorübergehend geistig blockiert ist. Das aber gibt sich rasch wieder, wenn man viel Wasser trinkt. Was bleibt ist: Man kann in der Sauna herrlich abschalten und Stress abbauen – ganz abgesehen von den sonstigen positiven Auswirkungen auf den Organismus.

Massage gegen Muskelverspannungen

Herrliche Aussichten für ein kuscheliges Wochenende voller Zweisamkeit: Jetzt sollten Sie sich etwas Zeit füreinander nehmen und Ihrer Partnerin oder Ihrem Partner eine ausgiebige Massage gönnen. Diese löst Muskelverspannungen in Nacken und Schultern und sorgt für beiderseitiges Wohlbefinden.

Als Massageöl empfehlen sich hochwertiges Lavendel- oder Johanniskrautöl. Wichtig dabei: Massageöle sollte man nie direkt auf die Haut geben und einmassieren, sondern das Öl vorher anwärmen oder mit den Händen etwas vorwärmen. Erst dann massiert man es von der Hand in die Haut ein: mit Streicheln, Reiben, Klopfen und Kneten.

Eine gute Massage sollte mindestens 30 Minuten dauern, damit man auch richtig entspannen kann. Danach hüllt man sich in einen angewärmten Bademantel und kuschelt sich wohlig ins Bett oder aufs Sofa. Gibt es etwas Schöneres?

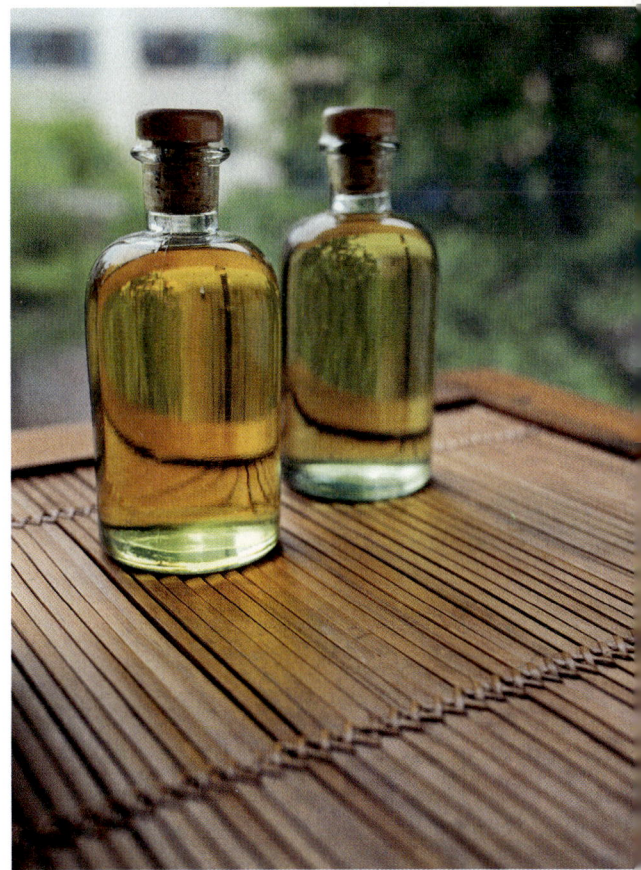

Keine Chance dem Stress

Die heilende Kraft der Musik

Musik ist viel mehr als nur ein Genuss für die Ohren, sie hat auch heilsame Wirkung auf alle Stressgeplagten unter uns. Musik bedeutet Entspannung und Auftanken. Sich zurückziehen und in Ruhe seine Lieblingsmusik zu hören, kann das perfekte »kleine Glück« sein. Man ist schlecht drauf, hat Kopfschmerzen, ist völlig verspannt, fühlt sich einfach nicht wohl... und hört Musik. Und fühlt sich mit einem Mal besser. Wie kann das sein? Schon in der Antike hat man der Musik magische Kräfte zugeschrieben, weil sie nachweislich stimmungsaufhellend wirken kann. Im 9. Jahrhundert bereits setzten arabische Ärzte die Musik als Therapie gegen verschiedene Krankheiten ein. Und dieses Wissen ist auch heute noch aktuell. Namhafte Wissenschaftler haben in Untersuchungen nachgewiesen: Es gibt die heilende Kraft der Musik, Musik ist wichtig für Gesundheit, Fitness, Vitalität und Wohlbefinden. Aber, ganz wichtig – es muss Musik sein, die beruhigt, die als angenehm empfunden wird und die nach ganz bestimmten Gesichtspunkten komponiert und aufbereitet wurde. Worin besteht nun die Heilkraft der Musik?
Auf Anregung von Herbert von Karajan wurde vor Jahren an der Universität Wien geforscht und herausgefunden, dass sanfte, fließende Melodien und ruhige Musik positive Mechanismen in unserem vegetativen Nervensystem auslösen. Im Gehirn entstehen sogenannte Polypeptide, Botenstoffe, die für Entspannung, Glück und Wohlbefinden sorgen.

Interessant ist ein Blick auf die Wirkung der Musik der verschiedenen Komponisten und Stilrichtungen auf die menschliche Seele:

- Mit Liedern von Franz Schubert können wir Liebeskummer, Frust und Stress bekämpfen.
- Musik von Johann Sebastian Bach – vor allem seine Toccata – kann schwache Nerven stärken.
- Der Bolero von Ravel vermag depressive Zustände zu lindern oder unter Umständen ganz zu heilen.
- Beethovens Mondscheinsonate wirkt gegen Stress.
- Chopins Nocturnes oder Tschaikowskis Schwanensee senken zu hohen Blutdruck.
- Musik von Mozart macht Schmerzen bei der Zahnbehandlung und Zahnschmerzen allgemein erträglicher.
- Mit Walzermusik von Johann Strauß und mit Schuberts Ave Maria stärkt man die Nerven.
- Evergreens und Oldies wirken wunderbar gegen Konzentrationsstörungen und machen auch bei wenig Schlaf fit.
- Bei Schlafstörungen wirkt das Wiegenlied von Brahms: »Guten Abend, gut Nacht«. Es wurde von ihm bewusst als

Abschalten und Entspannen

Einschlafhilfe komponiert und in der Folge von ihm selbst mehrmals umgeschrieben, bis ihm Eltern bestätigten: Es wirkt. Seither haben Millionen Mütter und Väter mit diesem Lied ihre Kinder in den Schlaf begleitet.
- Sanfte Barmusik kann bei einer Gastritis zu einer schnelleren Heilung führen.
- Charleston vertreibt schlechte Laune.

Eine besondere Rolle in der Arbeit mit Musik und ihrer Wirkung auf die Gesundheit kommt dem 1972 auf Initiative von Sir Yehudi Menuhin gegründeten Internationalen Zentrum für Musiktherapie in Paris zu. Seither arbeiten Wissenschaftler, Psychologen, Psychotherapeuten und Ärzte in aller Welt mit mehr als 400 medizinischen Zentren und Kliniken zusammen. Ein wichtiger Punkt ihrer Arbeit: In ihrem Auftrag werden von namhaften Komponisten Melodien und Rhythmen erarbeitet, die man im Kampf gegen viele Erkrankungen und Befindlichkeitsstörungen einsetzt. So sind spezielle Musikstücke entstanden, die sich als Therapie gegen Verspannungen, Ängste, depressive Verstimmungen, Erschöpfung und vieles andere bewährt haben, mit denen man aber auch die natürlichen Abwehrkräfte stärken und Gesundheitsvorsorge betreiben kann. Man kann diese Musikarrangements seit kurzer Zeit unter der Bezeichnung »Musik & Gesundheit« auf CD im Musikhandel kaufen. Insgesamt gibt es 30 verschiedene CDs zur Auswahl, jede mit einer anderen Wirkung auf die Gesundheit. Besonders erfolgreich sind Musikstücke, die speziell für Kinder komponiert worden sind: für ein besseres Einschlafen oder für den Abbau von Ängsten und Schulstress.

Wer Musik erfolgreich als Therapie anwenden will, muss einiges beachten:

- Nehmen Sie sich für jede Sitzung mindestens 25 Minuten Zeit.
- Sorgen Sie immer dafür, dass Sie sich die Musik ungestört, am besten allein, anhören können. Auch das Läuten des Telefons kann ablenken!
- Sie sollten dabei nichts tun, nur zuhören. Wer sich schlecht konzentrieren kann, sollte die Musik am besten über Kopfhörer hören.
- Setzen Sie sich locker hin, schließen Sie die Augen. Das hilft Ihnen, sich voll und ganz der Musik hinzugeben.
- Tragen Sie bequeme, lockere Kleidung.
- Genießen Sie die Musik idealerweise nicht mit leerem, aber auch nicht mit zu vollem Magen.
- Wenn die Musik zu Ende ist, dann lassen Sie zunächst eine Weile die Stille auf sich wirken. Stürzen Sie sich nicht sofort wieder in den Trubel und in die Hektik des Alltags.

Selber singen

Wie wäre es mal damit, selber zu singen? Nicht nur Musik hören, auch selber singen ist gesund. Beim Singen kann man Stress und Ängste abbauen, denn dabei werden im Körper die oben genannten Botenstoffe ausgeschüttet. Sie aktivieren die Produktion von Glückshormonen und die Immunabwehr. Singen stärkt Atemwege, Herz und Magen und hilft gegen Kopfschmerzen, Migräne und Rheuma. Studien der Freien Universität Berlin haben gezeigt: Auch aktives Musizieren stärkt die Konzentration und macht geistig fit. Ganz besonders kann man das bei Schulkindern beobachten.

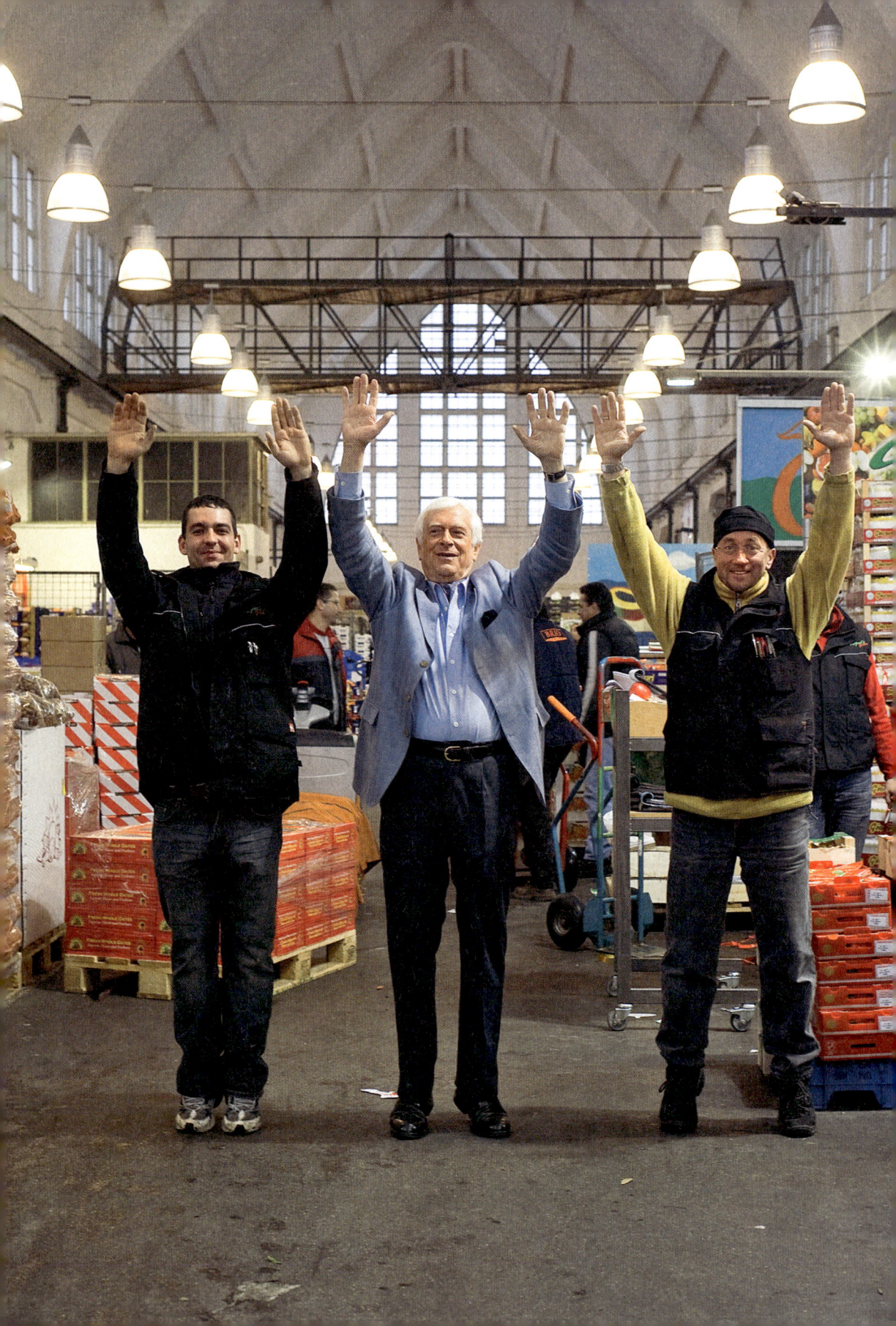

Stressfrei in Beruf und Alltag

Positiver Stress, auch Eustress genannt, ist wichtig, er beflügelt uns, macht uns kreativ, verleiht Vitalität. Der negative Stress, der Distress, entsteht dann, wenn die Belastung überhandnimmt, unerträglich und unüberschaubar wird. Permanenter negativer Stress kann mit der Zeit Herzinfarkt, Bluthochdruck, Schlaganfall, Schlafstörungen, Magengeschwüre und Erkrankungen der Schilddrüse auslösen. Stress kann dick machen, denn in Stresssituationen wird das Hormon Kortisol ausgeschüttet. Und das regt den Appetit an. Stress lässt die Zellen unseres Körpers früher altern. Das Immunsystem wird geschwächt, und Stress blockiert Energie, vor allem, wenn man nicht genügend Schlaf hat. Die Folge: Man ist den ganzen Tag erschöpft.

Keine Chance dem Stress

Tipps & Tricks gegen Stress

Stressfest mit den fünf großen »L«

Prof. Dr. Dr. Johannes Huber von der Wiener Universitäts-Frauenklinik nennt als Schutzmaßnahme gegen Stress
- **Lernen:** Wer sein Gehirn ständig trainiert, wer geistig fit bleibt, ist auch stressfest.
- **Laufen:** Wer regelmäßig Freizeitsport treibt, wird nachgewiesenermaßen besser mit Stresssituationen fertig.
- **Lachen:** Wer sich darum bemüht, einmal am Tag aus vollem Herzen zu lachen, der wird kein Sklave von Druck und Hektik werden.
- **Lecithin:** Es stärkt die Zellen und ist Ausgangsstoff für den Botenstoff Acetylcholin, der ist für unsere geistige Fitness sehr wichtig.
- **Liebe:** Sie ist ein optimaler Schutz gegen Stress und seine negativen Folgen. Mehr dazu ab Seite 381.

Innerliche Anspannung lösen

Wenn Sie innerlich angespannt sind, dann merken das die anderen sofort: Die Stirn ist gefurcht, die Lippen sind starr, die Kiefer aufeinandergepresst. So bauen Sie die Verkrampfung ab: Runzeln Sie die Stirn. Ziehen Sie die Augenbrauen ganz nach oben, und drücken Sie mit der Zunge mehrmals gegen den Gaumen. Sie werden sehen, wie schnell Sie wieder locker und hübscher werden.

Stress zeigt sich auch sehr oft durch Verspannungen im Nacken und in den Schultern. Diese Verspannungen werden vom Kiefer aus gesteuert, weil die meisten Menschen in Stresssituationen die Zähne aufeinanderpressen. Man kann nun umgekehrt die Verspannungen verhindern: Lockern Sie Ihre Kiefer. Machen Sie mehrmals am Tag den Mund weit auf. Das wirkt hervorragend.

Ätherische Öle wirken beruhigend

- Besorgen Sie sich ein Fläschchen Lavendelöl. Geben Sie 10 Tropfen in ein Textiltaschentuch, und schnuppern Sie tagsüber immer wieder daran. Sie können aber auch direkt am geöffneten Fläschchen riechen. Die ätherischen Öle der Lavendelblüten wirken sehr beruhigend.
- Wenn Sie tagsüber unruhig und abgeschlagen sind und eine angenehme Raumatmosphäre schaffen wollen, dann geben Sie in eine Dessertschale mit Wasser 30 Tropfen Lavendelöl und 10 Tropfen Zitronenöl.
- Auch die ätherischen Öle der Rose wirken beruhigend und entspannend, und sie fördern den Schlaf. Tipp: Im Wohn-

Stressfrei in Beruf und Alltag

und im Schlafzimmer ein Schälchen mit einem feuchten Wattebausch aufstellen, darauf 5 Tropfen Rosenöl (Apotheke) geben. Das fördert ein entspanntes Raumklima, beim Einatmen nimmt man die beruhigenden Öle auf.
- Ganz besonders wertvoll: 30 Tropfen Rosenöl auf ein Taschentuch geben und immer mal wieder daran riechen. Das hilft garantiert und recht rasch gegen schlechte Laune.
- Düfte können auch richtige Muntermacher sein: Riechen Sie tagsüber an einem Fläschchen mit Pfefferminzöl, Thymianöl, Rosmarinöl oder Kampferöl, und geben Sie 20 Tropfen von einem dieser Öle in eine Schale mit Wasser. Sie können dann die verdunstenden ätherischen Öle aus der Raumluft einatmen.
- Atmen Sie den Duft von ätherischem Orangenöl ein, das belebt.

Ätherische Öle gegen Umweltstress

Leider nehmen die Umweltbelastungen immer mehr zu, und zwar nicht nur jene, die wir sehen, riechen oder schmecken können, sondern auch diejenigen, die wir nicht mit den Sinnen erfassen können, nämlich der Elektrosmog, eine Folge von intensiver Telekommunikations- und Computernutzung.

Ein Trost: Man kann etwas dagegen tun, auf ganz natürliche und noch dazu geruchstechnisch sehr angenehme Weise: durch Lavendelblüten. Ihre ätherischen Öle sind sehr wirksam im Kampf gegen den Elektrosmog, wie Naturwissenschafter der Universität von Texas nachgewiesen haben. Besonders empfehlenswert für all jene, die viel mit dem Mobiltelefon telefonieren, stundenlang am Computer sitzen, zwischendurch schnell mal was in der Mikrowelle aufwärmen und abends Fernsehen gucken – sie sollten zwischendurch immer wieder ein paar Tropfen Lavendelöl (aus der Apotheke) an den Schläfen, auf der Stirn oder im Nacken verreiben.

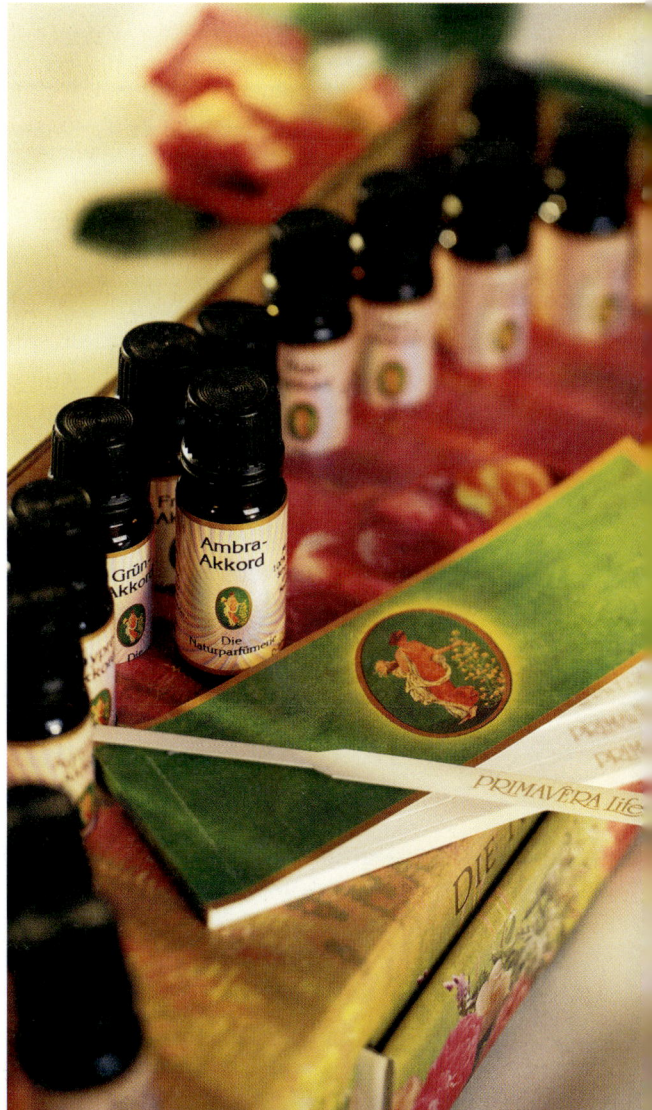

Keine Chance dem Stress

Entspannt ohne Medikamente

Wer einen harten Tag mit beruflichen Problemen vor sich hat, sollte möglichst früh aufstehen. Dann hat man einen höheren Cortisonspiegel im Blut. Der bleibt den ganzen Tag und macht stark gegen Stress. Greifen Sie nicht zu Tabletten, wenn Sie überfordert und von Stress geplagt sind. Schreiben Sie lieber ein Gedicht, oder malen Sie ein Bild. Es wurde nachgewiesen, dass Dichten und Malen Stress abbauen und sogar Schmerzen lindern können. Wenn das nichts für Sie ist, dann sollten Sie Sport treiben oder sich zu flotter Musik bewegen.

Gehören Sie zu jenen Menschen, die am Nachmittag ein Leistungstief haben und müde werden? Dann sollten Sie – wenn möglich – mittags 15 Minuten schlafen. Nicht länger. Ein kurzer Mittagsschlaf ist ebenso erfrischend und entspannend wie eine stimulierende Arznei und auf jeden Fall gesünder. Sollte das nicht möglich sein, können Sie auch diese leichte Übung beherzigen, die ein Mittagstief schneller und gesünder überwinden hilft als eine Tasse Kaffee: Hüpfen Sie zehn Minuten draußen auf einem Bein umher. Das macht Körper und Geist wieder fit. In der größten Not können Sie zwischen zwei Meetings auch zwischen den gefalteten Händen eine Holzkugel drücken, um den Stress abzubauen.

Das stärkt die Nerven

Gegen leichte Nervosität können Sie Popcorn knabbern, denn es enthält Lecithin. Wenn Sie allerdings sehr nervös sind, nehmen Sie besser 1 Esslöffel flüssiges Naturlecithin (Apotheke), das aus der

Ginseng macht stressfest

Die Ginsengwurzel, eine der ältesten Heilpflanzen der Welt, hat sich als ideale Energiequelle erwiesen. Dazu kommt noch, dass sich die asiatische Naturmedizin seit einiger Zeit bei uns großer Beliebtheit erfreut. Die Ginsengwurzel war bereits 2000 Jahre vor unserer Zeitrechnung im Fernen Osten eine anerkannte Heilpflanze. Sie wurde damals mit Gold aufgewogen und war nur Herrschern vorbehalten.

In Europa entdeckte man die heilsame Wirkung von Ginseng im 17. Jahrhundert. Aber erst um das Jahr 1920 begann man die Wirkung wissenschaftlich zu untersuchen. Das hochwertige Naturprodukt kommt aus Korea: nämlich Panax Ginseng C. A. Meyer. Es gibt roten und weißen Ginseng. Beide Arten stammen aus derselben Pflanze. Sie werden bloß unterschiedlich verarbeitet, chemisch und pharmakologisch gibt es keinen Unterschied. Es gibt den Ginseng-Extrakt in zwei Formen in der Apotheke: als Tabletten und als Tonikum.

Ginseng steigert die Konzentration um 18 %. Aber auch die Reaktionsfähigkeit im täglichen Leben wird verbessert. Man wird leistungsfähiger. Wer Ginseng nimmt, bringt mehr Energie an den Tag. So kann man zum Beispiel die gefürchtete Frühjahrsmüdigkeit mit Ginseng spielend in den Griff bekommen. Erschöpfungszustände werden rasch beseitigt. Man kann ihnen aber auch von vornherein vorbeugen. Ginseng macht stressfest. Nach einer Krankheit oder nach einer Operation kann sich der Organismus mit Ginseng rasch wieder erholen.

Stressfrei in Beruf und Alltag

biologisch angebauten Sojabohne gewonnen wird. Gegen den Stress im täglichen Verkehrsstau: ein zuckerfreier Kaugummi oder Rosinen. Stärken Sie Ihre Nerven mit Johanniskraut: Trinken Sie 1 Tasse Johanniskrauttee, oder nehmen Sie 2 Esslöffel Johanniskrautsaft in etwas Wasser aufgelöst. Bei besonders starker, lange andauernder Nervosität empfiehlt es sich, hoch dosierten Johanniskrautextrakt in Drageeform zu nehmen. Probieren Sie auch Melissentee gegen die Nervosität.

Kuscheln ist angesagt

Das Hormon Oxytocin erhält uns jung, sorgt für einen gesunden Blutdruck und für eine optimale Stressabwehr. Viel Oxytocin produzieren wir in unserem Körper ganz einfach: durch Schmusen, Streicheln und Umarmen. Auch Küssen ist gesund: Laut Weltgesundheitsorganisation bleiben Menschen, die viel küssen, widerstandsfähiger gegenüber vielen Krankheiten und altern langsamer. Wenn Sie niemanden zum Liebkosen haben, hilft auch Flirten weiter. Das baut ebenfalls Stress ab, regt den Kreislauf an und macht fröhlich. Wenn auch das nicht das Richtige für Sie ist, aber Sie nach einer Möglichkeit des Stressabbaus suchen, gibt es noch einen interessanten Tipp: Beschäftigen Sie sich nach Feierabend mit einem Haustier. Eine Studie von Prof. Dr. Karen Allen von der Universität New York hat ergeben: Blutdruck und Pulswerte, die durch den Stress außer Kontrolle geraten sind, werden in Gesellschaft eines Hundes, einer Katze oder eines Stubenvogels wieder optimal. Das bringt zumeist nicht einmal der Lebenspartner fertig.

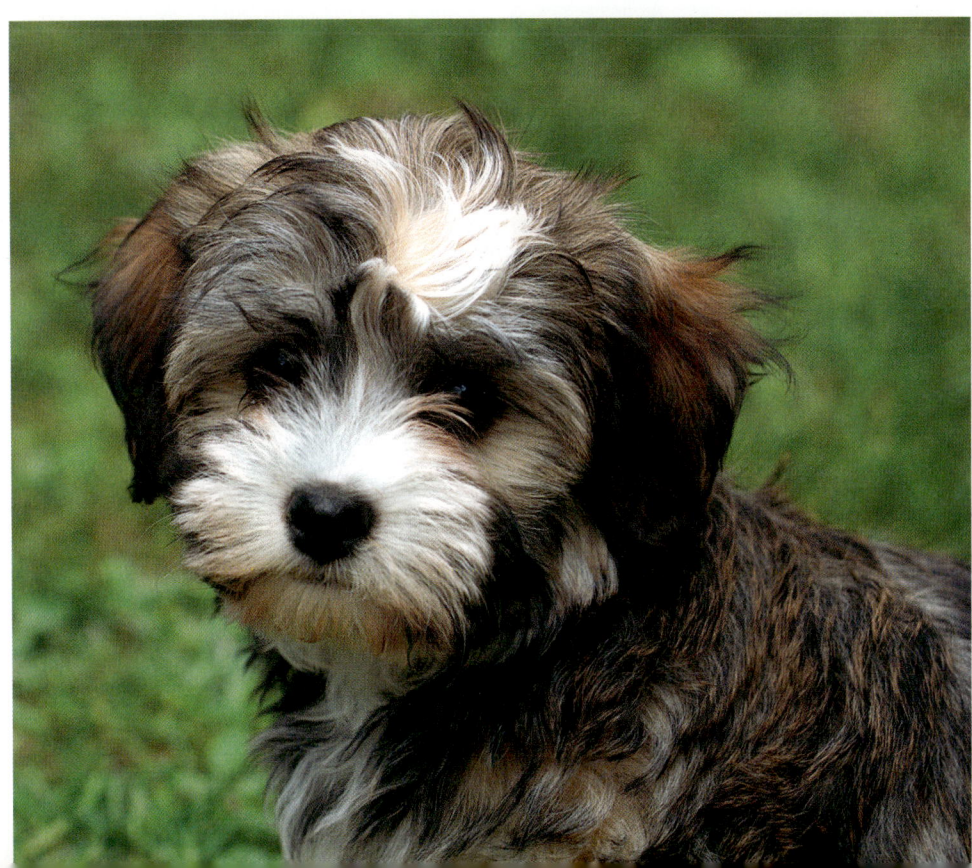

Keine Chance dem Stress

Ganz entspannt am Arbeitsplatz

- Sonnenwonne: Wer einen anstrengenden Vormittag am Arbeitsplatz hinter sich hat und sich gestresst und müde fühlt, der wendet den einfachsten Trick der Welt an: einfach für mindestens zehn Minuten hinausgehen und sich die Sonne auf Gesicht und Hände scheinen lassen – das wirkt Wunder. Man fühlt sich danach viel besser.

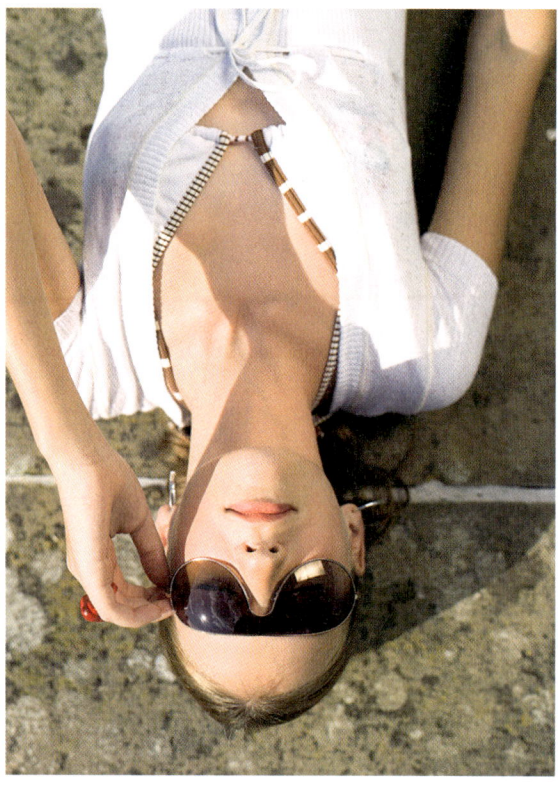

- Kopfkino bei Stress: Es gibt so Tage, da fühlt man sich vor lauter unerledigter Aufgaben und von all den Terminen, die anstehen schier erdrückt, total überfordert. Doch halt, bevor man vollends den Mut verliert, dem lieber schnell einen Riegel vorschieben: Lassen Sie in Ihrem Kopf einen Film ablaufen – stellen Sie sich ein Sonnenbad an einem einsamen Strand vor oder ein Abendessen mit lieben Freunden. Das gibt ganz schnell wieder Kraft.
- Rascher Stressabbau: Eine ganz einfache Übung, um dem Stress keine Chance zu geben: Beide Hände auf einen Schreibtisch oder auf einen Fotokopierer legen und sich so weit entfernt stellen, dass Arme und Oberkörper waagerecht in einer Linie gestreckt sind. Den Kopf locker nach unten hängen lassen. Strecken Sie sich, bis Sie im gesamten Rücken ein Ziehen verspüren. Tief atmen. Dann wieder lockerlassen. Die Übung drei- bis viermal wiederholen. In nur fünf Minuten ist man wieder völlig entspannt.
- Akupressur: Wer tagsüber viel Ärger und Stress hat, sollte sich dennoch – oder vielmehr gerade deswegen – Zeit für einen kurzen chinesischen Akupressurgriff nehmen. Dieser macht stark gegen Stress und Stressfolgen. Der entscheidende Punkt dafür liegt unmittelbar unterhalb der Unter-

Stressfrei in Beruf und Alltag

lippe in der Mitte des Kinns. Hier setzen Sie den Zeigefinger der rechten Hand an und klopfen und massieren sanft in kreisenden Bewegungen.

- Kamille gegen Ärger: Ärger über die lieben Kollegen und den Chef – das ist leider keine Seltenheit. Und das greift auch unsere Nerven an. Helfen kann – Kamillentee! Das haben britische Forscher herausgefunden. Kamillentee enthält große Mengen der Aminosäure Glycin. Und die stärkt und entspannt die Nerven. Also nicht nur bei Magenbeschwerden, sondern auch bei Stress und Ärger zu Kamillentee greifen.
- Noch ein Hausrezept: Auch die folgende Situation ist leider gar nicht so selten. Man schuftet den ganzen Tag ohne Pause, steht förmlich unter Strom – und dann hat man plötzlichen einen Einbruch, kann einfach nicht mehr. Jetzt tut rasche Abhilfe Not; und hier ist sie: Mischen Sie 2 Tropfen Zimtöl (Apotheke) mit 1 Esslöffel Honig, und lassen Sie dieses Elixier langsam auf der Zunge zergehen.
- Der Morgen hat gut gelaunt und mit einem gesunden Frühstück begonnen. Doch damit Sie gegen Mittag nicht in das »Elf-Uhr-Loch« fallen, wenn die Raumluft im Büro schlechter wird, und die Augen von der Arbeit am Computer müde und trocken sind, trinken Sie vormittags mindestens 1 Liter Wasser, und essen Sie zwischendurch Obst – Äpfel sind besonders zu empfehlen.

Der tägliche Kaffee gegen Verspannungen

Der Lichtblick in einem langen, aufreibenden Arbeitstag – die Pause mit einer guten Tasse Kaffee: das perfekte kleine Glück, eine wahre Arznei für Seele und Körper. Die Pluspunkte der Kaffeepause liegen auf der Hand: Stressabbau, Linderung von Verspannungen und Verkrampfungen, vor allem im Nacken- und Schulterbereich. Und danach geht's mit neuem Schwung und neuer Kraft erneut an die Arbeit, man ist besser gewappnet gegen Ärger, Intrigen und Mobbing.

Das erfreut alle Kaffeefreunde: Kaffee ist seinem Ruf zum Trotz nicht automatisch ungesund – sofern er in Maßen getrunken wird. In Maßen bedeutet dabei: zwei bis vier Tassen pro Tag. Bei zu niedrigem Blutdruck kann Kaffee sogar helfen.

Eine Studie aus Holland hat ganz aktuell ergeben, dass man sich auch um seinen Cholesterinspiegel keine Sorgen machen muss, wenn man täglich nicht mehr als fünf bis sechs Tassen Kaffee trinkt. Der muss allerdings mit Papierfilter zubereitet worden sein. Bei Kaffee aus Maschinen ohne Filter sieht's schon anders aus, da kann der Cholesterinspiegel um etwa 10 % ansteigen. Die Erklärung: Bohnenkaffee enthält außer Koffein auch noch die Substanzen Cafestol und Kahweol, die den Fettstoffwechsel der Leber stören und damit das schädliche LDL-Cholesterin erhöhen. Und beide Stoffe können ungehindert durch die Siebe der Kaffee- und Espressomaschinen dringen, während sie bei Filterkaffee im Papierfilz der Filter zurückbleiben. Auch im Instantkaffee sind diese Stoffe kaum noch enthalten.

Wichtig zu wissen: Kaffee treibt sehr. Trinken Sie daher nach jeder Tasse Kaffee ein Glas Wasser. Da sind dann auch die Nieren glücklich.

Keine Chance dem Stress

Speiseplan für starke Nerven

Vitalität am Morgen

Wer in unserer heutigen Zeit mitten im Leben steht, Familie hat und im Berufsleben Erfolg haben möchte, der braucht in erster Linie jeden Tag aufs Neue geistige und körperliche Energie. Wenn Sie morgens mit besonderer Vitalität und mit starken Nerven in den Tag gehen wollen, dann wenden Sie einen kleinen Trick an: Trinken Sie am Vorabend vor dem Zubettgehen 125 Milliliter Milch mit 125 Milliliter Wasser gemischt. Dieses Getränk ist leicht verdaulich und liefert dem Organismus wichtige Vitamine, Mineralstoffe und Spurenelemente. Und tags drauf zum Frühstück ein Müsli, das gibt gleich am Morgen Energie zum Bäumeausreißen.

Die wichtigsten Lebensmittel gegen Stress

- Wer viele Termine hat, der sollte für den Ausgleich reichlich Pfirsiche essen. Durch den hohen Anteil an Magnesium, Vitamin B_3, Selen und Zink kann der Pfirsich schlechte Stimmung wegzaubern und stark gegen Stressbelastung machen. Grüne Bohnen liefern viel Pantothensäure, auch Vitamin B_5 genannt. Das ist ein hochwirksames Anti-Stress-Vitamin.
- Wer viel zu tun hat und unter starkem Leistungsdruck steht, sollte ein Gericht aus grünen Bohnen essen. In den Bohnen konnte man auch pektinähnliche Substanzen nachweisen, die dazu beitragen können, zu hohe Cholesterinwerte abzusenken.
- Mais ist so reich an Vitamin B_1, dem Nervenvitamin, wie kein anderes Gemüse. Er enthält außerdem auch das Spurenelement Mangan, das gemeinsam mit dem Vitamin B_1 beruhigend und ausgleichend wirkt. Und Mais bietet viel Magnesium. Das macht locker und entspannt.
- Mit Johannisbeeren kann man viel für die Gesundheit tun. Heimische Sorten sind besonders wertvoll. Sie enthalten reichlich Vitamin C, das obendrein besonders rasch vom Körper aufgenommen wird. Daher kann man mit dem Genuss von Johannisbeeren Berufsstress bekämpfen und Sommererkältungen vorbeugen. Unser Immunsystem liebt Johannisbeeren.
- Spinat ist ein wahres Anti-Stress-Gemüse. Er enthält reichlich vom Anti-Stress-Mineral Magnesium und vom Nervenvitamin B_1. Spinat liefert aber auch interessante Mengen an Folsäure und schützt damit Herz und Kreislauf, bremst die Adernverkalkung, ist somit ein Jungbrunnen.
- Durch die beruhigenden Wirkstoffe Lupulon und Humulon im Hopfen kann man mit Bier die Nerven stärken und besser mit Stress umgehen.

Stressfrei in Beruf und Alltag

- Der erste Stress am Arbeitsmorgen lässt sich am besten mit einer Banane meistern. Denn enthält reichlich vom Anti-Stress-Mineral Magnesium (auf S. 139 finden Sie mehr zu den vielen gesunden Inhaltsstoffen der Banane).
- Zimt wirkt ebenfalls beruhigend auf unsere Nerven. Wer Zimtgebäck oder Zimtkuchen genießt, kann damit auch erfolgreich die Nervosität bekämpfen.
- Oder kauen Sie Kardamomkörner. Das ist praktisch für unterwegs.
- Eine leichte Mahlzeit zum Stärken der Nerven: 250 Milliliter Joghurt oder Milch mit 1 Esslöffel Honig. 250 Milliliter Vollmilch liefern übrigens rund 150 Kalorien und sind damit kein Getränk zum Durstlöschen, sondern eine vollwertige Zwischenmahlzeit.
- Wenn Sie tagsüber aufgrund von Arbeitsüberlastung nervös werden, dann holen Sie sich aus dem nächsten Obstladen zwei reife Avocados. Rohe Avocados beruhigen die Nerven und helfen gegen schlechte Laune. Sie sind reich an Vitamin C für die Abwehrkraft sowie gegen Stress, reich an Vitamin E für Herz und Kreislauf und an Vitamin B_6 für Muskeln und Blut. Die Kombination dieser Vitamine mit Mineralstoffen, Spurenelementen, Enzymen und ätherischen Ölen wirkt beruhigend auf gereizte Nerven.
- Gönnen Sie sich in hektischen Zeiten täglich ein Glas Sauerkrautsaft. Ähnlich wie Joghurt fördert auch Sauerkraut die Bildung von positiven Darmbakterien und stärkt damit die Immunkraft. Außerdem enthält das Kraut (und der Saft) viel Vitamin C sowie Vitamine der B-Gruppe, Magnesium und Kalium. Wer viel Sauerkraut isst oder Sauerkrautsaft trinkt, fühlt sich frischer, vitaler und kommt mit Stress besser klar.
- Wer jeden Tag drei bis vier Walnüsse isst, kann damit Stress abbauen und Konzentrationsstörungen bekämpfen. Walnüsse sollten roh genossen werden, werden sie erhitzt, verlieren sie viele ihrer wertvollen Inhaltsstoffe.

Nach einem hektischen Tag: So essen Sie den Stress weg!

Jeder von uns kennt das und hat das schon oft erlebt: Man hat den ganzen Tag enorm viel zu tun, steht unter Druck und ist schon am Nachmittag erschöpft und genervt. Und wenn man dann nach Hause kommt, fühlt man sich gestresst und ausgelaugt. Man hat keine Lust, auszugehen und ist für den Partner oder für Freunde eine große Enttäuschung. Das muss nicht sein. Sie können die Stressbelastung einfach wegessen. Das ist einfacher als man denkt:

- Beginnen Sie den Kampf gegen den Stress des Tages schon am Nachmittag. Gönnen Sie sich so zwischen 16 und 17 Uhr eine Portion Joghurt mit frischen Früchten. Joghurt erhöht den Vorrat an den beiden Aminosäuren Tryptophan und Tyrosin im Blut. Die beiden Eiweißbausteine vertreiben die Müdigkeit und schärfen den Geist, vor allem die Konzentration. Die positiven Bakterien im Joghurt bringen Ruhe und Harmonie in die stressgeplagte Darmflora, die Welt der schützenden Darmbakterien.
- Gegen 18 Uhr sollten Sie eine Handvoll Obst genießen: 2 Äpfel, 1 Grapefruit, 2 Mandarinen oder 1 Orange. Sie versorgen sich auf diese Weise mit natürlichem Fruchtzucker, gerade genug, damit das Gehirn vermehrt Glückshormone produzieren kann, ohne dass damit gleich eine extreme Insulinausschüttung ausgelöst wird.

Keine Chance dem Stress

Wenn Sie jetzt zu viel Zucker – durch süße Sachen – konsumieren, wird ein hoher Insulinspiegel erzwungen, der den Zucker rasch abbaut. Das würde dann wieder Müdigkeit, Stress und Heißhunger erzeugen.

- Zwischen 19 und 20 Uhr brauchen Sie eine stressabbauende Mahlzeit: gedämpftes, schonend zubereitetes gemischtes Gemüse mit Soja-Keimlingen. Das Gemüse liefert das Anti-Stress-Mineral Magnesium, die Soja-Keimlinge bringen viele B-Vitamine, vor allem Folsäure und Vitamin B, welche die angeschlagenen Nerven stärken. Und da Eiweiß ebenfalls hilft, Stress abzubauen, sollte man zum Gemüse Fisch genießen.
- 15 Minuten direkt nach dem Essen bitte keinen Kaffee oder Alkohol trinken. So schlimm es klingt: Eine Tasse Kamillentee wäre wunderbar. Die Kamille enthält ätherische Öle, die entspannend wirken und das überreizte Nervensystem beruhigen. Sogar Ängste können sie abbauen. Der Tee sollte mit wenig Honig gesüßt lauwarm langsam in kleinen Schlucken getrunken werden.

Nach diesem raffinierten Stundenplan haben Sie den Stress des Tages in die Wüste geschickt und können einen stressfreien, erholsamen Abend genießen.

Eisenmangel vorbeugen

Jeder fünfte Mitteleuropäer, vor allem Frauen, nehmen nicht genügend Eisen auf und fühlen sich erschöpft und ausgelaugt. Beugen Sie mit Sonnenblumenkernen, Rote Bete oder Soja diesem Mangel vor. Oder streuen Sie auf eine Scheibe gebuttertes Vollkornbrot 5 Esslöffel klein gehackten Schnittlauch. Sinnvoll ist die Kombination von Kartoffeln mit Quark. Auch Möhren, Kürbis, Grünkohl und Spinat sind gute Eisenlieferanten.
Wer aus Blattgemüse, Hähnchenfleisch und Hülsenfrüchten Eisen tanken möchte, der sollte dazu Orangensaft trinken. Das Vitamin C verbessert die Eisenaufnahme, Schwarztee hingegen blockiert sie.

Mehr Energie für den Tag

- Sind Sie tagsüber manchmal müde und erschöpft, dann kauen Sie einfach 3 Datteln. Der hohe Kohlenhydratanteil dieser Frucht besteht hauptsächlich aus leicht verdaulichem Invertzucker, der bereits im Mundspeichel gelöst, sofort von den Mundschleimhäuten aufgenommen wird und als Energie – auch für das Gehirn – zur Verfügung steht.
- Brauchen Sie noch mehr Energie, dann knabbern Sie zwischendurch 7 Mandeln, 7 Datteln und 7 Rosinen.
- 250 Milliliter Traubensaft geben, langsam getrunken, ebenfalls schnell Kraft an anstrengenden Tagen.
- Andere, sehr bewährte Rezepte sind: 1 Tasse warme Gemüsebrühe in kleinen Schlucken trinken, 1 saure Gurke essen oder ein Stück Vollkornbrot dick mit Senf bestrichen verzehren. Das alles kurbelt den Kreislauf an und gibt neue, schnelle Energie.
- Gedämpfte Kartoffeln mit Kräuterquark und Salz sind ebenfalls ein ideales Fitmacher-Essen.

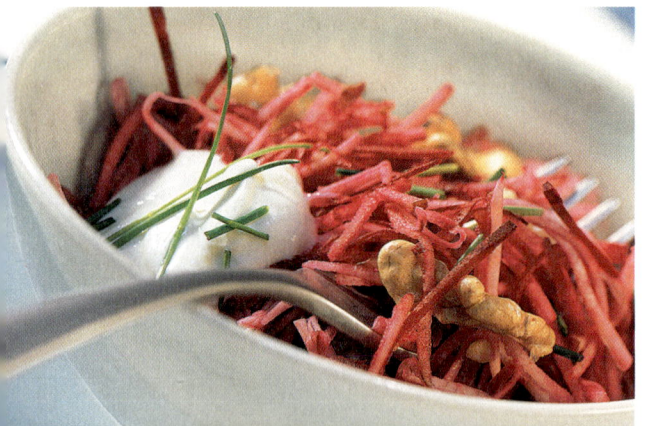

Stressfrei in Beruf und Alltag

- Gute Dienste kann ein kleines Stück Schokolade im Kampf gegen plötzlich auftretende Erschöpfung leisten – am besten Bitterschokolade, sie hat den höchsten Kakaoanteil.
- Auch Honig hilft gegen Erschöpfung. Nehmen Sie 1 Teelöffel Honig in den Mund, und lassen Sie diesen langsam auf der Zunge zergehen. Das ist noch effektiver mit 2 Tropfen Zimtöl.
- Wer morgens Mühe hat, wieder in Schwung zu kommen, kann auch auf nüchternen Magen 250 Milliliter Wasser mit 2 Teelöffeln Apfelessig und 2 Teelöffeln Honig trinken.
- Trinken Sie ansonsten gegen länger andauernde Müdigkeit und Erschöpfungszustände 3 Wochen lang dreimal täglich 1 Tasse Rosmarintee mit 1 Teelöffel Honig. Die ätherischen Öle aus dem Rosmarin geben Energie.
- Bei Energiemangel hilft es, über den Tag verteilt 4 Hagebuttenschalen intensiv zu kauen, und Schlafmangel können 250 Gramm Joghurt mit Nüssen und Früchten ausgleichen.
- Auch die Sonne ist ein guter natürlicher Stimmungsaufheller und Energiespender. Wenn sie scheint, sollte man am besten hinaus ins Freie gehen und sich 10 Minuten bestrahlen lassen. Das macht fit und sorgt für eine positivere Stimmung.

Körperwaschung

Um Müdigkeit zu vertreiben und wieder unternehmungslustig zu werden, sollten Sie 5 Esslöffel Obstessig in 1/2 Liter lauwarmem Wasser verrühren und damit den Körper abreiben. Danach duschen nicht vergessen!

Schokolade und Haferflocken contra Stress

Eine gute Nachricht für alle Schokoladenfans: Allein schon das intensive Riechen an Schokolade kann Stress abbauen und beruhigen. Die Wechselwirkung von Schokolade und positiver Stimmung ist wissenschaftlich belegt. In Schokolade ist ein Amin mit Namen Phenylethylamin enthalten. Es wird auch im Körper selbst erzeugt, jedoch in sehr geringen Mengen. Es beeinflusst das limbische System des Gehirns und hilft, positive Nervenimpulse weiterzuleiten.

Ideal sind auch Hafergerichte, insbesondere für Menschen, die großen körperlichen oder geistigen Belastungen ausgesetzt sind. Hafer ist ein besonders guter Langzeitenergiespender, der die Verdauung nicht belastet. Seine die Stimmungslage positiv beeinflussende Wirkung und sein Wohlgeschmack haben ihn zur beliebten Dauerkost für sportlich aktive Menschen gemacht. Besondere Bedeutung hat Hafer außerdem als Bestandteil cholesterinbewusster Ernährung erlangt. Wenn Sie an kalten und trostlosen Wintertagen kraftlos und schlecht gelaunt sind, essen Sie eine Hafermarksuppe, geben Sie Vollkornhaferflocken ins Müsli oder knabbern Sie Haferflocken mit Nüssen. Haferflocken wirken leistungssteigernd, geben geistige und körperliche Kraft und aktivieren den Botenstoff Dopamin, eine Vorstufe des Gute-Laune-Hormons Serotonin. Übrigens hilft Hafer auch gegen erhöhte Harnsäurewerte: Trinken Sie 3 Wochen täglich 1 Liter grünen Hafertee. Wie bei allen Kräuterteekuren sollte man danach eine Pause einlegen, da sich der Körper nach dieser Zeit an die Wirkstoffe gewöhnt hat und sie keine positive Wirkung mehr zeigen.

Gesundes Schlafen

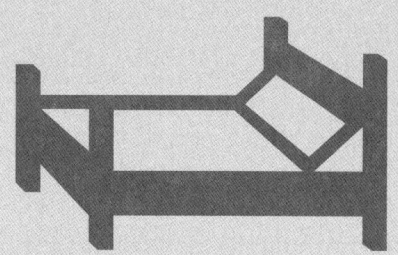

Die Dauer macht's

Dass viel nicht immer unbedingt viel bringt, jedenfalls was das Schlafen angeht, beweist eine aktuelle Studie der Universität von San Diego. Es ist gesünder, kürzer und dafür erholsamer zu schlafen, als ausgedehnt und dafür vielleicht unruhiger. Sieben Stunden reichen völlig. Ein Trost für all jene, die in heißen Sommernächten sowieso nicht lange schlafen können: Gerade in der warmen Jahreszeit kommt der Mensch mit weniger Schlaf aus.
Erholsame Siesta: Wenn es im Sommer so richtig heiß wird, sollten Sie es den Bewohnern des Mittelmeerraumes nachmachen und in Ihrer Freizeit irgendwo im Schatten ruhen und richtig faul sein. Das ist in dieser Zeit gesünder als jeder Sport.
Auch mal ganz früh ins Bett: Wer eine Zeit lang gegen seinen Biorhythmus gelebt, zu wenig oder zu viel geschlafen hat, der hat oft ein Defizit an Glückshormonen im Gehirn, kämpft mit schlechter Laune oder depressiver Stimmung. Ein hilfreiches Mittel dagegen: Gehen Sie einige Zeit richtig früh, gegen 20 Uhr, zu Bett, und stellen Sie den Wecker auf drei oder vier Uhr morgens. Am Morgen genießen Sie die ersten Sonnenstrahlen. Meistens hebt das die negative Stimmung.

Traumhaft gesund

Das ist kein Geheimnis: Schlafen ist nicht nur schön, sondern auch sehr wichtig für unsere Gesundheit. Möglichst ruhig, tief und ungestört sollte ein erholsamer Nachtschlaf sein. Ebenso wichtig für unsere Gesundheit ist – das Träumen. Es ist gar nicht übertrieben, Träumen als Naturarznei zu bezeichnen.
Dem Mittelalter und Sigmund Freud sei Dank – Träume galten von jeher als etwas Geheimnisvolles, Unheimliches. Seit dem Mittelalter gibt es die Traumdeutung, später waren dann die Traumanalysen von Freud bahnbrechend. Heutige Wissenschaftler aber sehen Träume ganz nüchtern: Jeder Mensch träumt jede Nacht. Das ist für uns lebenswichtig. Wer behauptet, nichts geträumt zu haben, kann sich schlicht und ergreifend nur nicht an den Traum erinnern. Man träumt jede Nacht sogar mehrere Träume. Die Aufgabe des Träumens ist klar: das Gehirn sozusagen von geistigen Abfallprodukten und Schlackenstoffen, die sich im Laufe des Tages im zentralen Nervensystem in Form einer schädlichen biochemischen Substanz angesammelt haben, zu säubern, sie abzubauen. Die Bezeichnung der Träume als »Müllabfuhr des Gehirns« ist da mehr als zutreffend. Außerdem verarbeiten wir

Gesundes Schlafen

beim Träumen unbewältigte Probleme des Tages und bereiten sie auf.
Studien in den USA haben erwiesen, dass Menschen, die am Träumen gehindert werden, auf Dauer seelisch und körperlich krank werden. Wer nicht träumen darf, kann nicht leben. Für diese Studien wurden Versuchspersonen an Elektroden angeschlossen, mit denen all ihre Reaktionen, ihr Denken in einen Computer gespeichert und auf einem Monitor sichtbar gemacht wurden. Man ließ die Probanden einschlafen, weckte sie aber immer dann, wenn sie von der Tiefschlafphase in die anschließende REM-Schlafphase eintraten, wo die meisten Träume stattfinden. Die Folgen waren erschreckend. Ohne Traumphasen wiesen die Testpersonen bald Symptome auf, die als Vorboten von körperlichen und seelischen Erkrankungen gelten können. Eindeutige Schlussfolgerung: Wer in einer lauten Umgebung lebt, wo nicht nur der Schlaf, sondern auch die Traumphasen gestört sind, kann binnen weniger Jahre sehr krank werden. Die typischen Leiden: Kopfschmerzen, Migräneanfälle, Nervosität, Aggressivität, depressive Verstimmungen, Atemnot, Herz-Kreislauf-Störungen, Durchblutungsstörungen.
Leider sind weder Alkohol noch Medikamente gute Schlafhilfen, denn sie stören und verkürzen die Traumphasen. Gedanken und Eindrücke des vergangenen Tages können nicht verarbeitet werden und belasten so auch noch den nächsten Tag. Zum Glück kann jeder von uns selbst eine Menge dazu beitragen, dass er ruhig und tief schläft und ungestört seine Traumphasen erleben kann. Zu einem gesunden Schlaf gehören im Laufe einer Nacht von dreiundzwanzig bis sieben Uhr früh insgesamt fünf bis sechs Tiefschlafphasen und fünf REM-Traumphasen.

Tipps für den richtigen Schlafrhythmus

- Essen Sie in den zwei Stunden vor dem Zubettgehen nichts mehr.
- Gehen Sie möglichst immer um die gleiche Zeit schlafen.
- Lüften Sie das Schlafzimmer. Die ideale Raumtemperatur: 18 bis 20 °C.
- Rauchen Sie abends nicht mehr, schon gar nicht im Schlafzimmer.
- Tragen Sie Nachtkleidung nur aus Naturfasern.
- Schlafen Sie auf einer Gesundheitsmatratze und mit einer leichten, atmungsaktiven Bettdecke.

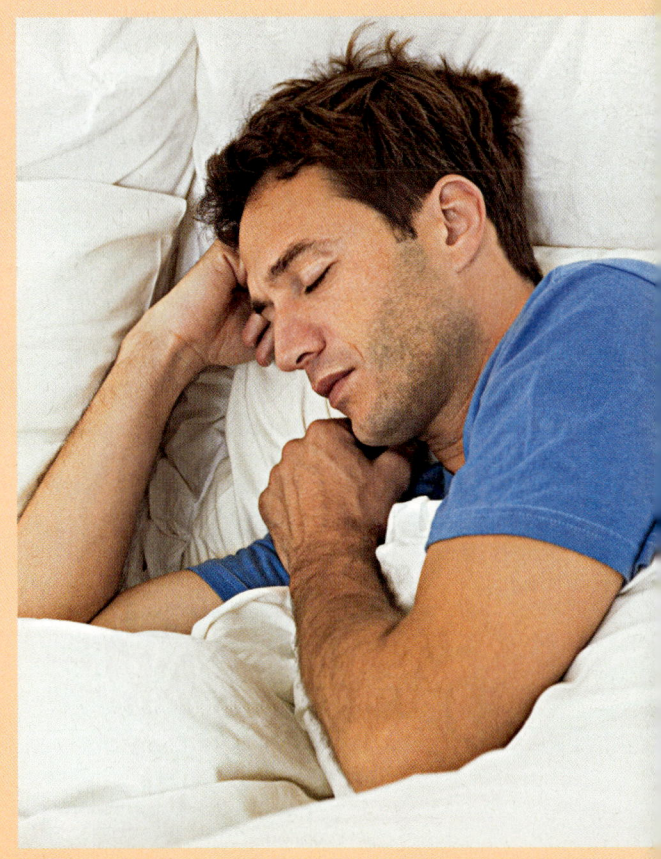

Wenn Sie schlecht einschlafen

Nicht wenige von uns leiden unter Schlafproblemen. Entweder fällt das Einschlafen schwer oder man wacht nachts auf und kann nicht wieder einschlafen. Am nächsten Morgen fühlt man sich wie gerädert, von Erholung keine Spur. Viele Betroffene leiden daraufhin tagsüber an Kopfschmerzen, Magen- und Darmproblemen sowie an Konzentrationsstörungen und fühlen einen deutlichen Leistungsabfall.

Viele greifen – meist ohne den Arzt zu befragen – zu Schlaftabletten und handeln sich damit starke Nebenwirkungen ein. Bevor man nämlich mit Kanonen auf Spatzen schießt, sollte man besser natürliche Ein- und Durchschlafrezepte anwenden:
- Trinken Sie abends 1 Tasse Baldrianwurzeltee.
- Lassen Sie 1 Tasse Milch in einem Topf ziehen, nicht kochen. Schälen Sie 1 große Zwiebel, schneiden Sie sie in zwei Hälften, und legen Sie diese mit den Schnittflächen nach unten in die Milch. Zugedeckt 15 Minuten ziehen lassen. Zwiebeln herausnehmen, die Milch mit Honig süßen und vor dem Zubettgehen schluckweise einnehmen.
- Massieren Sie vor dem Zubettgehen intensiv beide Fußsohlen.
- Betten Sie den Kopf nicht auf ein Kissen, sondern auf eine Nackenrolle.
- Träufeln Sie 20 Tropfen Lavendelöl auf ein Tüchlein, das Sie in der Nähe Ihres Kissens platzieren.
- Bereiten Sie sich einen Schlaftee zu: 1 Teelöffel Hibiskusblüten (Apotheke, Drogerie) mit einer Tasse kochendem Wasser überbrühen, 10 Minuten ziehen lassen, durchseihen, mit 2 Teelöffeln Honig und 2 Teelöffeln Melissengeist verrühren. Langsam trinken.
- Gehen Sie nicht unmittelbar nach dem Fernsehen zu Bett. Ihre Nerven sind dann noch zu sehr gereizt. Ein kleiner Spaziergang beruhigt oft.
- Neueste Erkenntnisse zeigen, dass Magnesium für einen ruhigen, ausgeglichenen und gesunden Schlaf sorgt. Magnesium entspannt, baut Stress ab, beruhigt und gibt dem Herz-Kreislauf-System Kraft. Besonders an hektischen Tagen ist es zu empfehlen, vor dem Zubettgehen eine Brausetablette Magnesium (240 mg Magnesium) zu sich zu nehmen. Durch das Magnesium wird weniger Stresshormon ACTH ausgeschüttet.

Zum gesunden Schlaf hat man auch an der Tufts-Universität in Boston, USA, Forschungen angestellt und nachgewiesen, dass ganz einfache Lebensmittel zum Abendessen eine ideale Bereitschaft für einen harmonischen Schlaf und ein stressfreies Einschlafen bieten. Die Grundaussage der Studie: Wichtig ist, dass in den Nahrungsmitteln ausreichend Kalzium sowie die Aminosäure Tryptophan enthalten sind. Beide wirken nämlich im Team als ideales Beruhigungs- und Antistress-Mittel.

Kalzium ist nicht nur wichtig für den Knochenbau. Es beeinflusst auch die Leitfähigkeit der Nerven im Gehirn. Liegt ein Kalzium-Mangel vor, dann leidet der Betreffende an nervös-ängstlicher Unruhe, im schlimmsten Fall unter Psychosen. Damit sind auch Schlafprobleme vorprogrammiert.

Tryptophan ist eine lebensnotwendige Aminosäure, die der Körper nicht selbst bilden kann. Sie kann aber aus Milch und Pflanzen gewonnen werden. Tryptophan

– auch schon in kleinsten Dosen – hilft beim Einschlafen. Es muss einfach vorhanden sein. Da in manchen Lebensmitteln sowohl das beruhigende Tryptophan als auch das munter machende Tyrosin enthalten sind, muss man darauf achten, dass man fürs bessere Einschlafen zu Nahrungsmitteln greift, in denen das Tryptophan die Oberhand hat.

- Diese Getränke und Speisen sollten Sie abwechselnd abends in Ihren Speiseplan einbauen, damit Sie optimal einschlafen und durchschlafen: 1 Glas warme Milch – noch besser: warme Milch gemixt mit 1/2 Banane –, Banane pur, gedämpfte oder geschmorte Auberginen, gedämpften Brokkoli, Spaghetti mit Basilikumsauce, Spinat, mit Erdnussbutter bestrichenes Brot.
- Hier noch das Rezept für einen Tryptophan-Cocktail zum ruhigen Einschlafen: 250 Milliliter Milch erhitzen, 2 Esslöffel Honig einrühren und die Honigmilch mit 1 Banane im Mixer mischen. 1 Stunde vor dem Zubettgehen schluckweise trinken.

Nicht nur für Kinder eine Freude: Märchen vor dem Einschlafen

Eine wohlige Erinnerung aus der Kindheit: sich Märchen vorlesen oder erzählen zu lassen. Halten Sie an dieser Erinnerung fest. Märchen, die Erwachsene und Kinder gemeinsam erleben, sind zweifelsohne ein »kleines Glück«. Halten Sie für Ihre Kinder den Märchen auch weiterhin die Treue – trotz des erschlagenden Kinderfilm-Angebots im Fernsehen und auf DVD. Nach Ansicht von Kinderpsychologen und Ärzten wären unsere Kinder heute weniger krank, wenn ihnen mehr Märchen vorgelesen und erzählt würden. Und nicht nur das: Auch die Erwachsenen würden sich oft besser fühlen.

Untersuchungen der Psychiatrischen Universitätsklinik in Freiburg und der Universitätsklinik für Neuropsychiatrie des Kindes- und Jugendalters in Wien haben ergeben:
- *Jeden Tag 15 Minuten lang ein Märchen, vorgelesen von den Eltern oder Großeltern, schafft eine enge Verbindung zum Kind. Die Kleinen schlafen danach besser und tanken Lebenskraft. Auch haben sie weniger Allergien und Hautprobleme. Ein Beispiel: Kinder, die an Neurodermitis leiden, weisen eine deutliche Verbesserung ihres Leidens auf, wenn sie täglich Märchen vorgelesen bekommen.*
- *Märchen regen die Fantasie der Kinder für den Alltag an, machen kreativ und bauen Aggressionen ab.*
- *Märchen beugen depressiven Verstimmungen vor, steigern die Lernfreudigkeit der Kinder in der Schule.*
- *Märchen stärken den Verdauungstrakt, Herz und Kreislauf.*

Aber bitte, liebe Eltern, gehen Sie die Märchenstunde nicht wie eine lästige zu erledigende Arbeit, sondern mit Freude an. Sie werden sehen: So eine gemeinsame Märchenerählzeit ist nicht nur eine Bereicherung für das Kind, sondern auch für Sie – denn Sie können sich dabei von jeglichem Alltagsstress erholen.

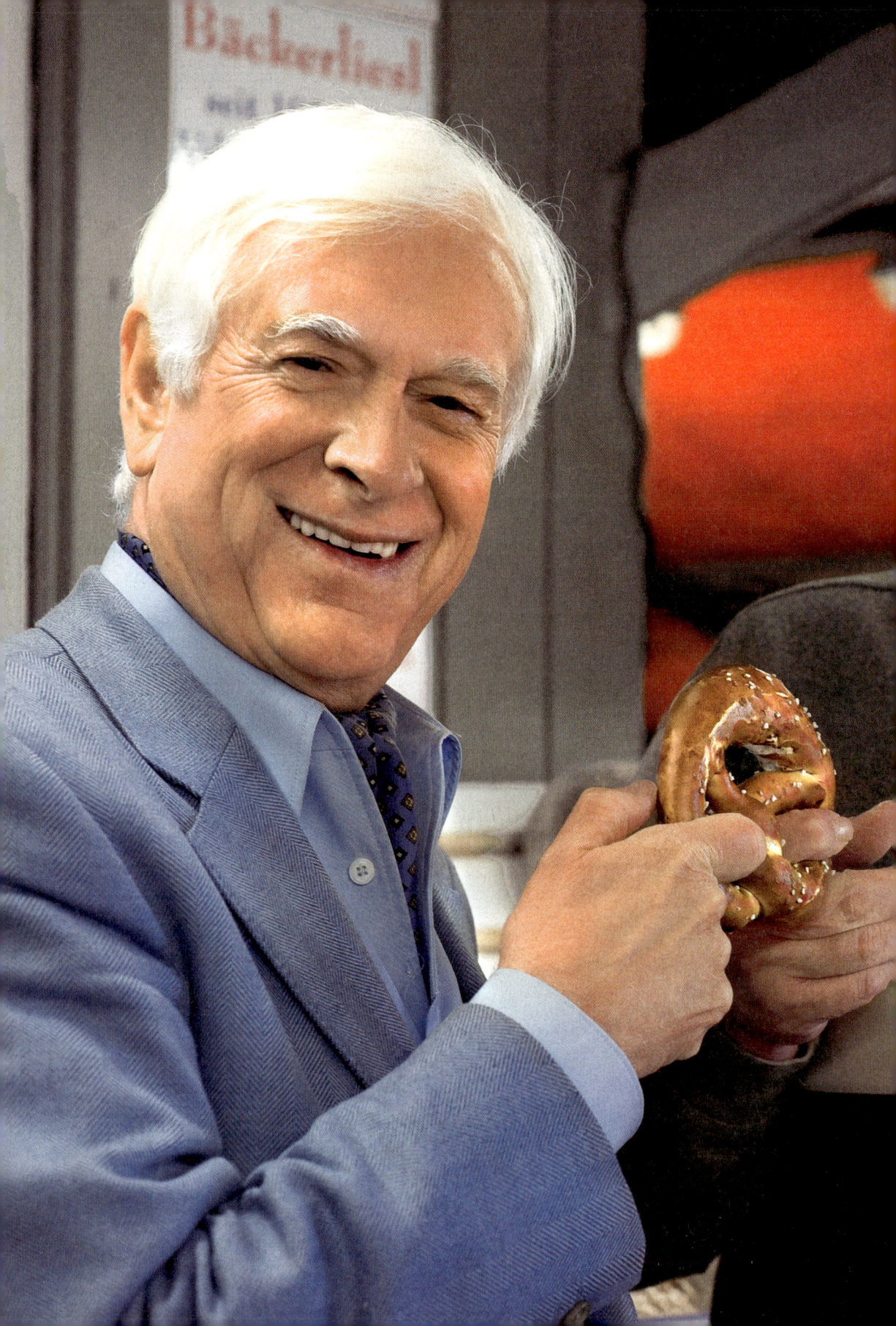

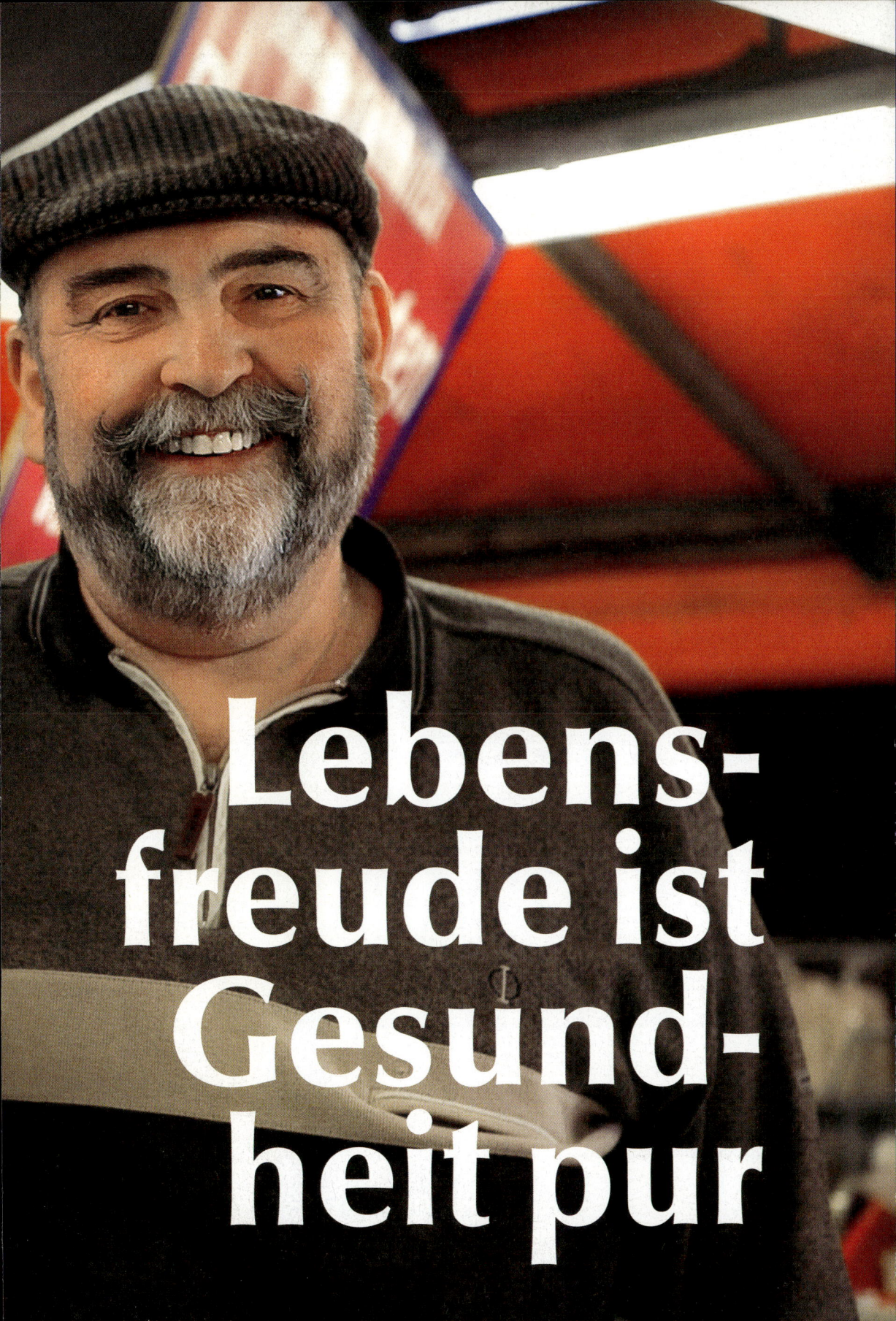

Lebens-freude ist Gesund-heit pur

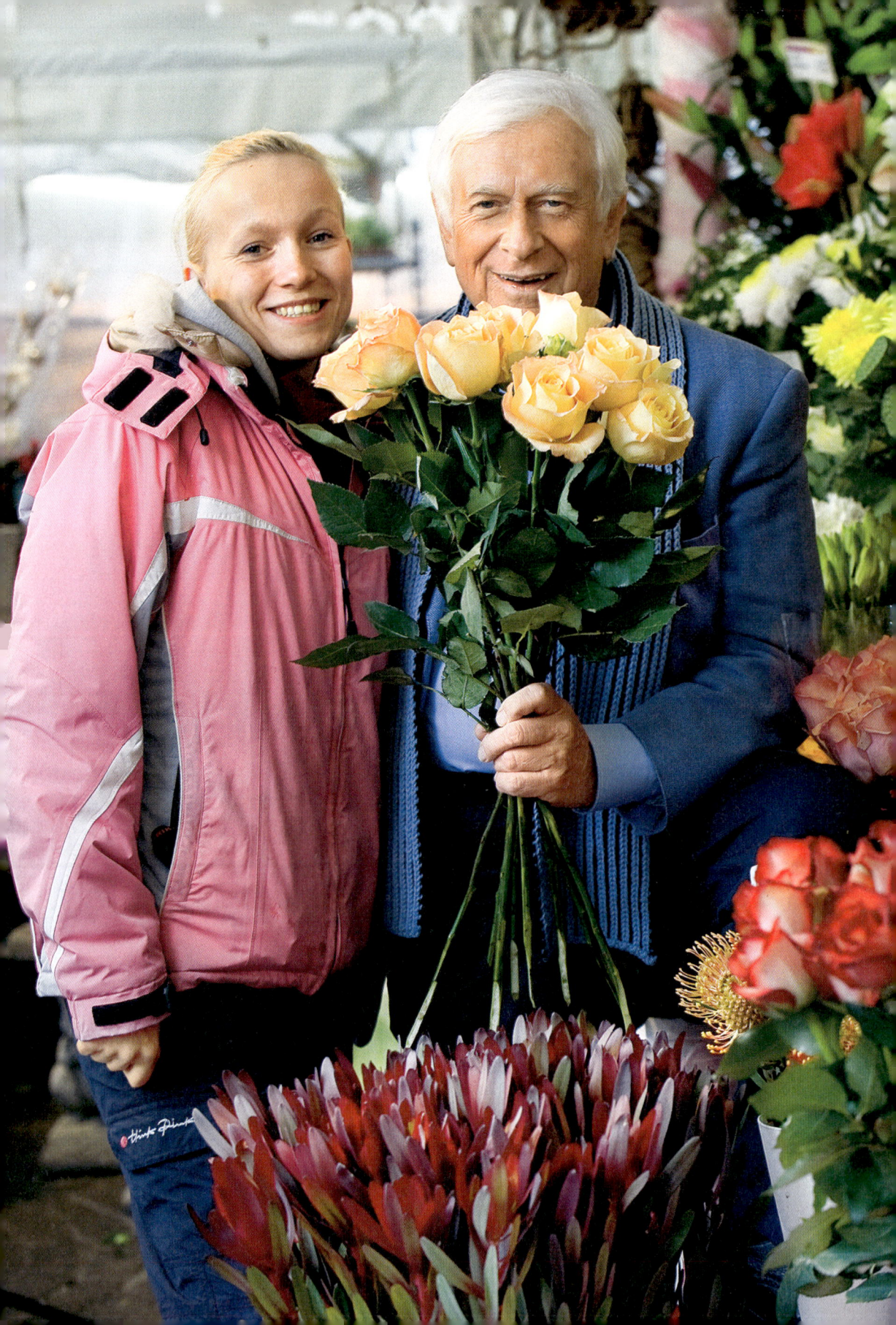

Sei glücklich, und du bist gesund!

Dass an dieser einfachen Formel etwas Wahres dran ist, haben wir schon immer geahnt. Und das haben wir dank einer britischen Studie nun auch amtlich. Wer glücklich ist, hat ein kräftigeres Herz, einen stabileren Kreislauf und ist den Tücken des stressigen Alltags gegenüber gelassener als unglückliche Zeitgenossen. Wissenschaftler der Carnegie Mellon University in Pittsburgh haben darüber hinaus nachgewiesen, dass die innere Kraft, die Stärke, die das Glück verleiht, vor Infektionen schützt und Schnupfenviren abwehrt. Unglückliche Menschen dagegen bekommen viel schneller eine Erkältung, einfach deswegen, weil ihr Immunsystem durch eine schlechte seelische Verfassung stark angegriffen ist.

Lebensfreude ist Gesundheit pur

Positiv denken!

Es ist erwiesen: Menschen mit einer positiven, bejahenden Grundstimmung sind mit ihrem Leben zufriedener als die Pessimisten, die ewigen Schwarzseher. – Klar, keiner von uns hat sich sein Naturell selbst ausgesucht. Aber dennoch ist es keine Zauberei, das Leben mit ein wenig mehr Optimismus anzugehen. Dazu gehört nicht viel, ein wenig guter Willen, etwas Bewegung, Musik, eine gesunde Ernährung, das richtige Maß an Aktivität und Entspannung – und bald werden Sie alles viel positiver sehen.

Lachen ist gesund

Vor Jahren stellte der damalige Chefarzt der Schwarzwald-Privatklinik Obertal, Dr. Hermann Geesing, erstmals sein Immuntraining vor. Ein wesentlicher Punkt in dem Gesundheitsprogramm: Einmal am Tag herzhaft lachen.
Damals mögen das viele eher als einen Witz angesehen haben, doch inzwischen sind namhafte Ärzte, Psychologen und Psychiater überzeugt: Lachen stärkt das Immunsystem.

Hier ein paar Fakten zur Heilkraft des Lachens:
- Lachen ist ein ideales Muskeltraining, denn es mobilisiert rund 80 Muskeln, angefangen vom Gesicht bis zum Unterleib. Dadurch werden auch Herz und Kreislauf aktiviert. Klingt unglaublich: Lachen kann sogar ein Ersatz für mangelnde tägliche Bewegung sein.
- Lachen aktiviert im Gehirn die Bildung von sogenannten Katecholaminen, anregenden Hormonen, die den Körper vielfältig schützen. Sie bekämpfen Aggressionen ebenso wie Entzündungen und erhöhen die Produktion von Endorphinen, körpereigenem Morphin, welches auf natürliche Weise Schmerzen bekämpft.
- Lachen stärkt das Immunsystem. Beim Lachen werden im Organismus biochemische Vorgänge ausgelöst, welche die Stresshormone bremsen und die Bildung von Glückshormonen fördern.

Positiv denken

Mit positivem Denken kommt man besser durchs Leben. Eine aktuelle Studie der amerikanischen Harvard-Universität hat ergeben: Die seelische Stimmung eines Menschen ist für seine Gesundheit so wichtig wie seine Gene. Menschen mit guter Laune haben eine höhere Lebenserwartung. Pessimisten sind öfter krank, leiden viel häufiger an Bluthochdruck und altern schneller.

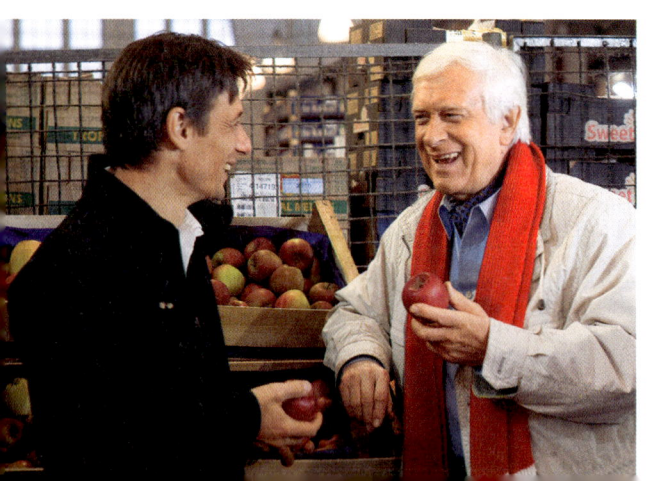

Sei glücklich, und du bist gesund!

Und die letzteren stärken bekanntlich das Immunsystem.
- Auch für unsere Atemtechnik ist Lachen wichtig: Die Bronchien werden gestärkt, weil wir beim Lachen intensiver atmen und verstärkt Sauerstoff aufnehmen. Dadurch werden gleichzeitig Magen und Darm besser durchblutet. Eine Studie an der Harvard Universität, bei der acht Jahre lang die Atemwege von 670 Männern im Durchschnittsalter von 60 Jahren untersucht worden sind, hat ergeben, dass die besten Lungenwerte jene Männer hatten, die am meisten lachten und optimistisch durchs Leben gingen.
- Lachen verbessert die Leberfunktion und steigert damit auch die Leistungsfähigkeit.
- Lachen hilft gegen Schlafschwierigkeiten, stärkt die Nerven und hilft Stress abzubauen.
- Lachen entspannt: Wer an schmerzhaften Verspannungen im Nacken und an den Schultern leidet, geht vielleicht ins Fitnessstudio, um die entsprechenden Muskeln zu trainieren oder um ein Entspannungstraining zu machen. Studien an der Universität München haben aber bewiesen: Wer 1 Minute herzhaft lacht, spart 45 Minuten Entspannungsübungen.
- Durch Lachen wird das vegetative Nervensystem saniert, sogar Migräne kann geheilt werden.

Schon mal etwas vom Humorquotienten gehört? Am Max-Planck-Institut in München errechnet man analog zum Intelligenzquotienten eines Menschen auch dessen HQ, den Humorquotienten. Je höher dieser ist, desto besser ist das für die körperliche und seelische Gesundheit. Also: Gehen Sie humorvoll durchs Leben.

Lächeln Sie

Schon ein Lächeln wirkt Wunder: Wenn Sie heute im Laufe des Tages einem Menschen begegnen, der Ihnen sympathisch ist, dann lächeln Sie ihm zu, und sagen Sie ihm dabei etwas Nettes. Das hat einen dreifachen Erfolg: Ihr Gegenüber freut sich und fühlt sich wohl. Und auch Sie selbst erleben, dass Sie sich danach viel selbstsicherer fühlen und besser gelaunt sind. Und für Ihren Körper bedeutet das: Der Kreislauf kommt so richtig in Schwung, das Immunsystem wird stimuliert.

Nehmen Sie nicht alles so tierisch ernst. Genießen Sie lustige Situationen. Das ist wichtig für Ihre Gesundheit.

Einfach mal die gute Laune einschalten

Eine gute Nachricht für all jene, die das Leben nicht so sonnig sehen: Schlechte Laune und depressive Verstimmungen sind kein unabänderliches Schicksal, das man ergeben hinnehmen muss, bis es wieder aufwärtsgeht – falls man es nicht schafft, die Ursache zu erkennen und zu bekämpfen. Hoffnung macht der Wiener Psychiater Dr. Stephan Rudas. Er ist überzeugt, dass es im Gehirn so etwas wie einen Schalter gibt, mit dem man die gute Laune wieder anknipsen kann.

Es existieren einige Tricks, mit denen man diesen Schalter aktivieren kann.
- Klar ist: Es gibt keine Lebensphase, in der man nur traurig oder nur glücklich ist. So bleibt selbst in guten Zeiten fast

Lebensfreude ist Gesundheit pur

immer im Hintergrund eine Sorge – vielleicht auch nur die Angst, dass die gute Phase bald wieder vorbei ist. Und umgedreht empfindet man auch in Zeiten der schlechten Laune irgendwo tief drinnen in der Seele Freude und Hoffnung. Man kann seine seelische Verfassung gezielt beeinflussen, indem man sich in Zeiten großer Probleme oder Sorgen auf Positives konzentriert. Jeder von uns hat Dinge, die ihm wichtig sind, die er besonders gern hat. Und genau darauf sollte man sich konzentrieren, wenn es einem nicht gut geht – man macht sich sozusagen selbst ein Geschenk: z. B. mit einem Buch, das man schon lange lesen wollte, oder mit einem guten Essen.

- Ganz wichtig: Handeln Sie! Es ist ein großer Fehler, in Zeiten schlechter Laune ergeben in dieser Stimmung zu verharren. Denn wenn man zu passiv bleibt, besteht die Gefahr, gar nicht mehr aus dieser Situation herauszukommen. Unternehmen Sie also etwas, werden Sie aktiv!

Eine Aufmunterung

Sind Sie mutlos, ängstlich, fühlen sich nicht gut? Dann versuchen Sie ein Naturrezept aus Großmutters Küche: 3 große getrocknete Feigen klein schneiden und so lange in 250 Milliliter Rotwein kochen, bis eine sirupartige Masse entsteht, diese abkühlen lassen. Man nimmt sie im Laufe des Tages löffelweise ein. Die Kur sollte alle zwei Tage und insgesamt drei Wochen durchgeführt werden.
Man benötigt für die komplette Kur 30 Feigen und 2 1/2 Liter Rotwein.

- Zum Aktivsein gehört auch, dass man mit Freunden über Ärger und Sorgen spricht und sich nicht von diesen zurückzieht, sich einigelt, bis es einem wieder besser geht. Gerade jetzt ist das Gespräch mit Vertrauten wichtig und heilsam.
- Mit Licht gegen die schlechte Laune ankämpfen: Am besten ist das natürliche Tageslicht und hier vor allem Sonnenschein, aber wenn der gerade nicht verfügbar ist, tut es auch künstliches Licht – davon dann aber möglichst viel: Machen Sie also in den Räumen, in denen Sie sich aufhalten, sämtliche Lichtquellen an.
- Essen Sie viel Obst und Gemüse und nur wenig Fleisch. Nahrung, die den Organismus nicht belastet, fördert die gute Laune.
- Wichtig, um der schlechten Stimmung den Garaus zu machen: die Leber aktivieren. Denn eine gut arbeitende Leber ist die beste Basis für gute Laune. Dazu diese beiden Übungen: Lassen Sie sich den Rücken entlang der Wirbelsäule bürsten oder kratzen.
Oder – wenn Sie alleine sind – reiben Sie die Handballen beider Hände aneinander. In beiden Fällen werden Nerven- und Energiebahnen aktiviert, die direkt zur Leber führen.
- Treiben Sie Freizeitsport. Ideal ist Laufen. Dabei werden im Gehirn Glückshormone freigesetzt, die jeden Ärger schnell vergessen lassen.
- Umgeben und kleiden Sie sich mit den Farben Gelb und Orange – das sind richtige Stimmungsaufheller.
- Unterstützen Sie Ihren Kampf gegen Ärger und Sorgen mit der Kraft der Natur: Nehmen Sie einige Zeit täglich 3 Dragees mit hoch dosiertem Johanniskraut-Extrakt (Apotheke).

Sei glücklich, und du bist gesund!

Mit Düften gegen bad vibrations

Das ist wohl jedem von uns schon einmal passiert: In einem Augenblick ist man noch müde, abgespannt, schlecht gelaunt, kraftlos und will nur eines: Ruhe. Und im nächsten Augenblick ist man plötzlich hellwach, die gute Laune kehrt zurück, ebenso unsere Kraft. Das Geheimnis hinter dem Umschwung: Wir haben einen Geruch wahrgenommen, der uns angenehm ist, der uns so richtig aufbaut. Amerikanische Psychotherapeuten der Universität in Durham haben in einer Studie herausgefunden: Nicht nur Geräusche und Geschmack, sondern auch Gerüche haben einen großen Einfluss auf unser Wohlbefinden, unsere Fitness und unsere Gesundheit.

Für die Studie hat man eine Gruppe von Frauen als Probandinnen ausgewählt, die ganz besonders starken Stimmungsschwankungen unterliegen: Frauen in den Wechseljahren, zwischen 45 und 60, sind oft gereizt, angespannt und depressiv. Während solche Frauen meist unter ärztlicher Kontrolle mit Hormonen behandelt werden, haben die Wissenschaftler in Durham bewiesen, dass in leichten Fällen oft Düfte genügen. Die Probandinnen konnten während einiger Tage aus fünf verschiedenen Düften wählen und sich damit verwöhnen. Die Palette reichte von blumig-fruchtig bis zu orientalisch-schwer. Im Anschluss daran mussten die Frauen einige Tage auf Parfums verzichten. Parallel dazu berichteten sie regelmäßig in Fragebögen von ihren jeweiligen Stimmungen und Gefühlen.

Das Ergebnis:
- Die Parfums wirkten wie eine sanfte Naturmedizin.
- Bei den meisten Frauen hatten die Duftwässer einen stimmungsaufhellenden Effekt. Die seelischen Tiefs

Angenehmer Raumduft

Bringen Sie frischen Wind in Ihre Wohnung – ganz natürlich. Machen Sie aus einigen Orangen Duftkugeln. Spicken Sie die ungeschälten Früchte mit Gewürznelken, und verteilen Sie sie in Ihrer Wohnung. Der Duft hebt die Stimmung und wirkt zugleich keimabtötend. Oder Sie verwenden ätherische Öle: An kalten Tagen sollte man ein paar Tropfen Zimtöl, Nelkenöl oder Orangenöl in eine Wasserschale geben – das macht den Raum behaglicher und wärmer. An warmen Tagen sollte man Zitronenöl, Eukalyptusöl und Pfefferminzöl einsetzen – Erfrischung pur.

Lebensfreude ist Gesundheit pur

verschwanden, ebenso Anspannung und Gereiztheit.
- Auch die unangenehmen körperlichen Begleiterscheinungen der Wechseljahre wie nächtliche Schweißausbrüche, Kopfschmerzen, Hitzewallungen und Gelenkbeschwerden ließen nach.

Was genau bewirken Düfte im Organismus? Die Studie hat ergeben, dass Regionen des Gehirns, in denen negative Stimmungen entstehen, durch die Geruchseindrücke positiv beeinflusst werden. Außerdem werden die sogenannten Neurotransmitter, die in den Wechseljahren in ihrer Aktivität nachlassen, durch die Düfte wieder aktivert. Obendrein rufen ganz bestimmte Düfte beim Menschen schöne Erinnerungen wach. Und die helfen ebenfalls mit, die Stimmung zu heben.

Die Heilkraft der Rosen

Auch Geschenke von Freunden, Verwandten oder dem Partner gehören zu den kleinen Freuden des Alltags. Zu den beliebtesten Aufmerksamkeiten gehört ein schöner Blumenstrauß. Besonders begehrt: Rosen.

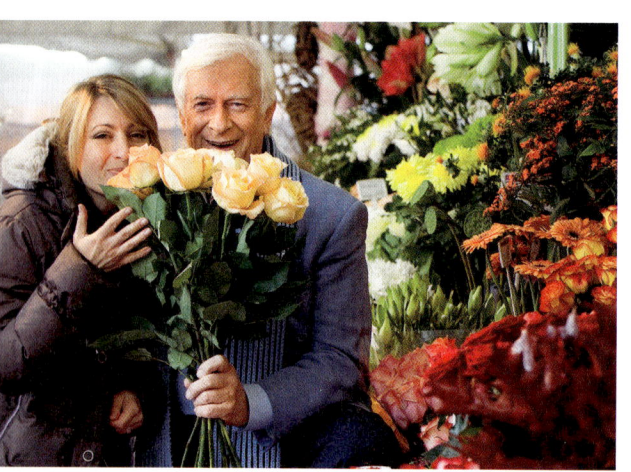

Besonderer Wohlfühltipp

Ein Wannenbad mit Rosenblüten. Füllen Sie 1 Handvoll getrockneter Rosenblütenblätter in einen Nylonstrumpf, und hängen Sie diesen unter das einfließende heiße Wasser in die Wanne. Baden Sie 25 Minuten darin, und atmen Sie dabei den Duft der Rosenblütenblätter tief ein.

Wer jetzt denkt, dass Rosen nur die Augen zu erfreuen vermögen, der irrt, denn Rosen können noch viel mehr als einfach nur schön sein. Sie verfügen über eine gewisse Heilkraft, wie französische Ärzte herausgefunden haben. Das Geheimnis der Rosen liegt in ihrem Gehalt an ätherischen Ölen – gerade natürlich im Sommer. Deswegen: Wo immer Sie eine Rose sehen, erfreuen Sie sich an ihrem Anblick, und riechen Sie intensiv bis zu fünf Minuten daran. Psychologen haben beobachtet: Schon der Duft von Rosen kann die Seele fröhlich stimmen, fördert positive Gedanken und stärkt die Immunkraft.

Aber die Rose kann sogar noch mehr: Das regelmäßige Einatmen von Rosenduft beeinflusst den Hormonhaushalt der Frau positiv, wie Gynäkologen in Paris herausgefunden haben.

Und für alle, die sich leicht stressen lassen: Beruhigen Sie Ihre Nerven, indem Sie tagsüber mehrmals Rosenöl (aus der Apotheke) unter die Nase reiben. Rosenblütentee aus der Apotheke verhilft zu guter Laune: 1 Teelöffel Rosenblütenblätter mit 1 Tasse kochendem Wasser übergießen, 2 Minuten zugedeckt ziehen lassen, durchseihen, mit etwas Honig süßen, in kleinen Schlucken trinken.

Sei glücklich, und du bist gesund!

Farben lassen die Seele lächeln

Wenn man einem Ärzteteam rund um den Pariser Arzt und Psychiater Prof. Dr. Pierre Emailleur glauben darf, kann man auf unglaublich einfache Weise etwas für die gute Laune tun – nämlich mit der eigenen Garderobe!
Pierre Emailleur hat sich mit dieser Frage im Rahmen einer Studie befasst, die von einer Gruppe von namhaften Modedesignern in Auftrag gegeben worden ist. Das ebenso interessante wie ungewöhnliche Ergebnis: Die Farbe unserer Kleidung kann für Körper und Seele eine Art Arznei sein. Emailleur gewann die Erkenntnis: Die Farben, die wir an uns tragen, sind mehr als eine unwichtige Äußerlichkeit. Sie wirken viel stärker auf uns, als wir vermuten. Wir können mit den Farben unserer Kleider die gesamte Vitalität sowie die seelische Verfassung beeinflussen. Diese Wirkung betrifft in erster Linie die Menschen, die die Kleidung selbst tragen, aber auch diejenigen, die mit den betreffenden Personen längere Zeit zusammen sind und die Kleidung deshalb vor Augen haben.

Wie wirken nun die Farben der Kleidung im Einzelnen?
- Lindgrün wirkt entspannend und beruhigend und hilft, Stress abzubauen.
- Dunkelgrün stärkt die natürlichen Abwehrkräfte des Organismus, die Zahl der Abwehrkörper nimmt zu. Besonders wichtig für alle, die gerade erkältet waren: Regelmäßig dunkelgrüne Kleidung tragen. Das fördert die Genesung und den Heilungsprozess.
- Blaue Kleidung kann helfen, Zahnschmerzen, Kopfschmerzen und Migräne zu lindern. Blau hilft auch, innere Hektik schneller abzubauen.
- Braun wirkt ebenfalls beruhigend. Diese Farbe empfiehlt sich für alle, die unter Hyperaktivität leiden, nervös sind und leicht aus der Fassung geraten.
- Schwarze Kleidung verleiht uns innere Sicherheit, gibt Kraft, vor allem, wenn man zu Unsicherheit neigt und mit selbstbewussten Menschen zu tun hat.
- Orange vermittelt Geborgenheit und Behaglichkeit – kurz, Wohlbefinden. Man kann damit Ärger vorbeugen. Die Leistung von Nieren und Blase wird angeregt, die Atemwege werden gekräftigt, alle Drüsen aktiviert.
- Mit roter Kleidung steigert man die Pulsfrequenz, verbessert die Durchblutung und fördert den Stoffwechsel. Herz und Kreislauf werden gestärkt.
- Violette Kleidung wirkt beruhigend auf das vegetative Nervensystem.

Vor dem Hintergrund dieser Erkenntnisse empfehlen die französischen Modedesigner, die Farbe der eigenen Garderobe auch nach psychologischen und gesundheitlichen Aspekten auszuwählen.

Lebensfreude ist Gesundheit pur

Lob tut gut

Dass Stress und Hektik am Arbeitsplatz und im Privatleben Gift für unsere Gesundheit sind, ist kein Geheimnis. Da bleibt selten Zeit für nette Worte, für Lob und Anerkennung. Und auch das ist Gift für die Seele. Psychologen sind der Ansicht, dass, wer Leistung bringen soll, auch Ansporn und Bewunderung braucht. Der schwedische Arzt Dr. Lars W. A. Lindstroem kam nach einer Langzeitstudie, die er mit einem norwegischen Wissenschaftlerteam in Oslo durchgeführt hat, gar zu der Überzeugung, dass wir weniger oft krank wären, würden wir einander im Berufs- und im Privatleben mehr loben und Komplimente machen.

Zugegeben, das mag auf den ersten Blick kurios anmuten, doch bekommt er Unterstützung von Psychologen und anderen Medizinern: Der Mensch braucht in regelmäßigen Abständen seine seelischen Streicheleinheiten – sie sind unerlässlich für die seelische Ausgewogenheit. Und diese wiederum ist wichtig für die körperliche Gesundheit.

Hier das Ergebnis der Studie auf einen Blick: Wer keine Anerkennung erfährt, wird auf Dauer frustriert sein. Frustration aber schwächt das Immunsystem, und es kommt zu Erkältungen, Hautproblemen, Magen- und Darmstörungen, Kopfschmerzen und Migräne. Umgekehrt konnte man feststellen: Menschen, die sehr oft gelobt werden und regelmäßig Komplimente bekommen, sind gesünder. Eindeutige Erkenntnis: Lob und Komplimente sind eine wunderbare und wunderbar einfache, nebenwirkungsfreie Arznei.

Weil es so interessant ist, erlauben wir uns einen genaueren Blick auf die Studie: Insgesamt nahmen 840 sorgfältig ausgewählte Personen daran teil, je 420 Frauen und Männer. Die Probanden wurden in zwei Gruppen eingeteilt: Eine Gruppe bestand aus 400 Frauen und Männern, bei denen alles gut lief: Sie lebten in einer langjährigen, guten Partnerschaft, waren im Beruf erfolgreich, wurden regelmäßig im Privatleben und im Beruf mit Lob und Komplimenten bedacht und teilten wiederum selbst viel Lob aus. Untersuchungen ergaben: Diese Menschen waren selten krank und verfügten über ein starkes Immunsystem. Die Vergleichsgruppe bestand aus 440 Frauen und Männern. Sie waren in ihrem Leben unzufrieden, fühlten sich in Beruf und Partnerschaft ungeachtet und bekamen kaum Lob und Komplimente. Innerhalb von sieben Jahren machten 62 % dieser zweiten Gruppe einen Schnitt, sie suchten sich neue berufliche Aufgaben und/oder änderten etwas in ihrem Privatleben. Das erstaunliche Ergebnis nach einer kurzen Anlaufzeit war: Ihr gesundheitlicher Zustand besserte sich zusehends, schwere

Ehrlich gemeint

Voraussetzung für die positive Wirkung des Lobens ist, dass Lob und Komplimente ehrlich gemeint sind. Und sie müssen von dem, an den sie sich richten, auch gerne angenommen werden.

Sei glücklich, und du bist gesund!

Allergien und Hautprobleme verschwanden teilweise innerhalb von wenigen Monaten. Bei einer Reihe von Frauen nahmen die Migräneanfälle, Schwindelerkrankungen und Menstruationsbeschwerden ab, bei den Männern waren Gastritis, Potenzprobleme und Haarausfall wie weggeblasen.

Angesichts solcher Untersuchungen ergibt sich zwangsläufig die Frage: Was genau passiert im Organismus, wenn man gelobt wird? Auch das zeigte die Studie:

- Lob und Komplimente stärken das Selbstbewusstsein, schaffen Freude – eine gute Basis für Ausgeglichenheit und Gesundheit.
- Wenn im Gehirn Lob und Komplimente angekommen sind, entsteht im sogenannten limbischen System ein starker positiver Impuls. Parallel dazu wird eine Meldung an die Thymusdrüse hinter dem Brustbein weitergegeben. Dort werden dann verstärkt weiße Blutkörperchen zu Abwehrzellen herangebildet. Das bedeutet: Lob stärkt das natürliche Abwehrsystem.
- Lob und Komplimente bremsen im Organismus die Stresshormone, die Glukokortikoide, die oft Ursache für zu hohen Blutdruck und zu hohe Cholesterinwerte sind. Dafür werden im Gehirn verstärkt jene Neurotransmitter produziert, die den Stress bekämpfen.

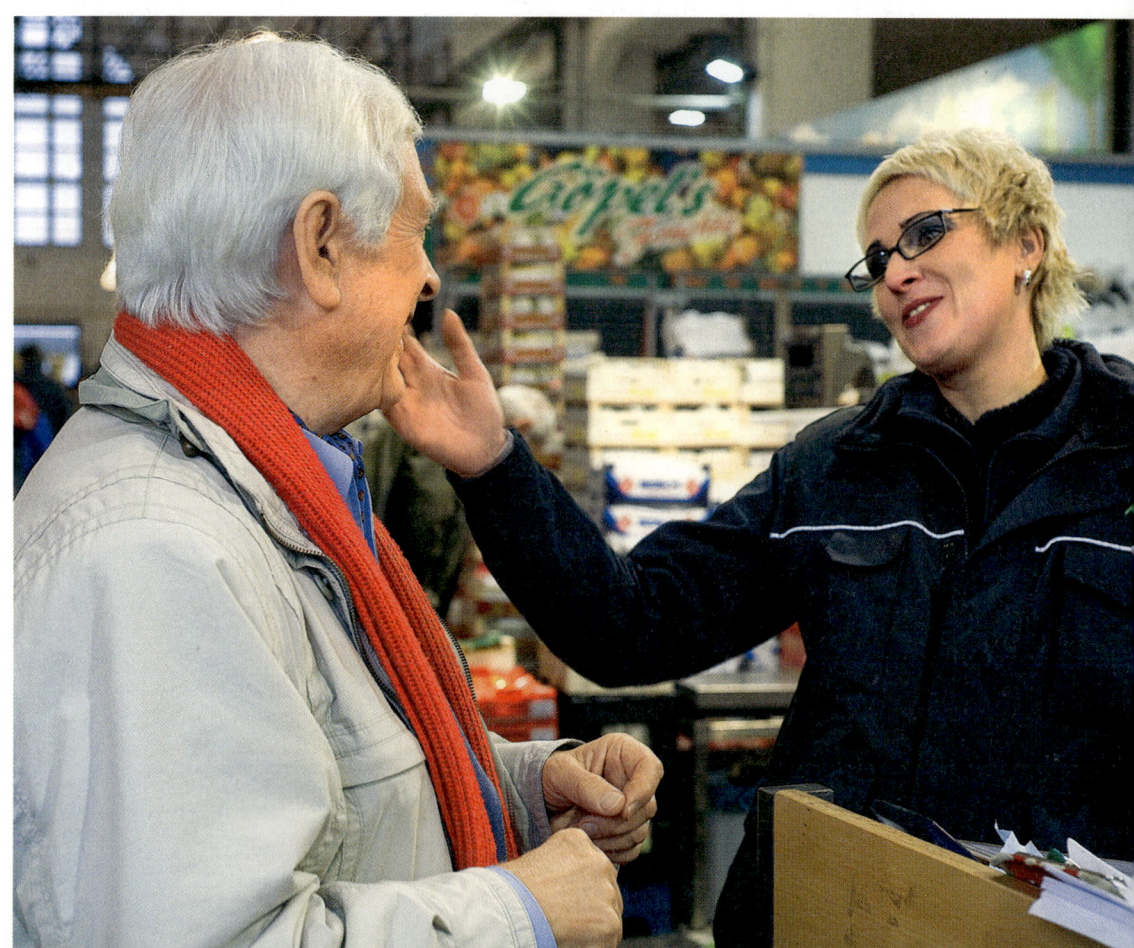

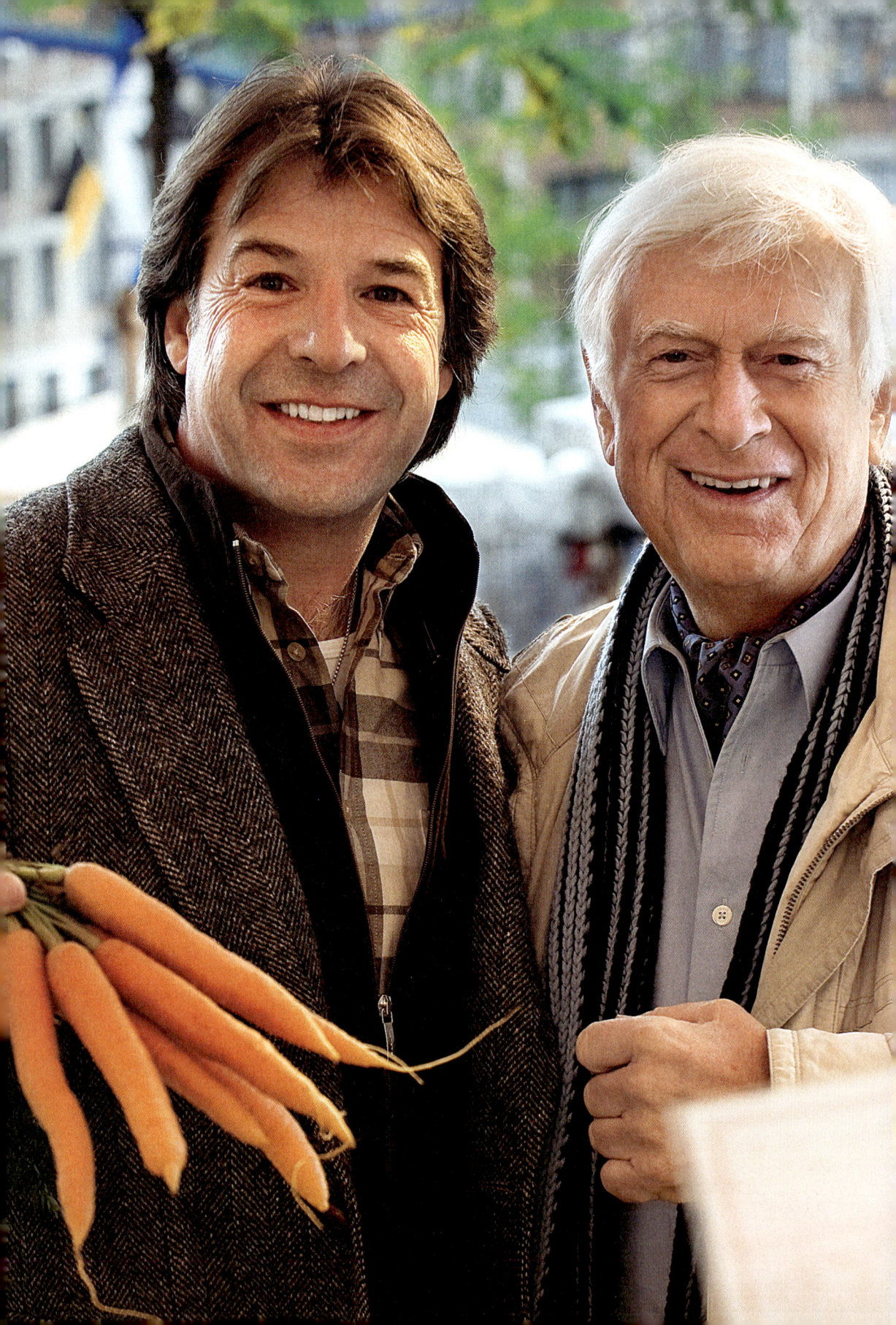

Sei glücklich, und du bist gesund!

Auch ein Glücksfaktor: das Essen

Unerlässlich für die Gesundheit – und damit auch für das Glücklichsein – ist eine gesunde Ernährung. Leider hapert es bei uns gerade daran oft, denn viele essen unter der Woche mangels Zeit oder Gelegenheit zu schnell, zu ungesund und immer wieder dasselbe. Das ist ganz falsch. Sie sollten nie vergessen, dass es Ihrem Körper umso besser geht, je ausgewogener Ihre Ernährung ist und je mehr Zeit Sie sich für die Mahlzeiten nehmen. Denn eine Studie der Universität von Madrid hat ergeben: je abwechslungsreicher die Ernährung, desto gesünder und vitaler der Körper. Ganz wichtig hierbei: Obst und Gemüse aller Art sollten unbedingt auf dem täglichen Speiseplan stehen. Eine Empfehlung der Deutschen Gesellschaft für Ernährung lautet, täglich mindestens fünf Obst- und Gemüsemahlzeiten zu sich zu nehmen. Das hört sich aufwendig an, ist es aber nicht, denn ein Apfel, eine Birne, eine Tomate, ein kleiner Salat oder auch ein Glas Frucht- oder Gemüsesaft reichen schon. Schließlich gilt: Nur wer gesund ist, kann auch glücklich sein!

Schokolade macht glücklich

Wenn aber doch gerade Lebensmittel wie Obst, Gemüse und Vollkornprodukte gut für unseren Organismus sind, wenn gerade sie Beschwerden heilen oder zumindest lindern können, warum greifen dann so viele von uns immer wieder zur Schokolade? Schokolade mit ihrem Gehalt an Kakaomasse und Zucker hat nicht gerade den Ruf, gesund zu sein, im Gegenteil. Sie macht dick, ist schlecht für die Haut, ist schlecht für Menschen mit Magen- und Verdauungsproblemen. Und trotzdem: Wer von uns kennt ihn nicht, diesen Heißhunger nach einem Stück Schokolade, gerade wenn man frustriert, gestresst oder traurig ist oder sich nach anstrengender körperlicher oder geistiger Arbeit belohnen möchte?

Des Rätsels Lösung: Schokolade macht glücklich! Sie wirkt sich positiv auf unsere Stimmung und Gefühle aus und ist sogar imstande, depressive Verstimmungen zu vertreiben. Diese Wechselwirkung von Schokolade und seelischer Verfassung ist keine bloße Spekulation, sondern wissenschaftlich nachgewiesen. Dies verdanken

Ansteckende gute Laune

Übrigens – wer glücklich ist, hilft damit nebenbei auch seinen weniger glücklichen Mitmenschen. Wie das? Ganz einfach: Gute Laune ist ansteckend. Wer gut gelaunt ist, überträgt seine positive Stimmung auf andere Menschen.

Lebensfreude ist Gesundheit pur

die Schokosüchtigen dem amerikanischen Mediziner Dr. Michael Liebowitz, der in jahrelangen Untersuchungen die Substanz gefunden hat, welche die Schokolade zu einem süßen Stimulator macht: Es ist ein biogenes Amin mit dem Namen Phenylethylamin. Diese Substanz wird zwar vom Körper auch selbst produziert, aber nur in sehr kleinen Mengen.
Und wie wirkt Phenylethylamin?
Es gelangt über das Blut ins Gehirn und steuert von hier aus positive Emotionen, hilft, positive Nervenimpulse weiterzuleiten. Phenylethylamin wirkt also bei trüber Stimmung wie ein Aufputschmittel. Ach ja, wen es interessiert: Es hat außerdem aphrodisische Wirkung.
Aber bitte – nun nicht gleich losrennen und eine ganze Tafel Schokolade auf einmal verputzen. Diese Entdeckung von Dr. Liebowitz ist nämlich keineswegs ein Freibrief für ungehemmten Schokoladengenuss. 1 Gramm Schokolade enthält rund 6 Mikrogramm Phenylethylamin. Und laut Dr. Michael Liebowitz können bereits 10 Gramm Schokolade unter Umständen reichen, dass die eigene Stimmung spürbar steigt.
Kein Wunder also, dass sich die Menschen, jung und alt, vom Zauber der Schokolade verführen lassen – und das seit rund tausend Jahren. Ein kleines Stück ist gut für manches lebensnotwendige Glücksgefühl.

Zum Abschluss noch ein paar mehr positive Nebenwirkungen der Schokolade: Eine Studie der italienischen Universität dell'Aquila hat ergeben, dass Schokolade mit einem hohen Kakaoanteil (70 bis 85 %) zahlreiche Bioaktivstoffe liefert. Diese senken den Bluthochdruck, verbessern schlechte Blutzuckerwerte und halten unsere Körperzellen länger jung.

Und hier ein Rezept für ein schokoladiges Dessert zum Aufmöbeln der Stimmung (Angaben für eine Person):
1 Eigelb mit 15 Gramm Honig schaumig schlagen, 125 Milliliter Milch, etwas Salz und 20 Gramm Vollmilchschokolade dazugeben. Im Wasserbad alles zu einer cremigen und steifen Masse schlagen. Nicht kochen lassen! 2 Blatt weiße Gelatine in etwas kaltem Wasser einweichen, ausdrücken, in die heiße Creme rühren und darin auflösen, ein paar Tropfen Cognac dazugeben. Unter Rühren kalt werden lassen. Die Creme 30 Minuten im Kühlschrank stocken lassen. 30 Gramm Sahne steif schlagen, 1 Eiweiß ebenfalls steif schlagen. Die Sahne, bis auf einen Klacks, und den Eischnee in die Creme einrühren. Mit der zurückbehaltenen Sahne und ein paar Schokosplittern verziert servieren.

Nüsse, Lamm und Hafer für ängstliche Menschen

Vielleicht beobachten Sie das in Ihrer nächsten Umgebung auch immer wieder: Da gibt es Mitmenschen, die sind grundsätzlich immer sehr ängstlich und nervös. Doch eine solche Ängstlichkeit muss man nicht einfach als gottgegeben hinnehmen. Man kann mit einer gezielten Ernährung etwas tun. Tatsächlich: Permanente Ängste, die oft unbegründet sind, kann man mit bestimmten Nahrungsmitteln besiegen. Das haben Wissenschaftler der Pacific-Western-Universität in Los Angeles herausgefunden.
Vor allem die Mineralstoffe Magnesium und Kalzium, das Spurenelement Zink sowie die Aminosäuren Tryptophan, Phenylalanin und Tyrosin können auf natürliche Weise Ängsten und depressiven Zuständen entgegenwirken.

Sei glücklich, und du bist gesund!

- Daher macht es Sinn, für innere Stärke und mehr Optimismus regelmäßig Naturprodukte mit reichlich Magnesium in den Speiseplan einzubauen: Mandeln, Nüsse, Naturreis, Grapefruits und alle dunkelgrünen Gemüsesorten wie etwa Spinat.
- Kalzium liefern alle Milchprodukte, besonders Käse, außerdem Sardinen mit Haut und Gräten, Lachs, Bohnen, Sonnenblumenkerne und Nüsse.
- Zink tanken wir aus Meeresfrüchten, Lamm-, Rind- und Schweinefleisch, aus Haferflocken und Eiern.
- Die Aminosäure Tryptophan holen wir uns aus Hüttenkäse, Bananen, aus Walnüssen und Putenfleisch.
- Tyrosin liefern uns Milch, Haferflocken und Käse.

Prof. Dr. Earl Mindell, der mit seinem Team die Studie durchführte, betont: »Man sollte nicht nur darauf achten, gegen Ängstlichkeit bestimmte Naturprodukte zu konsumieren. Man sollte auch wissen, was man auf dem Teller meiden sollte, weil dadurch Ängstlichkeit und Pessimismus gefördert werden. Zu den verbotenen Produkten gehören in diesem Fall: extrem süße Naschereien wie etwa Sahnetorten, Pralinen, kandierte Früchte, Kartoffelchips, geräucherte und gepökelte Wurst- und Fleischwaren.

Ein regelmäßiges Übermaß an Kaffee und Alkohol – ganz besonders an scharfen Getränken – fördern die Ängstlichkeit. Ebenso zeigte die Studie: Wenn Menschen verzweifelt sind und zum Alkohol greifen, dann wird das seelische Chaos nicht gelindert, sondern vielmehr verstärkt. Man gerät in einen Teufelskreis.

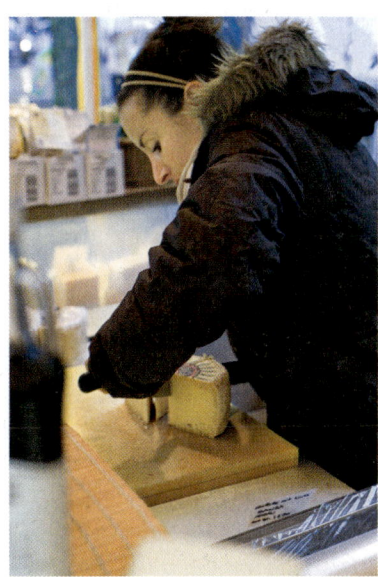

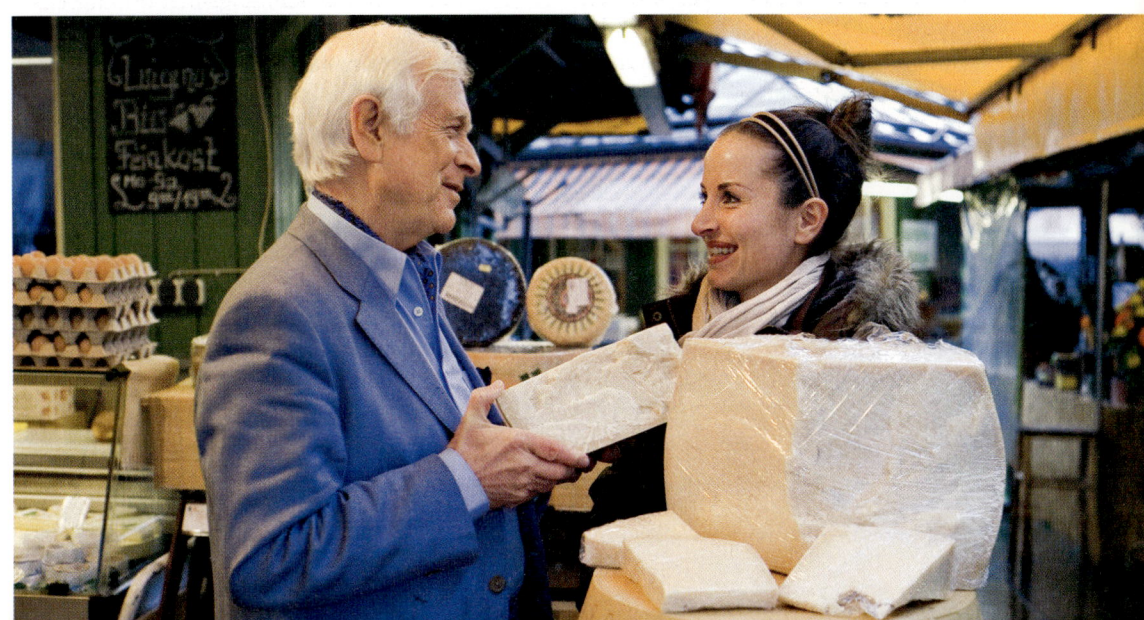

Lebensfreude ist Gesundheit pur

Sport ist... kein Mord!

Ganz im Gegenteil! Ärzte der Medizinischen Hochschule in Hannover haben nachgewiesen: Sport und Bewegung sind eine ideale Therapie gegen depressive Verstimmungen. Wer Sport treibt, kommt auf andere Gedanken, kann seine Sorgen hinter sich lassen und baut im Gehirn in kürzester Zeit jede Menge Glückshormone auf. Ideale Sportarten gegen Depressionen sind Laufen, Nordic Walking, Radfahren, Wandern.

Schwimmen macht schlank

Besonders gesund: Schwimmen. Dabei werden fast alle Muskeln des Körpers aktiviert, und das Bindegewebe wird gestrafft. Selbst Cellulitis wird deutlich gebessert. Außerdem fördert Schwimmen stark die Fettverbrennung in den Zellen: Nach einer Stunde Schwimmen hat man schon 600 Kilokalorien verbrannt. Außerdem: Schwimmen sorgt für gute Laune, denn durch die Schwerelosigkeit im Wasser fühlt man sich leicht und frei, man kann seine Sorgen einfach hinter sich lassen.

Ja, wir sind mit'm Radl da

Solange das Wetter es zulässt, sollten wir uns möglichst oft und lange aufs Fahrrad schwingen und in die Pedale treten. Radfahren stärkt das Herz, fördert die Durchblutung, trainiert die Atemwege, fördert die Sauerstoffaufnahme und treibt verbrauchte Luft schneller aus den Lungen. Man fühlt sich wohl, weil beim Radfahren noch mehr Glückshormone produziert werden als beim Laufen.

Gesunder Wanderspaß

Das tut der Seele richtig gut: irgendwo am Waldesrand oder auf einer Wiese sitzen und die Seele baumeln lassen. Und dieses »kleine Glück« ist nun wirklich einfach zu verwirklichen – gönnen Sie sich am Wochenende, sobald es das Wetter zulässt, eine schöne Wanderung. Das ist Medizin für Körper und Seele. Damit dies zu einem wirklichen Wohlfühl-Erlebnis wird, hier einige Tipps.

- Häufige Pausen sind wichtig, damit man die Stille von Wald und Wiese, den Gesang der Vögel, das Zirpen der Grillen und vieles mehr auf sich einwirken lassen kann. Das gibt neue Kraft für den Alltag.
- Wandern trainiert den ganzen Körper, vor allem für die Beine. Die Muskulatur der Beine wird sanft und gleichmäßig durchblutet und elastisch gehalten.
- Wenn man kräftig ausschreitet, spürt man dies im Gesäß. Wandern fördert also auch die Becken-, Gesäß- und Bauchmuskulatur. Das hat noch einen schönen Nebeneffekt: Die Verdauung wird angeregt.
- Durch den ständigen Bodenkontakt des Fußes werden die Fußsohlen massiert – die beste Fußreflexzonenmas-

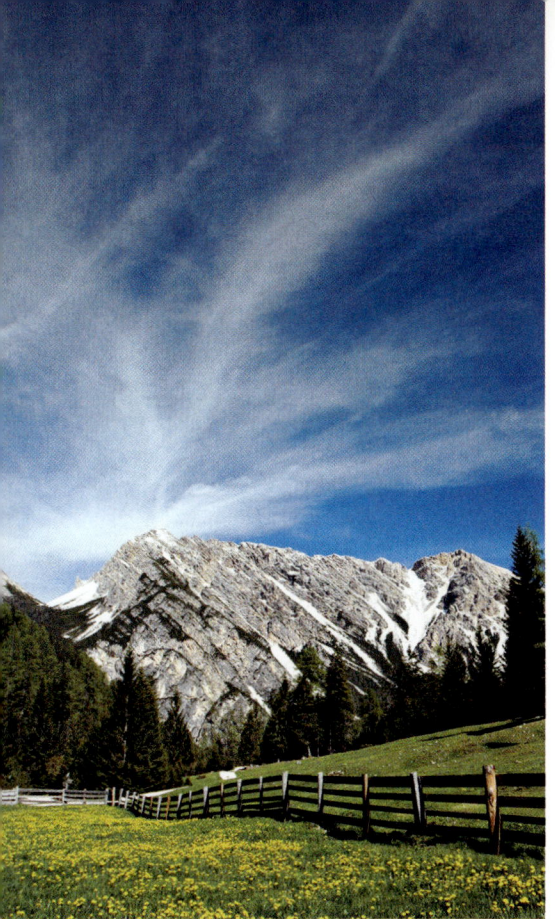

Sei glücklich, und du bist gesund!

sage. Das ist gesund für Muskeln, Wirbelsäule und die inneren Organe.
- Auch Bänder, Gelenke und Sehnen werden schonend gestärkt.
- Wandern ist gut für den gesamten Organismus: Es stärkt den Kreislauf, fördert die Sauerstoffaufnahme, aktiviert Lunge und Herz, baut Stress ab, fördert den Schlaf und die allgemeine Konstitution.
- Laut einer Langzeitstudie der amerikanischen Herz-Gesellschaft an rund 90 000 Menschen kann man mit einem dreistündigen zügigen Marsch pro Woche das Risiko, einen Schlaganfall oder Herzinfarkt zu erleiden, um mehr als 40 % senken.
- Wandern senkt auch das Risiko, an Alzheimer sowie anderen Formen von Demenz zu erkranken, und zwar um erstaunliche 40 %. Es fördert die Durchblutung des Gehirns und aktiviert Hormone, die neue Nerven und Gehirnzellen produzieren. Ferner wird die Bildung der Plaques gebremst, jener Eiweißstoffe, die das Gehirn von Alzheimerpatienten blockieren.

Mit Musik geht's besser

Ärzte einer schwedischen Reha-Klinik haben nachgewiesen: Kniebeugen, Liegestütz, Radfahren in Rückenlage und vieles mehr – das alles geht mit Musik besser. Die Musik reißt mit, verleiht den nötigen Schwung. Außerdem steigert man damit auch die geistige Fitness. Gymnastik macht nicht nur fit, sondern auch klug.

Das Tanzbein schwingen

Tanzen macht uns Spaß und ist gesund. Für alle, Kinder, Jugendliche, Erwachsene und Senioren, ist Tanz ein Ausdruck der Freude, der Entspannung: Der Rhythmus der Musik regt an, reißt mit. Tanzen kann jeder, es braucht nur gesunde Beine und etwas Gefühl für Musik. Ein weiterer Vorteil: Tempo und Dauer des Tanzens bestimmt der Tänzer selbst, je nach Kondition und Temperament.

Hier die gesunden Vorzüge des Tanzens auf einen Blick:
- Durch die rhythmischen Bewegungen werden die Muskeln gelockert. Und das wiederum lenkt von möglichen Problemen und Sorgen ab.
- Tanzen ist ein perfektes Muskel- und Gelenktraining: Bauch-, Rücken-, Fuß- und Beinmuskulatur werden gestärkt. Die Hüften werden gelenkiger. Haltungsschäden können vermieden und sogar kontrolliert werden.

Lebensfreude ist Gesundheit pur

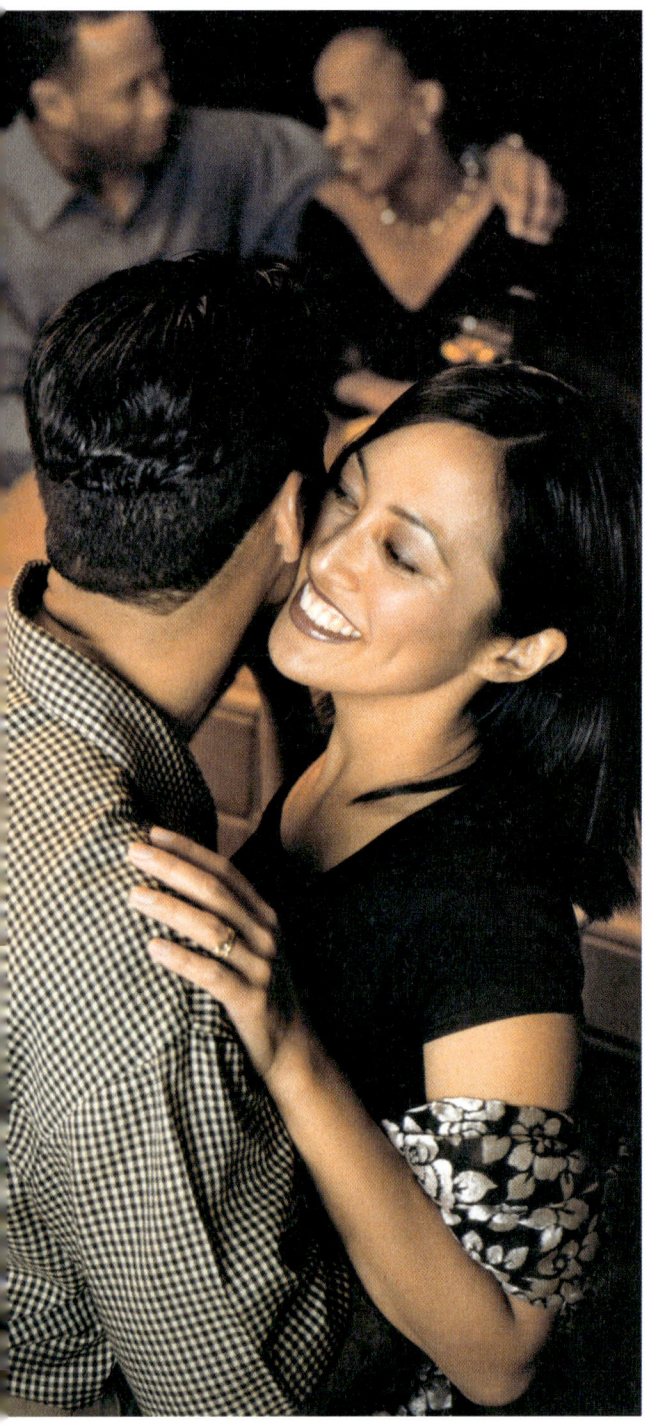

Mit Tanzen leichter aus dem Bett kommen

Wenn Ihnen das Aufstehen besonders schwerfällt: Schütteln Sie nacheinander Ihre Hände, Arme, Beine und Füße aus. Das regt den Kreislauf an. Dann rütteln und schütteln Sie den ganzen Körper und tanzen dabei durch die Wohnung. Dazu ist es wichtig, dass Sie tief ein- und ausatmen.

- Tanzen regt Herz und Kreislauf an.
- Tanzen fördert die Durchblutung im Unterleib sowie in den Beinen, die in unserer heutigen Zeit durch mangelnde Bewegung gefährdet ist.
- Das Schöne am Tanzen ist: Zwar wird der ganze Körper gefordert, doch empfindet man das kaum als Anstrengung – einfach weil es so viel Spaß macht und mitreißt.
- Tanzen kann auch schlank machen: Beim Foxtrott verliert man in einer Stunde 300 Kalorien, beim Wiener Walzer 350 und beim Rock 'n' Roll sogar 600 Kalorien.

Allerdings sollte man beim Tanzen nicht übertreiben und Ruhepausen einlegen.

- Vorsicht auf glattem Boden: Die Gefahr auszurutschen und sich zu verletzen, ist groß – das gilt vor allem für Kinder und ältere Menschen.
- Es gibt auch Menschen, die besser nur sporadisch tanzen, und zwar all jene, die unter Fußbeschwerden leiden, Hüft- und Kniegelenkprobleme oder Lendenschmerzen haben.
- Ganz wichtig: Wer Probleme mit dem Herzen und zu hohen Blutdruck hat, sollte vorher mit dem Arzt sprechen.

Sei glücklich, und du bist gesund!

Tipps gegen die Winterdepression

Das kennen wohl viele – wenn die Tage kürzer und dunkler werden, wenn von morgens bis abends keine Sonne scheint, wenn rund um uns alles in dicken, kalten Nebel oder in ungemütlichen Nieselregen gehüllt ist, geht unsere Laune gegen den Nullpunkt: die sogenannte Winterdepression. Nach Schätzungen leiden in Mitteleuropa 12 bis 14 Millionen Menschen darunter, besonders häufig Frauen: Zwei Drittel der Betroffenen sind Frauen im Alter zwischen 30 und 50. Die typischen Symptome: Müdigkeit, Antriebslosigkeit, Verzagtheit, Traurigkeit. Hauptursache ist der Mangel an natürlichem Tages- und Sonnenlicht. Besonders betroffen sind jene, die morgens noch bei Dunkelheit die Wohnung verlassen, abends bei Dunkelheit zurückkommen und tagsüber bei künstlichem Licht arbeiten müssen. Der Mensch braucht einfach das natürliche Licht zum Steuern der inneren Uhr, des Schlaf-Wach-Rhythmus. Ausschließlich elektrisches Licht reicht dafür nicht aus, es bedeutet für den Organismus Dunkelheit.

Eine leichtere Form der Winterdepression ist der Wetterfrust bei anhaltend schlechtem Wetter, gerade nach einem schönen Sommer – die Menschen sind schlecht gelaunt, deprimiert oder auch gereizt. Häufige Begleiterscheinungen: Verspannungen, Verkrampfungen, Kopfschmerzen, Migräne, Durchblutungs- und Kreislaufstörungen. Studien der Universität Paris haben ergeben: Mit dem Wetterfrust sinkt nicht nur die Laune, auch das Immunsystem wird geschwächt. Damit einher gehen häufig Schnupfen oder andere Erkältungen.

Was aber kann man gegen den Wetterfrust tun – wenn man sich nicht ins nächste Flugzeug setzen und in die Sonne fliegen kann? Dann sollte man vor Ort gezielt gegen den Wetterfrust angehen:

- Untersuchungen des Psychiaters Dr. Hartmut Berger haben ergeben: Gegen den Wetterfrust hilft leichte sportliche Tätigkeit, 15 bis 20 Minuten täglich. Ideal: wandern, Rad fahren, schwimmen. Dabei werden Endorphine freigesetzt, Glückshormone, die schlechtes Wetter leichter ertragen lassen. Und noch etwas: Wer in den ungemütlichen

Beatles-Songs

Bei mieser Herbststimmung hilft es auch, die alten Songs der Beatles zu hören. Ein Londoner Team von Ärzten und Psychotherapeuten hat herausgefunden: Das hebt die Laune, denn auch die Beatles-Musik fördert die Produktion des Gute-Laune-Hormons Serotonin.

Lebensfreude ist Gesundheit pur

Winterwochen gesund bleiben will, der sollte jeden Tag – bei jedem Wetter – an die frische Luft gehen und sich dort bewegen; mindestens 30 Minuten. Allerdings müssen Sie warm angezogen sein, denn wer im Freien friert, der schwächt sein Immunsystem.

- Lassen Sie die Farben Gelb und Orange auf sich wirken. Sie wirken stimmungsaufhellend. Tragen Sie Kleidung in diesen Farben.
- Verzichten Sie auf zu große Mengen an Kaffee und Alkohol. Beide verstärken den Wetterfrust.
- Auch Wellness in der eigenen Badewanne kann helfen: Nehmen Sie ein entspannendes Bad mit Melissen- oder Lavendelöl.
- Ganz wichtig gegen den Novemberfrust: Nicht in Passivität verfallen. Verkriechen Sie sich nicht in Ihren vier Wänden. Machen Sie Sport. Treffen Sie sich mit Freunden.
- Und noch ein ganz schöner Rat: Bei Wetterfrust sich mit dem Partner ins Bett zurückziehen, kuscheln und küssen. Das lässt Wolken, Regen und Kälte vergessen.

Und was tun gegen die Winterdepression? In leichten Fällen genügt es, möglichst viel ins Freie zu gehen und Tageslicht zu tanken. Unbedingt jeden Sonnenstrahl ausnutzen: Wenn die Sonne scheint, sollte man das Gesicht zumindest zehn Minuten in die Sonne halten. Auch wenn es komisch aussieht: Öffnen Sie dabei den Mund, und zeigen Sie der Sonne die Zähne. Diese nehmen das Licht wie Brillanten auf und leiten es verstärkt in den Organismus weiter. Das hat man den Krokodilen abgeschaut, die auf diese Weise Licht und Wärme tanken.

Sinnvoll kann auch ein regelmäßiger Besuch im Solarium sein.

Bei schweren Fällen der Winterdepression allerdings hilft – nach Rücksprache mit Ihrem Hausarzt – nur eine Bestrahlung mit der Vollspektrumlampe, deren Licht dem der Sonne nachempfunden ist. Ihre Helligkeit beträgt 2500 Lux und entspricht der Kraft von 30 Glühbirnen zu je 60 Watt – das ist das Licht eines sonnigen, strahlenden Frühlingsmorgens. Wer sich täglich ein bis zwei Stunden bestrahlen lässt, kann die Winterdepression stoppen. Das Praktische: Man bleibt angekleidet und kann dabei arbeiten, jedenfalls wenn man eine sitzende Tätigkeit hat. Man kann die Vollspektrumlampe kaufen oder in vielen Kliniken ausleihen. Die andere Möglichkeit: Sich bei Ärzten oder in Ambulatorien bestrahlen lassen.

Der feine Unterschied

Natürlich muss man unterscheiden zwischen einer Winterdepression und einer echten Depression im medizinischen Sinn, die von einem Psychotherapeuten oder Psychiater behandelt werden muss. Die Symptome der echten Depression: Angst, Antriebsarmut, Appetitlosigkeit, Gewichtsabnahme, Schlafstörungen.
Bei der Winterdepression dagegen hat man hingegen ein erhöhtes Schlafbedürfnis und verspürt Heißhunger auf Teigwaren und Schokolade. Viele Frauen nehmen bis zu acht Kilo und mehr zu – natürlich nicht gerade stimmungshebend.

Sei glücklich, und du bist gesund!

Happy Food gegen Wetterfrust

Man kann noch mehr gegen den Wetterfrust tun – sich glücklich essen. Das mag sich seltsam anhören, aber Tatsache ist: Es gibt bestimmte Speisen und Getränke, mit denen wir an tristen Tagen unsere Stimmung bessern und depressive Stimmungen verscheuchen können.

- Essen Sie täglich 2 goldgelbe, reife Bananen. Sie liefern dem Organismus Kalium und Magnesium für Herz, Kreislauf und Nerven und verstärken die Hormonstoffe Serotonin und Norepinephrin, die in unserem Gehirn für gute Laune und positives Denken mitverantwortlich sind. Außerdem enthalten sie viele Vitamine und Spurenelemente, die positiv auf Nerven und Gemüt wirken.
- Essen Sie Hirsegerichte. Hirse macht gute Laune. Man nannte sie schon im Mittelalter das »fröhliche Getreide«. Hirse speichert viel Sonnenenergie und gibt sie an unsere Körperzellen weiter. Die Wirkung dürfte auf die Fülle von Mineralstoffen und Spurenelementen zurückzuführen sein.
- 200 Gramm Champignons ersetzen zwei Tage Sonnenschein, weil sie unserem Organismus genau die Menge Vitamin D liefern, die unsere Haut bei zwei Tagen Sonne selbst produziert.
- Essen Sie regelmäßig Pellkartoffeln, nur mit etwas Kräutersalz und wenig Butter oder Quark. Kartoffeln machen optimistisch, weil sie Giftstoffe aus dem Organismus ableiten helfen und Herz und Nerven Kalium liefern.
- Essen Sie zweimal pro Woche Fisch. Er liefert die Aminosäure Tryptophan. Daraus bildet das Gehirn das Gute-Laune-Hormon Serotonin.

Gegen die Frühjahrsmüdigkeit

Speziell im reiferen Alter ist man zum Winterende an manchen Tagen erschöpft. In Japan und China gibt es dagegen ein einfaches Hausmittel: Täglich ein hart gekochtes Hühnerei essen. Das Eigelb enthält große Mengen an Lecithin, verantwortlich für seelische und körperliche Kraft. Wer mit dem Cholesterin Probleme hat, sollte allerdings darauf verzichten und stattdessen zu Naturlecithin greifen.

- Auch Naturreis ist zu empfehlen, er enthält viel Magnesium und das Nervenvitamin B_1, ideal für bessere Laune und positives Denken.
- Essen Sie Anisgebäck. Schon seit langem weiß man um dessen Wirkung als Stimmungsaufheller. Die ist heute ernährungswissenschaftlich bestätigt. Anis macht fröhlich und vertreibt negative Gedanken.
- Kauen Sie Rosinen und Datteln.
- Für sensible Menschen gilt an tristen Novembertagen: Nur wenig Fleisch essen, denn zu viel Fleisch beeinflusst die Stimmung negativ. Bestimmte Aminosäuren im Fleisch in zu großen Mengen stören die Bildung des Hormons Serotonin im Gehirn, das wir für die gute Laune brauchen. Also: Im November mehr Obst und Gemüse statt Fleisch essen.
- Naschen Sie einmal täglich 1 Esslöffel guten Bienenhonig, und lassen Sie diesen langsam auf der Zunge zergehen. Das stimmt harmonisch und bekämpft Nervosität. Dafür sind die pflanzlichen Hormonstoffe verantwortlich, die man aus den Pollen aufnimmt.

Lebensfreude ist Gesundheit pur

Flüssiges gegen den Weather Blues

- Trinken Sie Fencheltee: 1 Teelöffel Fenchelsamen mit 1 Tasse kochendem Wasser übergießen, 10 Minuten ziehen lassen, durchseihen.
- Hier der klassische Gewürztee – übrigens ein altes Klosterrezept – gegen Wetterfrust: Mischen Sie zu gleichen Teilen Anis, Kümmel und Fenchel. 1 Teelöffel mit kochendem Wasser übergießen, 8 Minuten ziehen lassen, durchseihen, dazu 2 Teelöffel Melissengeist, mit 1 Teelöffel Honig süßen und in kleinen Schlucken trinken.
- Hier ein weiteres altes Klosterrezept, die Königskerzensuppe: 2 Esslöffel der Heilpflanze Königskerze (aus der Apotheke) mit 1 Liter Wasser und 2 Würfeln Gemüsebrühe zu einer Suppe kochen. Die Blüten werden mitgegessen. Die ätherischen Öle, die beim Kochen frei werden, hellen die Stimmung auf.
- Sehr empfehlenswert: Dreimal täglich eine Tasse Rosenblütenblättertee aus der Apotheke trinken. 1 gehäufter Teelöffel wird mit 1 Tasse kochendem Wasser übergossen, 5 Minuten ziehen lassen, durchseihen, mit etwas Honig lauwarm trinken.
- Sonnenblumenblütentee: 2 Teelöffel getrocknete Blütenblätter der Sonnenblume mit 250 Milliliter kochendem Wasser übergießen und 15 Minuten zugedeckt ziehen lassen, dann durchseihen. Mit etwas Honig und Zitronensaft verfeinert morgens und abends 1 Tasse trinken.
- Milch mit Melissengeist: Rühren Sie in 1 Glas warme Milch 1 Messerspitze getrocknete und pulverisierte Melissenblätter oder 1 Teelöffel Melissengeist. Langsam trinken.
- Hagebuttentee: Trinken Sie jeden Tag mindestens 1/2 Liter davon. Hagebuttentee liefert uns viel Vitamin C. Und Vitamin C macht uns stark gegen Ärger, Stress und Kränkungen.
- Wichtig: Stets reichlich trinken, täglich 2 Liter stilles Mineralwasser. Zu wenig Flüssigkeitszufuhr führt zu erhöhten Harnstoffwerten und kann ebenfalls zu depressiven Verstimmungen führen.
- Studien haben ergeben, dass Johanniskraut die Botenstoffe beeinflusst, die in unserem Gehirn für gute Laune sorgen – wirkt wunderbar gegen miese Novemberstimmung. Johanniskraut kann man zwar auch in Form von Tee trinken, Ärzte raten aber zu einer Kur mit hoch dosierten Wirkstoffen in Form von Dragees (aus der Apotheke).

Avocados gegen Streit und schlechte Laune

Leider unvermeidlich: Streit und schlechte Laune in Partnerschaft und Familie. Aus den nichtigsten Anlässen werden da rasch

Sei glücklich, und du bist gesund!

lautstarke Auseinandersetzungen – auf die Dauer nervend und belastend für die Stimmung innerhalb der Familie.
Wie wäre es da mit einem ganz einfachen Trick aus der Küche? Servieren Sie einfach – Avocados! Diese birnenförmigen bis runden Früchte vom tropischen Avocadobaum gelten botanisch als Beeren, sie stammen aus Israel und Südafrika. Ihre Vorzüge auf einen Blick: Sie sind reich an Vitamin C für die Abwehrkraft und gegen Stress, reich an Vitamin E für Herz und Kreislauf und an Vitamin B_6 für Muskeln und Blut. Die Kombination dieser Vitamine mit Mineralstoffen, Spurenelementen, Enzymen und ätherischen Ölen wirkt beruhigend auf aufbrausende Gemüter und gereizte Nerven. Voraussetzung allerdings: Die Früchte müssen unbedingt roh verzehrt werden.

Avocados sind wahre Tausendsassas. Erstaunlich, was sie noch alles können:
- Sie wirken gegen Menstruationsstörungen und eignen sich ideal zur Vorbeugung gegen Darminfektionen.
- Durch ihren außergewöhnlich hohen Gehalt an Pantothensäure – auch Vitamin B_5 genannt – sind sie ein wahrer Schönmacher für Haut und Haare. Nicht ohne Grund werden sie immer mehr in der Kosmetik verwendet.
- Avocados enthalten große Mengen der Fettsubstanz Lecithin, wichtig für starke Nerven und ein leistungsfähiges Gehirn. Erwiesen: Autofahrer, die regelmäßig Avocados essen, fahren konzentrierter, haben weniger Unfälle und bewahren im Stau länger die Nerven.
- Wissenschaftliche Untersuchungen in den USA, in Italien und in Frankreich haben ergeben, dass sich Avocados außerdem bei verschiedenen gesundheitlichen Problemen bewährt haben.
- Last but not least: Avocados sind libidofördernd, sowohl beim Mann als auch bei der Frau.

Damit Sie die Kraft der Avocados voll nutzen können, hier zwei Rezepte für Gerichte mit den köstlichen Früchtchen.
- 1 Avocado der Länge nach halbieren und den Kern entfernen. Dann das Fruchtfleisch mit einem Löffel herausschaben und mit frischen oder tiefgekühlten Kräutern und etwas Kräutersalz verrühren. Bestreichen Sie damit ganz dick 1 Scheibe Vollkornbrot.
- Und hier das Rezept für einen Avocado-Frucht-Salat: 2 Avocados halbieren, entkernen. Das Fruchtfleisch auslösen, in Stücke schneiden. In einer Schüssel mit 3 geschälten Orangen (in Spalten zerteilt), 2 Esslöffeln Honig, 1 Päckchen Vanillinzucker und 1 Prise Ingwer mischen. Zugedeckt stehen lassen. 125 Gramm Erdbeeren (frisch oder tiefgekühlt) halbieren, etwas zuckern, zugedeckt stehen lassen. Schließlich 2 in Scheiben geschnittene Bananen mit den Orangen, Erdbeeren und mit dem Avocadofleisch verrühren. In die ausgehöhlten Avocadohälften füllen. Servieren.

Reife Früchtchen

Damit Avocados ihr volles Potenzial entfalten können, müssen sie reif sein. Das kann man ganz einfach mit dem Finger testen. Die Schale muss sich mit dem Daumen leicht eindrücken lassen. Und noch ein Tipp: Unreife Avocados reifen schneller, wenn man sie gemeinsam mit einem Apfel in ein Stück Papier einwickelt.

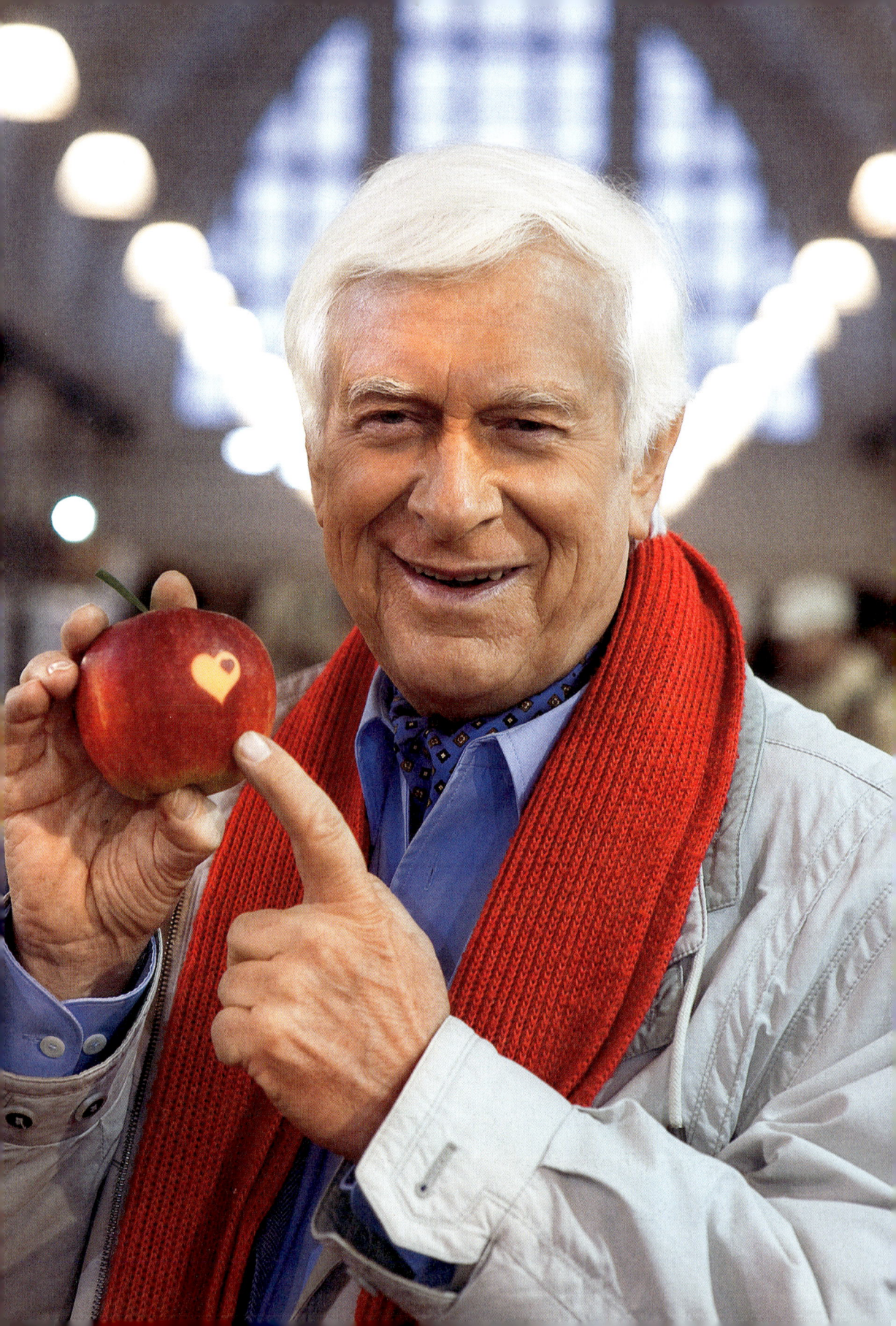

All you need is love

Das schönste Gefühl der Welt macht nicht nur Spaß, sondern auch glücklich und gesund. Die Rede ist vom Verliebtsein – und zwar in all seinen Facetten, vom bloßen Flirten über das Frisch-Verliebtsein bis hin zur großen Liebe, vom Küssen über das Kuscheln bis zum leidenschaftlichen Sex …
Warum ist es nicht nur für die Seele, sondern auch für unsere Gesundheit allgemein so wichtig, verliebt zu sein? Sehen Sie selbst …

Lebensfreude ist Gesundheit pur

Flirten – der Kick für gute Laune und Gesundheit

Wenn das nicht ein Grund mehr für einen schönen Flirt ist: Es ist erwiesen, dass Flirten glücklich macht, es verschönt den Tag, hebt die Laune und die Arbeitsfreude – kurz: Wer flirtet, fühlt sich gut. Wer flirtet, tut seiner Seele und seinem Körper etwas Gutes. Studien des britischen Psychologen Dr. Nicolas Lewellyn und des amerikanischen Arztes Prof. Dr. George Barnley haben sogar ergeben, dass Flirten schlichtweg Medizin für Körper und Seele ist.

Die Vorzüge auf einen Blick:
- Wenn man flirtet, denkt man positiver, etwaige depressive Verstimmungen verschwinden. Für Frust, Stress und Probleme, etwa im Job, ist kein Platz mehr.
- Gerade wenn man beim Flirten lächelt oder lacht, wirkt sich das positiv auf die Gesundheit aus. Dabei wird nämlich erst recht negativer Stress abgebaut.
- Beim Flirten wird die Gesichtshaut besser durchblutet, wirkt dadurch jünger und frischer. Flirtende Menschen sehen attraktiv und selbstsicher aus. Man fühlt sich gleich viel jünger.
- Das Herz schlägt höher, der Puls steigt meist auf etwa 130. Damit kommt der gesamte Kreislauf in Schwung.
- Wenn das Flirten von Erfolg gekrönt ist und der andere zurückflirtet, steigt im Körper die Anzahl der Antikörper und Lymphozyten. Das bedeutet: Die natürlichen Abwehrkräfte werden gestärkt.
- Beim Flirten wird mehr Neurohormon Adrenalin gebildet. Man wird aktiver und vitaler – geistig und körperlich.

Ohne Riechen kein Flirten

Klar ist, dass man, wenn man erkältet ist, nun wahrlich keine Lust auf einen Flirt hat. Warum das so ist? Weil man sich elend fühlt, oder? Ja, stimmt auch, ist aber doch nur die halbe Wahrheit. Neueste Studien aus den USA haben ergeben,

Flirt mit dem Partner

Sie sehen: Ein Flirt lohnt sich einfach immer – und wenn's »nur« für die eigene Gesundheit ist. Bitte nicht mit der Ausrede kommen, man habe ja schon einen Partner. Wie wär's denn, mal wieder mit dem eigenen Partner zu flirten? Macht Spaß und ist gesund. Und Sie erleben wieder einmal das »kleine Glück«.

All you need is love

Kampf dem Schnupfen

Die beste Lösung: Inhalieren. 15 Tropfen Eukalyptus-Tinktur aus der Apotheke (wichtig: sie darf ausschließlich den Hauptwirkstoff Soledumcineol enthalten, da sie dann frei von Eukalyptus-Reizstoffen ist) in 2 Liter heißes Wasser geben und die aufsteigenden Dämpfe tief einatmen. Oder: asiatischen Tigerbalm an die Naseneingänge einreiben. Und: ein Nasenspray (Apotheke) verwenden, das außer der abschwellenden Substanz Xylometazolin auch noch das Coenzym Dexpanthenol enthält, welches die Nasenschleimhäute feucht hält.

dass erkältete Menschen auch deshalb keine Lust aufs Flirten haben, weil sie sich ohne intakten Geruchssinn unsicher fühlen. Voraussetzung für das Riechen, jenen Sinn, der so wichtig für unser Leben ist, ist eine gesunde Nasenschleimhaut. Wir merken gar nicht, wie abhängig wir vom Geruchssinn sind, solange er funktioniert. Erst wenn er ausfällt, merken wir, was uns fehlt. Und das geht weit über das Wahrnehmen von Gerüchen, z. B. von Essen, von Parfüms oder von Blumen, hinaus. Denn auch die zwischenmenschlichen Beziehungen werden entscheidend über das Riechen beeinflusst – auch wenn wir davon wenig mitbekommen.

Es ist erwiesen, dass jeder Mensch seinen individuellen Geruch hat, der ihn ein Leben lang begleitet. Und in bestimmten Situationen riecht man anders: Menschen mit Angst, Menschen im Stress, traurige oder glückliche Menschen haben einen speziellen Geruch. Das trifft in besonderem Maße auf Menschen auf Partnersuche zu. Wer auf der Suche ist, sendet sogenannte Pheromone, Sexual-Lockstoffe aus. Gerade Frauen sind besonders sensibel, wenn es um die – unbewusste – Wahrnehmung und Analyse der Pheromone ihrer Umgebung geht. Sie sind in der Lage, schon beim ersten Zusammentreffen mit einem Menschen festzustellen, ob es ein möglicher Partner werden könnte. Der Grund dafür liegt wieder einmal bei den Hormonen: Das weibliche Geschlechtshormon Östrogen aktiviert die Geruchsrezeptoren in der Nase. So wird tatsächlich die Partnerwahl entscheidend dadurch beeinflusst, ob wir jemand »riechen können« oder nicht.

Man kann nun die Dimension erahnen, wenn jemand über keinen Geruchssinn verfügt – seine Lebensqualität ist schwer eingeschränkt. Er fühlt sich der Umgebung schutzlos ausgeliefert, weil er sie nicht vom Geruch her einschätzen kann. Das trifft natürlich im besonderen Maße auf den Kontakt mit den Mitmenschen zu. Wer nichts riechen kann, zieht sich lieber zurück – und geht ganz bestimmt jedem Flirt konsequent aus dem Weg.

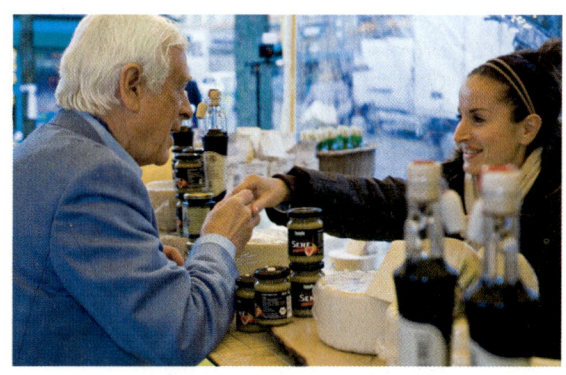

Lebensfreude ist Gesundheit pur

Die beste Naturmedizin: Liebe und Zärtlichkeit

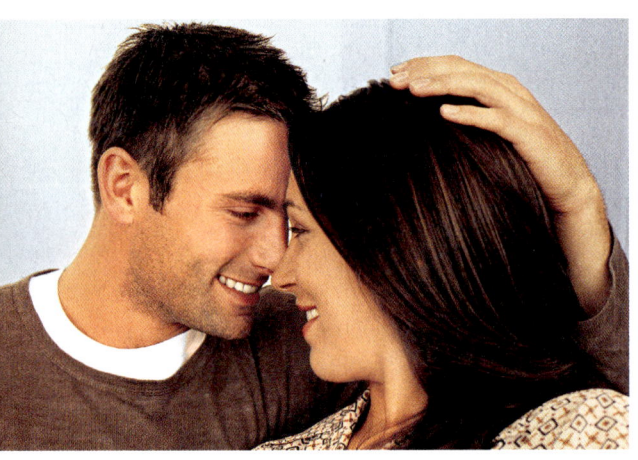

Schöner, einfacher und nebenwirkungsfreier geht's nun wirklich nicht. Zärtliche Berührungen, liebevolles Streicheln, sanftes Massieren voller Zuneigung können so viel Gutes bewirken, wenn jemand krank ist. Wer erinnert sich nicht noch daran, wie sehr ihm in der Kindheit die Hände der Mutter geholfen haben, Schmerzen und Krankheit leichter zu ertragen.

Die positive Wirkung von solch zärtlichen Berührungen ist sogar wissenschaftlich erwiesen. So hat ein Ärzteteam der Universität von Miami festgestellt, dass Frühgeborene mehr Überlebenschancen haben, wenn sie dreimal täglich etwa 20 Minuten gestreichelt oder zärtlich massiert werden. Die Babys schlafen besser, sind fröhlicher und vitaler. Die Berührungen vermitteln den Babys nicht nur Sicherheit und Behaglichkeit, sondern wecken offensichtlich auch ihren Lebenswillen, denn die Babys trinken viel intensiver an der Mutterbrust.

Warum Streicheleinheiten und Zuneigung gerade bei Krankheit so gut tun, hat eine Studie des Forschungszentrums der kanadischen McGill-Universität herausgefunden. Durch häufige zärtliche Berührungen, durch liebevollen Körperkontakt mit anderen Menschen entwickeln sich im Körper Rezeptoren, die die Bildung von Glukokortikoiden – Stresshormonen mit so unangenehmen Auswirkungen wie Bluthochdruck, Muskelschwund, hohen Cholesterinwerten, Insulinstörungen, Wachstumsstörungen und Hirnzellenschädigungen – bremsen bzw. verhindern. Je weniger von diesen Stresshormonen im Körper vorhanden sind, desto besser ist das für seine Gesundheit.

Auch das Hormon Oxytocin, das für einen gesunden Blutdruck und eine optimale Stressabwehr sorgt und den Organismus jung hält, wird vermehrt produ-

All you need is love

ziert, wenn viel gekuschelt, gestreichelt und geschmust wird. Die Botschaft ist also einfach: Zärtlichkeit ist gut für die Gesundheit. Und sie hält auch jung.

Küss mal wieder!

Was für liebevolle Berührungen gilt, gilt erst recht fürs Küssen: Küssen ist nicht nur schön, sondern auch gesund. Das ist sogar wissenschaftlich erwiesen. Eine Untersuchung der amerikanischen Gesellschaft für Sexualverhalten hat ergeben: Wer oft küsst und geküsst wird, lebt länger und hat bessere gesundheitliche Werte.

Warum ist Küssen so gesund? Hier ein paar nüchterne Fakten zu einem romantischen Thema:

- Beim Küssen steigt der Herzschlag bei Männern auf 110 Schläge pro Minute, bei der Frau auf 108. Das bringt den Kreislauf in Schwung und fördert die Durchblutung.
- Der Kuss ist das beste Training für die Lunge: Statt normaler 20 Atemzüge pro Minute sind es während des Kusses und gleich danach bis zu 60 Atemzüge. Das ist wie beim Sport: Danach ist man viel aktiver und vitaler als zuvor.
- Bei einem intensiven Zungenkuss werden ganze 38 Muskeln im Gesicht und im Mund aktiviert. Darum ist Küssen auch gut für die Haut, es glättet vorhandene Falten, beugt der Bildung neuer Falten vor – der Kuss als Schönmacher.
- Küssen wirkt gegen Stress, depressive Verstimmungen, Frustrationen und Ängste. Dahinter steckt erst einmal auch ganz schnöde Biochemie. Haben Lippen und Zungen zueinandergefunden, sondert die Bauchspeicheldrüse verstärkt Insulin ab, die Nebenniere schüttet das Hormon Adrenalin aus. Das bringt den gesamten Organismus

Liebe macht stark

Liebe und Zuneigung stärken die natürlichen Abwehrkräfte und steigern die Leistungsfähigkeit – bei Erwachsenen ebenso wie bei Kindern. Daher: Wenn Ihr Kind morgens zur Schule geht, umarmen Sie es, sagen Sie, dass Sie es lieb haben. Sie geben ihm damit Kraft für die Schule.

in freudige Alarmbereitschaft, ausgelöst durch eine Heerschar von Neuropeptiden, die frei werden. Sie bekämpfen das negative Stresshormon Kortisol, das für Stress und schlechte Laune sorgt.
- Ein praktischer Nebeneffekt, den nur wenige kennen: Ein intensiver Kuss kann durch die entkrampfende Wirkung einem lästigen Schluckauf ein Ende machen.
- Selbstverständlich steigert ein Kuss bei beiden Partnern die Produktion der Liebeshormone, vor allem, wenn sich die Zungenspitzen berühren. Bei einem leidenschaftlichen Kuss führen von der Zunge und von den Lippen Nervenimpulse direkt zu den Sexualorganen.
- Französische Zahnärzte gehen sogar so weit zu behaupten, dass Küssen in gewisser Weise Karies und Parodontose bremsen kann. Wie das funktioniert? Ganz einfach: Da Küssen die Stressfaktoren im gesamten Körper eindämmt, werden sie natürlich auch im Speichel des Mundes neutralisiert – und das ist gut für das Milieu im Mund.
- Über welch eine enorme Kraft ein Kuss verfügen kann, zeigt sich an einer messbaren Tatsache: Ein intensiver Kuss löst viel mehr biochemische Vorgänge im Organismus aus als etwa Sex.

Lebensfreude ist Gesundheit pur

> **Romantik tanken**
>
> *Vermissen Sie in Ihrer Partnerschaft Zärtlichkeit und Romantik? Schauen Sie sich mit Ihrem Partner Filme mit Liebesszenen an! Amerikanische Psychologen haben ermittelt: Bei romantischen Filmszenen steigt bei sensiblen Frauen und Männern das Hormon Progesteron, das für unsere Sehnsucht nach Zärtlichkeit und Nähe mitverantwortlich ist.*

Vor dem Hintergrund all dieser nüchternen Fakten scheint das Fazit von Ärzten beim Deutschen Schmerztag 1992, wonach intensives Küssen eine hervorragende Arznei gegen viele Alltagsbeschwerden und sogar gegen Schmerzen sein kann, nicht überzogen. Also – ran an den Partner!

Kuscheln statt Morgengymnastik

Laut einer Umfrage des GEWIS-Institutes sind die Deutschen klassische Gymnastikmuffel am Morgen. 80 % der Frauen und Männer kommen nach dem Aufstehen nur langsam in Fahrt. Die meisten aber tun nichts dagegen. Nur 18 % versuchen, mit Gymnastik oder Joggen in Schwung zu kommen. 92 % hoffen auf die Wirkung eines heißen Getränks, meist Kaffee oder Tee, 84 % auf die heiße Dusche.
Warum nur machen wir es uns so schwer? Es geht viel einfacher: Kuscheln heißt die Devise! Einfach noch einige Zeit im Bett bleiben und intensiv mit dem Partner kuscheln. Das verleiht Schwung und Power, weckt die Lebensgeister. Und dies ist sogar dank einer Langzeitstudie des amerikanischen Wissenschaftlers und Arztes Prof. Dr. Edward Lawrey mit 50 Paaren als Probanden bewiesen. Er kam zu dem Ergebnis: Kuscheln am Morgen ist ebenso gesund wie Gymnastik.

Die Vorgänge im Körper beim morgendlichen Kuscheln sind in dieser Studie genau untersucht und gemessen worden. Die schlichten Fakten schwarz auf weiß:
- Der Kreislauf wird auf besonders gesunde Weise angeregt: nicht zu schnell, nicht zu langsam. So, wie es für den Organismus nach dem erholsamen Schlaf richtig ist.
- Die Fließeigenschaften des Blutes werden aktiviert.
- Das Herz wird gestärkt.
- Die Leber bekommt einen Impuls und wird damit gleich morgens bei ihrer Entgiftungsarbeit unterstützt.
- Viele Paare, die morgens regelmäßig den Tag mit Kuscheln begannen, wiesen sehr gute Cholesterin-, Triglyzerid- und Blutdruckwerte auf.
- Kuscheln regt die Bronchien an. Wer morgens kuschelt, hat den ganzen Tag über weniger Atemprobleme.
- Wer kuschelt, kommt viel schneller auch geistig in Fahrt, kann sich im Straßenverkehr und am Arbeitsplatz besser konzentrieren.
- Die Leistungsfähigkeit wird gesteigert.
- Unliebsamer morgendlicher Stress wird verhindert. Sorgenvolle Gedanken an das Tagespensum kommen vorerst gar nicht auf oder werden sanft zurückgedrängt.
- Die Studie zeigte: Gymnastik am Morgen macht fit, aber auch müde. Nach dem Kuscheln hingegen waren die Testpersonen besonders fit. Ihre Lebensfreude war größer als jene der Frauen und Männer, die Gymnastikübungen machten.

All you need is love

Mit Liebe und Leidenschaft Stress bekämpfen

Einfacher – und schöner – kann man Stress nicht abbauen: Nach einem harten, anstrengenden Tag tut nichts so gut wie liebevolle Zweisamkeit mit dem Partner. Wer denkt beim Küssen, Streicheln und Schmusen schon noch an den Aktenberg auf dem Schreibtisch? Und es braucht nicht beim Kuscheln zu bleiben – schließlich ist auch aufregender und leidenschaftlicher Sex eine Superwaffe gegen Stress. Sex ist – und das ist wissenschaftlich erwiesen – ein Wundermittel in Sachen gute Laune und Vitalität. Wer Spaß am Sex hat, bleibt länger jung – und sieht auch so aus. Leider – und das ist die Kehrseite der Medaille – verhindert großer Stress oft, dass man überhaupt Lust auf Sex hat. Deshalb: dem Stress möglichst schon vorher die rote Karte zeigen! Übrigens kann Sex noch mehr – außer Spaß machen und Stress abbauen! Er hält gesund, denn er stärkt die Immunkraft und kann so beispielsweise vor Erkältungen schützen. Laut einer Studie an der Universität von Pennsylvania produzieren die Sexualhormone nämlich das Antikörper-Protein Immunglobulin A, das Viren und Bakterien abwehrt und neutralisiert. Das klappt aber nur bei einer wöchentlichen Sexrate von zwei bis dreimal: Dann stimmt das hormonelle Gleichgewicht. Bei vier- bis fünfmaligem Verkehr verliert der Körper dagegen zu viel Energie, die Abwehrkräfte lassen nach.

Sport macht Männer sexuell aktiver

Die Devise »regelmäßig Sport treiben« gilt natürlich für alle, aber ganz besonders für Männer ab 50. Erstens wird der altersbedingte Muskelabbau gebremst. Zweitens produziert der Organismus viermal

Heiße Sommernächte

Wenn es im August richtig heiß wird, steigt bei vielen Menschen die Lust auf die Liebe. Dass dies in vielfacher Hinsicht gesund ist, beweisen folgende Fakten: Sex erhöht den Testosteronspiegel für 48 Stunden um 50 %. Das Testosteron verbrennt Fett und baut Muskelmasse auf. Außerdem entspannt Sex und beugt damit den negativen Begleiterscheinungen des Stresses vor. Kopfschmerzen verschwinden, und das Immunsystem wird gestärkt.

Lebensfreude ist Gesundheit pur

mehr Wachstumshormone als bei einem Nichtsportler gleichen Alters. Drittens werden beim Sport 25 % mehr Testosteron ausgeschüttet. Die Folge: Sport treibende Männer über 50 sind sexuell aktiver. Aber Vorsicht: nicht übertreiben! Bevor man mit dem Training beginnt, sollte man sich von einem Fachmann beraten lassen, denn zu schnelle und zu hohe Belastung kann »ungeübte« Gelenke schädigen und zu Entzündungen führen. Auch Herz- und Kreislauf werden beim Sport mehr als sonst belastet. Daher lieber ein sanftes Trainingsprogramm beginnen und nach Bedarf steigern – nicht umgekehrt

Die Last mit der Lust

Wenn es denn immer so einfach wäre mit der Lust. Leider aber gibt es heutzutage immer mehr Männer und Frauen, bei denen im Alltagsstress die Erotik auf der Strecke bleibt. Männer leiden unter Potenzstörungen, Frauen fehlt die Fähigkeit, die Liebe zu genießen und einen Höhepunkt zu erreichen. Rund zwölf Millionen Menschen in Mitteleuropa sind betroffen, Tendenz steigend. Die Gründe dafür sind so vielfältig wie die Menschen selbst. Der schon genannte Stress unserer heutigen Zeit mit ihren gestiegenen Anforderungen an jeden Einzelnen gehört sicher ebenso dazu wie unsere gestiegenen Ansprüche an die Liebe. Jeder will im Leben eben möglichst glücklich sein – und dazu gehört auch die möglichst perfekte Beziehung.

Liebeselixier Wasser

Ganz ehrlich – würden Sie auf den Gedanken kommen, dass mangelnde Lust auch mit zu wenig Flüssigkeitsaufnahme zu tun haben kann? Wohl kaum, oder? Ist aber so!
An dieser Stelle ein kurzer Ausflug in die Biologie: Der Mensch besteht zu zwei Dritteln aus Wasser, er kann ohne Flüssigkeit nicht existieren. Das Wasser ist unser Grundelement, wir brauchen es, damit unser Organismus in Schwung bleibt und all seine Funktionen erfüllen kann, beispielsweise auch den Abtransport der Stoffwechsel-Abfallprodukte und Gifte aus dem Körper.

> **Liebeskummer**
>
> *Wenn eine Beziehung in die Brüche geht, leiden Frauen besonders. Die Folge sind oft Depressionen und Antriebslosigkeit, aber auch Herz- und Kreislaufprobleme. Teile des Gehirns stellen die Arbeit ein, werden geschädigt. Man kann dem entgegenwirken: Frauen sollten nach einer Trennung viel Wasser trinken, Sport treiben und täglich drei Bananen essen. Damit werden Glückshormone aktiviert; diese helfen, den Liebeskummer besser zu verkraften.*

Ein erwachsener Mensch gibt in Form von Harn und Schweiß täglich etwa drei Liter Flüssigkeit ab. Wenn die entsprechende Menge nicht ersetzt wird, kommt es zu Kreislaufversagen, zu Störungen der Herz- und Bronchientätigkeit. Fatal: Nur 17 % der Deutschen trinken täglich ausreichend Wasser. Die anderen trinken zu wenig – mit teilweise starken negativen Folgen für die Gesundheit:
- Flüssigkeitsmangel kann schnell zu schlechter Laune bis hin zu depressiven Verstimmungen führen. Der einfache Grund ist: Wer zu wenig trinkt, dessen Harn wird dickflüssiger, sodass Giftstoffe, die sonst abtransportiert worden

All you need is love

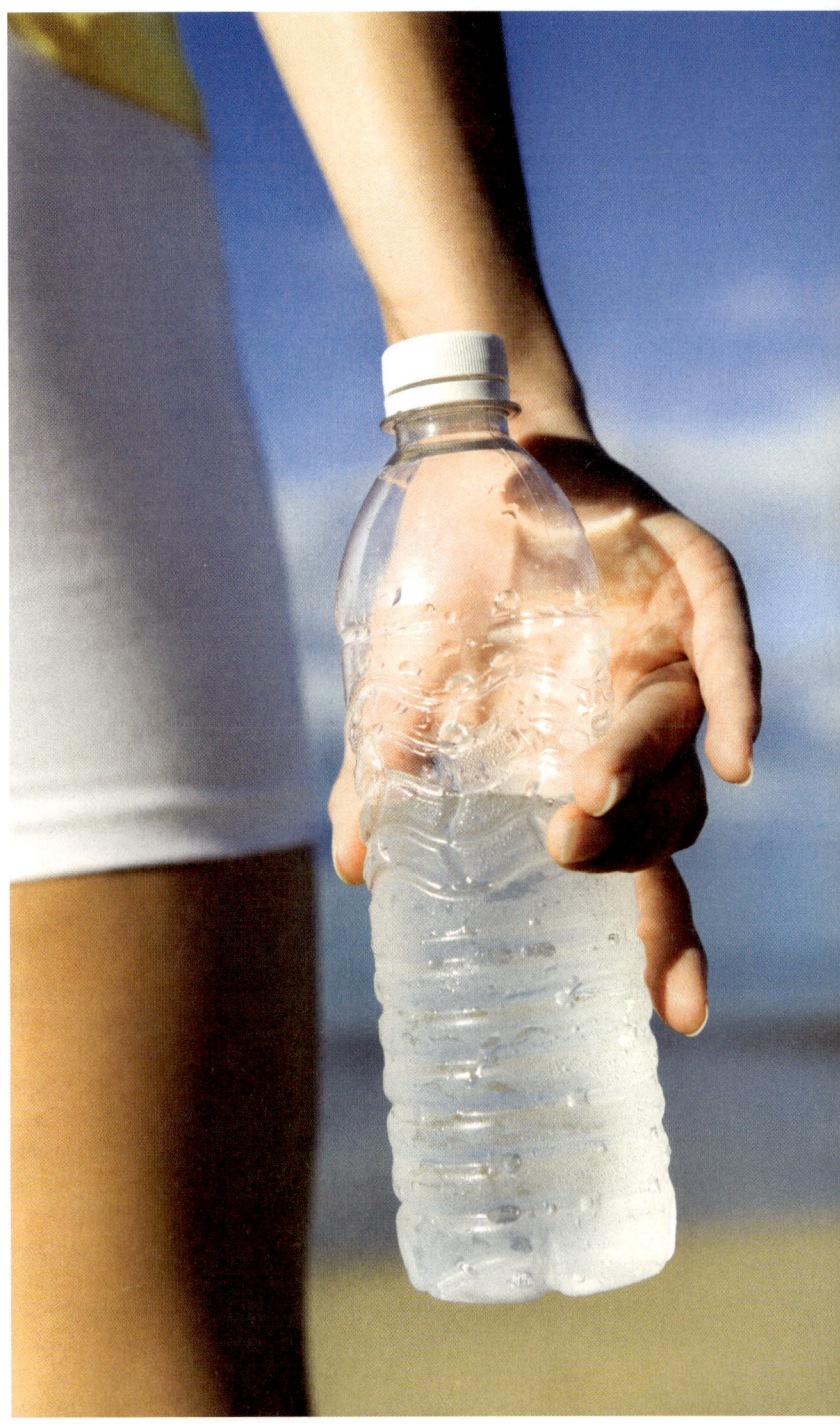

wären, im Körper bleiben und in Richtung Gehirn wandern, wo sie all jene Botenstoffe stören, die für gute Laune, für Freude, fürs Glücklichsein und für die Lust auf Liebe zuständig sind.
- Außerdem kann Flüssigkeitsmangel geistige und körperliche Erschöpfung, Konzentrationsmangel und Kopfschmerzen bewirken. Und – ganz ehrlich – wenn man sich schlecht fühlt, hat wohl niemand noch Energien für Sex übrig, oder?
- Für guten Sex braucht man zweifellos eine gewisse sportliche Kondition. Auch die ist nur dann garantiert, wenn man ausreichend Wasser getrunken hat. Amerikanische Wissenschaftler haben schon vor Jahren nachgewiesen: Wer vor der Liebe einen halben bis einen Liter Mineralwasser trinkt, und zwar am besten Wasser mit Natrium-Hydrogen-Karbonat, der kann seine Leistung um 10 bis 20 % steigern.

Lebensfreude ist Gesundheit pur

Kampf der Lustlosigkeit

Wie aber soll man mit der Lustlosigkeit umgehen? Schwere Geschütze aus der Apotheke auffahren? Sich mit der Flaute im Bett abfinden? Bloß nicht! Bevor man dies tut, sollte man zuerst die Kräfte der Natur nützen, vor allem jene, die keine Nebenwirkungen haben. Stellt sich die Frage: Lässt sich mit natürlichen Rezepten tatsächlich die Libido verbessern? Antwort: Ganz klar ja, es sei denn, es liegen ein organisches Leiden oder seelische Probleme zugrunde.

Irgendwie logisch: Ein durch Stress, mangelnde Bewegung und falsche Ernährung ausgepowerter Körper hat keine zusätzlichen Kräfte für die körperliche Liebe frei. Man muss ihn erst wieder aufbauen, auf Trab bringen sozusagen – dann klappt es auch mit der Lust wieder.

Es gibt eine ganze Reihe von natürlichen Substanzen, die über verschiedene Wege zum Ziel führen: Die einen verbessern die Laune, bauen Stress ab und fördern damit die Liebesbereitschaft. Die anderen unterstützen durch pflanzliche Hormone die körpereigenen Hormone oder ersetzen sie zum Teil. Und wieder andere regen die Liebesgefühle an.

Liebesmittel aus der Küche

- Ananas: Auf den Antillen ist es seit jeher üblich, dass man mit Ananas die Liebeskraft stärkt. Wichtig: Nur vollreife Ananas verwenden – man erkennt sie am Duft, die Blätter des Schopfes lassen sich leicht lösen, und das Fruchtfleisch gibt auf Fingerdruck leicht nach. Dazu ein Rezept: 2 dicke Scheiben einer frischen Ananas auf einem Teller anrichten, mit 2 Teelöffeln Zitronensaft beträufeln, mit 1 Esslöffel geschlagener Sahne garnieren.
- Granatapfel enthält große Mengen an pflanzlichen Hormonen, vor allem Östrogene, und stärkt in erster Linie die weibliche Libido.
- Spargel kann ebenfalls die Liebeslust fördern. Man hat ihn früher oft passend den »sinnlichen Stängel« genannt. Das Geheimnis: Spargel liefert reichlich Zink und Molybdän – diese Spu-

Wichtig zu wissen

Natürliche Libidomittel sind keinesfalls grundsätzlich ungefährlich! Früher wurde z. B. zur Steigerung der Liebeslust und -kraft die Spanische Fliege eingesetzt – ein metallisch grüner Käfer aus Südosteuropa. Er wurde eingefangen, zu Brei vermahlen und zu einer Tinktur verarbeitet. Die Wirkung basierte auf der Substanz Kantharidin. Und das ist ein Giftstoff, der Krämpfe hervorruft und tödlich sein kann! Also bitte Finger weg!

All you need is love

renelemente braucht vor allem der Mann für den Sex. Verstärkt wird die Wirkung durch Asparaginsäure.

- Knoblauch gilt seit jeher als Garant für die Liebeskraft. Auch er enthält reichlich Zink und Molybdän. Sein Spitzname im Mittelalter: Liebeszwiebel. Das im Knoblauch enthaltene Allicin fördert die Durchblutung in den Genitalien, ebenfalls gut für die Libido. Besonders wirksam: 1 Knoblauchzehe über Nacht in Honig einlegen und am nächsten Tag kauen.
Dazu ein Rezept: Knoblauchsuppe (für zwei Personen): 5 Gramm Knoblauch und 15 Gramm Zwiebel fein hacken, in 1 Esslöffel Margarine goldgelb anlaufen lassen. Mit 750 Milliliter siedender Gemüsebrühe aufgießen und aufkochen lassen. Jede Portion mit einer getoasteten Weißbrotscheibe servieren.

- Artischocken aktivieren mit ihren Gerbstoffen, Flavonoiden und mit dem Hauptinhaltsstoff Cynarin die Sexualdrüsen und damit die Produktion der Sexualhormone.
Dazu ein Rezept für Artischockensalat: 3 Artischocken gar kochen. Die Artischockenböden in Streifen schneiden, 2 Tomaten und 1/2 Paprikaschote in Würfel schneiden. 1/2 Knoblauchzehe mit etwas Salz zerdrücken. Die Blätter von 1/2 Bund Petersilie abzupfen und hacken. Alles vermischen. 3 Esslöffel Distelöl, etwas grünen Pfeffer, 1 Esslöffel Apfelessig und etwas Honig verrühren und untermischen. Den Salat 1 Stunde ziehen lassen.

- Weizenkeime: Auch das in Weizenkeimen reichlich enthaltene Vitamin E wirkt libidofördernd. Entweder frisch gekeimt oder getrocknet aus dem Reformhaus am besten dem Müsli am Morgen beigeben.

- Mandeln: Im Orient gilt das Knabbern von Mandeln als libidofördernd.
- Vanille: Schon bei den Azteken galt die Vanilleschote als erotisierend. Die ätherischen Geruchsstoffe der Vanille wirken vor allem auf das Sexualleben der Männer stimulierend.
Dazu ein Rezept: 2 Kugeln Vanilleeis (mit echter Vanille) mit 2 Esslöffeln heißer Schokolade übergießen. Die Schokolade verstärkt den Wunsch nach Liebe und Zärtlichkeit.
- Fisch und Meeresfrüchte: Unsere Hormondrüsen benötigen hochwertiges Eiweiß und Zink, um ausreichend Sexualhormone produzieren zu können. Als ideale Libido- und Potenzförderer gelten Austern und andere Muscheln sowie Krabben und Heringe.
- Petersilie: Zwischen den beiden Weltkriegen galt es als Geheimnis der Männer in schottischen Herrenklubs: Man kaute frische, rohe Petersilie, um die Manneskraft so richtig aufzubauen. Heute weiß man, dass dafür pflanzliche Hormonstoffe verantwortlich sind, die man mit dem Hauptwirkstoff Apinin aufnimmt.
Dazu ein einfaches Rezept (für 1 Person): 1 dünne Scheibe Vollkornbrot mit etwas Butter bestreichen und dann ganz dick mit gehackter frischer Petersilie belegen.

Sinnlicher Liebescocktail

Je 125 Milliliter frischen Ananas- und frischen Papayasaft miteinander vermischen, 2 Esslöffel flüssiges Sojalecithin aus der Apotheke dazugeben, gut umrühren und das Ganze langsam trinkend genießen.

Lebensfreude ist Gesundheit pur

- Salbei: Zur Zeit der großen Seefahrer war es üblich, dass die Matrosen getrocknete Salbeiblätter kauten oder einen Liebescocktail aus Salbei tranken, bevor sie in den Heimathafen kamen, weil sie dann daheim nach langer Abwesenheit »vollen Einsatz« zeigen konnten. Also – die Bitterstoffe von Salbei sind nicht nur positiv für die Atemwege, sondern stärken auch die Manneskraft.
Dazu ein Rezept: 1 Liter kaltes Wasser in einen Topf geben, 3 gehäufte Esslöffel getrocknete Salbeiblätter (aus der Apotheke) dazugeben. Das Ganze 3 Minuten kochen lassen, dann durchseihen und mit 4 Esslöffeln Honig süßen. Den ganzen Liter binnen weniger Stunden trinken.
- Brennnessel: Im Ungarn der Jahrhundertwende galt Brennnesselsamen, mit Honig zu einem Tonikum verrieben, als Potenzmittel: Man machte so sogar alte, klapprige Gäule auf dem Pferdemarkt von Budapest für die Wiener Adeligen vorübergehend wieder zu kraftstrotzenden Hengsten. Die männlichen Tiere wurden wieder ganz wild auf Stuten – wenn auch nur temporär. Danach haben Ärzte dieses Tonikum bei Menschen angewendet. Heute gibt es im Reformhaus Brennnesselsamentonikum. Seine Schleimstoffe und Saponine bauen den Organismus auf – und damit auch die Liebeslust. Vor allem in Seniorenheimen konnten diesbezügliche Beobachtungen gemacht werden.
- Grüner Hafer: Er galt bereits bei Pfarrer Kneipp als Förderer der Liebeskraft, damals als Tee. In den USA haben zwei Wissenschaftlerinnen eine Wirkstoffmischung aus Brennnessel und grünem Hafer im Rahmen einer Studie getestet. Das Ergebnis: Männer und Frauen hatten wieder mehr Lust auf die Liebe. Brennnesseln und grüner Hafer enthalten sogenannte Exsativa-Wirkstoffe, die in das Hormongeschehen des Menschen eingreifen. Man bekommt das Duo in Kapselform in der Apotheke.
- Kartoffel: Um ihre Stärke in Sachen Liebeskraft wussten schon die Indianer Bescheid. Die Kartoffel ist reich an pflanzlichen Hormonstoffen, die den menschlichen Organismus kräftigen. Wichtig: Häufig Kartoffeln essen. Und: Es dürfen ausschließlich schonend zubereitete Pellkartoffeln sein.
Dazu ein Rezept: 4 mittelgroße Pellkartoffeln mit 4 Esslöffeln Quark und 5 Esslöffeln gehacktem Schnittlauch genießen.

> **Winterzeit = Sexflaute?**
>
> *Wenn in der kalten Jahreszeit an sonnenlosen und düsteren Tagen bei Frau und Mann die Liebeslust zu wünschen übrig lässt, kann man mit einem ganz einfachen Trick dagegen angehen: Vitamin C! Es schützt nicht nur vor Erkältungen und Stress, sondern regt über die Hirnanhangdrüse die Produktion von Sexualhormonen an. Zusätzlich aktiviert es unsere Glückshormone im Gehirn.*

Maca-Wurzel: Liebeskraft für Mann und Frau

Eine gute Nachricht für alle – Männlein und Weiblein – bei denen es mit der Lust hapert. Abhilfe soll ein eher unscheinbares Kraut aus Südamerika schaffen: die Maca-Pflanze, deren Wurzeln über enorme Energie verfügen.

All you need is love

Ein kurzer Ausflug in die Botanik: Die Maca-Pflanze ist eine entfernte Verwandte unserer Kresse, sie wird etwa 20 Zentimeter hoch und hat viele Knollenwurzeln. Sie wird seit 700 vor Christi Geburt in den südamerikanischen Anden angebaut, in bestimmten Gegenden von Zentral-Peru in etwa 3500 bis 4500 Meter Höhe. Das Klima dort ist hart, die Temperaturen betragen zwischen 4 und 7 °C, dazu kommen starke Winde, intensive Sonneneinwirkung und saurer Boden. Während der grüne Teil der Pflanze von den Bewohnern der Region als Gemüse in der Küche verarbeitet wird, verwendet man die Wurzel zum einen als Aufbaumittel für den Organismus, zum anderen für Fruchtbarkeits- und Männlichkeitsrituale. In den Anden ist Maca ein Stück Kulturgut, die bäuerliche Bevölkerung setzt sie auch bei Hochzeitszeremonien ein.

Worin besteht die Kraft der Maca-Wurzel? Maca enthält wertvolle Proteine, viel Eisen, Zink, Magnesium und Kalzium, aber auch nahezu alle Vitamine sowie insgesamt rund 300 Substanzen – Geruchsstoffe, Farbstoffe und ätherische Öle –, die zum Teil noch gar nicht analysiert worden sind. Die enorme Wirkung auf die Liebeskraft des Menschen dürfte auf die spezielle Kombination dieser Stoffe zurückzuführen sein. Schon im 16. und 17. Jahrhundert war man sich der Wirkung bewusst. So haben die Spanier den Maca-Anbau enorm gefördert und die Maca-Wurzel als »Zaubermittel für die Liebe« in ihre Heimat transportiert.

Maca lässt sich vielfach verwenden. Heute noch werden in der Region die Maca-Wurzeln nach der Ernte frisch und nicht getrocknet in Huatias, in Öfen mit glühenden Erdklumpen, und in Pachamanoas, unterirdischen Öfen mit glühenden Steinen, gekocht und dann verzehrt. Sie können aber auch getrocknet und mehrere Jahre aufbewahrt werden, müssen dann aber vor dem Verzehr wieder gekocht werden. Die dabei entstehende weiße Masse verwendet man dann zur Zubereitung von Liebescocktails, Marmelade und Maisbrei.

Und schließlich kann man Maca auch zu Mehl verreiben und damit das Weizenmehl in der Küche ersetzen.

In den Städten Perus, vor allem in Lima, wird das Pulver der Maca-Wurzel seit vielen Jahren zur Potenzsteigerung beim Mann und zum Anregen der Fruchtbarkeit bei der Frau verwendet. Grund genug für amerikanische und europäische Wissenschaftler, die Maca-Wurzel hinsichtlich ihrer Wirksamkeit auf diesem Gebiet zu untersuchen. Die Ergebnisse können sich sehen lassen:

- Die regelmäßige Einnahme kann sowohl Stress und seine negativen Begleiterscheinungen als auch chronische Müdigkeit erfolgreich bekämpfen.
- Maca verhilft dem Körper zu neuen Energien. Man wird leistungsfähiger.
- Maca macht glücklicher. Wer ständig schlecht gelaunt und von den immer gleichen trüben Gedanken verfolgt wird, fühlt sich nach der Einnahme von Maca wieder besser.
- Maca vertreibt sexuelle Lustlosigkeit, bringt schon nach kurzer Zeit die Lust auf die Liebe zurück.
- Maca macht fruchtbar. Frauen, die sich schon lange ein Kind wünschen, werden nach der Einnahme von Maca schneller schwanger.

Einnahmetipp: Morgens und abends jeweils ein bis zwei Kapseln des Extrakts aus der Maca-Wurzel (Apotheke, Reformhaus) einnehmen. So baut man seine

Lebensfreude ist Gesundheit pur

sexuelle Kraft langsam, aber – im Vergleich zu anderen chemischen Potenzmitteln – beständig und vor allem dauerhaft auf. Und noch ein Vorteil: Es gibt keine Nebenwirkungen.

Noch mehr natürliche Aphrodisiaka

- Guarana: Der Extrakt aus den Samen der Guarana-Pflanze wird bei uns in Kapselform gegen Müdigkeit zum Aufbau neuer Energie eingesetzt. Jetzt hat eine Studie in Südamerika ergeben: Guarana fördert auch die Liebeslust.
- Ginseng: Seine Hauptwirkstoffe – 29 verschiedene Ginsenoside – greifen positiv in den Stoffwechsel der Substanz Stickoxydul im männlichen Körper ein. Stickoxydul ist für Liebeslust und Erektion verantwortlich.
- Naturlecithin: Oftmals ist ein Mangel am Fettstoff Lecithin im Gehirn des Mannes dafür verantwortlich, dass es mit der körperlichen Liebe nicht klappt. Jetzt haben Untersuchungen in den USA ergeben: Wenn ein Mann zehn Wochen lang täglich Naturlecithin (aus der Apotheke) einnimmt, verbessert sich sein Sexualleben merklich. Lecithin ist auch für die Steuerung des Samentransports im männlichen Organismus verantwortlich.
- Bienenblütenpollen bauen mit ihrem Gehalt an Vitaminen, Mineralstoffen, Spurenelementen wie Zink und Selen und natürlichen Hormonstoffen die Liebeskraft bei Mann und Frau auf und fördern ihr Libidopotenzial erheblich. Verschiedenste Studien haben ergeben: Die regelmäßige Einnahme von Bienenpollen – täglich zwei bis drei Kapseln aus der Apotheke – verstärkt die Libido, fördert die Durchblutung in den Genitalien und steigert die Zeugungsfähigkeit. Doch Bienenpollen können noch mehr: Sie wirken auch gegen Schlaflosigkeit, Stressfolgen, Konzentrationsstörungen, Frustrationen und Arbeitsunlust. Viele der erwähnten Studien wurden mit speziellen – für Mann und Frau unterschiedlich zusammengesetzten – Mischungen aus Bienenblütenpollen und anderen Bienenprodukten (in Apotheken erhältlich) durchgeführt und kamen zu absolut überzeugenden Ergebnissen. Diese Mischungen sind eine einzigartige Kombination aus Bienenpollen und Gelée royale aus dem Bienenstock. Dazu ein Rezept: Für ein Liebesmüsli am Morgen 3 Esslöffel Müsli mit 1 Teelöffel Rosinen, 1 geriebenen Apfel, 1 Becher Joghurt und 1 Teelöffel Bienenpollen (Apotheke) vermischen.
- Homöopathie: In der Homöopathie setzt man mit großem Erfolg den Extrakt aus dem Mönchspfeffer (Vitex agnus castus) – im Volksmund auch Keuschlamm genannt – ein, und zwar als Potenzakkord in Kombination mit den

Lustmacher Sonne?

Nicht unbedingt. Hier ticken Männer und Frauen unterschiedlich. Wenn Männer einen Tag in der Sonne zubringen, werden sie eher schlapp und müde, Frauen hingegen blühen auf und sind voller Vitalität. Die Erklärung: Die Sonne wirkt auf die Hormone, sie fördert vor allem die Ausschüttung der Energiehormone. Die Östrogene der Frau verstärken diese Hormonausschüttung, die Hormone des Mannes hingegen bremsen diese.

All you need is love

Verdünnungen D3, D12 und D30. Der Wirkstoff wird aus den Blättern gewonnen. Sekundäre Pflanzenstoffe wie Flavonoide und Glykoside steigern vor allem die Leistungskraft des Mannes in der Liebe. Der Arzt gibt zu Beginn eine Injektion in Akupunkturpunkte auf der Haut. Später verordnet er Tropfen. Binnen vier bis sechs Wochen sollte die Libido zurückkehren.

- Akupressur: Der österreichische Masseur und Akupressurexperte Hannes Steiger empfiehlt einen Akupressurgriff zur Steigerung der Libido aus China: Dazu wird mit dem Daumen an der Innenseite des Oberschenkels, genau in der Mitte, der Punkt Le 9 gesucht und ein bis zwei Minuten lang in kreisenden und drückenden Bewegungen massiert. Ein weiterer Griff: Man massiert die äußeren Knöchel beider Füße mit den Daumen. Vorteil: Das kann man auch ganz unauffällig beim Ausziehen von Strümpfen oder Socken tun.

Tipps zum Erhalt der Libido

Libido steigern – gut und schön. Aber natürlich ist es auf der anderen Seite auch wichtig, all das zu vermeiden, was die Libido verringert. Dazu ein paar Tipps:

- Zu enge Jeans und überhaupt zu straff sitzende Kleidung meiden – sie ist oft verantwortlich dafür, dass der Mann zu wenige Spermien produziert.
- Nicht zu viel Alkohol. In größeren Mengen ist er der reinste Liebestöter.
- Nicht rauchen. Nikotin und andere Substanzen in der Zigarette verengen die Blutgefäße und stören dadurch die Durchblutung im Unterleib. Das nimmt Liebeslust und -kraft.
- Und noch einmal: Möglichst Stress meiden. Oder sich zumindest gegen den Stress wappnen, z. B. durch regelmäßigen Sport, reichlich Flüssigkeitszufuhr und magnesiumreiche Ernährung.
- Regelmäßig zum Zahnarzt gehen. Jawohl, Sie haben richtig gelesen. Kranke Zähne können die Libido stören und sich negativ auf die Zeugungsfähigkeit des Mannes auswirken. Warum, weiß man nicht, aber Erfahrungswerte von Urologen bestätigen dies.

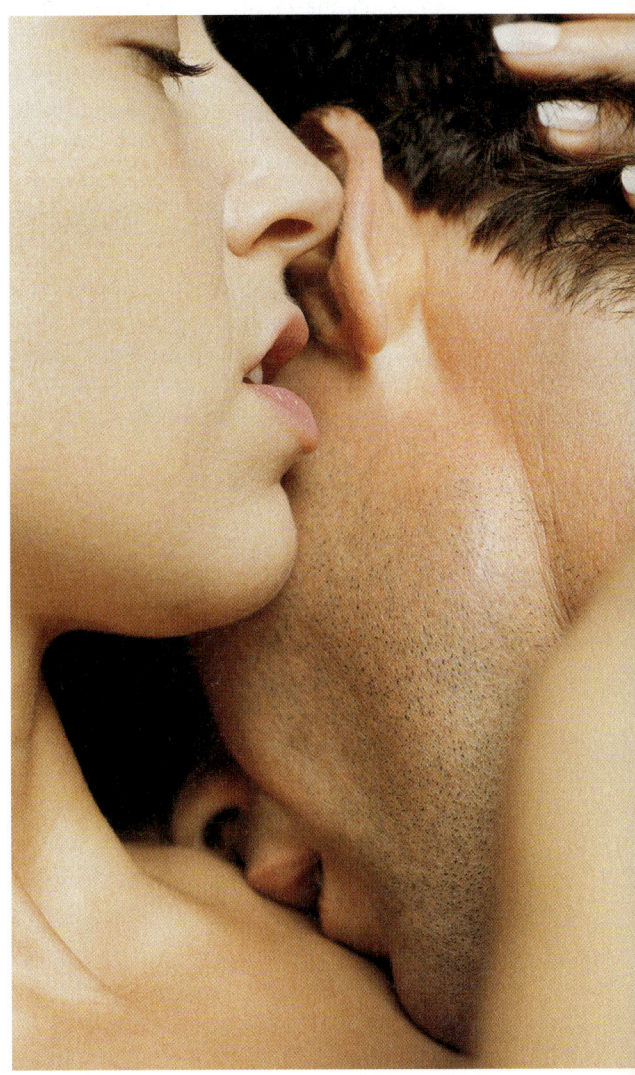

Register

A

Abführmittel,
  schonende 321
Abnehmen
  82, 85, 110, 114 ff., 184,
  201, 213, 263, 314 f.
Abspeck-Kur, schnelle 125
Abwehrkräfte stärken
  86, 268 f., 293
ACTH 116
Akne 39
Akupressur 191, 245,
  277, 289, 302, 346, 395
Alkohol 324 f., 327
  – im Urlaub 256
Alkoholkater 137
Allergie
  170, 185, 208, 312 f.
  – auf Wespen und
    Bienen 240
Aloe vera 268 f.
Altersflecken 136
Alzheimer 95 f., 373
Ängstlichkeit 370 f.
Anspannungen lösen 342
Anti-Aging-Ernährung
  92, 98 f., 262
Anti-Aging-Hormon 116
Antibiotika 305
  – natürliches 140, 199
antidepressive
  Nahrungsmittel 377
Anti-Falten-Kur 197
Antihistaminika 313
  – natürliche 185, 209

Antioxidanzien
  92, 153, 222
Anti-Stress-Mittel
  319, 348 f.
Apfelbrühe 228
Apfelessig 47, 83, 118
  – zum Abnehmen 213
Aphrodisiaka 390 ff.
Appetitzügler 114, 124
Aromaöle 46
Arteriosklerose
  137, 153, 167, 180
Atemwege stärken
  269, 298
Atemwegsentzündungen 4
ätherische Öle 342 f.
  – der Rose 364
Atmung 191, 326
Aufwärmübungen 130
Autofahren, im
  Sommer 247, 250

B

Baden, im Urlaub 252 f.
Badeöle 67
Bärlauch-Aufstrich 203
Bauchschmerzen 54
Beine, schwere 225, 251
Bewegung 191
Bienengiftallergie 240
Bier 109 f.
  – zu Gegrilltem 237
  – zum Steak 149
Bierhefe 118
Bitterstoffe 145

Blähungen
  154, 165, 265, 316
Blasenentzündung 310
Blutdruck regulieren 55
Blutdruck senken 136,
  137, 141, 154, 159, 170
Bluthochdruck, und
  Sauna 296
Borax 73
Brainfood 94, 100
Brandwunde
  behandeln 237
Brennnesseltee 225
Bronchitis 50, 55, 304
Brottrunk 52, 230
Burn-out-Syndrom 154
Bürstenmassage 79

C

Calcium-Räuber 96
Cellulite 140, 183
chinesische Heilgymnastik 292
chinesischer Tee 335
Cholesterinsenker
  108, 137, 138, 151, 167,
  205, 268

D

Damenbart 38
Dampfbad 286
Darmflora 141, 161, 172
  – sanieren 198
Darmkatarrh 311
Depression 228, 376
Desensibilisierung 313

Register

DHEA 116
Diabetiker 142
– geeignete Tees 108
Dickmacher-Virus 273
Düfte, als Stimmungs-
 aufheller 363
Durchblutung 66, 68, 159
Durchfall 140, 166, 170

E

Echinacea 218
Eier, als Nährstoff-
 quelle 147
Einschlafhilfen
 56, 61, 354f.
Eisenmangel 192, 350
Eiweißverdauung
 fördern 168
Elektrolyte 236
Elektrosmog 343
Energie tanken 99
Energie-Kicks 84, 350f.
Entgiftung 214f.
Entschlacken 83, 86,
 179, 190, 194, 200
 – mit Kräutertees 193
Entspannung 69
Entwässerung
 150, 164, 200
Erkältung 54, 297f.
 – bei Kindern 46

F

Faltenbildung
 150, 195, 262
Farben, Heilwirkung 365
Fettabbau unterstützen 136
Fette, richtige 124
Fette, tierische 122
Fieberbläschen 42
Fiebersenkung 281
Fitnessübungen 129

Flugreisen 251
Frauen, Ernährung 122
Frauenleiden 76
freie Radikale 222
Frostbeulen 36, 288
Frösteln 219
Früchtetee 108
Frühjahrsmüdigkeit
 178, 377
Fußpflege 197, 244
Fußschweiß 68
Fußtraining 243

G

Gallenblase
 entkrampfen 54
Gallenflüssigkeit
 anregen 176
Gastritis 139, 266
Gehirnjogging 100
Gelenkbeschwerden 306f.
Gerstenpulver 53
Gewürzdämpfe 49
Gicht 150, 164
Glückshormone
 155, 173, 276, 339
Grapefruitkernextrakt 234f.
Grauer Star 221
Grüner Tee 107
Grünkohl-Tag 294f.
Gurke 127, 150, 232f.
Gute-Laune-Macher
 98, 152, 351, 173,
 361f., 369, 375

H

Haarausfall 43, 289
Haarpflege 197, 242
Hafer 351
Halsschmerzen
 47f.,140, 277, 307
Hämorrhoiden 161

Hausstauballergie 312
Hautentzündungen 70
Hautkrebsrisiko 221
Hautpflege
 195ff., 242, 286
Heilfasten 213f.
Heiserkeit
 47f., 56, 140, 279, 302f.
Heißhunger 119, 213
Helicobacter pylori
 110, 143, 169
Hepatitis A 254
Herpes 42
Herpesbläschen 286
Herzschutz
 74, 158, 169, 173, 182
Heuschnupfen-Gel 209
Hexenschuss,
 im Sommer 228
Homocysteinwerte 93, 162
Honig, im Tee 55
Honigbad 72
Hormone, pflanzliche 154
Hühneraugen 67
Hühnersuppe 299
Hungern 114
Husten 50f., 56, 161,
 185, 279, 300f.
Hygiene 271

I/J

Immunsystem stärken
 102, 128, 157, 183, 218f.
Ingwer-Tee 282
Inhalieren 303f.
Insektenstiche 240
Johanniskrauttee 120
Juckreiz lindern 240

K

Kaffee 109, 347
kalte Füße 228, 273, 290f.

Register

kalte Hände 288
Kalzium
  156, 164, 294, 371
Kamillentee, gegen
  Ärger 347
Karies 156, 165, 201
Kartoffeltag 155
Kater 327
Kauen 123
Kaugummi kauen 291, 332
Kieselsäurespray, bei
  Insektenstichen 240
Kinder abhärten 269f.
Klimaanlage 228
Kohlenhydrate 120, 146
Kohlsuppe 83, 315
Kompressionsstrümpfe 225
Konzentrationsfähigkeit
  171, 246
Kopfschmerzen 227, 308
  – bei Erkältung 44
Kopfschweiß 248
Kräuter, auf der
  Fensterbank 203
Kräutertee 108
Krebsschutz
  138, 143, 149, 159, 164,
  172, 177, 181, 205
Kreislauf stabilisieren 292
Kryotherapie 227
Küssen 385

L

Lachen 360f.
Leber entgiften 122
Leber entlasten 327
Lecithin 96, 147, 267, 395
Legionellenviren 254
Lehmbad 72
Leinsamen 52
Leistungsfähigkeit
  194, 246, 344

Liebeslust fördern 140,
  148, 168, 175, 183, 390ff.
Lippenbläschen 42
Luftfeuchtigkeit 190

M

Maca-Wurzel 392f.
Magen-Darm-Beschwerden
  107, 265, 305, 306
Magenschmerzen 70
Magnesium 204, 354, 371
Makula-Degeneration 138
Mandelentzündung 55
Männer, Ernährung 122
Massage 337
Matetee 119, 124
Menstruations-
  beschwerden 69
Migräne 82, 137
Milchbad 73
Milchprodukte, beim
  Abnehmen 118
Mitochondrien 295
Mittagsschlaf 247
Mittagstief 344
Mittelmeerkost 95
Molkekur 85
Moorbad 71
Mundentzündungen
  56, 304
Mundgeruch 52f.

N

Nasenschleimhaut
  pflegen 276
Nervenstärkung 54, 336f.
Nervosität 55, 141,
  153, 228, 305, 309
Nieren-Kur 264
Nieren-und-Blasen-Tee 54

O

Oberschenkel straffen 197
Ohrenentzündung 291
Ohrenschmerzen 280, 307
Öle 46
Ölziehkur 46, 298
Omega-3-Fettsäuren 174
Osteoporose 122, 143, 156

P

Panax-Ginseng 344
Parodontitis 232
Pickel 39
Potenzstörungen
  388, 390ff.
Propolis 53
Psoriasis 76

Q

Qigong 334
Quarkwickel 48
Quendeltee, gegen
  Mücken 240

R

Rachenentzündungen 56
Radfahren 128, 206
Rauchen aufhören 325
raue Hände 36, 37, 288
raue Lippen 42
Reisedurchfall 254f.
Reisegelbsucht 254f.
Reisekrankheit 250
Rettich 121
Rheuma
  65, 70f., 150, 167, 174
  – im Sommer 224
Ringelblumensalbe 39
rissige Lippen 42
Rollkur 266
Rotwein 109
Rückenschmerzen 65

Register

S

Safttage 191
Salbeitee-Spülung 44
Salmonellen 228f.
Schattenboxen 335
Schilddrüse 174
Schlafdauer 220
Schlafförderung 146
Schlafprobleme 280
Schlankheits-Hormone 116
Schmerzzustände 67
Schnupfen
  49, 176, 274f., 299f.
Schokolade 369
Schuppen 43
Schwarztee 107
Schwimmen 128, 258, 372
Schwitzen 248
Schwitzkur 272
Sehkraft stärken 166, 180
sexuelle Unlust 308
»simple Meditation« 332f.
Snacks 121, 148
Sodbrennen 56
Solebad 75
Sommergrippe 227
Sommerkopfschmerz 227
Sommersprossen 67, 223
Sonnenbrand 66, 162, 223
Sonnenschutz 221
Spannungs-
  kopfschmerzen 304
Speiseeis 246
Spitzwegerichsirup 51, 301
Spliss 289
Sportprogramm,
  tägliches 127
Stimmung aufhellen 363f.
Stirnhöhlenentzündung
  49, 308

Stress 308, 332ff., 342ff.
Stresskiller 139, 142, 144,
  151, 162, 165, 180
Stützstrümpfe 225
Süßstoff 120
Symbioselenkung 198

T

Tanzen 128, 373
Tennisarm 131
Testosteronspiegel
  anheben 149
Tierhaarallergie 313
Totes-Meer-Bad 282
Tränensäcke 40, 175, 197
Traubenkur 86, 101f.
Treppensteigen 127
Trigeminus-Schmerzen 44
trockene Augen 40
trockenes Haar 289
Trockenfrüchte 320
Tryptophan 354f., 371

U

Übergewicht, Risiken 116
Übersäuerung
  99f., 145, 148, 155
Überwärmungsbad 64
Übung, für den
  Kreislauf 292
Übungen, für die
  Figur 129, 252
Umweltgifte 144, 166, 222
unreine Haut 38, 39, 66
UV-Licht, für Haare 223

V

Venen stärken 207, 226
Verdauung 171, 201, 265
verklebte Augen 40
Verletzungen
  behandeln 206

Verstopfung
  141, 148, 182, 184, 321f.
Vitalkur 324
Vitamin D 294
Vitamin-Cocktail 293
Vollwerternährung
  152, 190

W/Y

Wacholder-Kur 267
Walnuss 320
Wandern 207, 372
Wannenbad,
  Grundregeln 60f.
wärmende Nahrung 295
wärmende Tees 282f.
Warzen 39, 159
Wasser 93, 106, 388f.
Wasserkur 214f.
Wassertemperatur
  messen 62
Wechselbad 37
Wechseldusche 78
Wechseljahrebe-
  schwerden 67, 177f.
Wetterfrust 375f., 378
Winterdepression 375f.
Wirsing 315
Wundsein 66
Ysopkraut 269

Z

Zitrone 326
Zitronenspülung,
  gegen Gräserpollen 209
Zöliakie 170
Zwiebelsäckchen 46
Zwiebelsirup 51
Zwiebelwickel 279

Über die Autoren / Bildnachweis

Über die Autoren

Professor Hademar Bankhofer, internationaler Gesundheitspublizist und Medizinjournalist auf dem Sektor Naturheilweisen, ist durch seine zahlreichen TV-Auftritte, Kolumnen und Bücher (Gesundheit aus der Natur, Bassermann Verlag) einem großen Publikum bekannt. Mit den Büchern „Der kleine Bankhofer" (Südwest Verlag) und „Das große Gesundheitsbuch für das ganze Jahr" (Bassermann) ist er zum Bestsellerautor geworden. Er versteht es, schwierige medizinische Probleme verständlich zu erklären. Auf Grund seiner engen Zusammenarbeit mit internationalen medizinischen Koryphäen ist er stets auf dem aktuellen Stand der Wissenschaft und genießt so Anerkennung nicht nur bei einem breiten Publikum, sondern auch in medizinischen Fachkreisen.

Nach wie vor ist er im TV und Hörfunk hoch aktiv. Er gibt Gesundheits- und Wellness-Tipps in der TV-Sendung „Fit & vital" beim Deutschen Anleger Fernsehen (DAF), ist Experte in der Naturheil-TV-Serie „Gottes Apotheke: Alte Hausmittel – moderne Naturarzneien" beim deutschen Sender Bibel TV und moderiert in Österreich sein Gesundheits- Magazin „Einfach Bankhofer" beim Privatsender Schau-TV. Im Hörfunk gibt er seine Tipps regelmäßig in Deutschland bei Radio Seefunk RSF und in Österreich beim ORF Radio Wien sowie beim ORF Radio Oberösterreich und bei Radio Grün-Weiss in der Steiermark.

Diplom-Ökotrophologin Claudia Lenz arbeitet seit Jahren als Fachlektorin zu Themen rund um Gesundheit, Freizeitsport und gesunde Küche. Darüber hinaus ist sie gefragte Referentin für lebensmittelkundliche Themen sowie Ernährungsexpertin in Hörfunk und Fernsehen.

Hinweis

Die Ratschläge und Informationen in diesem Buch sind von Autoren und Verlag sorgfältig erwogen und geprüft, dennoch kann eine Garantie nicht übernommen werden. Eine Haftung des Verlags und seiner Beauftragten für Personen-, Sach- und Vermögensschäden ist ausgeschlossen.

Bildnachweis

Alle Bilder stammen von Christian M. Weiß, München, mit Ausnahme von:
Jump, Hamburg: 334 (Martina Sandkuehler); lizenzfrei: 51 (Pitopia/Hippeli), 58, 353 (Fancy), 68, 327 (Gettyimages), 77, 395 (Digital Vision), 205 (Fotolia/Daniel Tribote), 289 (Creativ Collection), 308 o. (Plainpicture/Bilderlounge), 309 (Shutterstock), 337, 374 (Photodisc), 346 (Getty/Klaus Mellenthin/Westend 61), 384 (Image Source), 389 (Jupiter); Panthermedia, München: 41, 202 (Helma Spona), 57 u. m. (Robert Strehlow), 57 u. re., 268 (Hans Joachim Bechheim), 64 (Carmen Rother), 128 (Meseritsch Herby), 211 (Claus V. Schraml M.A.), 241 (Serge Nied), 249 (Rolf Georg Brenner), 253 (Frank Jacobi), 255 (Kay Hofmeister), 257 (Michael Rerych), 258 (Ingeborg), 270 (Ramona Heim), 287 (Harald Stapf), 290 (Roger Boog), 313 (Diana Jehring), 333 (Jan Bache), 345 (Alexandra Buss), 373 (Axel Drosta); Picture Alliance, Frankfurt: 216 (Dpa/Kurverwaltung); Privatarchiv Prof. Hademar Bankhofer: 6, 8, 13, 14, 15, 16, 18, 19, 20, 21, 22, 23, 24, 25, 26, 28, 29, 30; Südwest Verlag, München: 36, 343 (Siegfried Sperl), 37, 74, 269, 306 (Matthias Tunger), 38 (Christian Kargl), 43, 49, 57 u. li., 70 (Joachim Heller), 45, 133, 238 (Michael Holz), 46 (Antje Plewinski), 47 (Christophe Schneider), 48 li. (Tim Low), 48 re., 200, 326 (Rainer Hofmann), 57 o., 244, 335 u. (Michael Nagy), 73, 80, 85, 107, 112, 196, 215, 219, 233, 259 (Marcel Weber), 108 (Claudia Rehm/Achim Sass), 111 (Frank Heuer), 123, 350 (Martina Urban), 136-185 (Freisteller Archiv Südwest), 194, 273 (Kristiane Vey), 198 (Barbara Bonisolli), 214, 314 (Klaus Arras), 305 (Claudia Rehm), 308 u., 335 o. (Forster & Martin), 310 (Karl Newedel)

Ein besonderer Dank für die ausgesprochen freundliche Unterstützung gilt:
Den **Markthallen München** für die Fotografengenehmigung in der Münchner Großmarkthalle und auf dem Viktualienmarkt,
den **Standbesitzern und ihren Angestellten:**
in der Großmarkthalle München: Bayerische Pilzbörse GmbH, Früchte Welt GmbH, Fritz Möss Fruchthandels GmbH, F.X. Sämmer GmbH, Gartenbau Xaver Kreuzinger, Göpels Früchte: Thekla Göpel GmbH, Mathias Grauvogel GmbH, Magdalena Mündlein GmbH & Co. KG, Richard Ostermeier GmbH, Zelger GmbH
auf dem Viktualienmarkt München: Bäckerliesl, Bianca Schenk, Elfriede Schmon, Erika's Blumenstand'l, Fluss- und Seefische Maier GmbH, Frutique, Ludwig Freisinger, Luigino's Bio Feinkost
außerdem: dem Freshhouse in der Pariserstraße, dem Monti Bistro & Feinkost Lebensmittelgroßhandel, dem Café am Beethovenplatz, Patrick Lindner, Torsten Zielezniak, Sabine Gnan und Daniela Völker.